U0594285

现代检验医学
理论与临床实践

◎主编 高立峰等

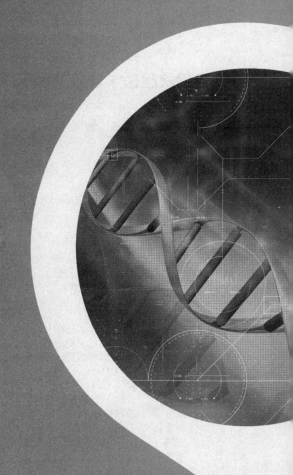

吉林科学技术出版社

图书在版编目（CIP）数据

现代检验医学理论与临床实践/高立峰等主编 . -- 长春：
吉林科学技术出版社，2024.5. -- ISBN 978-7-5744-1605-5

Ⅰ. R446.1

中国国家版本馆CIP数据核字第2024FD5037号

现代检验医学理论与临床实践

主　　编　高立峰　等
出 版 人　宛　霞
责任编辑　李亚哲
封面设计　吴　迪
制　　版　北京传人
幅面尺寸　185mm×260mm
开　　本　16
字　　数　490 千字
印　　张　19.5
印　　数　1~1500 册
版　　次　2024年5月第1版
印　　次　2024年12月第1次印刷

出　　版　吉林科学技术出版社
发　　行　吉林科学技术出版社
地　　址　长春市福祉大路5788 号出版大厦A 座
邮　　编　130118
发行部电话/传真　0431-81629529 81629530 81629531
　　　　　　　　　　81629532 81629533 81629534
储运部电话　0431-86059116
编辑部电话　0431-81629510
印　　刷　三河市嵩川印刷有限公司

书　　号　ISBN 978-7-5744-1605-5
定　　价　105.00元

前　言

　　医学检验学是采用现代物理化学方法、手段进行医学诊断的一门学科,主要研究如何通过实验室技术、医疗仪器设备为临床诊断、治疗提供依据。随着现代科学技术的发展,基础医学尤其是免疫学及分子生物学研究的深入,新知识、新技术层出不穷,使检验医学从理念上、技术上、学科建设上都出现了许多新变化。为更好地为临床服务,检验人员必须不断地学习、补充新的检验相关知识才能跟上医学检验学的发展步伐。鉴于此,我们特组织一批经验丰富的临床检验医师编写了本书。

　　本书为检验医学专著,主要介绍了现代检验医学理论及临床实践相关内容。具体包括血液检验技术、骨髓细胞检查技术、尿液检验技术等临床检验基础;光谱分析技术、酶学检验技术、蛋白质检验、糖代谢紊乱等临床生物化学检验,以及核酸与核酸分离纯化技术、免疫分析技术等,最后专列章节简要介绍了临床微生物检验技术及感染性疾病的微生物检验相关知识。本书内容系统全面,简繁得当,知识新颖,对于从事临床检验的低年资医师,相关专业在校研究生,是一本很有价值的参考书。

　　尽管编者尽心尽力,力求精益求精,但由于水平有限,加之编写时间紧迫,书中存在的不足之处,敬请同行专家、读者批评指正。

编　者

目　录

第一章 血液检验技术

第一节 血细胞分析

一、血细胞分析的质量要求

1.人员

(1)实验室专业技术人员:应有明确的岗位职责,包括标本的采集与处理,样本检测,质量保证,报告的完成、审核与签发,检验结果的解释等岗位的职责和要求。

(2)形态学检查技术主管:应有专业技术培训(如进修学习、参加形态学检查培训班等)的考核记录(如合格证、学分证及岗位培训证等),其他形态学检查人员应有定期培训及考核记录。

(3)血液形态学检验人员的配置:宜满足工作需求,如血细胞分析复检标本的数量在每日 100 份以下时,宜配备 2 人;复检标本量在每日 100~200 份时,宜配备 3~4 人;若采用自动化仪器进行形态学筛查时,可适当减少人员数量。

(4)应有人员培训计划:包括但不限于如下内容,培训目的、培训时间和培训内容(包括专业理论和操作技能),接受培训人员,可供使用的参考资料等。

(5)应每年评估员工的工作能力:对新进员工,尤其是从事血液学形态识别的人员,在最初 6 个月内应至少进行 2 次能力评估。当职责变更时,或离岗 6 个月以上再上岗时,或政策、程序、技术有变更时,应对员工进行再培训和再评估。没有通过评估的人员应经再培训和再评审,合格后才可继续上岗,并记录。

(6)工作人员应对患者隐私及结果保密并签署声明。

2.设施与环境条件

(1)实验室空间布局应合理。

(2)如设置了不同的控制区域,应制订针对性的防护措施及合适的警告。

(3)应依据所用检测设备和实验过程对环境温湿度的要求,制订温湿度控制要求并记录。温度失控时应有处理措施并记录。

(4)应有足够的、温度适宜的储存空间(如冰箱),用以保存临床样品和试剂,设置目标温度和允许范围,温度失控时应有处理措施。

3.实验室设备

(1)血液分析仪的性能验证:新仪器使用前应进行性能验证,内容至少应包括精密度、正确度、可报告范围等,验证方法和要求见卫生行业标准(WS/T406—2012《临床血液学检验常规项目分析质量要求》)。要求至少每年对每台血液分析仪的性能进行评审。

(2)血液分析仪的校准应符合如下要求:依照卫生行业标准(WS/T 347—2011《血液分析仪的校准指南》)的要求实施校准;应对每一台仪器进行校准;应制订校准程序,内容包括校准物的来源、名称,校准方法和步骤,校准周期等;应对不同吸样模式(自动、手动和预稀释模式等)进行校准或比对;可使用制造商提供的配套校准物或校准实验室提供的定值新鲜血进行校准;至少 6 个月进行一次校准。

(3)试剂与耗材的要求:应提供试剂和耗材检查、接收、贮存和使用的记录。商品试剂使用记录应包括使用效期和启用日期,自配试剂记录应包括试剂名称或成分、规格、储存条件、制备或复溶日期、有效期、配制人等。

(4)电源配置:必要时,实验室可配置不间断电源(UPS)和(或)双路电源以保证关键设备的正常工作。

(5)设备故障原因分析:设备发生故障后,应首先分析故障原因,如设备故障可能影响了方法学性能,于故障修复后,可通过以下合适的方式进行相关的检测、验证:可校准的项目实施校准;质控物检验;与其他仪器或方法比对;以前检验过的样品再检验。

4.检验前程序

(1)所有类型的样品应有采集说明(一些由临床工作人员负责采集的样品不要求实验室准备详细的采集说明,如骨髓样品的采集;但实验室需提出相关要求,如合格样品的要求和运输条件等)。

(2)血细胞分析标本的采集应使用 EDTA 抗凝剂,除少数静脉取血有困难的患者(如婴儿、大面积烧伤或需频繁采血进行检查的患者)外,宜尽可能使用静脉穿刺方式采集标本;血液与抗凝剂的体积比一般为 9 : 1。

(3)应根据检验项目明确列出不合格标本的类型(如有凝块、采集量不足、肉眼观察有溶血的标本等)和处理措施。

(4)用于疟原虫检查的静脉血标本,应在采集后 1 小时内同时制备厚片和薄片。如超过 1 小时,应在报告单上标注处理时间。

5.检验程序

(1)应制订血细胞分析项目的标准操作程序。

(2)应制订血细胞分析的显微镜复检标准并对复检标准进行验证;要求复检后结果的假阴性率≤5%;应用软件有助于显微镜复检的有效实施;显微镜复检应保存记录;复检涂片至少保留 2 周。

(3)应规定检测结果超出仪器线性范围时的识别和解决方法(如对血样进行适当稀释和重复检验)。

(4)当检测样本存在影响因素(如有核红细胞、红细胞凝集、疟原虫、巨型血小板等)时,对仪器检测结果可靠性的判定和纠正措施应有规定。

(5)血液寄生虫检查的要求见第四篇。

(6)如使用自建检测系统,应有程序评估并确认精密度、正确度、可报告范围、参考区间等分析性能符合预期用途。

(7)可由制造商或其他机构建立参考区间后,由使用相同分析系统的实验室对参考区间进行验证或评审。实验室内部有相同的分析系统(仪器型号、试剂批号及消耗品等相同)时,可调用相同的参考区间。当临床需要时,应根据年龄和(或)性别分组建立参考区间。中国成人血细胞分析参考区间可采纳行业标准(WS/T 405—2012《血细胞分析参考区间》)。

6.检验程序的质量保证

(1)实验室内部质量控制应符合如下要求

1)质控品的选择:宜使用配套质控品,使用非配套质控品时应评价其质量和适用性。

2）质控品的浓度水平：至少使用 2 个浓度水平（正常和异常水平）的质控品。

3）质控项目：认可的所有检测项目均应开展室内质量控制。

4）质控频度：根据检验标本量定期实施，检测当天至少 1 次。

5）质控图：应使用 Levey-Jennings 质控图；质控图或类似的质量控制记录应包含以下信息：检测质控品的时间范围、质控图的中心线和控制界线、仪器/方法名称、质控品的名称、浓度水平、批号和有效期、试剂名称和批号、每个数据点的日期、操作人员的记录。

6）质控图中心线的确定：血细胞计数质控品的测定应在不同时段至少检测 3 天，使用 10 个以上检测结果的均值画出质控图的中心线；每个新批号的质控品在日常使用前，应通过检测确定质控品均值，制造商规定的"标准值"只能作为参考。

7）标准差的确定：标准差的计算方法参见 GB/T 20468—2006。

8）失控判断规则：应规定质控规则，全血细胞计数至少使用 13s 和 22s 规则。

9）失控报告：必要时宜包括失控情况的描述、核查方法、原因分析、纠正措施及纠正效果的评价等内容；应检查失控对之前患者样品检测结果的影响。

10）质控数据的管理：按质控品批次或每月统计 1 次，记录至少保存 2 年。

11）记录：实验室负责人应对每批次或每月室内质量控制记录进行审查并签字。

（2）所开展的检验项目应参加相应的室间质评，要求使用相同的检测系统检测质控样本与患者样本；应由从事常规检验工作的人员实施室间质评样品的检测；应有禁止与其他实验室核对上报室间质评结果的规定；应保留参加室间质评的结果和证书。实验室应对"不满意"和"不合格"的室间质评结果进行分析并采取纠正措施。实验室负责人应监控室间质量评价活动的结果，并在评价报告上签字。

（3）对未开展室间质评检验项目的比对要求：应通过与其他实验室（如使用相同检测方法的实验室、使用配套系统的实验室）比对的方式，判断检验结果的可接受性，并应满足如下要求。

1）规定比对实验室的选择原则。

2）样品数量：至少 5 份，包括正常和异常水平。

3）频率：至少每年 2 次。

4）判定标准：应有≥80% 的结果符合要求。当实验室间比对不可行或不适用时，实验室应制订评价检验结果与临床诊断一致性的方法，判断检验结果的可接受性。每年至少评价 2 次，并有记录。

（4）实验室内部结果比对应符合如下要求

1）检验同一项目的不同方法、不同分析系统应定期（至少 6 个月）进行结果的比对。血液分析仪等血液学检测设备，确认分析系统的有效性并确认其性能指标符合要求后，每年至少使用 20 份临床标本（含正常和异常标本）进行比对（可分批进行），结果应符合卫生行业标准（WS/T 406—2012《临床血液学检验常规项目分析质量要求》）。

2）应定期（至少每 3 个月 1 次，每次至少 5 份临床样本）进行形态学检验人员的结果比对、考核并记录。

3）比对记录应由实验室负责人审核并签字，记录至少保留 2 年。

7.结果报告

（1）如收到溶血标本，宜重新采集，否则检验报告中应注明标本溶血。

（2）危急值通常用于患者血液检验的首次结果。

二、血红蛋白测定

氰化高铁血红蛋白（hemoglobin cyanide，HiCN）分光光度法是世界卫生组织和国际血液学标准化委员会（International Council for Standardization in Haematology，ICSH）推荐的参考方法，该方法的测定结果是其他血红蛋白测定方法的溯源标准。常规实验室多使用血液分析仪或血红蛋白计进行测定，无论采用何种原理的测定方法，均要求实验室通过使用血液分析仪配套校准物或溯源至参考方法的定值新鲜血实施校准，以保证 Hb 测定结果的准确性。

（一）检测方法

1.氰化高铁血红蛋白分光光度法

（1）原理：血红蛋白（除硫化血红蛋白外）中的亚铁离子（Fe^{2+}）被高铁氰化钾氧化成高铁离子（Fe^{3+}），血红蛋白转化成高铁血红蛋白。高铁血红蛋白与氰根离子（CN^-）结合，生成稳定的氰化高铁血红蛋白（HiCN）。用分光光度计检测时，氰化高铁血红蛋白在波长 540nm 处有一个较宽的吸收峰，在 540nm 处的吸光度与其在溶液中的浓度成正比。

（2）试剂：HiCN 试剂。氰化钾（KCN）0.050 g、高铁氰化钾[$K_3Fe(CN)_6$]0.200 g、无水磷酸二氢钾（KH_2PO_4）0.140 g、非离子表面活性剂[可用 Triton X-100，Saponic218 等]0.5~1.0 mL。

分别溶于蒸馏水中，混合，再加蒸馏水至 1000 mL，混匀。试剂为淡黄色透明溶液，pH 在7.0~7.4，用冰点渗透压仪测定的渗透量应在（6~7）mOsm/（kg·H_2O）。血红蛋白应在 5 分钟内完全转化为高铁血红蛋白。

（3）操作程序

1）标准曲线制备：将氰化高铁血红蛋白（HiCN）参考液稀释为四种浓度（200 g/L，100 g/L，50 g/L，25 g/L），然后以 HiCN 试剂调零，分别测定其在 540nm 处的吸光值。以血红蛋白浓度（g/L）为横坐标，其对应的吸光度为纵坐标，在坐标纸上描点。用 $Y(A_{540}) = a + bX(C)$ 进行直线回归处理。

2）常规检测血红蛋白：先将 20 μL 血用 5.0 mLHiCN 试剂稀释，混匀，静置 5 分钟后，测定待检标本在 540nm 下的吸光值，按下面公式计算，从而得出待检标本的血红蛋白浓度。

$$C = \frac{A_{540} - a}{b} = (A_{540} - a) \times \frac{1}{b}$$

式中，A_{540}——患者待测 HiCN 在波长为 540nm 的吸光值；C——血红蛋白浓度，g/L；a——截距；b——斜率。

（4）注意事项

1）血红蛋白测定方法很多，但无论采用何种方法，都应溯源至氰化高铁血红蛋白分光光度法的结果。

2）试剂应贮存在棕色硼硅有塞玻璃瓶中，不能贮存于塑料瓶中，否则会使 CN^- 丢失，造成测定结果偏低。

3）试剂应置于 2~8℃保存，不可冷冻，结冰可引起高铁氰化钾破坏，使试剂失效。

4）试剂应保持新鲜，至少一个月配制一次。

5）氰化钾是剧毒品，配试剂时要严格按剧毒品管理程序操作。

6）脂血症或标本中存在大量脂蛋白可产生混浊，可引起血红蛋白假性升高。白细胞数>

$20×10^9$/L、血小板计数>$700×10^9$/L 及异常球蛋白增高也可出现混浊,均可使血红蛋白假性升高。煤气中毒或大量吸烟引起血液内碳氧血红蛋白增多,也可使测定值增高。若因白细胞数过多引起的混浊,可离心后取上清液比色;若因球蛋白异常增高(如肝硬化患者)引起的混浊,可向比色液中加入少许固体氯化钠(约 0.25 g)或碳酸钾(约 0.1 g),混匀后可使溶液澄清。

7)测定后的 HiCN 比色液不能与酸性溶液混合(目前大都用流动比色,共用 1 个废液瓶,尤须注意这一点),因为氰化钾遇酸可产生剧毒的氢氰酸气体。

8)为防止氰化钾污染环境,比色测定后的废液集中于广口瓶中处理。废液处理:①首先以水稀释废液(1∶1),再按每升上述稀释废液加入次氯酸钠 35 mL,充分混匀后敞开容器口放置 15 小时以上,使 CN^- 氧化成 CO_2 和 N_2 挥发,或水解成 CO_3^{2-} 和 NH^{4+},再排入下水道;②碱性硫酸亚铁除毒:硫酸亚铁和 KCN 在碱性溶液中反应,生成无毒的亚铁氰化钾,取硫酸亚铁($FeSO_4 \cdot 7H_2O$)50 g,氢氧化锂 50 g,加水至 1000 mL,搅匀制成悬液。每升 HiCN 废液,加上述碱性硫酸亚铁悬液 40 mL,不时搅匀,置 3 小时后排入下水道,但该方法的除毒效果不如前者好。

9)HiCN 参考液的纯度检查:①波长 450~750nm 的吸收光谱曲线形态应符合文献所述;②A540nm/A504 nm 的吸光度比值应为 1.59~1.63;③用 HiCN 试剂作空白,波长 710~800nm 处,比色杯光径 1.0 cm 时,吸光度应小于 0.002。

10)血液标本使用静脉血,静脉血用乙二胺四乙酸二钾(EDTA-K_2)抗凝。

2.十二烷基硫酸钠血红蛋白测定法　由于 HiCN 法会污染环境,对环境保护不利。为此各国均相继研发不含 KCN 测定血红蛋白的方法,如十二烷基硫酸钠血红蛋白(sodium lauryl sulfate hemoglobin,SLS-Hb)测定方法,但其测定结果应溯源到 HiCN 分光光度法。

(1)原理:除硫化血红蛋白(SHb)外,血液中各种血红蛋白均可与十二烷基硫酸钠(sodium lauryl sulfate,SLS)作用,生成 SLS-Hb 棕色化合物,SLS-Hb 波峰在 538 nm,波谷在 500nm。本法可用 HiCN 法定值的新鲜血,对血液分析仪进行校准或绘制标准曲线。

(2)试剂

1)血液分析仪商品试剂。

2)自配试剂:①60 g/L 十二烷基硫酸钠的磷酸盐缓冲液:称取 60 g 十二烷基硫酸钠溶解于 33.3 mmol/L 磷酸盐缓冲液(pH 7.2)中,加 TritonX-100 70 mL 于溶液中混匀,再加磷酸盐缓冲液至 1000 mL,混匀;②SLS 应用液:将上述 60 g/L SLS 原液用蒸馏水稀释 100 倍,SLS 最终浓度为 2.08 mmol/L。

(3)操作程序

1)按血液分析仪操作说明书的要求进行操作。

2)末梢血检测方法(适用于婴幼儿、采血困难的肿瘤患者等):准确吸取 SLS 应用液 5.0 mL 置于试管中,加入待测血 20 μL,充分混匀。5 分钟后置 540nm 下以蒸馏水调零,读取待测管吸光度值,查标准曲线即得 SLS-Hb 结果。

3)标准曲线绘制:取不同浓度血红蛋白的全血标本,分别用 HICN 法定值。再以这批已定值的全血标本,用 SLS-Hb 测定,获得相应的吸光度值,绘制出标准曲线。

(4)参考区间:仪器法,静脉采血。

1)成年男性:130~175 g/L。

2）成年女性：115~150 g/L。

3）新生儿：180~190 g/L。

4）婴儿：110~120 g/L。

5）儿童：120~140 g/L。

（5）注意事项

1）注意选用 CP 级以上的优质十二烷基硫酸钠 $[CH_3(CH_2)_3SO_4Na, MW288.38]$。

2）本法配方溶血力很强，不能用同一管稀释标本同时测定血红蛋白和白细胞计数。

3）其他环保的血红蛋白测定方法还很多，如碱羟血红蛋白测定法等。

4）建议各临床实验室对参考区间进行验证后，采纳使用。

5）为保证结果的可靠性，应尽可能使用静脉血进行检测。

（二）临床意义

1.生理性降低　主要见于生理性贫血，如生长发育迅速而导致造血原料相对不足的婴幼儿、妊娠中后期血容量明显增加而引起血液稀释的孕妇及造血功能减退的老年人。

2.病理性降低　见于各种贫血，常见原因有：①骨髓造血功能障碍，如再生障碍性贫血、白血病、骨髓瘤、骨髓纤维化；②造血物质缺乏或利用障碍，如缺铁性贫血、铁粒幼细胞贫血、巨幼细胞贫血（叶酸及维生素 B_{12} 缺乏）；③急慢性失血，如手术或创伤后急性失血、消化道溃疡、寄生虫病；④血细胞破坏过多，如遗传性球形红细胞增多症、阵发性睡眠性血红蛋白尿、异常血红蛋白病、溶血性贫血；⑤其他疾病（如炎症、肝病、内分泌系统疾病）造成或伴发的贫血。

3.生理性增高　见于生活在高原地区的居民、胎儿及初生儿、健康人进行剧烈运动或从事重体力劳动时。

4.病理性增高　分为相对性增高和绝对性增高。相对性增高通常是由于血浆容量减少，致使血液中有形成分相对增多形成的暂时性假象，多见于脱水血浓缩时，常由严重呕吐、多次腹泻、大量出汗、大面积烧伤、尿崩症、大剂量使用利尿药等引起。绝对性增高多与组织缺氧、血中促红细胞生成素水平升高、骨髓加速释放红细胞有关，见于：①原发性红细胞增多症：为慢性骨髓增生性疾病，临床较为常见，其特点为红细胞及全血容量增加导致皮肤黏膜暗红，脾大同时伴有白细胞和血小板增多；②继发性红细胞增多症：见于肺源性心脏病、阻塞性肺气肿、发绀型先天性心脏病及异常血红蛋白病等；与某些肿瘤和肾脏疾患有关，如肾癌、肝细胞癌、子宫肌瘤、卵巢癌、肾胚胎瘤和肾积水、多囊肾、肾移植后；此外，还见于家族性自发性促红细胞生成素浓度增高，药物（雌激素、皮质类固醇等）引起的红细胞增多等。

在各种贫血时，由于红细胞内血红蛋白含量不同，红细胞和血红蛋白减少程度可不一致。血红蛋白测定可以用于了解贫血的程度，如需要了解贫血的类型，还需做红细胞计数和红细胞形态学检查及与红细胞其他相关的指标测定。

三、红细胞计数

红细胞计数（red blood cell count，RBC）可采用自动化血液分析仪或显微镜检查法进行检测，以前者最为常用。血液分析仪进行红细胞计数的原理是电阻抗原理，在仪器计数结果不可靠（如红细胞数量较低、存在干扰等）需要确认、不具备条件使用血液分析仪时，可采用显微镜检查法进行红细胞计数。

(一)检测方法

1.血液分析仪检测法

(1)原理:主要使用电阻抗原理进行检测。有的仪器采用流式细胞术加二维激光散射法进行检测,全血经专用稀释液稀释后,使自然状态下的双凹盘状扁圆形红细胞成为球形并经戊二醛固定,这种处理不影响红细胞的平均体积,红细胞通过测量区时,激光束以低角度前向光散射测量单个红细胞的体积和红细胞总数,可使红细胞计数结果更加准确。

(2)仪器与试剂　血液分析仪及配套试剂(如稀释液、清洗液)、配套校准物、质控物。

(3)操作　使用稀释液和特定装置定量稀释血液标本;检测稀释样本中的细胞数量;将稀释样本中的细胞数量转换为最终报告结果,即每升全血中的红细胞数量。不同类型血液分析仪的操作程序严格遵循仪器说明书规定。

(4)参考区间(仪器法,静脉采血):成年男性,$4.3\times10^{12}\sim5.8\times10^{12}/L$;成年女性,$(3.8\times10^{12}\sim5.1\times10^{12}/L$。

2.显微镜计数法

(1)原理:显微镜检查方法用等渗稀释液将血液按一定倍数稀释并充入细胞计数板(又称牛鲍计数板)的计数池,在显微镜下计数一定体积内的红细胞数,经换算得出每升血液中红细胞的数量。

(2)试剂与器材:①赫姆液:氯化钠 1.0 g,结晶硫酸钠($Na_2SO_4\cdot10H_2O$)5.0 g(或无水硫酸钠 2.5 g),氯化汞 0.5 g,分别用蒸馏水溶解后混合,再用蒸馏水加至 200 mL,混匀、过滤后备用;如暂无赫姆液,可用 0.9%氯化钠溶液替代;②改良 Neubauer 血细胞计数板、盖玻片;③普通显微镜。

(3)操作:①取中号试管 1 支,加红细胞稀释液 2.0 mL;②用清洁干燥微量吸管取末梢血或抗凝血 10 μL,擦去管外余血后加至红细胞稀释液底部,再轻吸上层清液清洗吸管 2~3 次,然后立即混匀;③混匀后,用干净微量吸管将红细胞悬液充入计数池,不得有空泡或外溢,充池后静置 2~3 分钟后计数;④高倍镜下依次计数中央大方格内四角和正中 5 个中方格内的红细胞。对压线红细胞按"数上不数下、数左不数右"的原则进行计数。

(4)结果计算

红细胞数/L = 5 个中方格内红细胞数$\times5\times10\times200\times10^6$

$$= 5 \text{ 个中方格内红细胞数}\times10^{10}$$

$$= \frac{5 \text{ 个中方格内的红细胞数}}{100}\times10^{12}$$

式中,×5——5 个中方格换算成 1 个大方格;×10——1 个大方格容积为 0.1 μL,换算成 1.0 μL;×200——血液的实际稀释倍数应为 201 倍,按 200 是便于计算;×10^6——由 1 μL 换算成 1L。

(5)注意事项:①显微镜计数方法由于计数细胞数量有限,检测结果的精密度较差,适用于红细胞数量较低标本的检测;②红细胞的聚集可导致计数不准确;③如计数板不清洁或计数板中的稀释液蒸发,也会导致结果增高或错误;④配制的稀释液应过滤,以免杂质、微粒等被误认为细胞。

(二)方法学评价

临床实验室主要使用血液分析仪进行红细胞计数,不仅操作简便、检测快速,重复性好,而且能够同时得到多个红细胞相关参数。使用配套校准物或溯源至参考方法的定值新鲜血实施校准后,可确认或改善检测结果的准确性。某些病理状态下(如白细胞数过高、巨大血小板、红细胞过小、存在冷凝集素等),仪器检测结果易受干扰,需使用手工法进行确认。手工法是传统方法,无须特殊设备,但操作费时费力,结果重复性较差,在常规检测中已较少使用。

(三)临床意义

1.生理性降低　主要见于生理性贫血,如婴幼儿、妊娠中后期孕妇及造血功能减退的老年人等。

2.病理性降低　见于各种贫血,常见原因有:①骨髓造血功能障碍,如再生障碍性贫血、白血病、骨髓瘤、骨髓纤维化;②造血物质缺乏或利用障碍,如缺铁性贫血、铁粒幼细胞贫血、巨幼细胞贫血;③急慢性失血,如手术或创伤后急性失血、消化道溃疡、寄生虫病;④血细胞破坏过多,如溶血性贫血;⑤其他疾病造成或伴发的贫血。

3.生理性增高　见于生活在高原地区的居民、胎儿及新生儿、剧烈运动或重体力劳动的健康人。

4.病理性增高　分为相对性增高和绝对性增高。相对性增高通常是由于血浆容量减少,致使血液中有形成分相对增多形成的暂时性假象,常由严重呕吐、多次腹泻、大面积烧伤、尿崩症、大剂量使用利尿药等引起。绝对性增高多与组织缺氧、血中促红细胞生成素水平升高、骨髓加速释放红细胞有关,见于:①原发性红细胞增多症:为慢性骨髓增生性肿瘤,临床较为常见;②继发性红细胞增多症:见于肺源性心脏病、慢性阻塞性肺气肿及异常血红蛋白病等;与某些肿瘤和肾脏疾患有关,如肾癌、肝细胞癌、卵巢癌、肾移植后;此外,还见于家族性自发性促红细胞生成素浓度增高,药物(雌激素、皮质类固醇等)引起的红细胞增多等。

四、血细胞比容测定

血细胞比容(hematocrit,Hct)可采用离心法或血液分析仪进行测定。微量离心法是国际血液学标准化委员会(ICSH)推荐的参考方法。临床实验室主要使用血液分析仪测定 Hct,血液分析仪的检测结果应通过校准溯源至参考方法。

(一)检测方法

1.血液分析仪检测法

(1)原理:仪器检测 Hct 的原理分为两类,一类是通过累积细胞计数时检测到的脉冲信号强度得出;另一类是通过测定红细胞计数和红细胞平均体积的结果计算得出,Hct=红细胞计数×红细胞平均体积。

(2)仪器与试剂:血液分析仪及配套试剂、校准物、质控物、采血管等耗材。

(3)操作:按血液分析仪说明书的要求进行操作。

(4)参考区间(仪器法,静脉采血):成年男性,0.40~0.50;成年女性,0.35~0.45。

(5)注意事项:血标本中有凝块、溶血、严重脂血等因素可导致检测结果不可靠。

2.毛细管离心法

（1）原理:离心法是将待测标本吸入孔径一致的标准毛细玻璃管并进行离心,血细胞与血浆分离并被压紧,通过测量血细胞柱和血浆柱的长度即可计算出血细胞占全血的体积比。

（2）试剂与器材

1）抗凝剂:以 EDTA-K_2 为最好。

2）毛细管:毛细管用钠玻璃制成,长度为 75 mm±0.5 mm;内径为 1.155 mm±0.085 mm;管壁厚度为 0.20 mm,允许范围为 0.18~0.23 mm。

3）毛细管密封胶:应使用黏土样密封胶或符合要求的商品。

4）高速离心机:离心半径应大于 8.0 cm,能在 30 秒内加速到最大转速,在转动圆盘周边的 RCF 为 10000~15000 g 时,转动 5 分钟,转盘的温度不超过 45℃。

5）刻度读取器,如微分卡尺。

（3）操作程序

1）将血标本与抗凝剂混匀时,动作应轻柔,避免血液中产生过多气泡。

2）利用虹吸作用将抗凝静脉血吸入毛细管内,反复倾斜毛细管,使血柱离毛细管两端的距离分别大于 0.5 cm。

3）将毛细管未吸血液的一端垂直插入密封胶,封口。密封胶柱长度为 4~6 mm。

4）将毛细管编号,按次序放置于离心机上。密封的一端朝向离心机圆盘的周边一侧。

5）RCF 至少为 10000×g,离心 5 分钟。

6）取出毛细管,测量其中红细胞柱、全细胞柱和血浆柱的长度。红细胞柱的长度除以全细胞柱和血浆柱的长度之和,即为血细胞比容。

（4）注意事项:①采血应顺利,防止溶血及组织液混入;②同一标本的测量结果之差不可大于 0.015;③测量红细胞柱的长度时,不能将白细胞和血小板层计算在内;④离心机应符合要求。

（二）方法学评价

临床实验室主要使用血液分析仪进行 Hct 检测,其优点是检测速度快,精密度良好,适合批量标本的检测,使用配套校准物或溯源至参考方法的定值新鲜血实施校准后,可确认或改善检测结果的准确性;常规条件使用的离心法操作简单,但检测速度较慢,结果准确性易受离心条件的影响,在临床实验室较少使用。

（三）临床意义

Hct 不仅与红细胞数量的多少有关,而且与红细胞的体积大小及血浆容量的改变有关。Hct 是诊断贫血的主要实验室检查指标之一,也是影响全血黏度的重要因素和纠正脱水及酸碱平衡失调时治疗的参考指标。

1.Hct 增高　常导致全血黏度增加,呈现血液高黏滞综合征。临床研究表明,高血细胞比容与血栓形成密切相关,在诊断血管疾病的血栓前状态中也有显著意义。Hct 增高临床常见于:①各种原因所致的血液浓缩,使红细胞数量相对增多,如严重呕吐、腹泻、大量出汗、大面积烧伤等;②真性红细胞增多症;③继发性红细胞增多(如高原病、慢性肺源性心脏病等)的患者红细胞数量绝对增多,Hct 可显著增高。

2.Hct 减低　见于:①正常孕妇;②各种类型贫血,如急慢性出血、缺铁性贫血和再生障碍性贫血,但 Hct 减少的程度与 RBC、Hb 的减少程度并非完全一致;③继发性纤维蛋白溶解症患者;④应用干扰素、青霉素、吲哚美辛(消炎痛)、维生素 A 等药物的患者。

五、红细胞平均指数

1.原理　临床不仅要根据红细胞计数、血红蛋白浓度及血细胞比容的变化对贫血进行诊断,还要利用 RBC、Hb 及 Hct 的数值,计算出红细胞平均指数,帮助对贫血做形态学分类,初步判断贫血的原因及对贫血进行鉴别诊断。红细胞平均指数分别为平均红细胞体积(mean corpuscular volume,MCV)、平均红细胞血红蛋白量(mean corpuscular hemoglobin,MCH)和平均红细胞血红蛋白浓度(mean corpuscular hemoglobin concentration,MCHC)。

2.计算方法

(1)平均红细胞体积(MCV)　是指每个红细胞的平均体积,以飞升(fL)为单位。

$$MCV = \frac{每升血液中红细胞比容(L) \times 10^{15}}{每升血液红细胞数(个)} = \times\times fl$$

(2)平均红细胞血红蛋白含量(MCH)　是指每个红细胞内所含血红蛋白的平均量,以皮克(pg)为单位。

$$MCH = \frac{每升血液中血红蛋白浓度(g) \times 10^{12}}{每升血液红细胞数(个)} = \times\times pg$$

(3)平均红细胞血红蛋白浓度(MCHC);是指平均每升红细胞中所含血红蛋白浓度(g/L)。

$$MCV = \frac{每升血液中血红蛋白克数(g/L)}{每升血液红细胞比容(L/L)} = \times\times g/L$$

3.参考区间及临床意义　正常人和各型贫血时,红细胞平均指数的参考区间和临床意义见表 1-1。

表 1-1　正常成人静脉血红细胞平均指数的参考区间及临床意义

贫血类型	MCV(fL)* (82~100)	MCH/pg* (27~34)	MCHC/g·L⁻¹* (316~354)	常见原因或疾病
正常细胞性贫血	正常	正常	正常	急性失血、急性溶血、再生障碍性贫血、白血病
大细胞性贫血	>正常	>正常	正常	叶酸、维生素 B_{12} 缺乏或吸收障碍
单纯小细胞性贫血	<正常	<正常	正常	慢性炎症、尿毒症
小细胞低色素性贫血	<正常	<正常	<正常	铁缺乏、维生素 B_6 缺乏、珠蛋白肽链合成障碍、慢性失血等

注:*引自卫生行业标准 WS/T 405—2012《血细胞分析参考区间》

(1)MCV:MCV 增高见于红细胞体积增大时,见于各种造血物质缺乏或利用不良引起的巨幼细胞贫血、酒精性肝硬化、获得性溶血性贫血、出血性贫血再生之后和甲状腺功能减退等。MCV 降低见于红细胞减小时,见于慢性感染、慢性肝肾疾病、慢性失血、珠蛋白生成障碍性贫血(地中海贫血)、铁缺乏及铁利用不良等引起的贫血等;其他原因引起的贫血 MCV

一般正常,如再生障碍性贫血、急性失血性贫血和某些溶血性贫血等。

（2）MCH:MCH增高见于各种造血物质缺乏或利用不良的大细胞性贫血（如巨幼细胞贫血）、恶性贫血、再生障碍性贫血、网织红细胞增多症、甲状腺功能减退等。MCH降低见于慢性感染、慢性肝肾疾病、慢性失血等原因引起的单纯小细胞性贫血和铁缺乏及铁利用不良等原因引起的小细胞低色素性贫血,也可见于妊娠、口炎性腹泻等,急性失血性贫血和某些溶血性贫血的MCH检测结果多为正常。

（3）MCHC:MCH增高见于红细胞内血红蛋白异常浓缩,如烧伤、严重呕吐、频繁腹泻、慢性一氧化碳中毒、心脏代偿功能不全、遗传性球形红细胞增多症和相对罕见的先天性疾病。MCHC降低主要见于小细胞低色素性贫血,如缺铁性贫血和珠蛋白生成障碍性贫血。患者的MCHC结果通常变化较小,可用于辅助监控血液分析仪检测结果的可靠性和标本异常等情况,如MCHC高于400 g/L提示仪器检测状态可能有错误,也可能是标本出现了冷凝集。

4.注意事项

（1）由于以上三个参数都是间接算出的,因此红细胞数、血红蛋白浓度和血细胞比容的检测数据必须准确,否则误差很大。

（2）应结合红细胞形态学进行贫血种类的分析。

六、白细胞计数

白细胞计数(white blood cell count,WBC)可使用血液分析仪或显微镜进行检测,以前者最为常用。在血液分析仪计数结果异常(如白细胞数量较低、存在干扰等)需要确认或没有条件使用血液分析仪时,可采用手工显微镜法进行白,细胞计数。

（一）检测方法

1.血液分析仪检测法

（1）原理:进行白细胞计数的原理主要有电阻抗法和光散射法。也就是血液经溶血素处理后,在鞘流液的带动下白细胞逐个通过血液分析仪的细胞计数小孔或激光照射区,引起小孔周围电阻抗的变化或产生特征性的光散射,对应的脉冲信号或光散射信号的多少即代表白细胞的数量。

（2）仪器与试剂:血液分析仪及配套试剂（如稀释液、溶血剂、清洗液）、配套校准物、质控物。

（3）操作:使用稀释液和特定装置定量稀释血液标本;检测稀释样本中的细胞数量;将稀释样本中的细胞数量转换为最终报告结果,即每升全血中的白细胞数量。不同类型血液分析仪的操作程序依照仪器说明书规定。

（4）参考区间（仪器法,静脉采血）:成年人,$(3.5\sim9.5)\times10^{12}/L$。

（5）注意事项:血液应与抗凝剂充分混匀,避免产生凝块;同时应避免标本出现溶血。存在冷球蛋白、冷纤维蛋白原、红细胞抵抗溶血和高三酰甘油等影响因素均会干扰白细胞计数结果。

2.显微镜计数法

（1）原理:手工计数时用白细胞稀释液将血液稀释一定倍数并破坏成熟的红细胞,然后将稀释后的标本充入细胞计数板（又称牛鲍计数板）的计数池,在显微镜下计数一定体积内的白细胞数,换算出每升血液中白细胞的数量。

（2）试剂与器材

1）白细胞稀释液：冰醋酸 2mL、蒸馏水 98 mL、10 g/L 亚甲蓝溶液 3 滴（混匀过滤后备用）。

2）其他：显微镜、改良 Neubauer 血细胞计数板等。

（3）操作程序

1）取小试管 1 支，加白细胞稀释液 0.38 mL。

2）用微量吸管准确吸取 20 μL EDTA 抗凝全血或末梢血，擦去管外余血，将吸管插入小试管中稀释液的底部，轻轻将血放出，并吸取上清液清洗吸管 2 次，混匀。

3）待红细胞完全破坏，液体变为棕褐色后，再次混匀后充池，静置 2～3 分钟，待白细胞下沉。

4）用低倍镜计数四角 4 个大方格内的白细胞数，对压线细胞按"数上不数下、数左不数右"的原则进行计数。

（4）计算

$$白细胞数/L = \left(\frac{N}{4}\right) \times 10 \times 20 \times 10^6 = \frac{N}{20} \times 10^9$$

式中，N——4 个大方格内白细胞总数；÷4——为每个大方格（即 0.1 μL）内白细胞平均数；×10——1 个大方格容积为 0.1 μL，换算成 1.0 μL；×20——血液稀释倍数；×10^6——由 1 μL 换算成 1L。

（5）注意事项：手工法计数白细胞的误差，与样本量过少、采集样本的质量及计数池中细胞分布不均匀等因素有关。

1）静脉血稀释前应充分混匀，不能有凝集。末梢血在穿刺后应避免挤压，使之自由流出，且立即稀释，以免产生凝集。

2）小试管、计数板均应清洁、干燥，以免杂质、微粒等被误认为细胞。

3）应准确量取血液样本、恰当稀释。计数池只能加入一定量的稀释样本，过量则使盖玻片抬高，从而改变计数池的充液高度。

4）白细胞数量过高时，可加大稀释倍数，如超过 30×10^9/L，可用 1：100 稀释；白细胞数量过低时，可计数 8 个大方格的白细胞数或减少稀释倍数，如 1：10 稀释。

5）白细胞计数的稀释液破坏或溶解所有的无核红细胞。在某些疾病条件下，有核红细胞可能会在外周血中出现，这些细胞不能从白细胞中分辨出来，在计数池中也被计数成白细胞。因此，对染色血涂片进行分类，每 100 个白细胞中有 5 个或更多有核红细胞时，白细胞计数结果按下列公式进行校正。

$$校正后的白细胞计数结果 = X \times \frac{100}{100 + Y}$$

式中，X——未校正的白细胞数；Y——分类计数时，每 100 个白细胞中同时计数到的有核红细胞数。

白细胞计数以校正后的结果进行报告。

6）白细胞总数：在正常范围内时，大方格间的细胞数不得相差 8 个以上，两次重复计数误差不得超过 10%。

(二)方法学评价

临床实验室主要使用血液分析仪进行白细胞计数,不仅操作简便、检测快速,而且重复性好,易于标准化,适合批量标本的检测。使用配套校准物或溯源至参考方法的定值新鲜血实施校准后,可确认或改善检测结果的准确性。某些人为因素(如抗凝不充分)或病理状态(如外周血出现有核红细胞、巨大血小板、血小板凝集)干扰仪器的检测结果时,需使用手工法进行确认。手工法是白细胞计数的传统方法,简便易行,无须特殊设备,但检测速度慢、结果重复性较差,难以满足常规工作批量标本的检测需求。在规范操作条件下,当血液分析仪检测结果存在干扰因素导致结果不可靠时,手工法可用于 WBC 结果复核。

(三)临床意义

1.生理性变化 白细胞计数结果有明显生理性波动,如:早晨较低,傍晚较高;餐后较餐前高;剧烈运动、情绪激动时较安静状态下偏高;月经期、妊娠、分娩、哺乳期亦可增高;新生儿及婴儿明显高于成人;吸烟亦可引起 WBC 增高。

2.病理性增多 常见于:①急性化脓性感染,尤其是革兰阳性球菌感染(脓肿、脑膜炎、肺炎、阑尾炎、扁桃体炎等);②某些病毒感染(传染性单核细胞增多症、流行性乙型脑炎等);③组织损伤(严重外伤、大手术、大面积烧伤、急性心肌梗死等);④急性大出血;⑤白血病;⑥骨髓纤维化;⑦恶性肿瘤(肝癌、胃癌、肺癌等);⑧代谢性中毒(糖尿病酮症酸中毒、尿毒症等);⑨某些金属(铅、汞等)中毒。

3.病理性减少 见于:①某些感染性疾病,尤其是革兰阴性杆菌感染(伤寒、副伤寒等);②某些原虫感染(黑热病、疟疾等);③某些病毒感染(病毒性肝炎、流感等);④某些血液病(再生障碍性贫血、急性粒细胞缺乏症、巨幼细胞贫血等);⑤自身免疫性疾病(系统性红斑狼疮、艾滋病等);⑥脾功能亢进(门脉肝硬化、班替综合征等);⑦肿瘤化疗,电离辐射(如 X 线)及某些药物(氯霉素、磺胺类药等)反应等。

七、血小板计数

血小板计数作为一项常规的血液检查项目常用于评估个体的凝血功能状态。血小板计数可使用血液分析仪、显微镜或流式细胞仪进行检测。临床实验室主要使用血液分析仪进行血小板计数,其优点是重复性好、检测速度快,但当仪器检测报告显示血小板数量、图形异常或报警提示时,应使用显微镜或流式细胞仪检测法对血小板计数结果进行复核。ICSH 推荐的流式细胞术检测参考方法主要用于其他计数方法的溯源。

(一)检测方法

1.血液分析仪检测法

(1)原理:有电阻抗法和(或)光散射法,分别根据血小板的电阻抗特性和光学特性计数血小板数量。

(2)试剂:血液分析仪检测试剂,如稀释液、溶血剂、鞘液等,详见仪器说明书。

(3)操作:按仪器说明书要求进行操作。

(4)参考区间(仪器法,静脉采血):$125 \times 10^9 \sim 350 \times 10^9/L$。

(5)注意事项:检测结果数值或图形异常,或结果出现仪器报警提示时,均应使用血涂片显微镜检查法进行结果确认,必要时使用计数板在显微镜下计数血小板。

2.显微镜计数法

（1）原理:在仪器计数结果异常需要确认或不具备条件使用血液分析仪时,可采用人工显微镜检查方法计数血小板。可选用普通光学显微镜或相差显微镜,将血液标本按一定比例稀释后充入细胞计数池,在显微镜下计数一定体积内的血小板数量,经过换算得出每升血液中的血小板数。

（2）试剂与器材

1）1%草酸铵稀释液:分别用少量蒸馏水溶解草酸铵 1.0 g 及 EDTA-Na$_2$ 0.012 g,合并后加蒸馏水至 1000L,混匀,过滤后备用。

2）其他:显微镜、改良 Neubauer 血细胞计数板及试管等。

（3）操作程序

1）于清洁试管中加入血小板稀释液 0.38 mL。

2）准确吸取毛细血管血 20 μL,擦去管外余血,置于血小板稀释液内,吸取上清液洗三次,立即充分混匀。待完全溶血后再次混匀 1 分钟。

3）取上述均匀的血小板悬液 1 滴,注入计数池内,静置 10~15 分钟,使血小板下沉。

4）用高倍镜计数中央大方格内四角和中央五个中方格内血小板数。

（4）计算:血小板数/L = 5 个中方格内血小板数×10^9/L。

（5）注意事项

1）应防止血小板稀释液被微粒和细菌污染,配制后应过滤。试管及吸管也应清洁。

2）针刺应稍深,使血流顺畅流出。拭去第一滴血后,首先采血进行血小板检测。操作应迅速,防止血小板聚集和破坏。采集标本后应在 1 小时内完成检测。

3）血液加入稀释液内要充分混匀,滴入计数池后应静置 10~15 分钟。室温高湿度低时注意保持计数池周围的湿度,以免水分蒸发而影响计数结果。

4）计数时光线要适中,不可太强,应注意将有折光性的血小板与杂质和灰尘予以区别。附在血细胞旁边的血小板也要注意,不要漏数。

5）用相差显微镜或暗视野显微镜计数,效果更佳,计数结果更准确。

3.流式细胞仪检测法

（1）原理:用单克隆抗体染色标记血小板,根据荧光强度和散射光强度、用流式细胞检测原理计数血小板,是国际血液学标准化委员会（ICSH）推荐的参考方法。

（2）试剂:鞘液、荧光染液、CD41 和 CD61 抗体、质控品。

（3）操作:详见 ICSH 发布文件《Plateletcounting by the RBC/platelet ratio method.A reference method》。

（4）注意事项

1）应使用健康人的新鲜血进行参考方法检测。

2）此方法仅可得出血小板和红细胞的比值,要获得血小板计数的准确结果,还应同时保证红细胞计数的准确性。

（二）临床意义

血小板计数是人体止血与凝血功能障碍筛查的重要指标之一,血小板数量的升高或降低,除了个体自身的生理波动外,还与多种出血和血栓性疾病密切相关。

1.生理性变化　正常人的血小板数随时间和生理状态而波动,通常午后略高于早晨;冬季高于春季;高原居民高于平原居民;月经后高于月经前;妊娠中晚期增高,分娩后即减低;运动、饱餐后增高,休息后恢复。小儿出生时血小板略低,两周后显著增加,半年内可达到成人水平。

2.病理性增高　血小板计数超过 $350\times10^9/L$ 为血小板增多,常见于:①原发性增多:骨髓增生综合征、原发性血小板增多症、慢性粒细胞性白血病、真性红细胞增多症、特发性骨髓纤维化等;②反应性增多:急性和慢性炎症、急性大失血、急性溶血、肿瘤、近期行外科手术(尤其是脾切除术后)、缺铁性贫血、恶性肿瘤早期等,血小板可出现反应性增多、轻度增多或呈一过性增多;③其他疾病:心脏疾病、肝硬化、慢性胰腺炎、烧伤、肾衰竭、先兆子痫、严重冻伤等。

3.病理性降低　血小板计数低于 $125\times10^9/L$ 为血小板减少,常见于:①血小板生成障碍:再生障碍性贫血、急性白血病、急性放射病、巨幼细胞贫血、骨髓纤维化等;②血小板破坏增多:原发性血小板减少性紫癜(ITP)、脾功能亢进、系统性红斑狼疮、血小板同种抗体等;③血小板消耗过多:如弥散性血管内凝血(DIC)、血栓性血小板减少性紫癜等。

八、血液分析仪常用检测参数的缩写及其临床意义

1.RBC　红细胞计数。

2.Hb　血红蛋白测定。

3.Hct　血细胞比容。

4.MCV　平均红细胞体积。

5.MCH　平均红细胞血红蛋白含量。

6.MCHC　平均红细胞血红蛋白浓度。

7.RDW　红细胞体积分布宽度。是由仪器测量获得反映红细胞体积异质性的参数,是反映红细胞大小不等的客观指标。多数仪器用 RDW-CV 来报告,也有的仪器采用 RDW-SD 来表达。RDW 增高的意义在于轻型 β-珠蛋白生成障碍性贫血(RDW 正常)与缺铁性贫血(RDW 异常)的鉴别;RDW 可用于缺铁性贫血的早期诊断和疗效观察;RDW/MCV 还可用于贫血的形态学分类等。

8.RBC 直方图　正常情况下呈钟形正态分布,如红细胞的体积发生改变,红细胞直方图可左移(MCV 变小)或右移(MCV 变大),或出现双峰(存在两个细胞群)。峰底的宽度反映红细胞大小变化范围,此时 RDW 值也呈相应变化。

9.PLT　血小板总数。

10.PCT　血小板比容。与血小板的数量及大小呈正相关。

11.PDW　血小板体积分布宽度。指血细胞分析仪测量一定数量的血小板体积后,获得反映外周血小板体积大小异质性的参数,常用 CV 表示。

12.MPV　平均血小板体积。指血液中血小板体积的平均值。与血小板数呈非线性负相关,分析 MPV 时应结合血小板数量的变化。临床常用于鉴别血小板减少的原因;MPV 增大可作为骨髓造血功能恢复的较早期指征,而且 MPV 增大常先于 PLT 升高。

13.PLT 直方图　呈正偏态图形。曲线峰右移,MPV 结果增高,曲线峰左移,MPV 结果减低。如标本中血小板有轻度凝集,曲线峰右侧抬高呈拖尾状。注意小红细胞干扰血小板

直方图,在曲线峰的右侧抬起并上扬,不与横坐标重合。

14.WBC 白细胞总数。

15.WBC 直方图 根据仪器型号不同、使用稀释液、溶血剂不同,WBC 直方图的形状也不相同。有的以浮动界标来分群,有的以一定体积范围来分群。

16.三分群仪器其他参数

(1)LYM%:小细胞%或淋巴细胞%。

(2)LYM#:小细胞绝对数或淋巴细胞绝对数。

(3)MID%:中等大小细胞%,包括嗜酸性粒细胞、嗜碱性粒细胞、单核细胞及幼稚细胞。

(4)MID#:中等大小细胞绝对数。

(5)GRAN%:大细胞%或中性粒细胞%。

(6)GRAN#:大细胞绝对数或中性粒细胞绝对数。

17.五分类仪器其他参数

(1)NE%或 NEUT%:中性粒细胞%。

(2)NE#或 NEUT#:中性粒细胞绝对数。

(3)LY%或 LYMPH%:淋巴细胞%。

(4)LY#或 LYMPH#:淋巴细胞绝对数。

(5)MO%或 MONO%:单核细胞%。

(6)M0#或 MONO#:单核细胞绝对数。

(7)EO%:嗜酸性粒细胞%。

(8)EO#:嗜酸性粒细胞绝对数。

(9)BA%或 BASO%:嗜碱性粒细胞%。

(10)BA#或 BASO#:嗜碱性粒细胞绝对数。

(11)IG%:未成熟粒细胞数%。

(12)IG#:网织红细胞%。

(13)RET#:网织红细胞绝对数。

(14)LFR:弱荧光强度网织红细胞,荧光越弱提示网织红细胞越接近成熟红细胞。

(15)MFR:中荧光强度网织红细胞。

(16)HFR:强荧光强度网织红细胞,幼稚网织红细胞显示最强荧光。

(17)RMI:网织红细胞成熟指数。

$$RMI = \frac{MFR + HFR}{LFR} \times 100$$

该参数可表达骨髓造红细胞的功能,能早期反映贫血疗效、骨髓被抑制或造血重建等情况。

第二节 血细胞形态学检查

血细胞形态学检查是对血液有形成分质量的检查和数量的评估,主要包括对红细胞、白细胞及血小板的大小、形态、染色及结构等方面的检查。其检查方法有经典的显微镜检查、自动化数字式细胞图像分析仪及流式细胞仪检查。通过检查可发现周围血细胞病理形态的异常、确认血细胞分析需要显微镜复检细胞的形态与数量,有助于鉴别白细胞增高的原因、判断感染的程度,有助于贫血的病因分析及形态学分类,有助于鉴别血小板减少并了解血小板功能,可发现血液中某些寄生虫感染。对血液病的诊断、鉴别诊断、疗效观察及预后判断有重要价值。

一、血细胞分析的显微镜复检标准

血细胞分析复检的内容包括应用血细胞分析对细胞数量的再测、应用显微镜对异常细胞的发现和确认,以及外观对大体标本的合格性判断。可见,血细胞分析的显微镜复检是血细胞分析复检的一部分,包括血细胞分析显微镜复检标准的建立和验证。

(一)血细胞分析显微镜复检规则的建立

建立血细胞分析显微镜复检规则,能够从大量的临床送检血常规标本中筛出异常,能通过镜检阅片确认血细胞分析仪检测标本异常的性质,既能充分发挥血细胞分析仪的自动化与智能化的作用,又能减少漏检误诊,保证检验结果的准确。

1.国际血液学复检专家组推荐的血细胞分析显微镜复检规则　2005 年,国际血液学复检专家组(International Consensus Group for Hematology Review)对 13298 份血标本进行检测分析,推荐了 41 条复检规则,于 2005 年发表了《关于自动化全血细胞计数和 WBC 分群分析后行为的建议规则》。

(1)新生儿:①复检条件:首次检测标本;②复检要求:涂片镜检。

(2)WBC、RBC、Hb、PLT、网织红细胞(Ret):①复检条件:超出线性范围;②复检要求:稀释标本后重新测定。

(3)WBC、PLT:①复检条件:低于实验室确认的仪器线性范围;②复检要求:按实验室标准操作规程(SOP)进行。

(4)WBC、RBC、Hb、PLT:①复检条件:无结果;②复检要求:检查标本是否有凝块;重测标本;如结果维持不变用替代方法计数。

(5)WBC:①复检条件:首次结果$<4.0\times10^9/L$ 或$>30.0\times10^9/L$;②复检要求:涂片镜检。

(6)WBC:①复检条件:3 天内 Delta 值超限,并$<4.0\times10^9/L$ 或$>30.0\times10^9/L$;②复检要求:涂片镜检。

(7)PLT:①复检条件:首次结果$<100\times10^9/L$ 或$>1000\times10^9/L$;②复检要求:涂片镜检。

(8)PLT:①复检条件:Delta 值超限的任何结果;②复检要求:涂片镜检。

(9)Hb:①复检条件:首次结果<70 g/L 或$>$其年龄和性别参考范围上限 20 g/L;②复检要求:涂片镜检;确认标本是否符合要求。

(10)平均红细胞体积(MCV):①复检条件:24 小时内标本的首次结果<75fl 或>105fl(成人);②复检要求:涂片镜检。

(11)MCV:①复检条件:24 小时以上的成人标本>105fl;②复检要求:涂片镜检观察大红细胞相关变化;如无大红细胞相关变化,要求重送新鲜血标本;如无新鲜血标本,报告中注明。

(12)MCV:①复检条件:24 小时内标本的 Delta 值超限的任何结果;②复检要求:确认标本是否符合要求。

(13)平均红细胞血红蛋白浓度(MCHC):①复检条件:≥参考范围上限 20 g/L;②复检

要求:检查标本是否有脂血、溶血、红细胞凝集及球形红细胞。

(14)MCHC:①复检条件:<300 g/L,同时,MCV 正常或增高;②复检要求:寻找可能因静脉输液污染或其他标本原因。

(15)RDW:①复检条件:首次结果>22%;②复检要求:涂片镜检。

(16)无白细胞分类计数(DC)结果或 DC 结果不全:①复检条件:无条件复检;②复检要求:涂片镜检和人工分类。

(17)中性粒细胞绝对计数(Neut#):①复检条件:首次结果<$1.0×10^9$/L 或>$20.0×10^9$/L;②复检要求:涂片镜检。

(18)淋巴细胞绝对计数(Lym#):①复检条件:首次结果>$5.0×10^9$/L(成人)或>$7.0×10^9$/L(<12 岁);②复检要求:涂片镜检。

(19)单核细胞绝对计数(Mono#):①复检条件:首次结果>$1.5×10^9$/L(成人)或>$3.0×10^9$/L(<12 岁);②复检要求:涂片镜检。

(20)嗜酸性粒细胞绝对计数(Eos#):①复检条件:首次结果>$2.0×10^9$/L;②复检要求:涂片镜检。

(21)嗜碱性粒细胞绝对计数(Baso#):①复检条件:首次结果>$0.5×10^9$/L;②复检要求:涂片镜检。

(22)有核红细胞绝对计数(NRBC#):①复检条件:首次出现任何结果;②复检要求:涂片镜检。

(23)网织红细胞绝对计数(Ret#):①复检条件:首次结果>$0.10×10^9$/L;②复检要求:涂片镜检。

(24)怀疑性报警[不成熟粒细胞(IG)/杆状核中性粒细胞(Band)报警提示除外]:①复检条件:首次成人结果出现阳性报警;②复检要求:涂片镜检。

(25)怀疑性报警:①复检条件:首次儿童结果出现阳性报警;②复检要求:涂片镜检。

(26)WBC 结果不可靠报警:①复检条件:阳性报警;②复检要求:确认标本是否符合要求并重测标本;如出现同样报警提示,检查仪器;如需要,进行人工分类。

(27)RBC 碎片:①复检条件:阳性报警;②复检要求:涂片镜检。

(28)双形 RBC:①复检条件:首次结果出现阳性报警;②复检要求:涂片镜检。

(29)难溶性 RBC:①复检条件:阳性报警;②复检要求:检查 WBC 直方/散点图;根据实验室 SOP 证实 Ret 计数是否正确;涂片镜检是否有异常形态的红细胞。

(30)PLT 聚集报警:①复检条件:任何计数结果;②复检要求:检查标本是否有凝块:涂片镜检估计 PLT 数;如 PLT 仍聚集,按实验室 SOP 进行。

(31)PLT 报警:①复检条件:除 PLT 聚集外的 PLT 和 MPV 报警;②复检要求:涂片镜检。

(32)IG 报警:①复检条件:首次结果出现阳性报警;②复检要求:涂片镜检。

(33)IG 报警:①复检条件:WBC 的 Delta 值超上限,有以前确认的阳性报警结果;②复检要求:涂片镜检。

(34)左移报警:①复检条件:阳性报警;②复检要求:按实验室 SOP 进行。

(35)不典型和(或)变异 Lym:①复检条件:首次结果出现阳性报警;②复检要求:涂片镜检。

（36）不典型和(或)变异 Lym：①复检条件：WBC 的 Delta 值超上限，有以前确认的阳性报警结果；②复检要求：涂片镜检。

（37）原始细胞报警：①复检条件：首次结果出现阳性报警；②复检要求：涂片镜检。

（38）原始细胞报警：①复检条件：3~7 天 WBC 的 Delta 值通过，有以前确认的阳性报警结果；②复检要求：按实验室 SOP 进行。

（39）原始细胞报警：①复检条件：WBC 的 Delta 值超上限，有以前确认的阳性报警结果；②复检要求：涂片镜检。

（40）NRBC 报警：①复检条件：阳性报警；②复检要求：涂片镜检；如发现 NRBC，计数 NRBC，重新计算 WBC 结果。

（41）Ret：①复检条件：散点/直方图异常；②复检要求：检查仪器状态是否正常；如吸样有问题，重测标本；如结果维持不变，涂片镜检。

2.血细胞分析显微镜复检规则建立的技术要点

（1）复检的标本要求：建立血细胞复检规则标本数量一般不少于 1000 份，这些标本从日常检测中随机抽取，其中包括：800 份首次检测标本，200 份再次检测标本，用于验证 Delta Check 规则。此外，要求标本中含有一定数量的幼稚细胞。

Delta Check 规则指同一患者连续 2 次检测结果间的差异，用于判断因标本等错误引起结果的偶然误差。一般在仪器检测 WBC、PLT、HGB、MCV、MCH 时使用 Delta Check 规则。

（2）复检的镜下检查：每份标本制备两张血涂片，由有血细胞形态学检验资质的检验人员（至少两人）按照标准操作程序进行镜检。依据原卫生部发布的 WS/T 246—2005《白细胞分类计数参考方法》进行白细胞分类计数；每人计数 200 个白细胞，共计 400 个；取值为人工分类值，并进行形态观察；白细胞和血小板数量评估；红细胞和血小板的大小、染色及形态；有无巨大血小板及血小板聚集；其他异常：有核红细胞、红细胞冷凝集及寄生虫。对比双盲法分别做仪器和人工检测两者的结果，也可应用血细胞分析仪的筛选软件，对触及复检规则的样本自动筛查、自动涂片，并得出复检百分率、假阴性率和假阳性率等。

（3）复检的参数内容：应涵盖仪器的所有参数及红细胞形态学特征。将不显示 WBC、RBC、HGB、PLT 检测数据，仪器不显示分类信息，白细胞异常散点图，未成熟粒细胞、异常淋巴细胞/原始淋巴细胞、原始细胞、有核红细胞、双峰红细胞、血小板凝集列入复检规则中，并结合实验室血细胞危急值来设定 WBC、RBC、HGB、PLT 复检标准。

（4）复检的人员配置：血细胞分析复检标本的数量在每日 100 份以下时，至少配备 2 人；复检标本量在每日 100~200 份时，至少配备 3 人；若采用自动化仪器进行形态学筛检，可适当减少人员数量。复检人员应根据《白细胞分类计数参考方法》对镜检的操作人员进行培训。

（5）复检的关键指标：假阴性（<5%）是最关键的指标，特别是具有诊断意义的指标不能出现假阴性，对所有诊断不明确的贫血、白血病或临床有医嘱的样本应做显微镜细胞形态学检查，血液病细胞无漏诊。

（6）复检的"宽""严"程度：仪器对细胞形态的识别能力决定复检标准的"宽""严"程度，不同型号仪器建立的复检参数不同，同一型号仪器因实验室要求不同，标准也可不同，复检参数也不同。在保证结果准确性的基础上，适当降低复检率。

（7）复检的涂片记录：实验室应记录显微镜复检结果，复检涂片至少保留 2 周。

(二)血细胞分析显微镜复检规则的验证

血细胞分析显微镜复检规则验证是标准化流程的重要环节,是对上次复检规则预期指标和应用效果的评价,并在此基础上建立新的更加适宜的复检规则。复检规则建立后,应对规则进行验证,判断复检规则的合理性和有效性:减低检测过程中的假阴性率(<5%),在保证筛选质量的基础上适当降低复检率。实验室可根据验证指标对复检规则进行有目的的调整修改。

1.验证的定量指标及公式

(1)定量指标:复检率、假阳性率、假阴性率、真阳性率、真阴性率。进行血细胞复检规则的验证时,比较血涂片显微镜复检与血细胞分析仪检测结果,以镜检结果为金标准,镜检血涂片阳性为真阳性,镜检血涂片阴性为真阴性。

(2)验证公式:见表1-2。

表1-2　血细胞分析显微镜复检规则的验证公式

仪器检测	显微镜检查(金标准)	
	阳性(+)	阴性(−)
阳性(+)	a(真阳性)	b(假阳性)
阴性(−)	c(假阴性)	d(真阴性)

标本总例数=a+b+c+d

$$复检率 = \frac{a+b}{a+b+c+d} \times 100\%$$

$$真阳性率 = \frac{a}{b+c} \times 100\%$$

$$假阴性率 = \frac{c}{a+c} \times 100\%$$

$$假阳性率 = \frac{b}{b+d} \times 100\%$$

$$真阴性率 = \frac{d}{b+d} \times 100\%$$

真阳性率+假阴性率=1

假阳性率+真阴性率=1

2.显微镜检查血涂片阳性的判断标准

(1)国际血涂片阳性的标准

1)形态学:①细胞形态≥2+,且只要发现疟原虫均认为是红细胞有阳性形态改变;②大血小板形态≥2+;③血小板偶见聚集;④Dohle小体≥2+;⑤中毒颗粒≥2+;⑥空泡变性≥2+。

2)异常细胞类型:①原始和幼稚细胞≥1%;②早幼粒细胞和中幼粒细胞≥1%;③晚幼粒细胞>2%;④异型淋巴细胞>5%;⑤有核红细胞>1%;⑥浆细胞>1%。

(2)国内血涂片阳性的标准(2008年中国血细胞分析复审协作组)

1)细胞形态学改变:RBC明显大小不等,染色异常RBC>30%;巨大PLT>15%;见到PLT聚集;存在Dohle小体的细胞;中毒颗粒中性粒细胞>0.1;空泡变性粒细胞>0.1。

2)细胞数量/比例改变:原始细胞≥0.01;早幼/中幼粒细胞≥0.01;晚幼粒细胞≥0.02;异常淋巴细胞>0.05;有核红细胞>0.01;浆细胞>0.01。

3.验证方法

(1)将实验室建立的复检规则设置在血细胞分析仪的筛选软件中。

(2)随机选取一定数量的血常规标本,全部上机检测并推片染色。验证所用血常规标本一般不低于300份。

(3)仪器检测结果只要触及复检规则中的任何一条或同时触及多条的标本为仪器检测阳性。具有制片染色功能的血细胞分析仪或流水线会将阳性标本依据复检规则自动筛出、自动进行涂片染色后待镜检。手工方法时需收集仪器检测阳性的标本,进行手工涂片、瑞氏染色。每份标本涂片、染色2张,待显微镜镜检。

(4)对仪器检测结果未触及复检规则中任何一条的为仪器检测阴性。收集全部仪器检测阴性标本,每份标本涂片、染色2张,待显微镜镜检。

(5)进行显微镜血涂片镜检:首先,参考国际或国内显微镜检查血涂片阳性的判断标准,制订目测镜检结果正常与异常标准;其次,由有形态学经验的专业技术人员按照标准操作程序双盲法分别做仪器和人工镜检。镜检包括确认发现形态异常、评估细胞数量异常。对白细胞分类异常应重点镜检,对红细胞形态异常和血小板异常要镜下浏览,分别记录镜检结果。

(6)比对仪器和人工镜检两者结果:以显微镜检查结果为"金标准",若仪器检验时触及规则为阳性,血涂片镜检也阳性为真阳性,镜检未发现异常则仪器结果为假阳性;若仪器检验时没有触及规则为阴性,镜检也阴性为真阴性,镜检发现了异常则仪器结果为假阴性。

(7)根据规则验证公式计算复检率、假阳性率、假阴性率、真阳性率、真阴性率。

(8)分析复检规则的验证结果,调整复检规则:假阴性率是关键参数,具有诊断意义的重要参数不能出现假阴性。其他参数的假阴性率也要尽可能最低。假阴性与漏诊密切相关,应至少低于5%。根据触发假阴性规则的样本所占百分比逐条分析,同时分析假阴性病例的临床信息以确认漏诊的疾病种类。当假阴性偏高时,应调整规则使其更为严格。

(9)假阳性率根据触及假阳性规则所占的百分比进行分析:如果其中某一条规则比例较高,可适当放宽规则范围,降低复检率,在低假阴性率确保无漏诊的前提下,调整标准降低假阳性率。

(10)对调整后制定的复检规则重新进行统计分析,满足各项质量指标,最终确定本实验室的复检规则。

4.验证举例 验证用血常规样本300份,其中:仪器检测触及规则的83例阳性样本和仪器检测未触及规则的217例阴性样本。标本均进行涂片、染色、显微镜镜检。仪器83例阳性中镜检阳性62例、阴性21例;仪器217例阴性中镜检阳性3例、镜检阴性214例。将比对结果代入表1-2和计算公式中得出表1-3及复检率等结果。

表1-3　血细胞分析显微镜复检规则的验证公式代入比对结果

仪器检测	镜检（金标准）	
(n=300例)	阳性	阴性
阳性（83）	a（真阳性62）	b（假阳性21）
阴性（217）	c（假阴性3）	d（真阴性214）

样本总例数 n=a+b+c+d=62+21+3+214=300 例

$$复检率 = \frac{a+b}{样本总例数} \times 100\% = \frac{62+21}{300} \times 100\% = 27.7\%$$

$$真阳性率 = \frac{a}{a+c} \times 100\% = \frac{62}{62+3} \times 100\% = 95.4\%$$

$$假阴性率 = \frac{c}{a+c} \times 100\% = \frac{3}{62+3} \times 100\% = 4.6\%$$

$$假阳性率 = \frac{b}{b+d} \times 100\% = \frac{21}{21+214} \times 100\% = 8.9\%$$

$$真阴性率 = \frac{d}{b+d} \times 100\% = \frac{214}{21+214} \times 100\% = 91.1\%$$

通过验证计算得出：复检率27.7%，假阴性率4.6%（<5%），假阳性率8.9%。

二、血细胞形态学显微镜检查

（一）红细胞形态学检查

血涂片红细胞形态学检查主要是镜下对周围血液中红细胞大小、形态、染色和结构四个方面的检查，包括对红细胞数量的评估。正常时，成人及出生一周以上新生儿的外周血成熟红细胞无核，直径为6~9 μm，双面微凹，瑞氏染色呈粉红色，中央1/3处着色较淡，称中心淡染区。通过检查红细胞形态，有助于各种贫血、红细胞增多症和红细胞形态异常疾病的诊断和鉴别诊断。

1.大小异常

（1）小红细胞：红细胞直径<6 μm，见于球形细胞增多症、缺铁性贫血、海洋性贫血、慢性失血导致的贫血等。

（2）大红细胞：红细胞直径>10 μm，见于巨幼细胞贫血、恶性贫血、溶血性贫血等。

（3）巨红细胞：红细胞直径>15 μm，见于营养性巨幼细胞贫血、化疗相关性贫血、骨髓增生异常综合征、红白血病等。

（4）红细胞大小不等：红细胞大小直径相差超过一倍，见于各种原因的慢性贫血如巨幼细胞贫血或骨髓增生异常综合征。

2.形态异常

（1）球形红细胞：直径常<6 μm，厚度增加，常>2 μm，呈小圆球形，红细胞中心淡染区消失。此外，还可见于其他原因的溶血性贫血、脾功能亢进等。

（2）靶形红细胞：由于红细胞内的血红蛋白分布于细胞周边，聚集于细胞中心，故在瑞氏染色下红细胞中心及边缘深染，形态类似靶状称靶形红细胞，正常人占1%~2%，见于缺铁性贫血、珠蛋白生成障碍性贫血等。

(3)缗钱状红细胞:当血浆中带正电荷的不对称大分子物质增多时(如球蛋白、纤维蛋白原),导致膜带负电荷的红细胞相互排斥减弱,成熟红细胞聚集呈串状叠加连成缗钱状。见于多发性骨髓瘤、巨球蛋白血症等。

(4)泪滴形红细胞:成熟红细胞形态似泪滴状。主要见于 DIC、骨髓纤维化等。

(5)椭圆形红细胞:成熟红细胞呈椭圆形或杆形,长度一般为宽度的 3~4 倍,正常人占1%。增多对遗传性椭圆形细胞增多症有诊断参考价值,还可见于巨幼细胞贫血、骨髓增生异常综合征。

(6)棘形红细胞:红细胞表面呈不规则棘样突起,细胞突起少于 5 个且不规则者称棘细胞,细胞突起多于 30 个且规则者称为锯齿红细胞。棘细胞大于 25%时对巨细胞增多症有诊断意义,还可见于严重肝病、脾切除术后、梗阻性黄疸等。

(7)口形红细胞:成熟红细胞中心淡染区扁平状,似口形。正常人小于 4%,增多见于遗传性口形红细胞增多症、酒精性肝病。

(8)镰形红细胞:由于红细胞内存在异常的 HbS,在缺氧情况下红细胞呈镰刀状,见于镰形红细胞贫血、血红蛋白病等。

(9)红细胞形态不整:红细胞出现梨形、哑铃形、三角形、盔形等形态不规则变化。见于DIC、溶血性贫血、感染性贫血、巨幼细胞贫血、骨髓增生异常综合征等。

(10)红细胞聚集:成熟红细胞成堆聚集,是可逆性抗体冷凝集素增多时导致的红细胞聚集,见于支原体肺炎、传染性单核细胞增多症、恶性淋巴瘤、肝硬化等。

3.染色异常

(1)浅染红细胞:红细胞中心淡染区扩大,着色过浅甚至呈影形、环状。多见于缺铁性贫血、海洋性贫血、铁粒幼细胞增多的难治性贫血。

(2)浓染红细胞:红细胞中心淡染区消失,着色过深。见于球形细胞增多症、溶血性贫血、骨髓增生异常综合征、红白血病等。

(3)嗜多色性红细胞:未完全成熟的红细胞胞质中残留有核糖体等嗜碱性物质,在瑞氏染色下,红细胞胞质内全部或局部呈蓝灰色,见于各种原因的增生性贫血。

4.结构异常

(1)嗜碱性点彩红细胞:未完全成熟的红细胞胞质中残留的核糖体等嗜碱性物质变性聚集,在瑞氏染色下,红细胞胞质内呈点状、散在的蓝黑色颗粒,见于重金属中毒、各种原因的增生性贫血、再生障碍性贫血等。

(2)卡波环:红细胞内出现红色 8 字形或环形结构,多认为是核膜的残留物。见于溶血性贫血、脾切除及各种原因的增生性贫血。

(3)豪-周小体:红细胞内出现紫红色、圆形小体,大小不等,多认为是红细胞脱核时的核残留。见于溶血性贫血、脾切除及各种原因的增生性贫血。

(4)有核红细胞:有核红细胞存在于骨髓内及一周内出生的新生儿外周血中。成人及出生一周后新生儿的外周血中出现有核红细胞见于各种原因的贫血、急慢性白血病、骨髓纤维化、原发性血小板增多症、恶性组织细胞病、骨髓增生异常综合征、多发性骨髓瘤及骨髓转移癌等。

(5)红细胞内的其他包涵体:HbH 小体(活体组织染色)见于 α-珠蛋白生成障碍性贫

血,Heinz 小体(活体组织染色)见于 α-珠蛋白生成障碍性贫血重型,Fessus 小体(活体组织染色)见于 β-珠蛋白生成障碍性贫血重型,Pappenheimer 小体见于铁粒幼细胞贫血、骨髓增生异常综合征或脾切除后。

5.原始红细胞、早幼红细胞、中幼红细胞、晚幼红细胞、网织红细胞的形态见相关章节。

(二)白细胞形态学检查

血涂片白细胞形态学检查主要是镜下对周围血液中的中性粒细胞、淋巴细胞、嗜酸性粒细胞、嗜碱性粒细胞和单核细胞5种白细胞形态的检查,包括对血细胞分析仪检查数量的评估。通过显微镜检查观察白细胞的各种形态变化,有助于急慢性白血病诊断、鉴别诊断及治疗后缓解状况的观察,可以了解感染的程度,提示各种血液相关性疾病,对白细胞异常疾病的诊断和疗效观察有重要意义。

1.中性粒细胞

(1)中性分叶核粒细胞:正常人白细胞分类分叶核粒细胞占 50%~70%;细胞大小为 10~15 μm,呈圆形或卵圆形,核多分为 3~5 叶。分叶之间以丝相连,或核最细部分的直径小于最粗部分的 1/3,或分叶各分叶之间扭曲折叠。核染色质粗糙、浓缩成块状,无核仁。胞质丰富、淡粉红色、含细小的紫红色颗粒。

(2)中性杆状核粒细胞:正常人白细胞分类杆状核粒细胞<5%。细胞大小为 10~18 μm,呈圆形或卵圆形。核弯曲呈杆状,核最细部分的直径大于最粗部分的 1/3。核染色质粗颗粒状聚集,无核仁。胞质丰富、淡粉红色、含细小的紫红色颗粒。

(3)中性粒细胞核象变化:指中性粒细胞细胞核形态的变化情况,反映中性粒细胞的成熟程度。正常情况下外周血中性粒细胞杆状核与分叶核的比值约为 1:13,病理情况下可出现核左移和核右移。

1)核左移:外周血白细胞分类中性粒细胞杆状核大于 5%或出现杆状核以前阶段的幼稚细胞,称为核左移。依据杆状核增多的程度分为轻度核左移(>6%)、中度核左移(>10%)和重度核左移(>25%)。核左移常伴有白细胞增高或白细胞减少,伴有中性粒细胞的中毒性改变。常见于急性感染、急性中毒、急性失血、急性溶血、急性组织细胞破坏、长期应用肾上腺皮质激素及急性粒细胞白血病。

2)核右移:外周血白细胞分类中性粒细胞分叶核 5 叶者超过 3%,称为核右移。见于巨幼细胞贫血、恶性贫血、再生障碍性贫血、应用抗代谢药物、炎症恢复期等情况。在疾病进行期突然出现核象右移,提示预后不良。

(4)中性粒细胞中毒性变化:严重感染、恶性肿瘤、重金属或药物中毒、大面积烧伤等引起白细胞增高的疾病均可出现中性粒细胞的中毒性变化。

1)中毒颗粒:中性粒细胞胞质中出现的大小不等、蓝黑色、点状分布的颗粒,中性粒细胞碱性磷酸酶染色呈阳性,多认为是嗜苯胺颗粒聚集的结果。

2)空泡:中性粒细胞胞质中出现大小不等的泡沫状空泡,多认为是脂类变性的结果。

3)Dohle 小体:中性粒细胞胞质内出现片状、云雾状结构,呈天蓝色或灰蓝色。多认为是核质发育失衡的结果。

4)核变性:中性粒细胞肿胀性变化是细胞胞体肿大、结构模糊、边缘不清晰,核肿胀和核溶解等现象;固缩性变化是细胞核致密、碎裂、变小。

5）大小不等：中性粒细胞体积大小相差明显。多认为是细胞分裂不规则的结果。

（5）棒状小体（Auer 小体）：在急性粒细胞性白血病或急性单核细胞白血病时，原、幼细胞胞质内出现棒状、红色杆状物，粒细胞性白血病时棒状小体短而粗，常多个，单核细胞白血病时，棒状小体长而细，常单个。棒状小体是嗜天青颗粒浓缩聚集的结果。

（6）中性粒细胞畸形

1）梅-赫畸形：同一涂片内多个中性粒细胞（成熟粒细胞）胞质内出现单个或多个蓝色包涵体，大而圆。梅-赫畸形是一种以家族性血小板减少为特点的常染色体显性遗传疾病，常伴有巨大血小板。

2）Pelger-Huet 畸形：白细胞核呈眼镜形、哑铃形双叶核，核分叶减少，核染色质凝集成团块。Pelger-Huet 畸形为常染色体显性遗传病，又称为家族性粒细胞异常。获得性异常见于急性髓系白血病（AML），骨髓异常综合征，偶见于慢性粒细胞性白血病（CML）。

3）Chediak-Higashi 畸形：在各阶段粒细胞的胞质中含有数个至数十个紫红色的包涵体。Chediak-Higashi 畸形为常染色体隐性遗传，患者常伴有白化病。

4）Alder-Reilly 畸形：中性粒细胞胞质中含有的巨大深染嗜天青颗粒，呈深红或紫色包涵体。Alder-Reilly 畸形多为常染色体隐性遗传，患者常伴有脂肪软骨营养不良或遗传性糖胺聚糖代谢障碍。

（7）原始粒细胞、早幼粒细胞、中幼粒细胞、晚幼稚粒细胞的形态变化见相关章节。

2.淋巴细胞

（1）成熟淋巴细胞：大淋巴细胞直径 10~15 μm，占 10%。小淋巴细胞在 6~10 μm，占 90%。细胞呈圆形或卵圆形。大淋巴细胞蓝色胞质丰富，内有少量嗜天青颗粒。小淋巴细胞胞质少，无颗粒，胞核呈圆形或椭圆形，有切迹，成熟淋巴细胞染色质粗、块状凝聚。

（2）异型淋巴细胞

1）不规则型异型淋巴细胞：是异型淋巴细胞中最常见的一种。胞体较大而不规则，似单核细胞状，常见伪足，核呈圆形或不规则形，胞质丰富，呈较成熟淋巴细胞，染色深，呈灰蓝色。

2）幼稚型异型淋巴细胞：胞体较大，核圆形或椭圆形，染色质较粗，可见 1~2 个假核仁，胞质深蓝色。

3）空泡型异型淋巴细胞：属成熟淋巴细胞，细胞异型，胞质丰富，胞质及细胞核可见穿凿样空泡。空泡也可出现在不规则型异型淋巴细胞和幼稚型异型淋巴细胞。

异型淋巴细胞多见于病毒感染，以传染性单核细胞增多症（EB 病毒感染）时最为常见。此外，可见于流行性出血热、肺炎支原体性肺炎、疟疾、过敏性疾病、急慢性淋巴结炎、淋巴细胞增生性疾病等。

（3）卫星现象：淋巴细胞核旁出现游离于核外的核结构（小卫星核），常见于接受大剂量电离辐射、核辐射之后或其他理化因素、抗癌药物等造成的细胞染色体损伤，是致畸、致突变的指标之一。

3.嗜酸性粒细胞　成熟嗜酸性粒细胞主要包括嗜酸性杆状核粒细胞和分叶核粒细胞。周围血中多为分叶核，细胞直径为 13~15 μm，圆形或类圆形，核呈镜片状，核染色质粗，胞质丰富，充满橘红色粗大、圆形、紧密排列的嗜酸性颗粒。

嗜酸性粒细胞增多主要见于寄生虫感染、变态反应性疾病、过敏性疾病、剥脱性皮炎、淋巴瘤、肺嗜酸性细胞增多症、嗜酸性粒细胞综合征及少见的嗜酸性粒细胞白血病。

4.嗜碱性粒细胞 成熟嗜碱性粒细胞:细胞直径 $10 \sim 12~\mu m$,核染色质粗,呈深紫色,细胞质内量少,含蓝黑色的嗜碱性颗粒,蓝黑色覆盖分布于整个细胞质及细胞核表面,导致细胞核结构不清。

嗜碱性粒细胞增多见于慢性粒细胞性白血病、嗜碱性粒细胞性白血病、骨髓纤维化、恶性肿瘤如转移癌及过敏性疾病如结肠炎、结缔组织疾病如类风湿关节炎。

5.单核细胞 成熟单核细胞:直径 $14 \sim 20~\mu m$,圆形或不规则形,胞核不规则,可见伪足,核染色质粗糙、疏松、起伏感,胞质呈浅灰蓝色,胞质内可见细小淡红色颗粒。

单核细胞增多见于活动性结核病、亚急性感染性心内膜炎、急性感染恢复期、黑热病、粒细胞缺乏病恢复期、恶性组织细胞病、骨髓增生异常综合征、单核细胞白血病等。

原始及幼稚白细胞形态的描述见相关章节。

(三)血小板形态学检查

血涂片血小板形态学检查,主要是镜下对血小板形态的检查,包括对血细胞分析仪检查血小板数量的评估。形态学检查观察血小板大小、形态、聚集性和分布性情况,对判断和分析血小板相关性疾病具有重要意义。

1.大小异常

(1)正常血小板:血小板呈小圆形或椭圆形,直径 $2 \sim 4~\mu m$,淡蓝色或淡紫红色,多以小堆或成簇分布,新生的幼稚血小板体积大,成熟者体积小。

(2)小血小板:占 $33\% \sim 47\%$,增多见于缺铁性贫血、再生障碍性贫血。

(3)大血小板:占 $8\% \sim 16\%$,直径 $20~\mu m$ 以上称为巨血小板,占 $0.7\% \sim 2\%$,增多见于特发性血小板减少性紫癜、粒细胞白血病、血小板无力症、巨大血小板综合征、骨髓增生异常综合征和脾切除后。

2.形态异常

(1)血小板颗粒减少:血小板内嗜天青颗粒减少或无颗粒,胞质灰蓝或淡蓝色,常见于骨髓增生异常综合征。

(2)血小板卫星现象:指血小板黏附、围绕于中性粒细胞或单核细胞的现象,可见血小板吞噬现象。偶见于 EDTA 抗凝血涂片中,可导致血液分析仪计数血小板假性减少。

(3)血小板分布情况:功能正常的血小板可聚集成团或成簇。原发性血小板增多症时血小板明显增多并聚集至油镜满视野,血小板无力症时血小板数量正常但无聚集,呈单个散在分布。

3.血小板数量的评估 镜下观察血小板可了解血小板的聚集功能,评估血小板数量。数量正常、聚集功能正常的血小板血涂片中常 7 个以上聚集,成小簇或成小堆存在。而单个分布、散在少见的血小板多表明血小板数减少或功能异常。

特发性血小板增多症和血小板增多的慢性粒细胞白血病,血小板可呈大片聚集。再生障碍性贫血和原发性血小板减少性紫癜因血小板数量少,聚集情况明显减少。血小板无力症时血小板无聚集功能,散在分布,不出现聚集现象。

三、血细胞形态自动化检查

应用自动化数字式细胞图像分析仪可自动进行血细胞形态检查,自动化数字式细胞图像分析仪主要装置包括系统电脑和玻片扫描装置,通过自动调焦显微镜、数码彩色照相机、浸镜用油装置、自动片盒传送单元、带条码阅读器的玻片进样单元、图像采集和分类软件控制单元和机壳来分析识别(预分类)外周血中白细胞、红细胞、血小板等细胞,并对不能识别的细胞提示人工确认,起到血细胞形态自动化检查和确认细胞计数结果的作用。血细胞形态自动化检查系统可以有效地缩短制片及阅片时间,有助于血细胞形态学检查的标准化,保证形态学检查结果的一致性。

1.原理

(1)外周血白细胞分类原理:①定位 WBC 单细胞层。系统会锁定 WBC 的单细胞层,并从较厚区域的一个固定点开始逐步向较薄的区域扫描。同时分析红细胞的数目轮廓及平均大小;②定位细胞坐标。系统会根据城垛跟踪模式由薄向厚扫描单细胞层(10×)的细胞,并储存细胞坐标。当检查到一定数量的细胞或到扫描终点时则停止扫描;③自动对焦。此时系统会使用 100×的物镜反复聚焦并抓拍细胞图像;④细胞切割。系统会对对焦后的细胞进行切割,并会通过预先存入的各项细胞特性(形状、颜色、胞核及胞质结构、颗粒特性等)对这些细胞进行特征分析;⑤通过人工神经网络(ANN)技术,对细胞信息进行处理分析和判断:系统会对白细胞进行预分类:原始细胞、早幼粒细胞、中幼粒细胞、晚幼粒细胞、中性杆状核粒细胞、中性分叶核粒细胞、嗜酸性粒细胞、嗜碱性粒细胞、单核细胞、淋巴细胞、异型淋巴细胞及浆细胞;⑥还会对非白细胞进行预分类。有核红细胞、正常血小板、巨大血小板、血小板聚集物、细胞碎片、灰尘。

(2)外周血红细胞特征描述原理:系统会先定位 RBC 的单细胞层,RBC 的单细胞层使用油镜观察,典型 RBC 的单细胞层与 WBC 单细胞层相比更薄一些,抓取一定数量的图像行预分析 RBC 特征,最后对红细胞进行预分类:包括对红细胞大小异常如小红细胞、巨红细胞,红细胞着色异常如嗜多色性红细胞、淡染红细胞,红细胞形态异型如靶形、裂形、盔形、镰形、球形、椭圆形、泪滴形、口形、棘形红细胞,红细胞结构异常如 Howell-Jolly 小体、Pappenheimer 小体、嗜碱性点彩红细胞及寄生虫。

(3)血小板数量估算原理:使用与红细胞相同的方法,系统可抓取到血小板的概览图,并可将概览图中的血小板数量换算为平均每高倍视野下的血小板数量。用血细胞分析仪执行 30 个连续血液样本的血小板计数。对每个样本涂片染色,计数每个高倍视野下的血小板平均值。再用本系统检测这 30 个样本,计算出高倍视野下每个样本的平均血小板值。用自动血细胞分析仪检测到的血小板数值除以这个平均值即为每个样本的转换因子。计算 30 个转换因子的平均值即为血小板估计因子。样本血小板数量=平均每高倍镜视野的血小板数量×血小板估计因子。

(4)其他细胞:不能预分类(识别)的血细胞如幼稚嗜酸性粒细胞、幼稚嗜碱性粒细胞、幼稚单核细胞、幼稚淋巴细胞、大颗粒淋巴细胞、毛细胞、Sezary 细胞等。系统自动提示,由操作者识别。体液细胞检测原理与外周血相似。

2.操作程序

(1)外周血涂片的制备:外周静脉抗凝血,抗凝剂为液体或者粉末状态的 EDTA-K$_2$ 或 EDTA-K$_3$[(1.5±0.15)mg/mL]。将样本与抗凝剂充分混匀(手工作 20 次完整的颠倒),选择 25 mm×75 mm,厚度为 0.8~1.2 mm 规格的载玻片人工或推片机推片。使用吉姆萨染色液或瑞氏染色液染色。外周血涂片选取的白细胞浓度应在正常范围内,建议大于 $7×10^9/L$。白细胞计数超过 $7×10^9/L$ 可以减少处理时间。如果系统不能定位到 100 个有核细胞,将不能进行细胞定位。推好的血涂片尽快干燥并在 1 小时内染色。

(2)体液细胞涂片的制备:体液标本如脑脊液及浆膜腔积液,为避免标本凝固可用 EDTA 盐抗凝。将标本离心,取适量的沉着物及 1 滴正常血清滴加在载玻片上。推片制成均匀薄膜,置室温或 37℃温箱内待干。使用吉姆萨染色液或瑞氏染色液染色。为保证体液细胞染色质量,滴加在载玻片上的最佳细胞数应为 5000~12000 个。若大于 12000 个/μL,应对标本进行稀释。

(3)血细胞形态自动化检查:标本上机检测严格执行项目 SOP,操作者应严格按照仪器说明书操作。自动化数字式细胞图像分析仪可识别预分类的细胞如下。

1)外周血细胞预分类:①白细胞预分类。原始细胞、早幼粒细胞、中幼粒细胞、晚幼粒细胞、杆状核中性粒细胞、分叶核中性粒细胞、嗜酸性粒细胞、嗜碱性粒细胞、单核细胞、淋巴细胞、异型淋巴细胞及浆细胞;②非白细胞预分类。有核红细胞、正常血小板、巨大血小板、血小板聚集物、细胞碎片及灰尘颗粒;③红细胞预分类。嗜多色性(多染色性)、血红蛋白减少(染色过浅)、红细胞大小不均、小红细胞、巨红细胞、异型红细胞、有核红细胞等类型;④血小板预分类。正常血小板、巨大血小板、血小板聚集物。

2)体液细胞预分类:中性粒细胞、嗜酸性粒细胞、淋巴细胞、巨噬细胞(包括单核细胞)、嗜碱性粒细胞、淋巴瘤细胞、非典型淋巴细胞、原始细胞和肿瘤细胞。

(4)人工复核:对外周血细胞涂片或体液细胞涂片的分析结果需要形态学检验技术人员最终审核。

1)外周血细胞

白细胞:可以浏览系统预分类的所有白细胞种类,也可以对白细胞重新分类和添加注解。当遇到仪器不能识别的白细胞类型时,如:幼稚嗜酸性粒细胞、幼稚嗜碱性粒细胞、幼稚单核细胞、幼稚淋巴细胞、大颗粒淋巴细胞、毛细胞、Sezary 细胞、巨核细胞等,仪器会发出报警提示,此时需人工进行确认。

红细胞:可根据红细胞概览图对红细胞进行进一步的描述,如:靶形红细胞、裂红细胞、盔形细胞、镰形细胞、球形红细胞、椭圆形红细胞、卵形红细胞、泪滴形红细胞、口形红细胞、皱缩细胞(锯齿状红细胞)、棘形红细胞、Howell-Jolly 小体、Pappenheimer 小体、嗜碱性点彩细胞、寄生虫等。

血小板:血小板的概貌图像按网格划分,可依据网格中血小板估计血小板的数量。

2)体液细胞:人工复核同上。

3.临床意义　同血细胞形态学显微镜检查。

四、血细胞形态学检查的质量控制

形态学检查严格按照标准化操作程序进行操作,在体尾交界处或至片尾的 3/4 区域,选择细胞分布均匀、细胞着色好的部位,按照一定方向(如弓字形)有规律地移动视野,避免重复或遗漏。应用低倍镜-高倍镜-油镜阅片,低倍镜观察内容应包括观察取材、涂片、染色是否满意,细胞分布情况与血细胞分析仪检测结果数量的评估是否一致,有无有核红细胞及幼稚粒细胞,有无疟原虫等寄生虫。高倍镜观察细胞结构并确认细胞:包括中性杆状核或分叶核粒细胞、淋巴细胞、单核细胞、嗜酸性粒细胞,嗜碱性粒细胞、异型淋巴细胞、有核红细胞、幼稚或异常细胞的形态改变;观察血小板数量、大小、形态有无异常改变。此外,应进行形态学人员比对和人员能力考核,以保证形态学检查结果的一致性和准确性。

(一)白细胞分类的人员比对

1.目的　保证白细胞分类人员之间结果具有可比性,保证检验人员之间结果的一致性。

2.技术要求　掌握白细胞分类的技术要求,参考 WS/T 246—2005《白细胞分类计数参考方法》。

3.操作程序

(1)样本的选择:选取 3~5 份外周抗凝血标本并编号。样本中应含有中性分叶核粒细胞、中性杆状核粒细胞、淋巴细胞、单核细胞、嗜酸性粒细胞、嗜碱性粒细胞。异型淋巴细胞、有核红细胞、未成熟白细胞可作为分类比对的细胞。

(2)确定比对人员:如 A、B、C、D、E 五人,每个标本制备 5 张血涂片,统一编号,分成 5套,每人 1 套,每套 3~5 张。每张进行白细胞分类计数,结果以百分数表示并记录。

(3)确定允许范围:以本实验室 2 名有经验者的分类结果为判断标准。

(4)结果记录:记录参加比对人员的分类结果。

(5)结果判断:判断每个人每类细胞的分类结果是否在允许范围内。

(二)血细胞形态人员比对(人员能力考核)

1.目的　保证形态学检查人员对细胞的识别能力,保证形态学检验结果的准确性。

2.技术要求　形态学检验人员应能识别如下内容。

(1)红细胞:正常红细胞,异常红细胞(如大小异常、形状异常、血红蛋白含量异常、结构及排列异常等)。

(2)白细胞:正常白细胞(如中性杆状核粒细胞、中性分叶核粒细胞、嗜酸性粒细胞、嗜碱性粒细胞、淋巴细胞和单核细胞),异常白细胞(如幼稚细胞、中性粒细胞毒性变化、Auer小体、中性粒细胞核象变化、中性粒细胞核形态的异常、与遗传因素相关的中性粒细胞畸形及淋巴细胞形态异常等)。

(3)血小板:正常血小板,异常血小板(如血小板大小异常、形态异常及聚集分布异常)。

(4)寄生虫:如疟原虫、微丝蚴、弓形虫及锥虫等。

3.操作　一次收集明确诊断的血细胞形态图片 50 张或镜下(显微镜视野下)50 个细胞,细胞种类尽量涵盖应用说明中要求识别的细胞,包括正常与异常病理形态变化细胞。要求形态学比对人员一定时间内识别上述细胞,并在将所识别的结果填写在形态学比对(考核)表格上。计算每个人的正确识别的符合率,以符合率≥80%为合格。

第三节　红细胞沉降率测定

红细胞沉降率(erythrocyte sedimentation rate,ESR)是指红细胞在一定条件下沉降的速率。检测方法有:①魏氏检测法;②自动化沉降分析法;③全自动快速血沉分析仪法。血沉对某一疾病的诊断不具有特异性,但血沉对判断疾病处于静止期与活动期、病情稳定与复发、肿瘤良性与恶性具有鉴别意义,是临床广泛应用的检验指标。

一、检测方法

(一)魏氏检测法血沉测定

1.原理　魏氏检测法血沉测定是将枸橼酸钠抗凝血液置于特制刻度血沉管内,垂直立于室温 1 小时后,上层血浆高度的毫米数值即为红细胞沉降率。正常情况下,红细胞膜表面的唾液酸因带有负电荷,使红细胞相互排斥悬浮于血浆中而沉降缓慢,细胞间的距离约为 25 nm。当血浆成分或红细胞数量与形态发生变化时,可以影响排斥而改变红细胞沉降速度。影响血沉速度的因素主要有血浆因素和红细胞因素。①血浆因素:血浆中不对称的大分子物质如 γ-球蛋白、纤维蛋白原、免疫复合物、胆固醇及三酰甘油等可使红细胞表面的负电荷减少,使红细胞发生缗钱状聚集,缗钱状聚集的红细胞与血浆接触总面积减小,下沉的阻力减小、重力相对增大导致红细胞沉降加快。血浆中白蛋白、卵磷脂则相反,对红细胞下沉有抑制作用,使血沉减慢;②红细胞因素:红细胞数量增多时,下沉时受到的阻力增大使血沉减慢。相反,红细胞数量减少时,红细胞总表面积减少血沉加快。红细胞形态变化对血沉的影响多为减慢。

2.试剂与器材

(1)109 mmol/L(32 g/L)柠檬酸钠溶液:柠檬酸钠($Na_3C_6H_5O_7 \cdot 2H_2O$,分子量 294.12)3.2 g;用蒸馏水溶解后,再用蒸馏水稀释至 100 mL,混匀。

(2)血沉管 ICSH 规定,血沉管为全长(300±1.5)mm 两端相通,一端有规范的 200 mm 刻度的魏氏管(玻璃制),管内径 2.55 mm 或更大些,管内均匀误差小于 5%,横轴与竖轴差<0.1mm,外径(5.5±0.5)mm,管壁刻度 200 mm,误差±0.35 mm,最小分度值 1mm,误差<0.2 mm。

(3)血沉架:应放置平稳,避免震动和阳光直射,保证血沉管直立 90°±1°。

3.操作程序

(1)取静脉血 1.6 mL,加入含 109 mmol/L 柠檬酸钠溶液 0.4 mL 于试管中,抗凝剂和血液比例是 1∶4,混匀。

(2)将混匀的抗凝血放入魏氏血沉管内,至"0"刻度处,将血沉管直立在血沉架上。

(3)室温条件静置 1 小时。

(4)读取红细胞上层血浆高度的毫米数。

(5)报告方式:××mm/h。

4.参考区间　成年男性 0~15 mm/h;成年女性 0~20 mm/h。

5.注意事项

(1)血沉管架应平稳放置,避免震动和阳光直射,保证血沉管直立 90°±1°。

(2)检测应在标本采集后 3 小时内测定完毕。存放时间超过 3 小时的样品,会出现假性增高。

(3)抗凝剂与血液之比为 1∶4,抗凝剂与血液比例要准确并立即混匀。抗凝剂应每周配制 1 次,置冰箱中保存,室温保存不超过 2 周。

(4)目前全血细胞分析都采用 EDTA 钾盐抗凝血,为了减少抽血量,有用 0.9%氯化钠溶液或柠檬酸钠抗凝剂把 EDTA 抗凝血做 1∶4 稀释,立即采用魏氏血沉管检测,1 小时后读取上层血浆毫米数的方法,这种检测方法与魏氏法有良好的相关性。

(5)应注意血细胞比容对 ESR 的影响,CLSI 参考方法严格要求调节 Hct≤0.35,以消除

Hct 对 ESR 的影响。

(二)自动分析仪法血沉测定

1.原理　根据手工魏氏法检测原理设计,使用配套柠檬酸钠真空标本采集管,同时或分别对多个血液标本进行检测。通过红外线发射和接收装置自动测定管内初始液面高度,并开始计时的自动血沉仪:红外线不能穿过含大量红细胞的血液,只能穿过红细胞沉降后的血浆层,可用于检测到红细胞下降水平。仪器在单位时间内扫描红细胞高度,直至 30 分钟推算出每小时红细胞沉降数值。自动血沉仪的红外线定时扫描检测动态监测记录红细胞沉降全过程,显示检测结果并以提供红细胞沉降动态图形。

还有一种采用毛细管动态光学检测法的全自动快速血沉仪:在 32 r/min 的速度自动混匀 3 分钟、温度为 37℃、红外线测微光度计在波长 621 nm 的条件下,仪器自动吸入毛细管内抗凝血 200 μL,在单位时间内将被检样本每 20 秒扫描 1000 次检测,通过光电二极管将光信号转变为与毛细管内红细胞浓度相关的电信号,得到的若干个电信号描绘成一个沉降曲线。红外线定时扫描检测可记录红细胞缗钱状结构的形成及沉降的变化过程,通过光密度的变化得到魏氏法相关的值。该方法学与魏氏法的相关系数 = 0.97。

2.试剂与器材

(1)抗凝剂:109 mmol/L 柠檬酸钠溶液或 EDTA-K$_2$抗凝剂(1.5 mg/mL)。

(2)试管:使用配套的真空标本采集管。

(3)质控品和定标品。

(4)仪器:自动血沉分析仪测定。

3.操作程序

(1)采集血液标本到标本管规定刻度后与管内抗凝剂混匀,避免血液凝固。

(2)将混匀后的标本管插入仪器内测定。

(3)严格按照仪器说明书制定操作规程并进行操作。

4.参考区间　成年男性 0~15 mm/h;成年女性 0~20 mm/h。

5.注意事项

(1)采集足够量的血液标本。

(2)抗凝血标本应在室温条件下(18~25℃),2 小时内测定。在测定期内温度不可上下波动,稳定在±1℃之内。室温过高时血沉加快,可以按温度系数校正。室温过低时血沉减慢,无法校正。

(3)存放时间超过 3 小时的样品,结果会有假性增加。

(4)严格按照厂家说明书进行室内质控、定标及仪器操作。

(5)应注意血细胞比容对 ESR 的影响,CLSI 参考方法严格要求调节 Hct≤0.35,以消除 Hct 对 ESR 的影响。

二、临床意义

1.ESR 增快

(1)生理性血沉增快:12 岁以下的儿童或 60 岁以上的高龄者、妇女月经期、妊娠 3 个月以上 ESR 可加快,其增快的原因与生理性贫血及纤维蛋白原含量增加有关。

（2）病理性血沉增快

1）炎症性疾病：急性炎症由于血中急性期反应物质迅速增多使血沉增快，慢性炎症如结核或风湿病时，血沉可用于观察病情变化和疗效。血沉加速，表示病情复发和活跃；当病情好转或静止时，血沉也逐渐恢复正常。

2）组织损伤和坏死：较大的组织损伤、手术创伤可导致血沉增快，如无并发症多于 2~3 周恢复正常。血沉可用于鉴别功能性病变与器质性疾病，如急性心肌梗死时 ESR 增快，而心绞痛则 ESR 正常。

3）恶性肿瘤：用于鉴别良、恶性肿瘤，如胃良性溃疡 ESR 多正常、恶性溃疡 ESR 增快。恶性肿瘤治疗明显有效时，ESR 渐趋正常，复发或转移时可增快。

4）高球蛋白血症：如多发性骨髓瘤、肝硬化、巨球蛋白血症、系统性红斑狼疮、慢性肾炎时，血浆中出现大量异常球蛋白，血沉显著加快。

5）贫血：血红蛋白低于 90 g/L 时，血沉加快。

2.ESR 减慢　临床意义不大，见于红细胞增多症、球形细胞增多症、纤维蛋白原缺乏等。

第四节　血液流变学检查

血液流变学是研究血液流动与变形性及其临床应用的，是生物流变学的一个分支。血液流变学应用血液黏度分析仪对抗凝全血或血浆标本进行检查，可以测定出不同切变率条件下的全血黏度，并据此计算出红细胞刚性指数和红细胞聚集指数等相关血液流变学参数。通过检查全血、血浆及血液有形成分（红细胞、白细胞、血小板）的流动性、变形性和聚集性的变化规律，判断血管内血液循环状况，为血流特性监测及治疗效果评估提供客观依据。

一、全血黏度测定

全血黏度是血液最重要的流变学特性参数，由血细胞比容、红细胞聚集性、红细胞变形性、红细胞表面电荷、血浆黏度、纤维蛋白原含量及白细胞和血小板流动性等多种因素决定，全血黏度高于血浆黏度，全血黏度越大，血液流动性越小。用于全血黏度测定的方法主要有两大类：旋转式黏度计检查法和毛细管黏度计检查法，通常采用锥板旋转式黏度分析仪进行测定。

（一）检测方法

1.旋转式黏度计检查法

（1）原理：旋转式黏度计由一个平板和一个圆锥构成，两者之间有一个小的夹角。将血液填充在圆锥和平板之间的狭窄空间里，通过电机控制平板以一定的角速度旋转时，由于血液的黏稠性，在圆锥产生一个复原扭矩，并被与圆锥相连的感受器检查出来。复原扭矩的大小与血液黏度呈正相关。血液是非牛顿流体，其黏度随切变率变化而变化，测定全血黏度须选择一定的切变率范围，国际血液学标准委员会（ICSH）建议，测定全血黏度的低切变率范围在 1~200/s，高切变率最好可以测量到 300~400/s 的黏度。临床通常选择 2~3 个切变率。

（2）试剂与器材

1）抗凝剂：每 1 mL 全血加入 10~20U 肝素抗凝剂。

2)器材:血液黏度分析仪。

（3）操作程序

1)取患者静脉血 6 mL,以肝素抗凝,每 1 mL 全血含 10~20U 肝素。

2)打开仪器预热,使恒温系统达到测试温度37℃。

3)将待检样本在测试温度下恒温 5 分钟后,充分混匀,放入检查盘的相应检查通道。

4)对待检样本进行编号,点击确定开始检查,切变率按由低至高的顺序进行测量。

5)检查完毕后,执行关机前清洗程序、关机程序。

6)可参照仪器使用说明书操作。

（4）参考区间

1)切变率为 $200s^{-1}$:男,3.84~5.30 mPa·s;女,3.39~4.41 mPa·s。

2)切变率为 $50s^{-1}$:男,4.94~6.99 mPa·s;女,4.16~5.62 mPa·s。

3)切变率为 $5s^{-1}$:男,8.80~16.05 mPa·s;女,6.56~11.99 mPa·s。

2.毛细管黏度计检查法

（1）原理　在固定的压力驱动下,通过一定量的不同牛顿流体在一定长度和内径的玻璃毛细管里的流过时间与等体积的 0.9%氯化钠溶液通过玻璃毛细管所需时间的比值,为该液体的黏度。计算公式为对照液体的已知黏度乘以待测液体流过时间,再除以已知液体流过时间。

（2）试剂与器材

1)抗凝剂:①肝素抗凝剂:每 1 mL 全血加入 10~20U 肝素;②EDTA-Na$_2$抗凝剂:每 1L全血加入 1.5 g EDTA-Na$_2$。

2)器材:毛细管黏度计。

（3）操作程序

1)取患者静脉血,以肝素(10~20U/mL 血)或 EDTA(1.5 g/L 血)抗凝。

2)血样置于水浴中,恒温 5 分钟,混匀后加入储液池,同时按下测量钮开始计时,测得血样流过时间。

3)按上述 2 步操作,测量 0.9%氯化钠溶液流过时间。

4)计算每个平均切变率下的血液表观黏度。

5)可参照仪器使用说明书操作。

（4）参考区间:男,3.84~4.66 mPa·s;女,3.33~3.97 mPa·s。

（二）临床意义

1.增高

（1）心脑血管病:脑血栓、脑供血不足、心肌梗死和心绞痛的发病与血液黏度升高有关,增高的程度可反映心肌缺血的严重性。血液黏度测定对血栓性疾病的预防提供一项前瞻性指标。

（2）高血压及肺心病:主要与红细胞变形性降低、血细胞比容增加、纤维蛋白原增加有关。

（3）恶性肿瘤:血液黏度升高还使得肿瘤易于转移。

（4）血液病:白血病细胞增多、原发性或继发性红细胞增多,原发性或继发性血小板增多症等,导致全血黏度和血浆黏度均增高。

（5）异常血红蛋白病：黏度增高，红细胞变形能力明显降低。

2.降低　各种原因的贫血。

二、血浆黏度测定

血浆黏度是血液最基本的流变学特性参数，血浆黏度受血液蛋白质的大小、形状和浓度的影响，如血纤维蛋白原、巨球蛋白、免疫球蛋白等。血浆是牛顿流体，其黏度与切变率变化无关。血浆黏度通常用毛细管黏度计测定。

1.原理　一定体积的受检血浆流经一定半径和长度的毛细管所需的时间，与该管两端压力差计算血浆黏度值，见公式

$$Q = \frac{pR^4 \Delta P}{8L\eta_p}$$

式中，Q——血浆流量，R——毛细管半径，L——毛细管长度，Δp——压力表，η_P——血浆黏度。

2.试剂与器材

（1）抗凝剂：每 1 mL 全血加入 10～20U 肝素抗凝剂。

（2）器材：血液黏度分析仪。

3.操作程序

（1）取患者静脉血 6 mL，以肝素抗凝，将血液以 4500 r/min 离心 10 分钟，取血浆待用。

（2）检测步骤同全血黏度的检测步骤。

（3）可参照仪器使用说明书操作。

4.参考区间　男，1.72～1.80 mPa·s；女，1.72～1.84 mPa·s。

5.临床意义　血浆黏度增高见于：①心脑血管病、高血压、血液病、恶性肿瘤等；②血浆黏度在很大程度上还取决于机体内水的含量，当脱水出现血液浓缩时，血浆黏度可有大幅度升高，而血液稀释时血浆黏度下降；③异常免疫球蛋白血症、高球蛋白血症、多发性骨髓瘤、巨球蛋白血症可导致血浆黏度显著升高。血浆黏度降低无明显临床意义。

三、红细胞聚集指数

红细胞聚集性是指当血液的切变力降低到一定程度，红细胞互相叠连形成缗钱状聚集的能力。主要检测方法有红细胞沉降率法和黏度测定法。

1.原理

（1）红细胞沉降率法：血浆中不对称大分子物质增多或红细胞增多与形态变化会导致红细胞表面电荷、Hct、血浆黏度等诸多变化，这些变化会使红细胞在血管内发生聚集。随着红细胞聚集体的形成及其比重的增加，红细胞沉降率明显加快，红细胞沉降率（ESR）在一定程度上反映红细胞的聚集性。因此，利用血沉方程：$ESR = K[Hct - (\ln Hct + 1)]$ 求出 K 值，由 K 值估计红细胞的聚集性。K 值越大，表示红细胞聚集性越高。

式中，ESR：红细胞沉降率，Hct：血细胞比容，ln：自然对数。

（2）黏度测定法根据近年国际推荐方法，低切变率下的血液相对黏度可以评价红细胞聚集指数（AI），计算公式为：$AI = \eta b / \eta p$，AI 越大，红细胞聚集性越高。

式中，AI：红细胞聚集指数；η_b：低切血液黏度；η_p：高切血液黏度。

2.操作　可参照仪器使用说明书操作。

3.参考范围

(1)红细胞沉降率法:K 值的均值为 53±20。

(2)黏度测定法:男:2.32~3.34;女:1.85~2.90。

4.临床意义　红细胞聚集性增高见于多发性骨髓瘤、异常蛋白血症、胶原病、某些炎症、恶性肿瘤、微血管障碍性糖尿病、心肌梗死、手术、外伤、烧伤等。

四、红细胞变形性测定

红细胞变形性是指红细胞在外力作用下形状发生改变的能力,与红细胞寿命相关,是微循环有效灌注的必要条件。主要检测方法有黏性检测法、微孔滤过法和激光衍射法。

1.原理

(1)黏性检测法:血液的表观黏度随切变率升高而降低,高切变率下血液的表观黏度主要由红细胞的变形性决定。在相同血细胞比容、介质黏度和切变率下,表观黏度降低者红细胞的平均变形性越好。因此,通过测量血液在高切变率下的表观黏度及相应的血浆黏度和血细胞比容值可间接估计红细胞的平均变形性。即应用黏性测量法通过黏性方程求出参数 TK 值,利用 TK 值估计红细胞变形性。

(2)微孔滤过法:在正常状态下红细胞很容易通过比自身直径小的孔道,而在病理状态下由于红细胞变形能力下降,其通过微细孔道的阻力增加。微孔滤过法就是采用通过测量红细胞通过滤膜上微孔(3~5 μm)的能力来反映红细胞变形性。

测量一定体积的悬浮液和介质流过滤膜所需时间 t_s 与 t_0。用滤过指数(IF)表示红细胞的变形性,IF 越高红细胞变形性越差,公式如下。

$$IF = \frac{t_s - t_0}{t_0(Hct)}$$

式中,t_s:悬浮液流过滤膜所需时间;t_0:介质流过滤膜所需时间;Hct:悬浮液中血细胞比容。

(3)激光衍射法:样本稀释于具有一定黏度、等渗的悬浮介质中,以流体切应力作用在红细胞的两个侧面上使之变形被拉长。在不同切变率下,用激光衍射仪测定在一定的悬浮介质中红细胞被拉长的百分比,即变形指数(deformation index,DI),可以反映红细胞的变形性。DI 值越小,红细胞变形性越差。

2.试剂与器材

(1)黏性检测法:用旋转式黏度计或毛细管黏度计。

(2)微孔滤过法:红细胞滤过仪,主要由滤膜、负压发生系统和控温三大部分组成。

3.操作程序

(1)黏性检测法:应用黏性检测法估计红细胞变形性,可利用黏性方程求出参数 TK 值。用旋转式或毛细管黏度计测量血液在高切变率下的黏度值,用毛细管黏度计测量血浆黏度,利用下列黏性方程计算 TK 值。

$$\eta_r = (1-TKC)^{-2.5}$$
$$TK = (\eta_r^{0.4}-1) \times \eta_r^{0.4}C$$

式中,η_r:相对黏度(是全血黏度与血浆黏度的比值);T:Taylor 因子;K:红细胞群聚集指数;C:红细胞体积浓度(常以 Hct 代替)。

利用 TK 值可间接估计红细胞的变形性,正常状态下 TK 值约 0.9,TK 值越大表明红细胞变形性越差。红细胞变形性还可以由获得的黏度值计算红细胞刚性指数(IR)。

$$IR = \frac{\eta_b - \eta_P}{\eta_P} \times \frac{1}{Hct} \times 1$$

式中,η_b:全血黏度;η_P:血浆黏度;Hct:血细胞比容;IR 值越大,表明红细胞变形性越差。

(2)微孔滤过法

1)将血液以 2000 r/min 离心 10 分钟,弃去血浆及红细胞柱表面的血浆黄层,以 PBS 洗涤 3 次,每次洗后以 2000 r/min 离心 5 分钟,弃去上清液。

2)压紧的红细胞按 1:9(v/v)加到 PBS 中配成浓度 10%的悬浮液备用。

3)在加样前使储气瓶内保持 0.98kPa 或 1.96kPa 负压,分别吸取悬浮介质(PBS)和细胞悬浮液加入到带刻度的样品池内,分别测量在负压作用下流过滤膜的时间 t_0 和 t_s,计算红细胞的滤过指数(IF)。

4)参照本实验室使用的仪器说明书操作。

4.参考区间

(1)黏性检测法:$180s^{-1}$ 为小于 1.00。

(2)微孔滤过法:全血滤过法,0.29 ± 0.10;红细胞悬浮液滤过法,0.98 ± 0.08。

(3)激光衍射法:DI:$500s^{-1}>49\%$,$800s^{-1}>56\%$(以 15%聚乙烯吡咯烷酮为悬浮介质)。

5.临床意义 红细胞变形性降低见于:①冠心病与急性心肌梗死;②1/3~1/2 脑动脉硬化与脑梗死的患者红细胞变形性降低,在急性脑梗死发作时,变形性降低更为显著;③高血压可见红细胞变形性降低,导致血流减慢、微循环灌注减少,加重组织缺氧和酸中毒;④糖尿病、肾病、肝脏疾病均引起不同程度的红细胞变形性下降;⑤红细胞疾病如镰形细胞性贫血、遗传性球形红细胞增多症、自身免疫性溶血性贫血、不稳定血红蛋白病等膜或血红蛋白异常,可导致红细胞变形性减低。红细胞变形性增高可见于缺铁性贫血。

五、红细胞表面电荷测定(红细胞电泳法)

细胞电泳技术是通过测量细胞在电场中的泳动来反映细胞表面电荷的,进而研究细胞的表面结构和功能。将红细胞悬浮于 0.9%氯化钠溶液或自身血浆中,在电场的作用下,借助显微镜观察红细胞的电泳速度。由于红细胞表面带有负电荷,因此,红细胞向正极移动,电泳速度与其表面负电荷的密度大小成正比。

1.原理 红细胞表面带负电荷,在电场中向正极移动,其电泳泳动度(EPM)计算如下。

$$EPM = \frac{v}{E}$$

式中,v 为细胞泳动速度;E 为电场强度。

只要测出细胞的 EPM,自动化仪器经过一系列换算便可得出红细胞表面的电荷速度。

2.试剂与器材

(1)肝素或 EDTA-Na$_2$。

(2)0.9%氯化钠溶液或 9%的蔗糖溶液。

(3)细胞电泳仪。

3.操作 可参照电泳仪器使用说明书操作。

(1)红细胞悬浮液的配制:取静脉血,以肝素抗凝(10~20U/mL 血)或 EDTA-Na$_2$(1.5 g/L

血)抗凝,以 2000 r/min 离心 10 分钟,取出血浆存于小试管内,随后加入 1 滴血使其中红细胞浓度达到 $10^4/\mu L$ 左右备用,也可用 0.9%氯化钠溶液或 9%的蔗糖溶液作悬浮介质。但是由于 0.9%氯化钠溶液离子强度大、导电性强,电泳池内工作电流大,易生热而影响测量结果。

(2)将稀释的红细胞悬浮液装入方形玻管内,两端套好琼脂管,装入电泳管架的槽内,然后置于显微镜台上并插入电极。

(3)接通电源,通过倒向开关变换两电极的极性,利用微标尺测量细胞在电场作用下泳动一定距离(s)所需时间(t),仪器自动记录 20 个细胞在两个方向泳动时间的平均值(t),并会自动给出红细胞的电泳动度(EPM)和细胞表面电荷密度。

4.参考区间　14.6~18.2 秒。

5.临床意义　红细胞表面电荷减少或丧失,导致红细胞间的静电斥力减少,使红细胞聚集性增加,形成串联、堆集现象,血流减慢。见于冠心病、脑血栓、糖尿病、脉管炎等血栓病。

六、血液流变学检查的质量要求

1.采血与抗凝　肝素抗凝采集静脉血 6 mL,采血方式不当可引起黏度测定误差。根据 ICSH 的建议,压脉带压迫的时间应尽可能缩短,针头插入血管后,应在压脉带松开 5 秒后开始抽血,缓慢旋转使血液和抗凝剂充分混匀,避免剧烈振摇造成红细胞破裂后溶血。抗凝剂以用肝素(10~20U/mL 血)或 EDTA-Na$_2$(1.5 g/L 血)为宜。为防止对血液的稀释作用,应采用固体抗凝剂,若采用液体抗凝,应提高抗凝剂的浓度,以减少加入液体的量。

2.血样存放时间　采血后立即送检进行测试,样本 18~25℃保存,最好于 4 小时内完成测试。在室温下存放时间过长,会引起测量结果偏高,若存于 4℃冰箱可延长至 12 小时。血样不宜在 0℃以下存放,因为在冷冻条件下红细胞会发生破裂。

3.仪器及操作要求　旋转式黏度计比较适合全血黏度测定,毛细管黏度计则比较适合血浆黏度测定。黏度计需用标准油定期进行校准,定期检查黏度计测量的准确性、分辨率和精密度。血液黏度检查准确性受温度影响较大,仪器的恒温系统一定要稳定保持在 37℃。操作应依据仪器类型及仪器使用说明书建立本实验室的标准操作规程(SOP)。

4.参考区间的建立　不同的检查仪器和检查方法参考区间不完全相同,即使应用标准化的操作方法也难以获得一致的参考区间,因此不同的实验室应建立自己的参考区间或对仪器提供的参考区间进行验证,验证方法是至少检测 20 例健康人标本,>95%的样本数在参考区间内,如果如参考区间分组,则每组至少 20 例,结果判定以 R=测定结果在参考范围内的例数/总测定例数≥95%为标准。

5.残留液及 Hct 的影响　前一个血样测量后,毛细管内壁残留的液体会影响下一血样黏度的测定,在实际测量中可用下一个血样进行冲洗,即加入过量的第二血样,使其前沿先流入的液体冲洗毛细管,带走残留层。红细胞对全血黏度的影响最大,二者成正比关系,即全血黏度随 Hct 的增加增大。

6.红细胞表面电荷测定　介质的离子强度越大,电泳速度越慢。电场强度越高,电泳速度越快。温度升高可导致介质黏度降低、细胞泳动阻力变小、电泳速度增大。漂移现象即在无电场作用时,电泳池内细胞仍向某一方向移动。这是由于电泳小室有泄漏所致,故方玻管两端的琼脂管一定要套装好。

第二章 骨髓细胞检查技术

第一节 骨髓细胞化学染色

骨髓细胞化学染色(以下简称细胞化学染色)是以细胞形态学为基础,结合化学、生物化学等技术对血细胞内各种化学物质作定性、定位、半定量分析的方法(以前称组化)。细胞化学染色临床上用于:①辅助判断急性白血病的细胞类型;②辅助血液系统等疾病的诊断和鉴别诊断;③观察疾病疗效和预后。

不同的细胞化学染色步骤不同,但基本步骤为固定、有色沉淀反应及复染。细胞化学染色种类很多,如髓过氧化物酶染色、苏丹黑染色、中性粒细胞碱性磷酸酶染色、铁染色及酯酶染色等。本节介绍中性粒细胞碱性磷酸酶染色、铁染色等9种。

一、中性粒细胞碱性磷酸酶染色

1.原理　中性成熟粒细胞碱性磷酸酶(NAP)在 pH 9.6 左右环境中,能水解磷酸萘酚钠底物释出萘酚,后者与重氮盐耦联,生成不溶性有色沉淀,定位于细胞酶活性所在之处。

2.试剂和材料

(1)固定液:40%甲醛 25 mL,加无水乙醇至 100 mL,置4℃冰箱。

(2)基质液:①底物:α-磷酸萘酚钠;②丙二醇缓冲液(0.05 mol/L pH 9.7):取 0.2 mol/L 贮备液(即 2-氨基-2-甲基-1,3-丙二醇 10.5 g,加蒸馏水至 500 mL)25 mL 及 0.1 mol/L 盐酸溶液 5 mL,加蒸馏水至 100 mL;③重氮盐:坚牢蓝 RR 或坚牢酱紫 GBC,取 20 mg①溶于 20 mL②中,再加 20 mg③,混合为基质液(pH 9.5~9.6)。临用前新鲜配制。

(3)复染液:10 g/L 甲基绿溶液。

3.操作步骤

(1)将固定液覆盖于新鲜血片 30~60s,流水冲洗,晾干。

(2)将涂片置基质液,或将基质液直接滴加在血膜上,37℃水浴45分钟,流水冲洗。

(3)甲基绿复染 5~10 分钟,流水冲洗,晾干镜检。

4.结果　结果判断:红色颗粒为阳性,染色结果分级及阳性指数见表 2-1。计数 100 个中性成熟粒细胞,得出 NAP 阳性率及阳性指数。NAP 染色结果计算及报告方式见表 2-2。

表 2-1　NAP 染色的结果分级及阳性指数

结果分级	特点	阳性指数
(-)	胞质淡蓝色,无红色颗粒	0 分
(+)	胞质中有少量红色颗粒,但不超过胞质总面积的 1/4	1 分
(++)	胞质中有较粗的红色颗粒,占胞质总面积的 1/4~1/2	2 分
(+++)	胞质中基本上充满红色颗粒,但密度较低	3 分
(++++)	胞质中充满粗大红色颗粒而呈深红色,甚至掩盖细胞核	4 分

表 2-2　NAP 染色结果计算及报告方式

计算内容	(-)	(+)	(++)	(+++)	(++++)
每 100 个细胞中	40	39	15	5	1
转化为阳性指数	40×0＝0	39×1＝39	15×2＝30	5×3＝15	1×4＝4
阳性指数总和	0 分+39 分+30 分+15 分+4 分＝88 分				
报告方式	NAP 阳性率 60%,阳性指数 88 分				

5.参考区间　35~70 分。各实验室应建立各自的参考区间。

6.注意事项

(1)每一步反应完毕,应直接在自来水下冲洗,而不是将液体倒掉后冲洗,以免杂质沉积。

(2)NAP 染色受多种因素影响,需同时做正常对照,最好采用感染患者的血片做阳性对照。

7.解释和应用

(1)NAP 阳性指数增加:见于细菌性感染、再生障碍性贫血、某些骨髓增生性肿瘤、慢性粒细胞白血病(加速期)、急性淋巴细胞白血病、慢性淋巴细胞白血病、淋巴瘤、骨髓转移癌、肾上腺糖皮质激素及雄激素治疗后等。

(2)NAP 阳性指数下降:见于慢性粒细胞白血病(慢性期)、阵发性睡眠性血红蛋白尿症、骨髓增生异常综合征等。

8.方法学评价　NAP 染色结果易受多种因素的影响,导致各单位参考区间相差很大。为减少判断标准的差异,最好由专人观察。NAP 阳性指数明显增加或明显减少,对疾病诊断意义较大,反之,其意义不大。

二、铁染色

1.原理　骨髓中的铁在酸性环境下与亚铁氰化钾作用,形成普鲁士蓝色的亚铁氰化铁沉淀,定位于含铁的部位。

2.试剂和材料　酸性亚铁氰化钾溶液:将 200 g/L 亚铁氰化钾溶液 2.5 mL 注入干净试管,缓慢加入 0.5 mL 浓盐酸,边加边混匀,使沉淀消失、液体变清。必要时可离心取上清液;复染液:10 g/L 中性红溶液。

3.操作步骤　将染色液滴加在骨髓小粒丰富的骨髓涂片上,37℃水浴 20~30 分钟,流水冲洗,晾干,观察骨髓小粒中的铁;中性红复染 30~60s,流水冲洗晾干,观察中幼红细胞、晚幼红细胞胞质中的铁。

4.结果

(1)结果判断:蓝色沉着物为阳性。细胞外铁分五级:(-)、(+)、(++)、(+++)、(++++);细胞内铁是计数 100 个中、晚幼红细胞中阳性细胞所占的比例。根据铁颗粒多少、粗细及排列情况将内铁分为 Ⅰ~Ⅳ 型及环形铁粒幼红细胞。细胞内、外铁的分级标准见表 2-3。红细胞中出现铁颗粒称为铁粒红细胞。

表 2-3　铁染色结果的分级及标准

细胞外铁	特点
(−)	无蓝色颗粒
(+)	有少量铁颗粒和铁小珠
(++)	有多量铁颗粒和铁小珠
(+++)	有许多铁颗粒和铁小珠,有少量铁小块
(++++)	有极多铁颗粒和铁小珠,有许多铁小块
Ⅰ型	铁颗粒 1~2 颗
Ⅱ型	铁颗粒 3~5 颗
Ⅲ型	铁颗粒 6~10 颗或粗颗粒 1~4 颗
Ⅳ型	铁颗粒 ≥11 颗或粗颗粒 ≥5 颗
环形粒幼红细胞	铁颗粒在 5 颗以上,围绕核周 1/3 以上

（2）结果报告:细胞外铁分级,细胞内铁阳性率及阳性分布情况。

5.参考区间　细胞外铁+~++,其中约 2/3 为(++);细胞内铁:阳性率 19%~44%,以Ⅰ型为主,少数为Ⅱ型。应建立自己实验室的参考区间。

6.注意事项

（1）做铁染色的骨髓涂片不需固定,因酸性亚铁氰化钾具有固定作用。

（2）应挑选骨髓小粒丰富的骨髓涂片染色,且每一批次均应设阳性对照。

（3）酸性亚铁氰化钾及亚铁氰化钾溶液应呈淡黄色,液体变蓝说明有铁污染,应弃之。

（4）染色结果应及时观察,时间过长可使蓝色加深,造成假阳性。

（5）各种器材应避免铁污染,环境中的污染铁常干扰结果观察,尤其是细胞内铁,污染明显者细胞内铁将无法观察。

（6）其他见 NAP 染色注意事项。

7.解释和应用

（1）缺铁性贫血:细胞外铁均阴性,细胞内铁阳性率明显下降或为零。

（2）铁粒幼细胞性贫血及伴环形铁粒幼红细胞增多的难治性贫血,其环形铁粒幼红细胞>15%(占红系细胞);细胞外铁也常增加。

（3）非缺铁性贫血如再生障碍性贫血、巨幼细胞性贫血、溶血性贫血等,细胞外铁和内铁正常或增加;而感染、肝硬化、慢性肾炎、尿毒症、血色病等,细胞外铁明显增加而铁粒幼红细胞可减少。

8.方法学评价　铁染色结果一般情况下是可信的(尤其是细胞外铁),虽然该指标不如血清铁蛋白敏感,但不受多种病理因素的影响。铁染色是反映机体储存铁的金标准,但必须规范操作,避免出现假阳性或假阴性。

三、髓过氧化物酶染色

髓过氧化物酶(MPO),又称过氧化物酶(POX),其染色方法有多种。本节介绍二氨基联苯胺法(DAB 法)及 Washburn 法。

(一)二氨基联苯胺法

1.原理　粒细胞和部分单核细胞的溶酶体颗粒中含有MPO,能催化二氨基联苯胺使其脱氢形成黄色不溶性沉淀,定位于细胞质内酶所在的部位,而二氨基联苯胺所脱的氢,使H_2O_2还原成H_2O。

2.试剂和材料

(1)固定液:pH6.6甲醛-丙酮缓冲液。由Na_2HPO_4 20 mg、KH_2PO_4 100 mg、丙酮45 mL、400 g/L甲醛25 mL及蒸馏水30 mL组成,置4℃保存。

(2)应用液:①底物:3,3-二氨基联苯胺;②50 mmol/L Tris-HCl缓冲液(pH7.6);③3%H_2O_2,取20 mg①,加50 mL②液,再加0.2 mL③液,充分混匀溶解后过滤。临用前新鲜配制。

(3)复染液:苏木素或吉姆萨液。

3.操作步骤

(1)将固定液滴加在新鲜骨髓涂片上,固定30秒,流水冲洗、晾干。

(2)将应用液滴加在血膜上,作用10~15分钟,流水冲洗。

(3)用苏木素或吉姆萨液复染10分钟,流水冲洗,晾干镜检。

4.结果　阳性产物为棕黄色沉淀。分级标准见表2-4。结果报告形式为MPO染色阳性率及分布情况(或阳性指数),计算方法同NAP染色。各种正常血细胞的染色结果见表2-5。

表2-4　MPO染色结果分级及阳性指数

结果分级	特点	阳性指数
(−)	无阳性颗粒	0分
(±)	颗粒细小,分布稀疏	0.5分
(+)	颗粒较粗,常呈局灶性分布,约占胞质1/4	1分
(++)	颗粒粗大,分布较密,占胞质1/4~1/2	2分
(+++)	颗粒粗大,团块状分布,占胞质1/2~3/4	3分
(++++)	布满整个细胞,可覆盖核上	4分

表2-5　正常血细胞的MPO染色结果

阳性反应细胞	阳性程度	阳性特征	阴性反应细胞
部分原始粒细胞	(+)~(++)	颗粒较粗,常局灶性分布	部分原始粒细胞
早幼粒细胞	(++)~(+++)	胞质中充满阳性颗粒	嗜碱性粒细胞
中性幼稚粒细胞	(++)~(+++)	同上	大部分单系细胞
中性成熟粒细胞	(++)~(++++)	同上,并常覆盖核上	淋-浆系细胞
嗜酸性粒细胞	(++)~(++++)	颗粒粗大、密集,立体感	红系细胞
少数单系细胞	(±)~(+)	颗粒细小、稀疏或灶性分布	巨系细胞
部分吞噬细胞	(+)	颗粒细小、稀疏	部分吞噬细胞
少数网状细胞	(+)	颗粒细小、稀疏	其他非造血细胞

5.注意事项

（1）H_2O_2 液最适浓度为 0.05 mol/L 左右。若浓度过高,会抑制 MPO 活性,过低又会降低 MPO 在染色中的反应性,甚至假阴性。

（2）制片不宜太厚,如太厚而 H_2O_2 液浓度过低,会出现血膜边缘阳性结果正常,其他部位阳性程度明显减弱或假阴性。

（3）一般首先观察中性成熟粒细胞是否强阳性,强阳性者说明本次染色是成功的。并观察需要辨认的白血病细胞[原始和(或)幼稚细胞]反应结果。如果涂片中没有强阳性对照细胞,应选择其他合适的片子作为对照。

（4）其他见 NAP 染色注意事项。

（二）Washburn 法

1.原理　粒细胞和部分单核细胞的溶酶体颗粒中含有 MPO,能催化无色联苯胺脱氢形成蓝色联苯胺,后者与硝普钠结合,再进一步氧化形成棕黑色联苯胺,沉淀于细胞质内酶活性部位,而联苯胺所脱的氢,使 H_2O_2 还原成 H_2O。

2.试剂和材料

（1）联苯胺溶液（MPO Ⅰ 液）:联苯胺 0.3 g,加 360 g/L 硝普钠溶液 1 mL,溶解于 95%乙醇并加到 100 mL。贮存于棕色瓶,室温可保存数月。

（2）稀过氧化氢液（MPO Ⅱ 液）:5 mL 蒸馏水中滴加 3%过氧化氢 1 滴或在 25 mL 蒸馏水中加 3%过氧化氢 0.3 mL。用前临时配制。

（3）复染液:瑞特染液。

3.操作步骤

（1）在新鲜骨髓涂片加联苯胺液 5~8 滴,固定 1~2 分钟。

（2）加等量稀过氧化氢液,混匀,作用 4~8 分钟,流水冲洗。

（3）再用瑞特染液复染 20~30 分钟,流水冲洗,晾干镜检。

4.结果　阳性产物为棕黄色或棕黑色,阳性程度

5.解释和应用　本染色解释和应用与 MPO 染色基本相似,但极少数急性淋巴细胞白血病可呈阳性。

6.方法学评价　SBB 染色的特异性低于 MPO 染色,灵敏度高于 MPO 染色,急性粒细胞白血病 MPO 染色可阴性,但 SBB 染色可阳性。由于两者解释和应用相似,在鉴别急性白血病类型时通常选择其中之一,因为特异度比灵敏度更为重要,所以首选 MPO 染色。如果患者 MPO 染色阴性,可加做 SBB 染色或直接采用细胞免疫分型来确认。

四、α-醋酸萘酚酯酶染色

1.原理　血细胞内的 α-醋酸萘酚酯酶（α-NAE）在中性条件下使 α-醋酸萘酚释放出 α-萘酚,与重氮盐耦联形成不溶性有色沉淀,定位于细胞质内酶所在的部位。α-NAE 是一种中性非特异性酯酶,有的细胞系列中此酶能被氟化钠抑制,所以做 α-NAE 染色时,需同时做氟化钠抑制试验。

2.试剂和材料

（1）固定液:10%甲醛生理盐水,置 4℃冰箱;或用 40%甲醛。

（2）基质液:①0.067 mol/L pH 7.6 PBS;②10 g/Lα-醋酸萘酯酶溶液:用 50%丙酮溶液

作为溶剂;③重氮盐:坚牢蓝 B(或坚牢蓝 RR、坚牢黑 B);④氟化钠,取 50 mL①,将 1 mL ②缓慢滴入其中,充分振摇混匀,加 50 mg③充分振摇混匀,过滤后将滤液分为两份(各约 25 mL),其中一份中加入 37.5 mg④,并标记清楚。

(3)复染液:10 g/L 甲基绿溶液。

3.操作步骤

(1)将甲醛生理盐水滴加在 2 张新鲜骨髓涂片上固定 5 分钟或用甲醛蒸汽固定 5~10 分钟后,流水冲洗,晾干。

(2)将 2 张涂片分别放入两份基质液中(一份 α-NAE 染色,另一份抑制试验),置 37℃ 水浴 60 分钟,流水冲洗。

(3)甲基绿溶液复染 5~10 分钟,流水冲洗,晾干镜检。

4.结果 阳性产物为棕黑色或灰黑色弥散性颗粒沉淀。根据阳性物质有无、多少分为 (-)至(++++),分级标准见表 2-6。结果报告形式为染色阳性率、阳性指数及 NaF 抑制率。阳性率、阳性指数的计算方法同 NAP 染色,NaF 抑制率计算公式如下。

氟化钠抑制率(%)=[(抑制前阳性率或阳性指数-抑制后阳性率或阳性指数)/抑制前阳性率或阳性指数]×100%

抑制率>50%即为抑制,根据抑制程度分为部分抑制和完全抑制。

表 2-6 α-NAE 染色结果分级及阳性指数

结果分级	特点	阳性指数
(-)	无棕黑色或灰黑色颗粒	0分
(+)	棕黑色或灰黑色颗粒占胞质 1/2	1分
(++)	棕黑色或灰黑色颗粒占胞质 3/4	2分
(+++)	充满灰黑色或弥散灰黑色颗粒,但密度较低	3分
(++++)	充满灰黑色或充满弥散灰黑色颗粒,但密度较高	4分

正常血细胞反应结果:单核细胞系统均为阳性且较强,加氟化钠抑制。粒细胞系统中原粒细胞阴性或阳性,早幼粒以后细胞均阳性++~+++,加氟化钠不抑制。淋巴细胞系统等为阴性或阳性,加氟化钠不抑制。

5.注意事项

(1)如果涂片中没有阳性对照细胞,应选择其他合适的片子作为对照。

(2)其他见 NAP 染色注意事项。

6.解释和应用 主要用于辅助鉴别急性白血病细胞类型。急单大多呈阳性(常较强),阳性反应能被氟化钠抑制;急粒、急淋呈阳性或阴性,阳性反应不能被氟化钠抑制;急性早幼粒细胞白血病呈强阳性,阳性反应一般不能被氟化钠抑制,但有时可出现抑制现象。

7.方法学评价 本染色的关键是如何辨认白血病细胞、是否被抑制、如何排除假阳性及假阴性等。由于 α-NAE 染色涂片中的细胞结构不如瑞特染色清楚,而且阳性颗粒覆盖在细胞上,干扰了白血病细胞的辨认,所以结果与实际真值之间会有一定误差,而且涂片中细胞种类越多,误差就越大。假阳性主要是由于试剂等原因导致阳性颗粒出现在背景及阴性细胞上;假阴性往往是试剂失效等所致,涂片中找不到阳性的对照细胞。NaF 抑制率的计算根据阳性指数计算比较合理。

五、醋酸 AS-D 萘酚酯酶染色

1.原理　血细胞内的醋酸 AS-D 萘酚酯酶(NAS-DAE)在中性条件下使醋酸 AS-D 萘酚释出 AS-D 萘酚,与重氮盐耦联形成不溶性的有色沉淀,定位于细胞质内酶所在部位。它是一种非特异性酯酶,需同时做氟化钠抑制试验。

2.试剂和材料

(1)固定液:40%甲醛。

(2)基质液:①底物:醋酸 AS-D 萘酚;②丙酮;③丙二醇;④0.067 mol/L pH 7.0PBS;⑤重氮盐:坚固蓝 BB 盐;⑥氟化钠:取 10 mg①溶于 1 mL②及 1 mL③中,加到 40 mL④中,充分混匀,再加入 40 mg⑤,混匀,过滤后将滤液分为两份(各约 21 mL),其中一份中加入 31.5 mg⑥,并做标记。

(3)复染液:10 g/L,中性红溶液。

3.操作步骤

(1)取 2 张新鲜骨髓涂片用甲醛蒸汽固定 5~10 分钟,流水冲洗,晾干。

(2)将 2 张涂片分别放入两份基质液中(一份 NAS-DAE 染色,另一份抑制试验),置 37℃温育 1 小时,流水冲洗,晾干。

(3)中性红溶液复染 30~60 秒,流水冲洗,晾干镜检。

4.结果　阳性结果为蓝色颗粒,根据阳性颗粒量分为(-)、(+)、(++)、(+++)、(++++),分级标准基本同 α-NAE 染色;正常血细胞反应结果:基本同 α-NAE 染色;结果报告:阳性率、阳性指数及抑制率。

5.注意事项　同 α-NAE 染色。

6.解释和应用　基本同 α-NAE 染色

7.方法学评价　基本同 α-NAE 染色。但 NAS-DAE 染色所提供的信息较少且受到实践和理论上的限制。

六、α-丁酸萘酚酯酶染色

1.原理　血细胞内的 α-丁酸萘酚酯酶(α-NBE)在碱性条件下水解 α-丁酸萘酚释出 α-萘酚,与六偶氮副品红耦联,形成红色沉淀,定位于细胞质内酶所在的部位。此酶主要存在于单核细胞系统,可被氟化钠抑制,需同时做氟化钠抑制试验。

2.试剂和材料

(1)固定液:40%甲醛。

(2)基质液:①底物:α-丁酸萘酚;②乙二醇-甲醚溶液;③0.1 mol/L pH 8.0 PBS;④六偶氮副品红溶液(40 g/L 副品红盐酸液和 40 g/L 亚硝酸钠液 1:1 混匀);⑤氟化钠:将①50 mg 溶解于 2.5 mL②中,再将其溶解于 47.5 mL③中,最后将 0.25 mL④加入其中,充分混匀、过滤后,将基质液分为两份(各 25 mL),其中一份中加入氟化钠 37.5 mg,并做标记。

(3)复染液:10 g/L 甲基绿溶液。

3.操作步骤

(1)取 2 张新鲜骨髓涂片用甲醛蒸气固定 5 分钟,流水冲洗、晾干。

(2)将 2 张涂片分别放入两份基质液中(一份 α-NBE 染色,另一份抑制试验),置 37℃中水浴 45 分钟,流水冲洗。

（3）甲基绿溶液复染 5~10 分钟。流水冲洗,晾干镜检。

4.结果

（1）结果判断,阳性结果为红色沉淀。

（2）正常血细胞反应结果。

1）单核细胞系统:除少数原始单核细胞(指分化差的细胞)呈阴性,其他均呈阳性,阳性反应能被氟化钠抑制。

2）粒细胞系统:常呈阴性。

3）淋巴细胞系统:T 淋巴细胞、非 T 非 B 淋巴细胞可呈阳性,B 淋巴细胞呈阴性。

4）巨核细胞、幼红细胞、浆细胞呈阴性或弱阳性;组织细胞可呈阳性,但不被氟化钠抑制。

（3）结果报告形式为阳性率、阳性指数及氟化钠抑制率。

5.注意事项

（1）由于基质液含酯量高,37℃温育后,流水冲洗时间宜长,以保持涂片背景干净。

（2）染色时,最好选择一张成熟单核细胞较多的涂片作阳性对照。

6.解释和应用 基本同 α-NAE 染色,主要也是用于辅助鉴别白血病细胞类型。急性单核细胞白血病阳性,可被氟化钠抑制;急性粒单核细胞白血病的部分白血病细胞呈阳性,部分白血病细胞呈阴性反应;急性粒细胞白血病、急性早幼粒细胞白血病多数呈阴性。

7 法学评价 α-NBE 和 α-NAE 在单系表达较强,属于同一类细胞化学染色,α-NBE 的优点是特异性较 α-NAE 高,但 α-NBE 试剂较贵且灵敏度不如 α-NAE,所以临床上常选择 α-NAE 染色。

七、氯乙酸 AS-D 萘酚酯酶染色

1.原理 血细胞内的氯乙酸 AS-D 萘酚酯酶(NAS-DCE 或 CAE)或称氯乙酸酯酶(CE),能水解氯乙酸 AS-D 萘酚产生 AS-D 萘酚,进而与重氮盐耦联形成不溶性有色沉淀,定位于细胞质内酶所在部位。NAS-DCE 几乎仅出现在粒细胞,特异度高,又称为"特异性酯酶""粒细胞酯酶"。

2.试剂和材料

（1）固定液:10%甲醛-甲醇固定液,甲醛 1 份与甲醇 9 份。

（2）基质液:①底物:氯乙酸 AS-D 萘酚;②二甲基甲酰胺液;③0.067 mol/L pH7.6 PBS;④40 g/L 副品红盐酸液:4 g 副品红溶于 2 mol/L 盐酸 100 mL 中;⑤40 g/L 亚硝酸钠液:将 5 mg①溶解于 2.5 mL②中,再加入到 47.5 mL③中,将 0.125 mL 六偶氮副品红溶液（将④和⑤等量充分混合约 1 分钟后即可）放入上述溶液中。

（3）复染液:10 g/L 甲基绿溶液。

3.操作步骤

（1）涂片用甲醛-甲醇固定液蒸气固定 5 分钟,流水冲洗,晾干。

（2）将涂片放入基质液中,37℃水浴温育 30 分钟,流水冲洗。

（3）甲基绿溶液复染 5~10 分钟,流水冲洗,晾干镜检。

4.结果

（1）结果判断,阳性为鲜红色或深红色颗粒状沉淀,定位于胞质中。根据阳性有无、多少分为(-)、(+)、(++)、(+++)、(++++),分级标准基本同 α-NAE 染色。

（2）正常血细胞反应结果

1）粒细胞系统：原始粒细胞阴性或阳性，自早幼粒至中性成熟粒细胞均呈阳性反应，但酶活性不随细胞的成熟而增强。

2）单核细胞系统：多数为阴性反应，少数为弱阳性。

3）淋巴细胞、浆细胞、有核红细胞和血小板均阴性。

（3）结果报告形式为阳性率、阳性指数（或阳性分布情况）。

5.注意事项

（1）用甲醛蒸气固定 5~10 分钟，也可取得良好染色效果。

（2）如果涂片中没有强阳性对照细胞，应选择其他合适的片子作为对照。

6.解释和应用　主要用于辅助鉴别急性白血病细胞类型。急性粒细胞白血病呈阳性或阴性；急性早幼粒细胞白血病呈强阳性；急性单核细胞白血病几乎均呈阴性，仅个别细胞弱阳性；急性粒单核细胞白血病中原始粒细胞、早幼粒细胞呈阳性，原始单核细胞及幼稚单核细胞呈阴性；其他白血病呈阴性。

7.方法学评价　NAS-DCE 染色结果观察的关键是如何辨认哪些是白血病细胞。由于 NAS-DCE 染色涂片中的细胞结构不如瑞特染色清楚，而且阳性颗粒覆盖在细胞上，干扰了白血病细胞的辨认，所以结果与实际真值之间会有一定误差，而且涂片中细胞种类越多误差就越大。同时该染色也存在假阴性及假阳性，所以观察结果时在排除各种影响因素后，NAS-DCE 染色的阳性结果对粒系是可靠的。

八、过碘酸-雪夫反应

1.原理　含有乙二醇基（-CHOH-CHOH）的多糖类物质被过碘酸氧化，形成双醛基（-CHO-CHO）。醛基与雪夫试剂中的无色品红结合，使无色品红变成紫红色化合物，定位于含有多糖类的细胞内。过碘酸-雪夫反应（PAS）以前又称为糖原染色。

2.试剂和材料

（1）固定液：95% 乙醇。

（2）10 g/L 过碘酸溶液：置冰箱避光可保存 3 个月。

（3）雪夫液：碱性品红 1.0 g 溶解于 200 mL 煮沸的蒸馏水中，待冷却至 60℃ 时加入 1 mol/L 盐酸溶液 20 mL，再冷却至 25℃ 时加偏重亚硫酸钠 2 g，次日加活性炭 1~2 g，吸附过滤后使其成为无色液体。置于十分清洁、干燥的棕色瓶内置 4℃ 冰箱保存。

（4）复染液：10 g/L 甲基绿溶液。

3.操作步骤

（1）在骨髓涂片上滴加乙醇，固定 5 分钟，流水冲洗，晾干。

（2）将过碘酸溶液滴加在血膜上室温氧化 10 分钟，流水冲洗，晾干。

（3）再将 Schiff 液滴加在血膜上作用 30 分钟，流水冲洗，晾干。

（4）用甲基绿溶液复染 5~10 分钟，流水冲洗，晾干镜检。

4.结果

（1）结果判断，阳性结果为红色沉着物，不同细胞系列阳性结果标准不一致。

（2）正常血细胞反应结果

1）粒细胞系统：原始粒细胞阳性或阴性，随着细胞成熟阳性程度增强，常呈弥散状阳性。

嗜酸性颗粒阴性,颗粒间质阳性;嗜碱性颗粒阳性,颗粒间质阴性。

2)单核细胞系统:呈阳性或阴性,阳性常为细颗粒状。

3)淋巴细胞系统:正常淋巴细胞阳性率<20%,阳性为颗粒状。

4)红细胞系统:均呈阴性。

5)巨核细胞系统:各期巨核细胞和血小板均阳性,呈颗粒状、块状。

6)巨噬细胞可阳性,浆细胞阴性、也可阳性。

(3)结果报告形式为阳性率、阳性的特点(或阳性指数)。

5.注意事项

(1)通过观察中性成熟粒细胞的阳性情况可得知本次染色是否成功。

(2)PAS 染色所用的骨髓涂片可以是陈旧的片子。

(3)雪夫试剂应置于棕色瓶内避光保存,为无色,变红则为失效。

6.解释和应用

(1)红细胞系统疾病:红血病、红白血病、骨髓增生异常综合征等中幼红细胞呈阳性(呈均匀红色或块状),有的幼红细胞呈强阳性,甚至红细胞也呈阳性。在大多数红系良性疾病中幼红细胞呈阴性。

(2)白细胞系统疾病:主要用于辅助鉴别急性白血病的细胞系列,因不同细胞系列表现典型时,其阳性特点各不相同。如急性粒细胞白血病呈弥散阳性,急性单核细胞白血病呈细颗粒状,急性及慢性淋巴细胞白血病呈粗颗粒状;淋巴瘤呈块状或粗颗粒状。

(3)尼曼-匹克细胞呈阴性或弱阳性,戈谢细胞呈强阳性,Reed-Sternberg 细胞阴性或弱阳性,骨髓转移性腺癌呈常强阳性。

7.方法学评价 PAS 染色结果报告中阳性的特点比阳性指数更为有用。在恶性红系疾病中常阳性(尤其是强阳性,意义更大),但阴性不能除外恶性可能;而大多数良性疾病的红系呈阴性,少数可有少许阳性但较弱。

1985 年国际血液学标准委员会(ICSH)成立专家小组研究了急性白血病诊断流程中的主要细胞化学染色,提出三个主要染色:MPO 染色为识别髓系细胞首选染色,是髓系分化唯一明确的标志;CE 染色为粒细胞特异性酯酶;α-NAE 染色为单系细胞标志。而 α-NBE 染色、NAS-DAE 染色所提供的信息较少且受到实践和理论上的限制,PAS 染色对类型判断的效果甚微,SBB 染色是 MPO 阴性的急性白血病患者的一种补充技术。所以急性白血病患者必须要做的细胞化学染色是:MPO 染色、CE 染色及 α-NAE 染色。

第二节 骨髓常规检验

一、骨髓涂片检验

1.骨髓涂片染色 国际血液学标准化委员会(ICSH)推荐以天青 B 和伊红 Y 为主要成分的罗曼诺夫斯基染色为标准染色法,但该法在各国应用不多。国内多采用从罗氏染色演变过来的瑞特染色法、瑞特-姬姆萨混合染色法。这里介绍瑞特染色法。

(1)染色试剂:①瑞特染液:将瑞特染粉 1 g 倒入 500 mL 的甲醇(AR)瓶中,每天早、晚各震荡 1 次,共 10 天,备用。如在瑞特染液中再加入吉姆萨染粉 0.3 g,称为瑞特-吉姆萨染液;②pH 6.4~6.8 磷酸盐缓冲液:无水磷酸二氢钾 6.64 g、无水磷酸氢二钠 2.56 g,加少量蒸馏水溶解后,加水至 1L。必要时用磷酸盐调整 pH。

(2)染色步骤:①将染色液滴加至涂片上,覆盖血膜固定 15~30s;②滴加 2~3 倍量的磷酸盐缓冲液并混匀,染色 25 分钟左右;③流水冲洗、晾干镜检。

(3)注意事项:①取骨髓小粒多、血膜制备良好的骨髓涂片 2~4 张染色;②染色时间可根据片中有核细胞数量、室温等适当调节;③涂片冲洗前,片上染液不应倒掉,将片子直接放在流水下冲洗,冲洗时间应长,以免染液沉积在血膜上;④预留几张未染色的涂片,以备细胞化学染色用。

2.骨髓涂片观察

(1)低倍镜观察:①判断骨髓涂片的质量,包括涂片的厚薄、骨髓小粒多少、油滴、染色等;②骨髓中有核细胞的多少可以反映出骨髓增生程度;③计数全片巨核细胞数量;④全片观察有无体积较大或成堆分布的异常细胞如骨髓转移癌细胞、戈谢细胞、尼曼-匹克细胞,尤其应注意观察血膜尾部、上缘、下缘及头部。

(2)油镜观察:①在有核细胞计数、分类前,应先观察各系的增生程度、大致形态和比例等情况,得出初步的诊断意见;②进行细胞分类、计数及细胞形态的观察,由于涂片中巨核细胞数较少,一般不列入骨髓有核细胞分类的百分比之内,而单独对巨核细胞计数和分类。通常计数全片巨核细胞数并分类一定数量巨核细胞;③再一次对全片观察(也可用高倍镜),注意其他部位分裂象细胞、非造血细胞及有否异常细胞等情况,全片细胞分类情况与分类区域是否一致,必要时应单独快速计数或重新计数。

3.结果计算 计算各系细胞的总百分比及各期细胞百分比。一般情况下,百分比是指所有有核细胞百分比。在某些白血病中,还需计算出非红系细胞百分比,非红系细胞是指不包括有核红细胞、淋巴细胞、浆细胞、肥大细胞、巨噬细胞的骨髓有核细胞百分比。

(1)计算粒红比值:指各阶段粒细胞百分率总和与各阶段有核红细胞百分率总和之比。

(2)计算各期巨核细胞百分比或各期巨核细胞的个数。

4.填写骨髓细胞学检查报告单 填写内容见表 2-7。

5.对各种骨髓标本(含血涂片)进行登记,并长期保存(至少 5 年)。同时保存骨髓申请单、报告单。

6.骨髓涂片检查注意事项

(1)细胞分类、计数时应选择厚薄均匀、细胞结构清楚、红细胞呈淡红色、背景干净的部位,一般在体尾交界处。

(2)计数应有一定次序,避免出现某些视野重复计数的现象。一般可从右到左、从上到下,呈"S"形走势。

(3)计数的细胞为除巨核细胞、破碎细胞、分裂象以外的其他有核细胞,巨核细胞需单独进行计数和分类。

表 2-7 骨髓检查报告单填写的内容

患者一般情况	包括姓名、性别、年龄、科室、病区、床号、住院号、骨髓穿刺部位、送检时间、临床诊断等
涂片情况	骨髓涂片取材、血膜制备和染色情况,可用"良好""尚可""欠佳"来评价
检验数据	包括骨髓增生程度、各阶段细胞百分比、粒红比值及计数的有核细胞总数,血涂片中各种有核细胞的百分比。同时务必复核骨髓涂片及血涂片中各种细胞的百分比总和为 100%
涂片镜下特点描述	一般由骨髓涂片、血涂片及细胞化学染色三部分组成(有的患者不需要做细胞化学染色),用文字描述各自的主要特点,其中骨髓涂片是最重要部分
骨髓涂片特征	描述时要求简单扼要、条理清楚、重点突出。可参考以下方式描述。 (1)粒系增生程度,共占百分之多少,各阶段细胞比例及形态 (2)红系增生程度,共占百分之多少,各阶段细胞比例及形态 (3)淋巴细胞及浆细胞的比例及形态 (4)单核细胞的比例及形态 (5)全片或 1.5 cm×3.0 cm 血膜中巨核细胞数,分类一定数量巨核细胞,各阶段巨核细胞数量及形态,血小板数量多少,存在方式及形态 (6)描述其他方面异常 (7)是否检到寄生虫和其他明显异常细胞
血涂片特征	涂片中白细胞量的情况,以什么细胞为主,各种血细胞形态如何,是否检到寄生虫和其他明显异常细胞
细胞化学染色特征	逐项报告每个细胞化学染色结果,每项染色结果的报告一般包括阳性率、阳性指数或阳性细胞的分布情况
填写诊断意见及建议	根据骨髓象、血常规和细胞化学染色所见,结合临床资料提出临床诊断意见或供临床参考的意见,必要时提出进一步检查及建议。诊断意见种类分为肯定性、提示性、符合性、疑似性、待排性及形态学描写等。对于诊断已明确的疾病,应与以前骨髓涂片进行比较,得出疾病完全缓解、部分缓解、改善、退步、复发等意见
填写报告日期并签名	目前国内骨髓报告单多数采用专用的图文报告系统进行打印,检验人员需在单上填写报告日期并签名

(4)一般至少计数 200 个有核细胞;增生明显活跃以上者则应计数 400~500 个有核细胞。

(5)由于细胞形态多变,观察时不能抓住某一、两个特点及非特异性特征就轻易地做出肯定或否定的判断。

(6)血细胞的发育是一个连续不断的过程,只是为了便于识别,将它们人为地划分为若干阶段。实际上常会遇到一些细胞既具有上一阶段的某些特征,又有下一阶段的某些特征,由于是向成熟方向发育,一般将这种细胞归入下一阶段。

(7)个别介于两个系统之间的细胞难以判断时,可采用大数归类法。

(8)对于急性白血病等患者,细胞分类计数应在细胞化学染色后再进行。

(9)急性白血病时,各系统原始细胞虽各有特征,但有时极为相似,很难鉴别,这时应注意观察伴随出现的幼稚细胞、成熟细胞,并与其比较,推测原始细胞的归属。同时应结合细胞化学染色、外周血细胞的形态特点等。

(10)有时可见到难以识别的细胞,可参考涂片上其他细胞后做出判断,如仍不能确定可归入"分类不明"细胞,但不宜过多,若有一定数量,则应通过细胞化学染色、集体读片或会诊等方法弄清细胞类型。

(11)骨髓取材好的涂片中应有较多骨髓小粒,显微镜有较多骨髓特有细胞,中性杆状核粒细胞/分叶核粒细胞比值大于外周血,有核细胞数大于外周血有核细胞数。骨髓稀释分为两种:①如抽吸骨髓液时混进血液,称为骨髓部分稀释;②如抽出的骨髓液实际上就是血液,称为骨髓完全稀释。

(12)骨髓涂片中血小板减少也可以是人为造成的。如果患者血小板数量正常的骨髓涂片出现凝固现象,则显微镜呈条索状,其间存在一些有核细胞和大量聚集的血小板,而其他部位血小板明显减少或不见。所以涂片中血小板少的患者,应排除标本凝固的可能性。

二、骨髓象分析

1.正常骨髓象 由于骨髓标本采集部位不同、患者个体差异、检验者掌握各种细胞的熟练程度及细胞划分标准的不同而出现差异,目前全国尚无统一的参考区间。虽然各单位的参考区间有所不同,但若符合表 2-8 可大体上视为正常骨髓象。该参考区间在临床应用过程中,实际上巨核细胞参考值偏低,分类中产血小板巨比例偏高而颗粒巨比例偏低。

表 2-8 正常人骨髓象的参考区间

指标内容	参考区间
增生程度	增生活跃
粒红比值	2:1~4:1
粒细胞系统	占 40%~60%。其中原始粒细胞<2%,早幼粒细胞<5%,中性中、晚幼粒细胞各<15%,中性杆状核粒细胞多于中性分叶核粒细胞,嗜酸性粒细胞<5%,嗜碱性粒细胞<1%
红细胞系统	占 20%,原始红细胞<1%,早幼红细胞<5%,以中幼红细胞、晚幼红细胞为主,平均各占 10%
淋巴-浆细胞系统	淋系占 20%(小儿可达 40%),均为成熟淋巴细胞,而原始淋巴细胞罕见,幼稚淋巴细胞偶见。浆细胞<2%,为成熟浆细胞
单核细胞系统	<4%,为成熟单核细胞,而原始单核细胞罕见,幼稚单核细胞偶见
巨核细胞系统*	在 1.5 cm×3 cm 的血膜上可见 7~35 个,其中原始巨核细胞占 0,幼稚巨核细胞占 0~5%,颗粒型巨核细胞占 10%~27%,产血小板型巨核细胞占 44%~60%,裸核型巨核细胞占 8%~30%。血小板较易见,呈成堆存在
其他	各系形态无明显异常。网状细胞、内皮细胞、成骨细胞、破骨细胞、肥大细胞、吞噬细胞等偶见,分裂象细胞少见,寄生虫和异常细胞未见

注:*该巨核细胞参考区间偏低,产血小板型巨核细胞比例偏高。

2.各种异常骨髓象分析

(1)骨髓增生程度:由于增生程度分级是一种较粗的估算方法,受多种因素的影响(如取材情况、年龄、观察部位及血膜厚薄等),所以判断其意义时需考虑各方面因素对它的影响,骨髓增生程度的解释和应用见表2-9。

表2-9　骨髓增生程度的解释和应用

骨髓增生程度	解释和应用
增生极度活跃	反映骨髓造血功能亢进,常见于各种白血病、化疗后恢复期等
增生明显活跃	反映骨髓造血功能旺盛,常见于缺铁性贫血、巨幼细胞性贫血、溶血性贫血、失血性贫血、免疫性血小板减少症、骨髓增生异常综合征、慢性淋巴细胞白血病、骨髓增生性肿瘤、多发性骨髓瘤、类白血病反应、化疗后恢复期等
增生活跃	反映骨髓造血功能基本正常,常见于正常骨髓象、真性红细胞增多症、完全缓解的血液病、传染性单核细胞增多症、不典型再生障碍性贫血、多发性骨髓瘤等。增生极度活跃或增生明显活跃患者,如果取材不佳也可呈"增生活跃"
增生减低	反映骨髓造血功能降低,常见于再生障碍性贫血、阵发性睡眠性血红蛋白尿症、骨髓增生低下、低增生性白血病、化疗后、尿毒症等,骨髓取材不佳导致骨髓部分稀释也可呈"增生减低"
增生极度减低	反映骨髓造血功能衰竭或抑制,常见于再生障碍性贫血、化疗后等。骨髓取材不佳导致骨髓完全稀释也可呈"增生极度减低"

(2)粒红比值改变:正常情况下主要由粒系和红系组成,其比值可初步反映骨髓细胞的组成情况。其变化的解释和应用见表2-10。

表2-10　粒红比值变化的解释和应用

粒红比	其他变化的解释和应用
粒红比值增加	由粒细胞增多或有核红细胞减少所致。常见于各种粒细胞白血病、类白血病反应、纯红细胞性再生障碍性贫血等
粒红比值正常	由粒细胞和有核红细胞比例正常或两系细胞同时增加或减少。常见于健康人骨髓、多发性骨髓瘤、再生障碍性贫血、传染性单核细胞增多症、免疫性血小板减少症、原发性血小板增多症、骨髓纤维化等
粒红比值下降	由粒细胞减少或有核红细胞增多所致。常见于粒细胞缺乏症、缺铁性贫血、巨幼细胞性贫血、铁粒幼红细胞性贫血、溶血性贫血、红白血病、红血病、真性红细胞增多症、急性失血性贫血

（3）粒细胞系统变化：包括数量及形态等，其变化的解释和应用见表 2-11。

表 2-11 粒细胞系统变化的解释和应用

粒细胞系统	其变化的解释和应用
	粒细胞增多
以原始粒细胞增多为主	急性粒细胞白血病、慢性粒细胞白血病急粒变、急性粒单核细胞白血病等
以早幼粒细胞增多为主	急性早幼粒细胞白血病（以异常早幼粒细胞增加为主）、粒细胞缺乏症及恢复期等
中性中幼粒细胞增多	急性粒细胞白血病 M2b 型（以异常中幼粒细胞增加为主）、慢性粒细胞白血病、类白血病反应等
中性晚、杆状核粒细胞增多	慢性粒细胞白血病、类白血病反应、药物中毒、严重烧伤、急性失血、大手术后等
嗜酸性粒细胞增多	变态反应性疾病即寄生虫感染、嗜酸性粒细胞白血病、慢性粒细胞白血病（包括慢性期、加速期和急变期）、淋巴瘤、高嗜酸性粒细胞综合征、家族性粒细胞增多症、某些皮肤疾病等
嗜碱性粒细胞增多	慢性粒细胞白血病、嗜碱性粒细胞白血病、放射线照射反应等
粒细胞减少	粒细胞缺乏症、再生障碍性贫血、急性造血停滞等
	粒细胞形态异常
柴捆细胞	急性早幼粒细胞白血病，偶见其他急性髓细胞白血病等
异常早幼粒细胞	急性早幼粒细胞白血病
异常中幼粒细胞	急性粒细胞白血病部分分化型（M2b、M2a）、骨髓增生异常综合征、血液病化疗后等
巨幼（样）变	骨髓增生异常综合征、巨幼细胞性贫血、白血病及血液病化疗后等
颗粒减少的粒细胞	骨髓增生异常综合征、白血病、骨髓增生异常/骨髓增生性肿瘤等
环形核粒细胞	骨髓增生异常综合征、巨幼细胞性贫血、血液病化疗后、骨髓增生异常/骨髓增生性肿瘤等
双核粒细胞	骨髓增生异常综合征、急性髓细胞白血病、骨髓增生异常/骨髓增生性肿瘤、血液病化疗后、苯中毒等
粒细胞分叶过度	巨幼细胞性贫血、骨髓增生异常综合征、使用抗代谢药物治疗后，放疗后、骨髓增生异常/骨髓增生性肿瘤、先天性中性粒细胞分叶增多症、严重感染、炎症恢复期、尿毒症等，而正常人偶见
粒细胞分叶过少	分为先天性及继发性 Pelger-Huet 畸形，继发性见于骨髓增生异常综合征、白血病、粒细胞缺乏症、某些严重感染、骨髓纤维化、使用某些药物后等
粒细胞毒性改变	严重化脓性细菌感染、败血症、恶性肿瘤、大面积烧伤、急性中毒、粒细胞缺乏症、白细胞减少症、化疗后、放疗后、大手术后等

（4）红细胞系统变化：包括数量及形态，其变化的解释和应用见表 2-12。

表 2-12 红细胞系统变化的解释和应用

红细胞系统	其变化的解释和应用
有核红细胞增多	
以原始及早幼红细胞增多为主	红血病、红白血病等
以中和晚幼红细胞增多为主	溶血性贫血、缺铁性贫血、巨幼细胞性贫血、急性失血性贫血、免疫性血小板减少症、真性红细胞增多症、红白血病、红血病、血液病化疗后恢复期及铅中毒等
有核红细胞减少	纯红细胞再生障碍性贫血、再生障碍性贫血、急性粒细胞白血病未分化型、急性单核细胞白血病未分化型、慢性粒细胞白血病、化疗后等
红系形态异常	
巨幼(样)变	巨幼细胞性贫血、骨髓增生异常综合征、红血病、红白血病、血液病化疗后、铁粒幼红细胞性贫血、骨髓增生异常/骨髓增生性肿瘤等
缺铁(样)变	缺铁性贫血、铁粒幼红细胞性贫血、阵发性睡眠性血红蛋白尿症、慢性感染、肝硬化、慢性肾炎、尿毒症、血色病等
多核、畸形核幼红细胞	骨髓增生异常综合征、红血病、红白血病、骨髓增生异常/骨髓增生性肿瘤等
铁粒幼红细胞增多	铁粒幼红细胞性贫血、骨髓增生异常综合征
有核红细胞造血岛	溶血性贫血、红血病、血液病化疗后恢复期等

(5)其他细胞系统,包括单核细胞系统、淋巴-浆细胞系统、巨核细胞系统及其他细胞,病理情况下会出现量及形态变化,其变化的解释和应用见表 2-13。

表 2-13 其他细胞系统变化的解释和应用

其他细胞系统	其变化的解释和应用
单核细胞系统	
以原始及幼稚单核细胞增多为主	急性单核细胞白血病、慢性粒细胞白血病急单变、急性粒单核细胞白血病、红白血病等
以成熟单核细胞增多为主	慢性单核细胞白血病、慢性粒单核细胞白血病、类白血病反应、某些感染等
其他异常细胞	戈谢细胞见于戈谢病,尼曼-匹克细胞见于尼曼-匹克病、海蓝组织细胞见于海蓝组织细胞增生症
淋巴-浆细胞系统	
以原始及幼稚淋巴细胞增多为主	急性淋巴细胞白血病、慢性粒细胞白血病急淋变、淋巴瘤白血病、慢性淋巴细胞白血病急性变等
成熟淋巴细胞比例增加	慢性淋巴细胞白血病、淋巴瘤白血病、再生障碍性贫血、传染性淋巴细胞增多症、某些其他病毒感染、巨球蛋白血症、淀粉样变等
淋巴瘤细胞	淋巴瘤

（续表）

其他细胞系统	其变化的解释和应用
异型淋巴细胞	病毒感染、原虫感染、免疫性疾病等
原始及幼稚浆细胞增多	多发性骨髓瘤、原发性浆细胞白血病等
浆细胞增多	多发性骨髓瘤、原发性浆细胞白血病、再生障碍性贫血、淋巴瘤、急性单核细胞白血病、粒细胞缺乏症、巨球蛋白血症、结缔组织疾病、过敏性疾病、寄生虫感染、肝硬化、慢性细菌性感染等
浆细胞岛	免疫功能亢进、免疫性疾病、多发性骨髓瘤等
巨核细胞系统	
巨核细胞增多	骨髓增生性肿瘤、急性巨核细胞白血病、全髓白血病、免疫性血小板减少症、Evans 综合征、脾功能亢进、急性大出血、急性血管内溶血等
巨核细胞减少	再生障碍性贫血、急性白血病、血液病化疗后、慢性中性粒细胞白血病等
病态巨核细胞	骨髓增生异常综合征、急性髓细胞白血病、慢性粒细胞白血病、骨髓增生异常/骨髓增生性肿瘤等
分叶过度巨核细胞	巨幼细胞性贫血、骨髓增生异常综合征、骨髓增生异常/骨髓增生性肿瘤、血液病化疗后等
颗粒减少的巨核细胞	免疫性血小板减少症、骨髓增生异常综合征等
变性巨核细胞	免疫性血小板减少症、骨髓增生异常综合征、感染等
脂肪细胞增多	再生障碍性贫血、血液病化疗后、老年人等
成骨及破骨细胞增多	再生障碍性贫血、血液病化疗后等
肥大细胞增多	再生障碍性贫血、苯中毒、缺铁性贫血、老年人、肥大细胞白血病等
吞噬细胞增多	噬血细胞综合征、淋巴瘤、感染等
网状细胞增多	再生障碍性贫血、血液病化疗后等

骨髓细胞形态学检查是一项技术性很强的检验项目，主要依赖检验人员对各种细胞的主观认识，故存在着漏检、误检等现象，临床医师需要结合流式细胞术、染色体检查技术及分子生物学技术等综合分析，做出血液系统疾病的诊断、疗效观察及预后判断。

第三章 尿液检验技术

第一节 尿液理学检验

一、尿量

尿量一般指 24 小时内排出体外的尿液总量,在某些情况下也指每小时排出体外的尿量。尿量的多少主要取决于肾脏生成尿液的能力和肾脏的浓缩与稀释功能。完整采集患者 24 小时内全部尿液,用刻度容量筒或量杯测定尿液总量,称为 24 小时尿量或简称为尿量。试验无须试剂,如需要留取 24 小时尿液标本后进行其他相关试验,可按试验要求,添加相关试验所需的防腐剂。24 小时尿量测定一般有直接测量法和分段测量法两种方法。

1.检验方法学

(1)直接测量法

1)原理:用量筒直接测量患者留在容器内的全部 24 小时尿量。

2)器材和试剂:①大容量洁净容器;②100 mL、500 mL 或 1000 mL 量筒。

3)操作:①用大容量洁净容器采集患者 24 小时内全部尿液;②选用适当的量筒测量患者尿液尿量,可分次测量,并将分次测量的结果相加得到 24 小时尿液总量;③将尿液倒入量筒内,在尿液凹面与量筒刻度线相切处水平位置读取结果。当尿液总量处于参考范围时,读取结果应达到 10 mL 精度;当患者尿液总量处于少尿或无尿状态时,应该使用 100 mL 或以下精度的量筒,其报告结果应该达到 1 mL 的精度。

(2)分段测量法

1)原理:量取患者 24 小时内每次排出的尿液总量,得出患者 24 小时内排出尿液的总量。

2)器材和试剂:①大容量洁净容器;②100 mL、500 mL 或 1000 mL 量筒。

3)操作:①患者在 24 小时内排出的任何一次尿液均需测量和记录结果;②选用适当的量筒测量患者每次排出的尿液尿量;③将尿液倒入量筒内,在尿液凹面与量筒刻度线相切处水平位置读取结果,精度要求同直接测量法;④将每次测量结果相加得到 24 小时尿液排出总量。

2.方法学评价

(1)灵敏度和特异度

1)直接测量法:准确性较好,可在需要 24 小时尿标本进行相关试验时同时进行。需要准备较大容器,采集所有 24 小时内排出的尿液,需适当添加防腐剂,否则尿液易出现变质,呈恶臭味。

2)分段测量法:因需要多次测量,误差较大,容易漏测。无须准备大容器,可做到随留取随测定。此外还有计时法,测定每小时内患者排出的尿量,或数小时内排出的尿量,计算出每小时尿量。操作方法同上述测量法。常用于危重患者排尿量的观察。

(2)干扰因素

1)标本因素:必须准确、按时采集尿液标本。尿量的采集时间应该准确,如当日早7时排空膀胱中的尿液并弃去,然后开始采集随后排出的所有尿标本,到次日早7时要求患者排出最后一次全部尿液,采集后送检。任何一次排尿均不得遗失掉或漏测。

2)食物因素:应嘱患者按正常条件饮食和饮水。

3)器材和试剂因素:使用符合标准的容器和量筒。

3.参考值　成人:1000~2000 mL/24h;1~6岁儿童:300~1000 mL/24h;7~12岁儿童:500~1500 mL/24h;小儿按公斤体重计算较成人多3~4倍。

4.临床意义

(1)多尿:当24小时尿量多于2500 mL时称为多尿。可因水摄入过多、血管升压素分泌不足或肾小管对血管升压素反应性减低及溶质性利尿所致。常见于尿崩症、糖尿病、急性肾衰竭多尿期等。

(2)少尿:当24小时尿量少于400 mL或每小时尿量持续少于17 mL时称为少尿。

1)肾前性少尿:各种原因所致的休克、严重脱水、心力衰竭等。

2)肾性少尿:急性肾小球肾炎、尿毒症、急性肾小管坏死、肾皮质或髓质坏死等。

3)肾后性少尿:肿瘤、结石、尿路狭窄等原因导致的尿路梗阻。

4)假性少尿:前列腺肥大或神经源性膀胱导致的尿潴留。

(3)无尿:当24小时尿量少于100 mL时称为无尿,原因同少尿,程度更严重。

二、尿液颜色和透明度

尿液颜色与尿色素、尿胆素、尿胆原及尿卟啉有关,还与饮水、食物、药物及尿液的浓缩程度有关。

尿液透明度或混浊情况的程度,与尿液中所含混悬物质的类别和量有关,通过观察尿色和透明度可初步了解尿中所含物质情况。

1.检验方法学

(1)原理:肉眼观察,根据尿液颜色、透明或混浊情况进行描述,初步判断尿液外观正常与否。

(2)器材和试剂:100 mL玻璃量筒或透明尿试管。

(3)操作:①将尿液放入量筒内或采集在透明尿试管内;②在自然光条件下肉眼观察结果;③直接描述尿液的颜色,如淡黄色、黄色、深黄色、棕黄色、淡红色、红色、棕色或浓茶色、乳白色等;④直接描述尿液的透明度,可分为清晰透明、轻度混浊(雾状)、混浊(云状)和明显混浊四种表达方法,如有块状凝固物或沉着物应予以描述和报告。

2.方法学评价

(1)灵敏度和特异度:因采用人工目视观察的鉴别方式,因此受操作者的主观因素影响较大,表达方式和一致性都有影响,临床应用上也受到一定的影响。而特殊颜色如"血尿""棕色尿""乳白色尿"等外观特点明显的尿标本,对临床诊断很有帮助。

(2)干扰因素

1)标本因素:应使用新鲜尿液进行尿液颜色和透明度的观察。若尿液放置时间过长,会有盐类析出,影响对尿液颜色和透明度的观察。时间过长还会使尿胆原转变为尿胆素、细菌增生,尿液腐败、尿酸分解产生氨,造成尿液颜色加深、浊度增高。

2)药物因素:某些药物可对尿液的颜色产生影响,具体变化参考表3-1。

表3-1 尿液异常颜色与药物干扰

尿液颜色改变	药物
苍白色	乙醇
暗红色(碱性尿)、黄褐色(酸性尿)	大黄蒽醌
粉红色	苯酚磺酸
红色至紫色	氯唑沙宗、去铁胺、酚酞
黄色、深黄色	维生素 B_2、呋喃唑酮、盐酸小檗碱、牛黄、米帕林、麦帕克林、荧光素钠、吖啶黄
蓝色	靛青红、亚甲蓝
棕色	利福平、苯、酚、山梨醇铁
暗褐色至黑色	左旋多巴、激肽、甲硝唑、氯喹
橙色至橙黄色	番泻叶、山道年、非尼汀、苯茚满二酮
红色至红褐色	酚红、番泻叶、芦荟、氨基匹林、磺胺类
绿色至棕色	氨基甲酸酯

3)器材和试剂因素:应将标本放置在无色透明容器内观察。某些型号的尿液分析仪具有初步判断尿液颜色的功能,它以白色对照色块做本底,根据白色色块浸入尿液后颜色的改变,导致反射光强度的改变来推算尿液的颜色变化,给出初步的尿液颜色报告。因此有必要统一尿液分析仪在判读尿液颜色和透明度方面的一致性和报告标准。在某些情况下仪器判断会有一定误差,最终仍需以人工判断复核后的尿色结果为依据。

4)人为因素:试验主要依靠人眼来辨别颜色,因此要求检验者具有良好的辨色能力,但仍会在不同的操作者之间有一定的差距。尿色的改变与尿液的酸碱度、温度和尿中某些盐类结晶的影响,且与饮食、饮水、药物、排泄等诸多因素密切相关,因此每次排出的尿色和浊度之间都会有一定差距,临床上应用时应考虑这些因素。

3.参考值 正常尿液呈淡黄色或黄色,颜色深浅与饮水量有关。正常尿液应呈清晰透明样。

4.临床意义

(1)无色:多见于尿崩症、糖尿病。

(2)深黄色尿:称为胆红素尿,多见于梗阻性黄疸及肝细胞性黄疸。

(3)淡红色或红色尿:每升尿液中含血量>1 mL 时尿液呈淡红色、洗肉水样或血红色,称为肉眼血尿。见于肾或泌尿系统结石、肿瘤、外伤、重症肾小球疾病、肾盂肾炎、膀胱炎、肾结核、多囊肾、血小板减少性紫癜及血友病患者。剧烈运动后可偶然出现一过性血尿。

(4)棕色或深棕色尿

1)血红蛋白尿:血管内溶血,尿液外观可呈棕色-深棕色,或呈浓茶色或酱油色,透明状。见于阵发性睡眠性血红蛋白尿症、蚕豆病、血型不符导致的输血反应等溶血性疾病。

2)肌红蛋白尿:肌细胞因各种原因发生坏死或破裂,导致尿中排出肌红蛋白量增加。见于挤压综合征、缺血性肌坏死、先天性肌细胞磷酸化酶缺陷症等。正常人剧烈运动后可偶见肌红蛋白尿。

（5）白色或乳白色：乳糜尿、脓尿、菌尿及含盐类结晶的尿可呈乳白色。

1）乳糜尿：乳糜液或淋巴液进入尿液，使尿液颜色呈现乳白色。乳糜尿需通过乳糜试验进行鉴定。若乳糜尿中同时含有较多的血液，称为血性乳糜尿。乳糜尿常见于丝虫病、腹腔或淋巴管结核、肿瘤压迫胸导管和腹腔淋巴管导致淋巴管破裂，淋巴液溢入尿中。

2）脓尿：尿中含有大量脓细胞或炎性渗出物，新鲜尿液可呈白色混浊，加酸或加热混浊不会消失，静置后会出现絮状沉淀。多见于肾盂肾炎、膀胱炎、尿道炎等泌尿系统的感染性疾病。

3）菌尿：新鲜尿中含有大量细菌并出现的云雾状混浊，加酸或加热混浊不会消失，静置后不出现沉淀。常见于肾盂肾炎、膀胱炎、尿道炎等泌尿系统的感染性疾病。

4）盐类结晶：在生理情况下尿液出现混浊可由盐类结晶引起。尿中含有较多的盐类结晶可使尿液呈现灰白色或白色混浊，其主要成分有磷酸盐结晶和碳酸盐结晶，尿液多呈碱性，与过多食用植物性食物有关。加热后混浊增加，再加酸，如混浊消失并产生气泡为碳酸盐结晶，如混浊消失且无气泡产生多为磷酸盐结晶，如混浊增加则为菌尿或脓尿。如果是在酸性尿遇冷时出现淡红色混浊并沉淀析出，多为尿酸盐结晶，此情况下将尿液加热至60℃，混浊可消失。

三、尿液比密

尿液在4℃时与同体积纯水重量之比称尿比密或尿比重。尿比密是尿液中所含溶质浓度的指标，可相对指示肾脏的浓缩和稀释功能。尿中可溶性固体物质主要有尿素、肌酐、氯化钠，尿素和肌酐是蛋白质的代谢产物，氯化钠代表尿中含盐量。因此在生理情况下尿比密与尿液中排出的水分、盐类和有机物含量有关；在病理情况下还与尿中蛋白、糖和有形成分的排出量有关。

1.检验方法学

（1）比密计法（浮标法）

1）原理：尿液与同体积的纯水在4℃条件下的重量之比为尿比密。尿液所含溶质越多则尿比密越高，对浮标的浮力就越大，浸入尿中的尿比密计浮标则会增高；相反则会减低。

2）器材和试剂：尿比密计，100 mL量筒，一次性吸管，镊子。

3）操作：①100 mL新鲜尿液倒入100 mL量筒中，倾倒过程中尽量避免出现过多的泡沫，如有泡沫可用一次性吸管将其吸掉。将量筒竖立于试验台上；②将尿比密计轻轻放入量筒内，轻轻捻转，使其悬浮于尿液中央；③比密计漂浮稳定后，在光亮处读取尿液凹面与比密计相切处的刻度（图3-1）。如比密计贴靠量筒边缘，可用镊子将其调整到量筒中心部位。

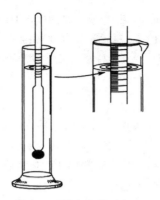

图 3-1　尿比密计测定法

（2）折射计法

1）原理：入射角为 90° 的光线进入另一介质时，被折射的角度称为临界角。在终端观察时，依折射临界角的大小，可见明暗视物的改变，进而求出相对折射率。折射率与溶液的密度有关，密度越高则折射率越高。

可用已知比密的系列标准液，在折射计上测出折射率，绘制折射率-比密关系曲线，建立折射率-比密的经验关系式，计算出对应值，刻置在目镜适当位置上，即可用作测量尿液比密。已经有多种型号的商品化尿比密折射计出售。

2）器材和试剂：折射计，一次性吸管，吸水纸。

3）操作：①用一次性吸管吸取尿液少许，掀开折射计的样品盖板，在盖板下滴加尿液 1~2 滴；②盖好样品盖板，尽量使标本间不出现气泡；③手持折射计手柄部位，使光线垂直面对光线射入区（自然光线或白荧光灯管）成 90°（如使用自带光源的折射计，可自行调节角度和光线明暗度，以达到最佳观察效果为好）；④从目镜处观察镜内刻度，明暗交接处为该标本的比密值，图 3-2 表示该样本尿比密为 1.026；⑤测定完毕后，用柔软吸水纸将盖板下的尿液标本擦拭干净。

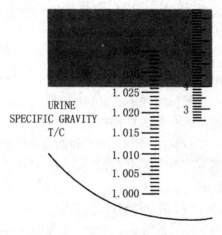

图 3-2　折射计刻度局部

2.方法学评价

（1）灵敏度和特异度：比密计法是尿液比密的直接测定法，操作条件和方法相对简便易行。但目视观察比密计刻度,容易产生 0.001~0.002 的误差。折射计法被美国临床检验标准委员会推荐为参考方法,同时也是中国临床检验标准化委员会推荐的参考方法。该方法具有标本用量少,操作简便,在 15~37℃ 温度下自动进行温度补偿的优点,其灵敏度和精密度高于比密计法。

(2)干扰因素

1)标本因素:比密计法。①尿量过少时比密计漂浮不起来,影响测定结果。过多的盐类结晶出现将影响尿比密测定,可放 37℃ 水浴待其溶解后重新测定;②尿比密计上标注有测量温度,如测量温度与标注温度不一致时,每增高 3℃ 应将测定结果增加 0.001,每减低 3℃ 应将测定结果减低 0.001。

2)食物因素:过量饮水或使用利尿药,可减低尿比密。

3)药物因素:折射计法受尿液中高浓度蛋白质和葡萄糖的影响,若尿中含有大量蛋白或葡萄糖可影响尿比密测定的精确性。当葡萄糖每增加 10 g/L 时,应将尿比密测定结果减去 0.004;当蛋白质浓度每增加 10 g/L 时,应将尿比密测定结果减去 0.003。

4)器材和试剂因素:比密计法应该使用经校正的比密计。折射计法:①滴入尿液标本时不可有气泡;②每次使用前应使用纯净水校准零点,如不在零点处,应通过校正口进行零点校正;③如观察者视力或焦距问题,观察模糊,可旋转调节调焦螺旋,可使观察刻度清晰。

5)其他方法:尿比密测定还有很多方法,如干化学法、称重法、液滴下落法、超声波法,但因操作复杂,不宜常规使用,而干化学法仅限于常规筛查使用。

3.参考值 成人晨尿:1.015~1.025;随机尿:1.003~1.030;新生儿尿:1.002~1.004。

4.临床意义

(1)增高:尿量少而比密增加,常见于急性肾炎、高热、心功能不全、脱水等。尿量多而比密增加常见于糖尿病。

(2)减低:常见于慢性肾小球肾炎、肾功能不全、间质性肾炎、肾衰竭影响尿液浓缩功能、尿崩症等。

(3)固定:当多次测量(折射计或比密计法)尿比密总固定在 1.010 左右的低比密状态时,称为等渗尿,提示肾实质严重损害。

四、尿渗量测定

尿渗量也称为尿渗透压,是反应溶解在尿液中的具有渗透作用的溶质颗粒(分子或离子)数量的一种指标,是表示肾脏排泄到尿液中所有溶质颗粒的总数量。尿渗量主要与尿中溶质颗粒数量、电荷有关,而与颗粒大小关系不大,除了高浓度的尿糖和蛋白质以外,电解质和尿素在尿渗量变化中是起决定作用的溶质。尿渗量测定能够较好的反应肾脏对溶质和水的相对排出速度,更加确切地反应肾脏浓缩和稀释功能,因此是评价肾脏浓缩功能较好的指标。

1.检验方法学冰点减低法。

(1)原理:根据溶液冰点下降(由液体转换到固体状态)的原理计算出尿渗量,冰点是指呈固相和液相处于相对平衡状态时的温度。由于 1 个渗量(osmolarity,Osm)的溶液可使 1kg 纯水的冰点下降 1.858℃,因此尿渗量的计算公式如下。

$$Osm/(kg \cdot H_2O) = 尿液冰点下降温度(C) \div 1.858$$

(2)器材和试剂:冰点渗透量测定仪、配套的加样器、标准渗量溶液和高纯水。

（3）操作：①仔细阅读仪器说明和操作步骤，严格按照仪器操作步骤进行操作或按照实验室内 SOP 文件操作；②打开仪器后需等待仪器稳定和通过自检过程。首先用高纯水进行测量，调整好零点。再使用仪器配备的(或商品化的)标准渗量溶液(一般应含有高、中、低三个浓度)各测定一次，按照已知的标准溶液毫渗量对仪器定标，使仪器处于最佳工作状态；③尿标本处理：新鲜尿标本必须采集于清洁干燥容器内，不需添加防腐剂；用高速离心(2000~2500 r/min)法除去标本中不溶解的颗粒成分；尿中出现盐类沉淀时，应将其加温或加酸进行溶解；④按照操作步骤，使用加样器向仪器内加入尿液标本，仪器自动对尿液标本进行测定，读取尿渗量结果。

2.方法学评价

（1）灵敏度和特异度：尿渗量和尿比密测定都可用于反应尿中溶质的含量，虽然尿比密测定比尿渗量测定简便易行，重复性好，成本低廉，但是尿比密测定容易受溶质性质的影响，如尿蛋白和葡萄糖等大分子物质及尿中细胞增多等，均可导致尿比密增高；折射计法虽然可测定比密、折射率、渗量和总固体量，但尿渗量与折射率仅在正常或基本正常尿样本中有较好的相关($r = 0.97$)，故推荐用于临床尿渗量测定。而冰点减低法尿渗量测定主要和尿中溶质的颗粒数量和电荷有关，受大分子的蛋白质、葡萄糖和细胞影响很小，因此在评价肾脏浓缩和稀释功能方面更加优于尿比密测定换算法。其测定的灵敏度和所使用的方法及仪器性能有关。

（2）干扰因素

1）标本因素：待测的尿液标本必须新鲜，并使用干燥清洁的一次性容器留取，并不能添加任何防腐剂。如果不能立即测定的标本必须存放在冰箱内保存，测定前需要将其复温。标本中若有混浊或有不溶性颗粒出现，应使用高速离心法除去这些不溶物质。尿中若有盐类沉着物，特别是冰箱保存的标本中出现结晶，应使其完全复温并溶解后测定，而这些盐类结晶是不可以除去的成分。

2）食物因素：24 小时内尿渗量变化非常大，并与饮水和人体排出的水分有关，应当连续观察并且记录每次尿量采集的时间和排出的尿量，以便计算每小时或每分钟排尿量。

3）器材和试剂因素：操作仪器时必须符合相应仪器要求的操作步骤。测定过程必须与调整零点、定标时的条件相一致，包括测量使用的样本杯、加样器、标本用量等。非全自动型仪器，需要注意及时清洗进样测定区，防止上一个样本对后一个样本的交叉污染和干扰。冰点减低法还受环境温度干扰，对仪器的状态进行严格检查，样品加量要准确，特别是冷却池不冻液的水平状态。测试探针应位于测试样品的中央，避免震动引起探针的搅动幅度太大。

3.参考值　成人尿渗量：600 ~ 1000 mOsm/(kg · H_2O)；成人尿渗量波动范围：40 ~ 1400 mOsm/(kg · H_2O)；正常禁水 12 小时后：>800 mOsm/(kg · H_2O)。

4.临床意义　尿渗量测定主要用于肾脏浓缩和稀释功能的评价。

（1）减低：多见于肾小球肾炎伴有肾小管和肾间质病变；尿渗量<300 mOsm/(kg · H_2O)时多见于肾脏浓缩功能不全。

（2）显著减低：见于肾小管、肾间质结构和功能受损所致的肾脏浓缩功能障碍患者。慢性肾盂肾炎、多囊肾、阻塞性肾病等；慢性间质性肾病患者，尿渗量/血清(血浆)渗量比可明显减低；急性肾小管功能障碍时，尿渗量降低，尿/血清(血浆)渗量比值等于或小于1。

（3）冰点渗透压计：可同时测定血清(血浆)渗量，并配合尿渗量结果共同用于肾脏浓缩和稀释功能的评价。自由水清除率测定就是应用尿和血清(血浆)渗量结果计算得到,并被认为是较理想的肾脏浓缩功能试验。急性肾衰竭早期,自由水清除率趋于零,而且先于临床症状出现前 2~3 天,被认为是判断急性肾衰竭的早期指标,其大小变化可反映肾脏功能恢复或恶化的程度。自由水清除率还可作为观察严重创伤、大手术后低血压、少尿、休克患者髓质功能损害程度的一项指标,肾移植术后若其接近于零,说明出现早期排异反应。

第二节　尿液化学检验

尿液化学检查可分为湿化学法和干化学试纸法,湿化学法一般为传统检查方法,现在并不经常使用。但是当干化学试纸法因某些因素产生干扰时,某些检查干化学法出现局限性时,这些湿化学法是可选用的替代方法,甚至是确认方法。本节主要介绍湿化学分析法。

一、尿液酸碱度测定

尿液酸碱度是反映肾脏调节机体内环境体液酸碱平衡的重要指标之一。尿液酸碱度也是指尿中所有能解离的氢离子浓度,通常用氢离子浓度的负对数 pH 来表达。

1.检验方法学　广泛 pH 试纸法。

(1)原理:广泛 pH 试纸的反应原理是基于 pH 指示剂法。广泛 pH 分析试纸中含有甲基红[pH4.2(红)~6.2(黄)],溴甲酚绿[pH3.6(黄)~5.4(绿)]和百里酚蓝[pH6.7(黄)~7.5(蓝)]三种酸碱指示剂,这些混合的酸碱指示剂适量配合可以反映出 pH4.5~9.0 的变色范围。

(2)器材和试剂:广泛 pH 试纸和配套的比色板,100 mL 玻璃量筒或尿试管。

(3)操作:取广泛 pH 试纸一条,浸入尿液中 1/2~2/3 处。约 1 秒钟后取出,贴近比色板,在自然光条件下和标准配套比色板比色,与比色板最接近处颜色标示的数值即为该尿液的 pH。

2.方法学评价

(1)灵敏度和特异度:操作简便,可目测检查,一般用于粗略的液体酸碱度测定,是尿常规检查中 pH 测定的惯用方法。灵敏度以 pH0.5 为一个梯度,显色范围从棕红色至深黑色。如需更精确的尿 pH 测定,还可使用精密 pH 试纸法;有条件时还可使用 pH 计法(电极法)或滴定法测量尿液酸碱度。

(2)干扰因素

1)标本因素:应该使用新鲜尿液标本,陈旧尿标本可使尿液呈碱性改变;也可因细菌和酵母菌使尿中葡萄糖降解为酸和乙醇,降低 pH。

2)食物因素:尿液酸碱度变化与食物有关,以肉食类为主者尿液可偏酸性,素食者尿液多偏碱性。进餐后可使尿 pH 增高。

3)药物因素:应用氯化铵、氯化钙、氯化钾类药物可使尿液呈现酸性改变,而使用利尿药、小苏打、碳酸钾、柠檬酸钠、酵母制剂等可使尿液呈现碱性改变。试验还易受黄疸尿、血尿等特殊颜色尿液的干扰,使结果准确性受到一定影响。

4)器材和试剂因素:①每次使用只需取出 1 条试纸条,余下的试纸条应尽快储藏在密封、避光、干燥的环境下;②试纸受潮或过期使用,可导致错误的结果;③所用比色板应该与同批号的试纸条保持一致。

其他尿液 pH 测定法还有尿干化学试带法、pH 计法和指示剂滴定法等。pH 计法精密度和准确性更好,但需要专用设备,不适宜常规应用;指示剂滴定法因操作繁杂、费时也不适宜常规应用;而目前在尿常规检验中经常使用的干化学试带法,具有方便快速等特点,但也易受各种理化因素影响。

3.参考值　新鲜尿 pH 在 5.5~6.5,平均值 6.0;随机尿 pH 浮动范围:4.5~8.0。

4.临床意义　正常情况下尿液酸碱度可有较大的生理性变化,也可因各种病理因素发生相应改变。

(1)病理性酸性尿:多见于酸中毒、高热、脱水、痛风等患者。低钾性代谢性碱中毒患者排酸性尿是其特征之一。

(2)病理性碱性尿:见于碱中毒、尿潴留、膀胱炎、呕吐、肾小管酸中毒(Ⅰ型、Ⅱ型、Ⅲ型)等患者。

(3)用于药物干预:溶血反应时,口服碳酸氢钠以碱化尿液,可促进溶解及排泄血红蛋白;为促进酸性药物中毒时从尿中排泄,有利于氨基苷类、头孢菌素类、大环内酯类、氯霉素等抗生素治疗泌尿系统感染。用氯化铵酸化尿液可促进碱性药物中毒时从尿液中排泄,有利于四环素类、异唑类半合成青霉素和呋喃妥因治疗泌尿系统感染。

二、尿蛋白定性试验

尿液蛋白质检查是尿液化学成分检查中的重要内容,也是尿常规检查中的重要组成之一。由于蛋白质的肾小管最大重吸收率非常低,因此一旦肾小球滤过增加,就使肾小管蛋白质重吸收达到饱和,从而形成蛋白尿。

检查蛋白尿的方法非常多,如传统的加热乙酸法和磺基水杨酸法,还有非常广泛使用的干化学试带法;也有不作常规使用但可对尿蛋白进行定量分析的双缩脲比色法、考马斯亮蓝和丽春红 S 染色法,免疫法等许多方法。磺基水杨酸法在尿蛋白定性检查方面具有高灵敏度、操作简便和应用广泛等特点。

1.检验方法学　磺基水杨酸法。

(1)原理:磺基水杨酸为生物碱试剂,在略低于蛋白质等电点的酸性条件下,其酸根阴离子可与蛋白质氨基酸阳离子结合,生成不溶性蛋白盐而呈现浊度变化或出现沉淀。通过肉眼观察浊度改变或沉淀的情况和程度,判断尿蛋白质的大致含量。

(2)器材和试剂:8 mm×75 mm 玻璃小试管、200 g/L 磺基水杨酸溶液。

(3)操作:取 2 支试管,每支试管内加入待检新鲜尿液约 3 mL,在其中一支试管尿液的表面滴加 200 g/L 磺基水杨酸溶液 2~3 滴,轻轻摇动,另一支不加试剂作对照观察。在黑色背景下观察结果,结果判断见表 3-2。

表 3-2　磺基水杨酸法尿蛋白定性测定结果判断

结果	报告方式	相当于蛋白含量/$(g \cdot L^{-1})$
清晰透明	-	<0.05
有轻度云雾状混浊	±(微量)	0.05~0.1
白色轻度混浊,但无颗粒出现	+	0.1~0.5

结果	报告方式	相当于蛋白含量/$(g \cdot L^{-1})$
明显白色混浊,有颗粒出现	++	0.5~2.0
更明显的混浊,有絮状物出现	+++	2.0~5.0
有絮状混浊,凝固成块下沉	++++	>5.0

2.方法学评价

（1）灵敏度和特异度:操作简便、试剂配制简便易得、价格低廉;操作简便、反应灵敏、显示结果直观,快速。敏感度在 0.05~0.1 g/L,含量低的蛋白质可能检测不到,因而具有一定的假阴性。能与尿中的白蛋白、球蛋白、糖蛋白、本周蛋白发生反应,因而特异度较差。此方法被美国临床检验标准委员会定为干化学法检查尿蛋白的参考方法,并被推荐为检查尿蛋白的确证试验方法。

（2）干扰因素

1）标本因素:①若尿液混浊,应先离心后用上清液作定性试验;②强碱性尿应滴加少量冰醋酸调整其 pH 至 5.0 后再行测定;③尿中含有高浓度尿酸或草酸盐时,可导致假阳性结果,应加热使其消失后再行测定。

2）饮食因素:进食过多富含蛋白质食物时,尿中可偶然出现蛋白尿。

3）药物因素:大剂量使用某些药物,如青霉素钾盐、复方磺胺甲基异噁唑、对氨基水杨酸,使用有机碘造影剂（如胆影葡胺、泛影葡胺）等均可导致尿蛋白试验阳性结果。输入成分血浆、白蛋白、蛋白制剂等也会在尿中偶然检查出蛋白质。

4）器材和试剂因素:因采用人工判读结果的方式,故在不同操作者间会有一定的判断差异。

3.参考值　阴性。

4.临床意义

（1）生理性蛋白尿:因剧烈运动、发热、紧张等应激状态导致的一过性蛋白尿,泌尿系统无器质性病变,也称功能性蛋白尿,尿蛋白定性一般不超过（+）。

（2）体位性蛋白尿:处于直立状态时出现,卧位时消失,也称直立性蛋白尿。见于瘦高体型青少年,可能于直立时肾移位及前凸的脊柱压迫肾静脉导致肾淤血和淋巴液回流受阻有关。此类患者应注意复查和排除其他病因。

（3）病理性蛋白尿:见于各种肾脏及肾外疾病所致的肾小球性蛋白尿、肾小管性蛋白尿、混合性蛋白尿、组织性蛋白尿、溢出性蛋白尿等。如各种急慢性肾炎、肾病综合征、肾盂肾炎、肾移植排异反应、重金属中毒和某些药物反应、糖尿病肾病、狼疮性肾病晚期、多发性骨髓瘤、巨球蛋白血症、高血压、系统性红斑狼疮、妊娠期高血压疾病、血红蛋白尿或肌红蛋白尿等。

三、尿葡萄糖定性试验

生理情况下尽管肾小球滤出的葡萄糖浓度几乎与血浆相同,但肾小管有很强的重吸收功能,葡萄糖可被全部重吸收回到血液中,因此正常人尿中几乎不含有葡萄糖,用常规检查法不能测定出来,尿糖定性试验为阴性。

尿糖一般指葡萄糖,是尿中最主要的糖,但偶然也可见乳糖、半乳糖、果糖和戊糖等。尿糖定性试验主要是针对尿中葡萄糖的定性试验,有传统的、经典的班氏法和目前流行的干化学试带法,以及用于基础研究和科研的薄层层析法。

1.检验方法学　班氏尿糖定性法。

(1)原理:含有醛基的葡萄糖在高热及碱性溶液中能将班氏试剂溶液中蓝色的硫酸铜(二价)还原为黄色的氧化亚铜(一价),进而形成砖红色的氧化亚铜(Cu_2O)沉淀。

(2)器材和试剂:13 mm×100 mm 玻璃试管一支、2 mL 吸管、试管夹、试管架、一次性滴管、乙醇灯。班氏定性液:含硫酸铜,柠檬酸钠和无水碳酸钠,外观为蓝色透明液体。

(3)操作:①用 2 mL 吸管吸取 1.0 mL 班氏定性液,加于试管内;②用试管夹夹紧试管并在乙醇灯上加热煮沸,若不出现颜色变化,可进行下一步。有颜色改变则说明试剂有问题,需更换试剂;③待试剂冷却后,加入尿液 0.1 mL(约两滴),混合均匀,再次在乙醇灯上加热煮沸。加热过程也可采用隔水加热法(将烧杯内放半杯水,用电炉或煤气烧开,用试管夹夹住试管,将含有试剂部分全部浸入到沸腾的水面下,待试管内的试剂沸腾即可);④将试管放于试管架上,待冷却后观察结果;⑤结果判断:参考表 3-3 的结果判断方法。

表 3-3　班氏尿糖定性法结果判别表

反应结果	定性结果	大致含量	
		g/L	mmol/L
蓝色不变	-	<1	<5.6
蓝色中略带绿色,无沉淀	±(微量)	1	5.6
绿色中有少量黄色沉淀	+	1~5	5.6~27.8
黄绿色混浊,较多黄绿色沉淀	++	5~10	27.8~55.6
土黄色混浊,土黄色沉淀	+++	10~20	55.6~111.2
大量砖红色沉淀	++++	>20	>111.2

2.方法学评价

(1)灵敏度和特异度:该方法是经典的尿糖定性法,已沿用近百年,是一种非特异性还原试验,可测定多种尿糖,如葡萄糖、半乳糖、果糖、乳糖等。测定方法简便、成本低廉,但是易受其他还原类物质的干扰,检测灵敏度>5.6 mmol/L。还可根据颜色变化情况,用"+"的方式简单表达尿糖含量的多少,通俗易记。

(2)干扰因素

1)标本因素:使用新鲜尿液,建议使用空腹尿或餐后 2 小时尿标本。尿液标本放置时间过久、温度过高、易引起细菌分解葡萄糖,使结果偏低或出现假阴性。尿液中含有其他还原糖,如乳糖、果糖、半乳糖、戊糖等也可获得阳性结果。

2)药物因素:尿中含有其他一些还原性物质,如维生素 C、尿酸、肌酐、对苯甲酸、黑尿酸、水合氯醛、氨基比林、阿司匹林、异烟肼等物质的含量较高时,会出现假阳性反应。而青霉素 G、羧苄西林、呋布西林、多种头孢菌素的含量过高,可导致试验出现假阴性。

3)食物因素:进食过多含有乳糖、果糖、半乳糖等食物者,会在尿中排出相应的物质,容易造成假阳性。

4)器材和试剂因素:注意防止试剂过期变质,试验前可先将班氏试剂煮沸,若出现变色,可考虑试剂变质或被污染。

5)操作因素:因操作规范性不标准,且肉眼观察颜色变化来判断结果,因此试验的重复性和可比性略差。

3.参考值 阴性。

4.临床意义 尿糖定性试验阳性称为糖尿,一般指葡萄糖尿。

(1)血糖过高性糖尿:常见于糖尿病、甲状腺功能亢进、肾上腺皮质功能亢进、肢端肥大症、巨人症等。

(2)血糖正常性糖尿:也称肾性糖尿,常见于慢性肾小球肾炎、肾病综合征、肾间质性疾病、家族性糖尿病等。

(3)暂时性糖尿:非病理因素所致的一过性糖尿,如大量进食糖类或输入葡萄糖、应激性糖尿、新生儿糖尿、妊娠性糖尿及药物或激素引发的暂时性糖尿。

(4)其他糖尿:哺乳期妇女、肝功能不全者、某些糖代谢异常的遗传病等。

四、尿酮体定性试验

尿酮体是尿液中乙酰乙酸(约占20%)、β-羟丁酸(约占78%)和丙酮(约占2%)的总称。酮体是机体脂肪氧化代谢产生的中间代谢产物,当糖代谢发生障碍脂肪分解增加时,酮体产生速度超过机体组织利用的速度,酮体在血液中的浓度超过肾阈值,即可从尿中排出,产生酮尿。尿酮体定性试验是一种简单和快速检测尿中出现酮体的试验。

1.检验方法学 改良罗瑟拉法。该方法也称粉剂法或酮体粉法。

(1)原理:在碱性环境下,硝普钠可以和尿中的乙酰乙酸及丙酮发生反应,产生紫色化合物。

(2)器材和试剂:白色凹磁板或白色滤纸、一次性滴管、小药匙;酮体粉:内含硝普钠、硫酸铵和碳酸钠。

(3)操作:①用小药匙取一小匙酮体粉,加在白色凹磁板内(或白色滤纸上);②用一次性滴管取尿液标本少许,滴加到酮体粉表面,以全部浸湿酮体粉为好;③观察酮体粉表面颜色的变化,看是否有紫色出现;④结果判断,参考表3-4。

表3-4 尿酮体改良 Rothera 法判断和报告方式

反应现象	结果判断	报告方式	大致含量	
			mg/L	mmol/L
立即出现深紫色	+++	强阳性	800	7.8
立即呈淡紫色,后逐渐变为深紫色	++	阳性	400	3.9
逐渐呈淡紫色	+	弱阳性	150	1.5
5分钟内不出现紫色	-	阴性	<80	<0.8

2.方法学评价

(1)灵敏度和特异度:本方法具有试剂稳定、容易配制、便于保存和携带;操作简便、阳性结果易于观察、价格低廉,适用于门急诊常规尿酮体的筛查试验。

本方法对乙酰乙酸和丙酮可起呈色反应,而与β-羟丁酸不起反应。对乙酰乙酸的灵敏度为80 mg/L,对丙酮的灵敏度在1000 mg/L。

由于不能和含量很高的 β-羟丁酸起反应,因此在糖尿病酸中毒早期,患者尿中酮体的主要排出成分是 β-羟丁酸,而乙酰乙酸相对排出量很少或缺乏,此时测定结果可能呈阴性或较低,此时测得的酮体试验结果会导致对总酮体量估计不足。当糖尿病酮症酸中毒症状缓解后,β-羟丁酸可转变为乙酰乙酸,反而使乙酰乙酸含量比急性期早期增高,此时易造成对病情估计过重。应该了解尿酮体试验的这一特点,关注患者的临床表现,对具体病例和结果结合实际情况分析鉴别。

(2)干扰因素

1)标本因素:由于尿标本中的丙酮和乙酰乙酸具有挥发性,因此必须使用新鲜标本。陈旧尿及细菌污染的尿标本可导致假阴性。当尿中含有大量非晶形尿酸盐、肌酐或含有吲哚类物质时,可干扰试验结果。

2)食物因素:饮食中缺乏糖类或长期大量食用高脂肪类食物者,可出现尿酮体阳性。此外,尚未有文献报道饮食对尿酮体测定结果产生干扰。

3)药物因素:氯仿、乙醚麻醉后可出现阳性结果。服用双胍类降糖药(如苯乙双胍)等,由于药物抑制细胞呼吸,可出现血糖减低而尿酮体阳性的现象。

4)器材和试剂因素:酮体粉板结后或受潮后,可影响试剂的质量,进而影响测定结果。

3.参考值 阴性。

4.临床意义

(1)尿酮体阳性是糖尿病酸中毒的早期诊断和治疗监测手段。

(2)非糖尿病性酮症:如应激状态、剧烈运动、饥饿、禁食过久;感染性疾病如肺炎、伤寒、败血症、结核等发热期;严重腹泻、呕吐者;妊娠期反应、全身麻醉后等均可出现尿酮体阳性。

(3)中毒:氯仿、乙醚麻醉后、有机磷中毒等可出现尿酮体阳性。

(4)新生儿尿酮体出现强阳性结果应怀疑为遗传性疾病。

五、尿胆红素定性试验

胆红素是红细胞破坏后的产物,可分为未经肝处理的未结合胆红素和经肝和葡萄糖醛酸处理的结合形式的结合胆红素。未结合胆红素不溶于水,在血液中与蛋白质结合不能通过肾小球滤膜,而结合胆红素分子量小,溶解度高,可通过肾小球滤膜经由尿中排出。正常人血液中结合胆红素含量很低($< 4~\mu mol/L$),因此滤出量极低,所有尿中几乎检测不到胆红素。但血液中结合胆红素增加,超过肾阈值时就会经尿液排出,尿胆红素可呈阳性反应。

1.检验方法学 哈里森法。

(1)原理:尿胆红素哈里森定性试验属氧化法。氯化钡吸附尿液中的胆红素后,滴加酸性三氯化铁试剂,使胆红素氧化成绿色的胆绿素,蓝色的胆青素及黄色的胆黄素复合物。

(2)器材和试剂:试剂:100 g/L 氯化钡溶液,Fouchet 试剂(含三氯乙酸和三氯化铁),广泛 pH 试纸。器材:13 mm×100 mm 玻璃试管、白色凹磁板或白色滤纸、一次性滴管、5 mL 吸管和普通离心机。

(3)操作:①首先用 pH 试纸确认尿液标本为酸性;②取尿液 5 mL,加 2.5 mL 的 100 g/L 氯化钡溶液,混匀;③放离心机内,800～1000 r/min 的速度离心沉淀 3～5 分钟,倾去上清液;④将沉着物倒于白色凹磁板内或白色滤纸上,在沉着物表面滴加 Fouchet 试剂 2～3 滴,观察颜色变化;⑤结果判断,参考表 3-5。

表3-5 尿胆红素哈里森法结果判别表

观察所见	结果判断
长时间不显颜色变化	阴性(-)
逐渐出现淡绿色	弱阳性(+)
逐渐出现绿色	阳性(++)
立即出现蓝绿色	强阳性(+++)

2.方法学评价

(1)灵敏度和特异度:干化学试带法往往可以用于过筛试验,且灵敏度在 $7 \sim 14$ μmol/L,如果反应不够典型,可用哈里森法确认。该方法操作略为复杂,但对胆红素检测灵敏度较高 $(0.9$ μmol/L)。国外还有已经商品化的尿胆红素确证试验——Ictotest 片剂试验,是一种操作更加方便的尿胆红素测定方法,其检测灵敏度达到 0.8 μmol/L。

(2)干扰因素

1)标本因素:最好使用新鲜尿液和使用棕色容器接收标本。胆红素在阳光照射下易转变为胆绿素,因此留取和运送尿液标本时应该避光;若尿液标本放置时间过久,也可出现假阴性结果。本方法需要尿中有足够的硫酸根离子,如果标本与氯化钡混合后不产生沉淀,可滴加硫酸铵试剂 $1 \sim 2$ 滴,以促进沉淀形成。如果尿液 pH 呈碱性,会减低反应的灵敏度,可加入少许乙酸调整 pH 呈酸性。

2)药物因素:尿液中含有较多的维生素 C 和亚硝酸盐等都可导致假阴性结果,尿中维生素 C 达到 1.42 mmol/L 即可引起假阴性反应。服用大剂量的牛黄、熊胆粉、水杨酸盐和阿司匹林等药物可导致试验出现假阳性。

3)器材和试剂因素:试验中如若加入过量的 Fouchet 试剂,可使胆红素过度氧化为胆黄素而出现假阴性反应。

3.参考值 阴性。

4.临床意义 尿胆红素测定有助于黄疸的诊断和鉴别诊断。胆汁淤积性黄疸、肝细胞性黄疸为阳性;溶血性黄疸为阴性。

先天性高胆红素血症、Dubin-Johnson 综合征和 Rotor 综合征尿胆红素为阳性;Gilbert 综合征和 Crigler-Najjar 综合征尿胆红素为阴性。

六、尿胆原定性试验

结合胆红素进入肠道后转化为尿胆原,若从粪便中排出为粪胆原。大部分尿胆原从肠道重吸收,经肝脏转化为结合胆红素再排入肠腔,小部分尿胆原从肾小球滤过或肾小管排出后即成为尿中的尿胆原。尿中尿胆原经空气氧化及光线照射后可转变为黄色的尿胆素。

1.检验方法学 改良厄利法。

(1)原理:尿胆原在酸性溶液中与对二甲氨基苯甲醛作用后生成樱红色化合物。

(2)器材和试剂:厄利试剂,含有对二甲氨基苯甲醛和浓盐酸。13 mm×100 mm 玻璃试管、一次性滴管、吸管。

(3)操作:①取新鲜尿液 $2 \sim 3$ mL 加于玻璃试管中,再加入厄利试剂 0.2 mL,混合均匀,室温条件下放置 10 分钟;②白色背景下,持试管从管口向管底观察颜色反应,出现樱桃红色为阳性反应;③结果判断:见表3-6;④标本的稀释:如结果在"++"以上,应将尿液进行稀释后再按上述步骤重新测定。稀释倍数为10、20、40、80倍。稀释后的结果应在10分钟后观察结果,以最高稀释度出现阳性反应的倍数报告(如:1:40倍稀释,阳性)。

表3-6　尿胆原定性结果判别表

观察所见	结果判断
不出现樱桃红色	−
放置10分钟后出现微红色	+
放置10分钟后呈现樱桃红色	++
立即出现深红色	+++

2.方法学评价

(1)灵敏度和特异度:该方法检测相对比较简单,与干化学试带法采用相同的原理尿,属于胆原定性的经典方法,可检出1~4 mg/L含量的尿胆原。尿胆原是比较常用的尿检测项目,用于疾病的筛选检查。常用定性检查,但也有定量分析。在尿胆原为阴性时应用尿胆素检查进一步证实。检查尿胆原或尿胆素时均应除去胆红素,以避免尿中胆红素色泽的干扰。

(2)干扰因素

1)标本因素:尿液放置时间过久可使尿胆原氧化为尿胆素,因此尿液必须新鲜。尿胆原排出量每日变化很大,上午少于下午,餐后2~3小时达到最高峰,故此时测定阳性率最高。

如尿标本中含有结合胆红素,加试剂后立即显绿色,干扰尿胆原的测定。此时可取100 g/L的氯化钡溶液1份与尿液4份混合,吸附胆红素,以2000 r/min的速度离心5分钟,取上清液再按操作方法重新测定,可避免胆红素的干扰。

2)药物因素:大量应用抗生素、维生素C或尿中含有高浓度亚硝酸盐时可抑制本试验的反应,出现假阴性。使用氯噻嗪等吩噻嗪类药物、非那吡啶等药物易出现假阳性。

3.参考值　阴性或弱阳性(1:20倍稀释后为阴性)。

4.临床意义

(1)尿内尿胆原在生理情况下仅有微量,在饥饿、饭后、运动等情况时稍有增加。

(2)尿胆原测定有助于黄疸的诊断和鉴别诊断。完全胆汁淤积性黄疸为阴性、肝细胞性黄疸为阳性;溶血性黄疸为强阳性。

(3)尿胆原定性试验常与尿胆红素定性试验配合,甚至配合现已不常使用的尿胆素定性试验(简称为尿三胆试验),用以对不同类型的黄疸疾病进行鉴别诊断(表3-7)。

表3-7　尿三胆试验用于黄疸疾病的鉴别诊断

	尿胆原	尿胆红素	尿胆素
正常人	阴性或1:20阴性	阴性	阴性
溶血性黄疸	强阳性	阴性	阳性
肝细胞性黄疸	阳性	阳性	阳性
胆汁淤积性黄疸	阴性	阳性	阴性

(4)尿内尿胆原增多还可见于以下情况:肝功能受损(如肝脏疾病)、心力衰竭等。体内胆红素生成亢进且胆管畅通者,多见于内出血或各种溶血性疾病的患者。从肠管回吸收的

尿胆原增加,多见于顽固性便秘、肠梗阻的患者。

七、尿隐血(血红蛋白)定性测定

1.检验方法学 单克隆抗体胶体金法。正常人血浆中含有约 50 mg/L 的血红蛋白,尿中一般无游离的血红蛋白出现。当血管内发生溶血时,血浆中血红蛋白含量增加,当血红蛋白含量超过触珠蛋白所能结合的量时,血浆中就会出现大量游离的血红蛋白,其含量超过1000 mg/L 时,就会随尿液排出。血红蛋白尿的外观呈浓茶色、红葡萄酒色或酱油色,尿隐血试验为阳性。尿隐血测定方法很多,例如常用的干化学尿隐血检查法,还有方便快建的单克隆抗体胶体金法。

(1)原理:采用胶体金标记的抗人血红蛋白的单克隆抗体,用双抗夹心酶联免疫方法测定尿液标本中的血红蛋白,对人血红蛋白抗原具有特异性反应。

(2)器材和试剂:商品化单克隆抗体胶体金隐血试纸;小试管或专用小杯、一次性滴管。

(3)操作:①用滴管在小试管或专用小杯中加入 10 滴(约 0.5 mL)尿样,打开单克隆抗体胶体金试纸包装,手持试纸条手柄,插入到尿液标本中,注意不要超过试纸下端标有 MAX的标线。5 分钟内观察试纸反应区有无红色横线出现;②结果判断:上端的质控线(C)和下端的反应线(T)位置平行出现两条红线为阳性;只有上端的质控线出现红线为阴性;两条线均不出现说明该试纸失效,需更换新的试纸重新试验。

2.方法学评价

(1)灵敏度和特异度:可以克服湿化学法(如邻联甲苯胺法、氨基比林法、愈创木树脂法)和干化学法(如尿隐血试带)试剂不稳定的问题和具有致癌危险性问题,和对热不稳定酶、氧化剂污染和尿路干扰时细菌产生的某些过氧化物酶、维生素 C 等物质易造成的干扰问题。具有灵敏度高、特异度强、操作简便快速等优点。

1)该方法只能提供尿隐血阴性或阳性结果,不能进行半定量测定。

2)本方法具有特异度和灵敏度高的特点,仅与人的血红蛋白发生反应,不与肌红蛋白反应;尿中含有极低浓度的血红蛋白时(0.21 μg/mL 或 2 个 RBC/HPF)即可出现阳性反应。

3)该方法同样可以用于粪便隐血试验和其他排泄物、分泌物的隐血试验。

(2)干扰因素

1)标本因素:如尿液中含有过量的血红蛋白,抗原过剩出现后带现象时,会造成假阴性反应,此时应将标本进行 50～100 倍稀释后重新试验。

2)食物因素:不受饮食因素影响,食用含动物血成分的食物对本试验无明显干扰。

3)器材和试剂因素:按规定时间判读结果。试纸在未使用前应处于密封防潮避光容器中保存,并在有效使用期内使用。

3.参考值 阴性。

4.临床意义 如是红细胞导致的尿隐血试验阳性,参考尿沉渣检查中红细胞的临床意义。将尿液离心沉淀,取上清液镜下观察无红细胞,隐血试验阳性时可考虑为血红蛋白造成的隐血试验阳性。

血红蛋白尿多为发生了严重的血管内溶血,释放出大量血红蛋白,超过肾小管的吸收阈值(约 1.0 g/L)时会出现在尿中。常见于溶血性贫血、血型不合的输血反应、恶性疟疾、大面积烧伤后、阵发性睡眠性血红蛋白尿症等。

第三节　尿液有形成分检验

尿液有形成分是指来自泌尿道,并以可见形式渗出、排出、脱落和浓缩结晶所形成的物质的总称,也被称为尿沉渣。尿液有形成分检查是一项非常经典的检验项目,它和尿液理学检查、尿液化学检查共同构成尿液常规分析的全部内容,并与其相辅相成,互相弥补和互相印证。尿液有形成分检查有助于临床医师了解泌尿系统各个部位的变化,对辅助泌尿系统疾病的定位诊断、鉴别诊断和预后判断有非常明显的应用价值。

目前,尿液中有形成分检查方法非常多,包括近年来发展的自动化分析法和各种染色方法在内,有数十种之多。已经较为普遍用于临床的检查方法大致可分为以下几种。

一、定性法尿液有形成分检查

临床尿液常规检验通常包括尿沉渣检查,尿沉渣检查是临床基础检验工作中非常重要的形态学检验内容,是每个从事临床检验工作的技术人员应该掌握的基本检验技术。虽然该方法在实施标准化方面仍有一定的困难,但因沿用历史悠久、应用广泛、易于操作并且已经为临床广泛接受,因此仍然是目前最主要的尿液有形成分检查方式。而离心镜检法更为广泛的使用和被临床认可。

1.检验方法学　离心镜检法是一种非染色、离心、半定量的尿液有形成分检查法,通常被称为尿沉渣检查。

(1)原理:将尿液离心处理后,将沉着物置放在载玻片上,用显微镜观察的方法,根据尿液中各种细胞、管型、结晶等有形成分的特点,识别并计数,以每高倍(低倍)视野下含有数量或分布密度的方式表达和报告结果。

(2)器材和试剂:10 mL刻度离心试管、载玻片、18 mm×18 mm盖玻片、一次性滴管、水平式离心机、光学显微镜。

(3)操作:①取新鲜尿液10 mL置于刻度离心试管中;②以400 g的转速离心5分钟;③倾斜尿试管,用一次性吸管从液面上方轻轻吸掉上层的尿液,保留沉渣量0.2 mL;④轻轻混匀尿沉渣,用一次性滴管吸取沉渣1滴(约0.02 mL),滴在载玻片上,加18 mm×18 mm盖玻片,注意尽量避免出现气泡;⑤先用10倍物镜观察全片,注意发现细胞、管型、结晶等的分布情况及是否有较大的物质,再换40倍物镜详细观察、辨认和计数镜下的有形成分。管型应该在低倍镜下至少观察20个视野,以每低倍视野(LPF)观察到的最低值到最高值报告结果。细胞应该在高倍镜下至少观察10个视野,以每高倍视野(HPF)观察到的最低值到最高值报告结果;⑥结晶和细菌报告方法:结晶和上皮细胞可以未见、少量、大量的方式报告。

镜检时还应随时注意有无巨大细胞、滴虫、虫卵、黏液丝、细菌、真菌、精子等,一旦发现应如实报告。有条件的实验室应开展尿液有形成分的染色检查,配置多种类型显微镜(如相差显微镜、偏振光显微镜等),以便于尿中特殊有形成分的进一步鉴别。

2.方法学评价

(1)灵敏度和特异度:尿液有形成分的显微镜检查目前仍然是尿液有形成分检查的金标准,目前尚无任何仪器和方法能够完全取代。而离心镜检法具有操作简便、快速、价格低廉、普及面广泛、结果较为可靠等特点,是尿液有形成分显微镜检查法中的常用方法,沿用已久并为临床广为接受。

离心镜检法缺点是容易受标本量、离心速度和时间、试验器材和主观判断等多种因素的干扰,结果的一致性和可比性上尚有不足。在操作上较非离心镜检法略微复杂,但比非离心法在阳性检出率和灵敏度方面可提高 15~20 倍。该方法作为国内临床检验常用的尿沉渣检查法,已经制订了标准化的操作程序,因此希望各级医院参考和严格执行。

对混浊尿液、脓尿或肉眼血尿,可采用不离心而直接镜检的方式进行检查,但需要在结果中注明"直接镜检法"。直接镜检法具有简便易行、快速、廉价的特点,但是重复性差,易导致漏检,仅适合于肉眼血尿或脓尿标本。

(2)干扰因素

1)标本因素:应该使用一次性容器采集尿标本,应该使用新鲜标本,无须添加任何防腐剂,立即送检,实验室应在留取后 2 小时内检测完毕。时间延长会使尿中的细胞成分发生破坏、溶解、变形等变化。如尿液放置时间过久会导致 pH 偏碱性改变,尿液中的细胞和管型成分容易被破坏。

正确留取尿液标本是保证尿液有形成分检查结果准确性的关键性步骤。一般应当要求患者留取清晨首次、二次或随机新鲜中段尿标本。女性患者需要注意月经血、阴道分泌物的污染,应该尽量避开此期做尿检查。若临床需要则应采取特殊的尿液留取方法。

2)食物因素:长期进食蔬菜类、水果和含碱性物质较多的食品者,尿液易出现偏碱性改变,可间接影响尿中红细胞的形态和造成适当破坏。

3)药物因素:警惕和注意某些药物,特别是磺胺类药物、解热镇痛类药物和某些新型化学药物可能出现的结晶。

4)器材和试剂因素:尿沉渣检查的标准化建议中对离心机的要求为,水平式离心机,有效离心半径 16 cm,速度 1500 r/min;使用其他离心半径的水平离心机,相对离心力要求为 400 g(例如水平离心机半径为 10 cm 时,1900 r/min 的转速相当于 400 g 的相对离心力)。离心时间 5 分钟。正确使用显微镜,适当调整显微镜光源,调降聚光器至适当位置,缩小光圈,更加易于观察镜下的物质,光线太强太亮容易漏掉透明管型。在低倍镜下发现的管型,须改用高倍镜进行鉴定。

3.参考值　离心法及不离心法尿有形成分参考值见表 3-8。

表 3-8　半定量法尿液有形成分参考范围

项目	离心法检查	不离心法检查
红细胞	0~3/HPF	0~偶见/HPF
白细胞	0~5/HPF	0~3/HPF
透明管型	0~1/LPF	0~偶见/LPF
鳞状上皮细胞	少许	少许

4.临床意义　参考"尿液有形成分检查临床意义"。

二、定量法尿液有形成分检查

尿液有形成分定量检查起始于艾迪计数,也称为 12 小时尿细胞定量计数,此外还有比较方便的 1 小时尿液有形成分定量计数法、一次性尿细胞定量计数板法和自动化仪器法等。

通过各种带有刻度的专用尿细胞计数板对尿液中的各种成分进行定量计数,是尿液有形成分检查技术的一大进步。目前各种可用于尿液细胞定量计数的定量板有很多种,例如专用的 FAST-READ 10、KOVA、KIMA 计数板等,而血细胞计数板也可用于尿细胞的定量计数。

1.检验方法学

(1)原理:通过尿细胞定量计数板鉴别和计数单位体积尿液内各种有形成分的种类和数量,以每微升所含的尿中各种有形成分数量报告。应用此类计数板,可根据情况选择离心法、不离心法和稀释法、染色法等多种技术对尿中各种成分进行定量分析。

(2)器材和试剂:尿细胞定量计数板(以 FAST READ10 板为例)、一次性滴管、显微镜、离心机、10 mL 刻度离心尿试管。

(3)操作程序

1)不离心法:用干净的吸管直接吸取混匀的尿液,滴入计数板中。例如使用 FAST-READ 10 尿计数板,计数区容积为 1 μL,整个计数区划分为 10 个大方格,每个大方格再分为 16 个小方格。每个大方格的边长为 1 mm,高度为 0.1 mm,故每个大方格总容积为 0.1 mm³,10 个大方格总容积为 1 μL。尿沉渣 FAST-READ 10 计数板构造见图 3-3。

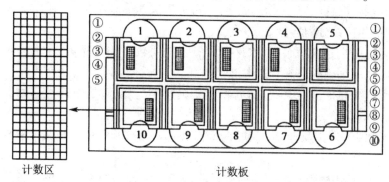

计数区　　　　　　　　　　　计数板

图 3-3　FAST-READ 10 计数板构造图

在低倍镜下观察并计数 10 个大方格内的管型数量,并用高倍镜鉴定其种类。在高倍镜下分别计数 1~2 个大方格内的红细胞和白细胞数量,换算为 1 μL 内细胞的数量。如需计数上皮细胞或结晶的数量,也可参照上述计数方法执行。

2)离心法:按照尿沉渣测定方法离心尿液,将尿液浓缩 50 倍,以提高阳性检出率。混合均匀沉着物后再将其充入计数板,按上述的方法进行计数。结果需换算为每微升原尿中所含有形成分数量(如浓缩 50 倍,则需将细胞或管型数量÷50)。

3)稀释法:原尿中细胞数量过多可采用稀释法(如肉眼血尿或脓尿)。用 0.9%氯化钠溶液将尿液稀释一定倍数(如稀释 100 倍)后充入计数板,并按上述方法进行计数。结果需换算为每微升原尿中所含有形成分数量(如稀释 100 倍,则需细胞或管型数量×100)。

4)染色法:为更加确切地鉴别尿中出现的各种有形成分,可采用在标本中添加染色剂的方法。但是应该注意添加染色剂的量和标本稀释问题,最终结果应该根据标本被稀释的倍数,进行适当的换算。

2.方法学评价

(1)灵敏度和特异度:传统的 Addis 计数法因标本需要被长时间保存,尿液中的有形成分容易溶解破坏,故得到的计数结果,并非患者尿中所排出物质的真实数量。以白细胞为例,2小时内白细胞溶解情况可在0~50%,4小时可达到30%~100%,具体溶解情况与尿液本身的pH、渗透量、温度和白细胞膜的情况等有关;红细胞也可因相同因素出现细胞溶解破坏,其破坏速度在1小时内可高达40%~50%。由于其标本留取和存放时间长,而且需要节制饮水饮食,重复性和准确性较差,目前该方法已经很少使用。

1小时尿液细胞定量计数法较为简便,不需要节制饮食,仅需要适当节制饮水,留取和检测时间短,对尿中有形成分的形态和数量影响较小,比Addis法有一定的优势,并有其相应的参考范围,得到临床认可。

目前多使用一次性定量尿细胞计数板法进行尿液中各种有形成分的定量计数。同时也使用不同类型的尿液有形分析仪对尿中排出的细胞、管型、结晶和细菌进行定量计数,其自动化程度、检测速度、精密度和准确性都得到很大提高,并建立了自己的参考范围,是目前尿液有形成分定量分析的主流方向。

(2)干扰因素

1)标本因素:对尿液中各种有形成分进行定量计数对尿标本的质量要求较高。需要保证使用洁净的容器、混合均匀的尿液、送检时间尽量快速等基本条件,还应该参考尿标本留取总体要求中的相关部分内容。

2)食物因素:长期进食蔬菜类、水果和含碱性物质较多的食品者,尿液易出现偏碱性改变,可间接影响尿中细胞的形态和造成适当破坏。

3)药物因素:警惕和注意某些药物,特别是磺胺类药物、解热镇痛类药物和某些新型化学药物可能出现的结晶。

4)器材和试剂因素:离心速度过快、时间过长都会给准确定量计数尿中有形成分的数量带来影响。

3.参考值 定量法尿液有形成分检查目前国内尚无统一的参考范围。各临床实验室可根据所用具体方法制订本室参考范围。

4.临床意义 与常规尿沉渣检查发现的各种细胞和管型有相同的临床诊断价值。由于可以进行定量报告,有助于结果的一致性和标准化。尿液中红细胞、白细胞和管型等有形成分的定量计数,与随机尿液沉淀后的定性检查法比较,能够更加准确地反应泌尿系统疾病情况,观察疾病的发生和发展变化情况,比较肾脏疾病病变的程度,评价治疗效果和对预后进行评价。

三、染色法尿液有形成分检查

尿液有形成分染色技术已经沿用许多年,染色方法众多。国内外许多学者提出,可将尿液有形成分染色技术作为特殊检查,与"常规"尿沉渣检查区分,或作为常规检查方法的补充。Sternheimer-Malbin染色法属于活体染色法,简称为SM染色法,是尿液有形成分染色技术中比较常用的染色方法之一。该染色液配制较为方便,通过染色技术更清楚地识别和鉴定尿液中的细胞、管型等成分,提高检出率和准确性。

1.检验方法学

(1)原理:SM染液中的甲紫和沙黄可分别对细胞核和胞质进行染色,对管型本身及管型内含物进行染色,使其形态和结构更加清晰,易于识别。红细胞可染成淡紫色;白细胞质染淡蓝至粉色,核染呈红色至紫色;上皮细胞核染紫色,浆染呈淡紫色至桃红色;透明管型染呈粉色或紫色,颗粒管型染为淡红色至蓝色,细胞管型染深紫色,脂肪管型不着色;酵母菌染紫色;滴虫染呈淡蓝色;死细菌染呈浓紫色,活细菌染呈桃红色或不着色。

（2）器材和试剂:器材:10 mL 刻度离心尿试管、载玻片、22 mm×22 mm 盖玻片、一次性滴管、水平式离心机、显微镜。

试剂:SM 染色应用液。配制方法如下。

A 液:结晶紫 3.0 g,草酸铵 0.8 g,溶解于 95%（V/V）乙醇 20.0 mL,加蒸馏水 80.0 mL。冷藏保存。

B 液:沙黄 O 0.25 g 溶于 95%（V/V）乙醇 10.0 mL 中,蒸馏水 100 mL。

SM 应用液:AB 两液以 3：97 比例混合,过滤后贮存于棕色瓶内,室温条件下可保存 3 个月。冷藏避光保存时间更长。

（3）操作:①取新鲜尿液 10 mL 置于刻度离心试管中;②以 400 g 的转速离心 5 分钟;③倾斜尿试管,用一次性吸管从液面上方轻轻吸掉上层的尿液,保留沉渣量 0.2 mL;④在保留有 0.2 mL 尿沉渣的试管中加入 SM 应用液 1 滴,轻轻摇动混合均匀,静置 3 分钟;⑤轻轻混匀染色后的尿沉渣,用一次性滴管吸取沉渣 1 滴（约 0.02 mL）,滴在载玻片上,加盖玻片,注意尽量避免出现气泡;⑥先用 10 倍物镜观察全片,注意发现细胞、管型、结晶等的分布情况及较大的物质,再换 40 倍物镜详细观察、辨认和计数镜下的有形成分。根据各种有形成分的染色特点进行鉴别,注意发现异常病理成分。报告方式可参考离心沉淀法;⑦也可将染色后的样本滴加在尿细胞计数板上进行定量计数,按照定量计数原则进行操作和报告。

2.方法学评价

（1）灵敏度和特异度:SM 染色法属于活体染色技术,染色方便,速度快,染料价廉易得,且简便易行,已成为国内外介绍最多,实施广泛的尿沉渣染色方法,早在 20 世纪 60 年代的检验专著中就有对染料配制和染色方法的详细介绍。通过 SM 染色还可见到在某些白细胞胞质中有颗粒呈布朗分子样运动,此类细胞定名为闪光细胞。据报道如在白细胞中,闪光细胞数量>10%,对确定肾盂肾炎有助。SM 染色法有助于识别各种异常形态的红细胞,对鉴别肾小球性和非小球性血尿有明显帮助;对白细胞中的中性粒细胞,可根据其深染和浅染的不同,区分活细胞和死细胞。还有助于对管型的鉴别,特别是有助于发现透明管型,有助于发现多核巨细胞,包涵体细胞等。

（2）干扰因素:标本因素:不同比密条件的尿液,染色效果可能出现不同变化,故要求患者检验前尽量少饮水。胆红素尿时可因为尿液本身的颜色,使得标本中细胞被染呈黄色,掩盖了其真实的颜色。因此在对尿中有形成分进行识别时,考虑上述因素,综合分析。器材和试剂因素:本法试剂配制后易产生沉淀,因此最好使用新鲜配制的染液染色。

3.参考值　参考定性法或定量法尿液有形成分检查的参考范围。

4.临床意义

（1）防止漏检:如透明管型在强的光线下易漏检,即使采用调节聚光镜减弱光线,对缺乏经验的试验人员也极易漏检。

（2）防止误检:如将黏液丝或棉、毛等纤维误认为管型,将酵母菌、草酸钙误认为是红细胞、将肾小管上皮细胞误认为是白细胞等。

（3）防止因长期镜检造成的疲劳、工作效率下降。染色后,可在短期内清楚地观察有形成分的细微结构,有助于识别肿瘤细胞和肾移植排斥反应。

(4)如用 SM 染色法时观察到尿中出现闪光细胞,可高度怀疑患者患有肾盂肾炎。

(5)为长期保存尿中典型的病理成分,为提供教学、科研的图谱创造条件。

四、尿液有形成分检查临床意义

1.细胞

(1)白细胞数量增加:可能提示患有泌尿系统炎症如泌尿系感染、肾盂肾炎、膀胱炎、尿道炎等,此外许多其他疾病影响到肾脏功能时,也会使尿液中白细胞数量增加。女性患者常有阴道分泌物混入尿中并伴有大量扁平上皮细胞,故女性患者在许多无任何症状的情况下,尿中可能会出现较多的白细胞,此时应要求再做一次清洁中段尿常规检查,以排除干扰。

(2)红细胞数量增加:过多的红细胞出现可称为镜下血尿,此时表示患者可能患有急、慢性肾小球肾炎、肾结核、肾结石、肾肿瘤、肾盂肾炎、急性膀胱炎等,女性患者应避开月经期查尿,特别是在月经来前或过后的几天中,都可能出现较多的红细胞,此为生理性,应注意排除。

(3)上皮细胞:正常尿液中无肾小管上皮细胞出现,当尿液中出现较多时可能与急性肾小管坏死、肾移植排异反应和间质性肾炎有关。尿中如有过多的上皮细胞黏附细菌时,对泌尿系感染的诊断很有帮助。尿中出现大量鳞状上皮细胞或移行上皮细胞,也与相关部位炎症或病理改变有关。

2.管型　管型是一种在肾小管内由蛋白质沉积后并包裹不同的细胞或者其他物质而形成的管状物,管型内可包裹红细胞、白细胞、血红蛋白、粗细颗粒、脂肪、上皮细胞等不同的成分。下列各类管型的出现与肾脏疾病有密切关系。

(1)透明管型:正常人可偶见,但出现较多时在有蛋白尿的肾脏病患者中常见。

(2)颗粒管型:见于急性及慢性肾小球肾炎、肾盂肾炎、肾移植术后排异反应期等。

(3)红细胞管型:表示血尿来源于肾实质,常见于急性肾小球肾炎、急进性肾小球性肾炎等。

(4)白细胞管型:常提示有肾实质细菌感染,如急性肾盂肾炎等。

(5)肾小管上皮细胞管型:见于急性肾小管坏死、肾淀粉样变、重金属中毒或化学药物中毒,也见于肾小球肾炎。

(6)蜡样管型:肾小管长期阻塞或无尿所致,见于肾功能不全晚期或肾淀粉变。

(7)脂肪管型:比透明管型和颗粒管型更为重要的价值,多见于肾病变、类脂质性肾病。

(8)宽大管型:肾功能极度衰竭、尿量极少时出现。

3.结晶　尿液中经常会有各种结晶体出现,例如磷酸盐、碳酸盐、尿酸盐等。当其排出量较多,或在特定情况下时,容易形成结晶体。一些结晶的出现属于生理性改变,或与饮食习惯有关,而一些化学物质或药物形成的结晶则具有诊断和治疗价值。如有病理价值的结晶有:胱氨酸结晶、亮氨酸结晶、酪氨酸结晶、胆红素结晶、胆固醇结晶和磺胺类药物结晶等。某些结晶的出现还有助于对尿路结石的诊断和分析。

4.其他　尿中出现大量细菌、真菌、寄生虫等病原体,与相应的病原体感染有关。

第四章 光谱分析技术

光谱分析技术是利用各种化学物质对光的特征性吸收、发射或散射光谱来确定其性质、结构或含量的技术。光谱分析法可分为原子光谱分析法和分子光谱分析法。根据辐射能量的传递方式,可分为吸收光谱分析、发射光谱(包括荧光光谱)分析、散射光谱分析等。

第一节 紫外-可见分光光度分析法

可见-紫外分光光度法根据物质分子或离子团对可见光(400~780nm)及紫外光(200~400nm)的特征吸收而建立的定性、定量及结构分析方法。按所吸收的波长区域不同,分为紫外分光光度法和可见分光光度法。

紫外-可见分光光度法有下列特点:①相对于其他光谱分析方法,设备和操作简单,费用低,分析速度快;②灵敏度较高,如在紫外区直接检测抗坏血酸时,其最低检出限可达10^{-6}g/mL;③有较高特异度,选择合适测量条件,一般可在多组分体系中,对某一物质进行测定;④精密度和准确性较高,其相对误差只有1%~2%;⑤可进行定性分析和结构分析,官能团鉴定和相对分子质量测定等。

一、朗伯-比尔定律

1.透射比和吸光度 当一束平行光通过均匀的液体介质时,光的一部分被吸收,一部分透过溶液,还有一部分被散射。设入射光强度为I_0,吸收光强度为I_a,透射光强度为I_t,反射光强度为I_r,则$I_0=I_a+I_t+I_r$。吸收光谱分析中,通常将被测溶液和参比溶液分别置于同样材料和厚度的吸收池中,让强度为I_0的单色光分别通过两个吸收池。所以,反射光强度基本相同,其影响可抵消,前式可简化为:$I_0=I_a+I_t$。I_t与I_0之比称为透射比(transmittance,T),T=I_t/I_0,T越大,表示它对光的吸收越小。常采用吸光度(absorbance,A)表示物质对光的吸收程度,其定义为$A=\log(1/T)$,A值越大,表明物质对光的吸收越大。T和A都是表示物质对光的吸收程度,两者可以相互换算。

2.朗伯-比尔定律 当入射光波长一定时,溶液的A值只与溶液浓度和液层的厚度有关。朗伯定律表述为:当用适当波长单色光穿过一固定浓度溶液时,其吸光度与光穿过的液层厚度成正比,朗伯定律适用于所有均匀吸收介质。比尔定律表述为:当用适当波长单色光照射一溶液时,若液层厚度一定,则吸光度与溶液浓度成正比。与朗伯定律不同的是,比尔定律并不是对所有的吸光溶液都适用。如果溶液的浓度(C)和液层厚度(l)都是不固定的,就必须同时考虑C和l对光的影响,将朗伯定律、比尔定律合并,得朗伯-比尔定律的数学表达式。

$$A=k \cdot C \cdot l \qquad \text{(式4-1)}$$

式中的比例常数k与吸光物质的性质、入射光波长及温度等因素有关。朗伯-比尔定律是均匀、非散射介质对光吸收的基本定律,是分光光度法进行定量分析的基础。朗伯-比尔定律也可推导为总吸光度等于吸收介质内各吸光物质吸光度之和,即吸光度具有加和性,这是进行多组分光度分析的理论基础。当吸收介质内只有一种吸光物质时,上式简化为朗伯比尔定律的另一种表达形式。

$$A = \varepsilon \cdot C \cdot l \qquad (式4-2)$$

3.吸光系数　式4-1中,当 l 以 cm,C 以 g/L 为单位时,k 称为吸光系数,以 a 表示。
式4-1变为:

$$A = a \cdot C \cdot l \qquad (式4-3)$$

a 的单位为 L/(g·cm)。当 l 以 cm,C 以 mol/L 为单位时,k 称为摩尔吸光系数(molar absorptivity,ε)。ε 单位为 L/(mol·cm),ε 一般是由浓度较小的溶液的吸光度计算求得,也可由作图法求得。由于 ε 值与入射光波长有关,故在表示某物质溶液的 ε 时,常用下角标注明入射光波长。

ε 反映了吸光物质对光的吸收能力,也反映了分光光度法的灵敏度。ε 值越大,灵敏度越高。如当 ε 为 10^4 时,测定该物质的灵敏度可达到 $10^{-6} \sim 10^{-5}$ mol/L;当 $\varepsilon < 10^3$ 时,其灵敏度则在 $10^{-4} \sim 10^{-3}$ mol/L 以下。

在化合物组成成分和相对分子质量不确定时,在医药学中常采用比吸光系数,其指浓度为 1 g/dL,l 为 1 cm 时的吸光度值,用 $E_{1cm}^{1\%}$ 表示。$E_{1cm}^{1\%}$ 与 ε 的关系式为:$\varepsilon = 0.1$ mol/L,$E_{1cm}^{1\%}$,M_r 为吸光物质的摩尔质量。

4.偏离朗伯-比尔定律的因素　根据朗伯-比尔定律,当吸收池厚度不变,以吸光度对浓度作图,应得到一条通过原点的直线。但实际工作中,常发生比尔定律偏离,一般以负偏离居多。

非单色光是导致比尔定律偏离重要的因素。严格意义上,朗伯-比尔定律仅适用于单色光,但用于测量的光并非绝对单色光,而是该波长范围的复合光,在该波长范围内,吸光物质的吸收能力变化越大,偏离就越显著。通常选择吸光物质的最大吸收波长作为分析用波长,这样不仅保证测定有较高的灵敏度,而且此处吸光度曲线较为平坦,吸光系数变化小,对比尔定律的偏离程度就比较小。

朗伯-比尔定律要求被测物质在吸光过程中以某一特定形式存在,吸光物质的离解、缔合、光化反应及异构互变等,都会使朗伯-比尔定律产生偏离。

朗伯-比尔定律通常只适用于稀溶液。因为在高浓度时,吸光粒子间的平均距离减小,粒子的电荷分布可发生改变,使 e 发生变化,导致偏离。

光的散射也会造成朗伯-比尔定律偏移。当试样为胶体、乳状液或存在悬浮物质时,入射光会因散射而损失,使 A 增大,导致朗伯-比尔定律正偏离。此外,光的折射、溶液中物质产生荧光、非平行光等都可以造成偏离。但这些因素造成的偏离对测定的影响很小,一般可以忽略不计。

二、紫外-可见分光光度法的基本原理

1.物质对光的选择性吸收　光与物质作用时,物质对光有不同程度的吸收,可测定测量物质对特定波长光的吸收来了解物质特性,此即吸收光谱法基础。物质结构决定了它只能吸收特定波长的光,即物质对光吸收具有选择性。分子中的电子发生跃迁需要的能量在 $1.6 \times 10^{-19} \sim 3.2 \times 10^{-18}$ J,其对应的光波范围大部分在紫外和可见光区域。

用不同波长光透过该物质一定浓度的溶液,记录该物质对一定波长范围的光吸收程度

(吸光度),以波长对吸光度作图,便可得该物质的光吸收曲线。光吸收曲线体现了物质对不同波长光的吸收能力。如抗坏血酸在 241 nm 处有一最大吸收,称为最大吸收波长(λ_{max})。浓度不同时,各波长处的吸光度值不一样,但光吸收曲线相似,λ_{max} 不变。不同浓度溶液的吸光度在 λ_{max} 处的差值最大,所以通常选取 λ_{max} 进行物质含量的测定。

2.有机化合物的紫外-可见吸收光谱

(1)有机化合物的电子跃迁:有机化合物的紫外吸收光谱取决于分子外层电子的性质。与紫外-可见吸收光谱有关的电子有三种,即形成单键的 σ 电子、形成双键的 π 及未参与成键的 n 电子(孤对电子)。当处于基态的分子吸收一定波长的光子后,分子中的成键电子和非成键电子可被激发至 σ^* 和 π^* 反键轨道,其跃迁类型有 $\sigma \to \sigma^*$、$n \to \sigma^*$、$\pi \to \pi^*$ 和 $n \to \pi^*$ 四种,其能量大小次序为:$\sigma \to \sigma^* > n \to \sigma^* > \pi \to \pi^* > n \to \pi^*$。有机物分析中,最有用的是 $n \to \pi^*$ 和 $\pi \to \pi^*$ 跃迁产生的吸收光谱,这两类跃迁所需要的辐射能量大多处于波长大于 200nm 的区域。它们要求分子中含有不饱和键,这种不饱和键的基团被称为生色团。

当一个分子中含有两个或两个以上的生色团时,按相互间的位置关系可分为共轭和非共轭两种情况。非共轭时,各个生色团独立吸收,吸收带由各生色团的吸收带叠加而成;共轭时,生色团原有的吸收峰会发生改变(红移),产生新的吸收峰。由于共轭后的 π 电子的运动范围增大,跃迁所需的能量变小,所以由共轭作用产生的吸收峰波长值较大,同时吸收强度增大。共轭的不饱和键越多,红移现象就越显著。

另一些基团,本身不产生吸收峰,但与生色团共存时,可引起吸收峰位移和吸收强度改变,称为助色团。苯环的一个氢原子被一些基团取代后,苯环在 254 nm 处吸收带的最大吸收位置和强度就会发生改变,如卤原子、甲氧基、羟基等都是其助色团。它们都含有未成键的 n 电子,n 电子能使生色团的 $\pi \to \pi^*$ 跃迁能量降低,使生色团吸收峰产生红移,同时增大吸收强度。

(2)有机化合物的吸收带:在分子发生电子能级跃迁(E_e)的同时,总伴随着振动能级(E_v)和转动能级(E_r)的跃迁。故在分子的电子光谱中,包含有不同 E 跃迁和 E_r 跃迁产生的若干吸收谱线。由于 $\triangle E_e > \triangle E_v > \triangle E_r$,不能分辨出 E_v 和 E_r 跃迁产生的谱线结构,只能观察到谱线合并在一起形成的较宽的吸收带,所以通常又将分子的电子光谱称为带状光谱。在紫外-可见吸收光谱中,吸收峰在光谱中的波带位置,称为吸收带。根据电子及分子轨道的种类,可将吸收带分为 4 种类型。①R 吸收带:由生色团的 $n \to \pi^*$ 跃迁所产生;②K 吸收带:由 $\pi \to \pi^*$ 跃迁产生,含有共轭生色团的化合物的紫外吸收光谱上都出现这类吸收带;③B吸收带:是芳香族化合物的特征吸收带。苯在 230~270 nm 处($\lambda_{max} = 254$ nm,$\varepsilon = 300$)有一系列较弱的吸收峰称为 B 吸收带或者精细结构吸收带,是 $\pi \to \pi^*$ 跃迁和苯环的骨架振动重叠所致。在极性溶剂中由于溶剂化的影响,B 吸收带的精细结构可消失;④E 吸收带,也是芳香族化合物的特征吸收带,其 ε 值为 2000~14 000。苯的 2 个 E 吸收带分别在 180 nm(E_1 带)和 200 nm(E_2 带)处,是由苯环中 3 个乙烯键的共轭体系跃迁产生的。另外,取代基的取代位置及取代性质也会影响吸收带的位置。

3.无机化合物的紫外-可见吸收光谱

(1)f 电子跃迁吸收光谱:镧系和锕系元素的离子对紫外和可见光的吸收是基于内层 f 电子跃迁而产生的,其吸收光谱是由一些狭窄的特征吸收峰组成。这些吸收峰几乎不受金属离子所处配位环境的影响。

（2）d 电子跃迁吸收光谱：过渡金属离子的 d 轨道在受到配位体场作用时产生分裂，d 电子在能级不同的 d 轨道间跃迁，吸收紫外或可见光，又称配位体场吸收光谱。这种光谱的吸收带较宽，吸收强度不大，吸收峰显著受配位环境影响。d 电子跃迁吸收光谱较少用于定量分析，多用于配合物的研究。

（3）电荷迁移光谱：某些分子同时具有电子给体的部分特征和电子受体的部分特征。当电子从给体外层轨道向受体跃迁时就会产生较强的吸收，如此产生的光谱称为电荷迁移吸收光谱。这种谱带吸收强度很大，用这类光谱定量分析可获得较高的测定灵敏度。某些有机化合物也可产生电荷迁移吸收光谱，如氢醌与醌产生的分子配合物也可以产生电荷迁移吸收光谱。

三、紫外-可见分光光度法的测定方法

1.单组分定量方法　单组分是指样品溶液中仅含一种组分，或者是在溶液中待测组分的吸收峰与其他共存物质的吸收峰无重叠。其定量方法包括校准曲线法、标准对比法和比吸收系数法，其中校准曲线法是实际工作中使用最多的一种方法。

（1）校准曲线法：又称标准曲线法。根据朗伯-比尔定律，在吸收池厚度不变，其他条件相同情况下，吸光度与浓度具有线性关系。其方法是：配制系列浓度的标准溶液，以不含被测组分的空白溶液作为参比，在相同条件下测定标准溶液的吸光度，绘制吸光度-浓度曲线，即为标准曲线。同样在相同条件下测定未知试样的吸光度，从标准曲线上即可找到与之对应的浓度。

建立该类分析方法时，首先需确定符合朗伯-比尔定律的浓度范围（线性范围），保证定量测定在线性范围进行。校准曲线应经常重复检查，工作条件变动时，例如更换标准溶液、仪器维修等，都应重新绘制校准曲线。

（2）标准对比法：在相同条件下测定待测溶液和已知浓度标准溶液的吸光度 A_X 和 A_S，根据 $A_S = kC_S$ 和 $A_X = kC_X$，可推导得 $C_X = C_S \cdot A_X/A_S$，由标准溶液的浓度 C_S 可计算出试样中被测物浓度 C_X。此即标准对比法。该法只有在测定的浓度区间完全遵守朗伯-比尔定律，且 C_S 和 C_X 很接近时才适用，否则误差较大。

（3）比吸光系数法：比吸光系数法是利用标准值进行定量测定。将标准物质分别在已校准的不同型号的分光光度计上进行测定，计算出比吸光系数 $E_{1cm}^{1\%}$，也可以从手册上查得，再与样品的 $E_{1cm}^{1\%}$ 值比较，计算出样品含量（体积分数或质量分数）。药典中规定某些药物的测定一般采用此法。

2.多组分定量方法　对于含有多种吸光组分的溶液，在测定波长下，其总吸光度为各组分吸光度之和，即各组分的吸光度具有加和性。所以，当溶液中各组分的吸收光谱相互重叠时，只要各组分吸光性能符合朗伯-比尔定律，就可根据吸光度的加和性原则，建立联立方程组，由方程组解出各组分浓度。联立方程组法也可用于两种以上组分的同时测定。但是，组分增多，分析结果的误差也会增大。

3.双波长法　当吸收光谱相互重叠的两种组分共存时，利用双波长法可对单个组分进行测定或同时对两个组分进行测定。即利用干扰物质的吸收曲线，选取两个波长作为参比波长和测定波长，在此两个波长处，干扰物质的吸光度相等。该法也称为双波长等吸收测定法。

4.示差分光光度法 当在吸光度很高或者很低的范围内进行定量分析时,相对误差都比较大。示差分光光度法是用比被测溶液浓度(C_X)稍大或者稍小的标准溶液(C_S)作为参比溶液,所测得的 A 值实际上是被测溶液的吸光度(A_X)和参比溶液吸光度(A_S)的差值,此时,$A = |A_S - A_X| = \varepsilon \cdot l / |C_S - C_X|$。当保持 C_S 不变时,A 就只与被测试样的浓度(C_X)有关。示差法有三种测定方式:高浓度测定法、低浓度测定法和高精度测定法。在医药学中通常采用高浓度法对一些常量组分进行测定,误差较小。还有导数光谱法(微分光谱法),是用于解决干扰物质与被测物质的吸收光谱相互重叠,消除胶体和悬浮物的散射影响和背景吸收,提高光谱分辨率的一种技术。

四、紫外-可见分光光度

法测定条件的选择

1.仪器测量条件的选择

(1)适宜的吸光度范围:选择适宜的吸光度范围,可使测量误差最小。根据朗伯-比尔定律,可推导得 $\log T = -0.4343$,即当吸光度 A = 0.4343 时,测量误差最小。一般将 A 值控制在 0.2~0.8,并据此确定最佳测量浓度范围。

(2)入射光波长的选择:通常根据被测组分的吸收光谱,选择最强吸收带的最大吸收波长(λ_{max})为入射光波长,即可获得最大测量灵敏度,这被称为最大吸收原则。当最强吸收峰较尖锐时,往往选用吸收稍低、但峰形稍平坦的次强峰或肩峰波长进行测定。

(3)狭缝宽度的选择:狭缝宽度直接影响测定灵敏度和校准曲线线性范围。狭缝宽度增大,入射光单色性降低,在一定程度上使灵敏度下降或使校准曲线偏离朗伯-比尔定律。但也并非狭缝宽度越小越好,应以减小到试样的 A 不再增加的狭缝宽度为宜。一般来说,狭缝宽度大约是试样吸收峰半宽度的 1/10。

2.显色反应条件的选择 测定多种物质常常利用显色反应,将被测组分转变为在一定波长范围内有吸收或吸收较大的物质。显色反应一般应满足:①生成物必须在紫外-可见光区有较强的吸光能力,即 ε 较大;②反应有较高的选择性,被测组分经反应生成的化合物的吸收光谱与其他共存组分的吸收光谱有明显差别;③生成物有足够的稳定性,以保证测量过程中其吸光度不改变;④生成物的组分恒定。除达到上述要求,还需注意控制显色反应的条件,并且必须注意 pH、显色剂的用量、反应的温度和时间,必要时需进行预实验加以确定。

3.参比溶液的选择 测量试样溶液的吸光度时,先要用参比溶液(空白)调节透射比为100%,以消除溶液中其他成分、吸收池和溶剂对光的反射和吸收所带来的误差。

(1)溶剂参比:当样本组分较简单,共存的其他组分很少且对测定波长的光几乎无吸收时,可采用溶剂作为参比。它可消除溶剂、吸收池等因素的影响。

(2)试样参比:如果试样基体溶液在测定波长有吸收,而显色剂不与试样基体显色,可按与显色反应相同的条件处理试样,但不加入显色剂。这种参比溶液适用于试样中有较多共存组分,加入的显色剂量不大,且显色剂在测定波长无吸收的情况。

(3)试剂参比:如果显色剂或其他试剂在测定波长有吸收,按与显色反应相同的条件,不加入试样,同样加入试剂和溶剂作为参比溶液。这种参比溶液可消除试剂中的组分产生的影响。

(4)平行操作参比:用不含被测组分的试样,在相同条件下与测试样品同样处理,由此得到平行操作参比溶液。如进行某种药物浓度监测时,取未用药人员的血样与待测血样进行平行操作处理,前者即可作为平行操作参比溶液。

五、紫外-可见分光光度法测定中的干扰因素及其消除

物质的吸收光谱与测定条件有密切关系,测定条件(溶剂极性、pH 等)不同,吸收光谱的形状、吸收峰的位置、吸收强度等都可能发生变化。

紫外-可见光谱的测定大多是在溶液中进行的,所以在测定物质的吸收光谱时,一定要注明所用溶剂。通常在测定有机分子的紫外-可见吸收光谱时尽可能使用极性小的溶剂。必须采用与标准品相同的溶剂。另外,溶剂本身有一定的吸收带,故应避免选择与溶质的吸收带有重叠的溶剂。

pH 可影响很多化合物的解离,导致物质吸收光谱的形状、X_{max} 和 A 值都发生改变。所以,在测定这些化合物吸收光谱时,必须注意溶液的 pH 范围。

当溶液浓度过高或过低时,由于分子的解离、缔合、互变异构等作用,待测物的存在形式会变化,从而使吸收光谱发生改变。此外,仪器的狭缝宽度也影响吸收光谱形状。狭缝宽度越大,光的单色性越差,吸收光谱细微结构可能消失。

第二节　原子吸收分光光度法

原子吸收分光光度法(atomic absorption spectrophotometry,AAS)是基于气态的基态原子在某特定波长的光辐射下,原子外层电子对光产生特定吸收这一现象建立起来的一种光谱分析方法。

AAS 分析一般需将试剂进行预处理,然后进入原子化器,试样中被测元素在高温下发生解离而转变为气态原子状态并吸收由广域辐射出来的特征谱线,最后通过分光系统由检测器对获得的谱线强度进行检测,从而得到被测元素的含量。AAS 可根据其原子化方式的不同,分为火焰法、石墨炉原子吸收法、氢化法和冷原子吸收法。

AAS 具有如下特点:①灵敏度高,一般可达 $10^{-13} \sim 10^{-5}$ g/L;②选择性好,谱线及基体干扰少,且易消除;③精密度高,在一般低含量测定中,精密度仍可达 1%～3%;如果采用高精度测量方法,精密度<1%;④应用范围广,目前用 AAS 可测定的元素达 70 多种。AAS 的局限性主要是:①校准曲线的线性范围窄,一般为 1 个数量级范围;②多数非金属元素不能直接测定。

一、原子吸收分光光度法的理论基础

1.共振线和吸收线　原子处于正常状态时,各个电子按一定规律处于离核较近的轨道上,这时原子的能量最低,称为基态;当原子受外界能量(例如电能、热能、光能等)作用时,最外层电子吸收一定能量而被激发并跃迁到能量较高的轨道上,因此原子处于能量较高的状态,即激发态。处于基态的原子接收了频率为 ν 的入射光量子,从而吸收能量由基态跃迁到激发态,产生原子吸收光谱,而入射光的频率必须严格符合基态和激发态之间的能极差,即 $h\nu = E_i - E_0$。在吸收跃迁中,从基态到任一允许的激发态的跃迁都能产生吸收光谱,其中从基态到第一激发态的跃迁最容易发生,这时产生的吸收线称为第一共振吸收线,简称共振线。由于不同元素具有不同的原子结构和外层电子排布,因此不同元素的原子最外层电子

从基态跃迁至第一激发态所吸收的能量也不相同,故不同元素具有不同的共振线。共振线是元素的特征谱线,一般情况下,它也是每个元素所有谱线中最灵敏的谱线,这是 AAS 干扰较少的原因之一。

2.基态原子与被测元素含量的关系　原子吸收光谱一般发生在基态原子。基态原子的产生一般是将试样在 2000~3000K 温度条件下进行原子化。在原子化过程中,大多数化合物均发生解离并使元素转变成原子状态,其中包括被测元素的基态原子和激发态原子。理论研究和实验观察表明:在热平衡状态下,处于基态(N_0)和激发态(N_i)的原子数目取决于该能态的能量(E)和体系的温度(T),遵循玻尔兹曼分布定律,并可从理论上计算一定温度下的 N_i/N_0。从玻尔兹曼分布定律可得出:温度越高,N_i/N_0 值越大,即激发态原子数随温度升高而增加;在相同温度下,电子跃迁能级差(E_i-E_0)越小,N_i/N_0 值也越大。由于 AAS 中的原子化温度一般均小于 3000K,因此 N_i/N_0 值一般在 10^{-3} 以下,即激发态和基态原子数之比小于 0.1%。因此,在原子化时,激发态原子数相对于基态原子数可以忽略不计,即基态原子数 N_0 可以代表吸收辐射的原子总数。如果被测元素在原子化过程中转变成原子的效率保持不变,则在一定的浓度范围内基态原子数 N_0 与试样中被测元素的含量 c 成正比。

3.原子吸收的测量　当一束强度为 I_0 的入射光通过原子蒸气时,其透射光强度(I_t)与原子蒸气长度(L)的关系同紫外可见吸收一样,亦符合朗伯-比尔定律。

$$I_t = I_0 e^{-k}\nu^L$$

原子吸收线轮廓是同种基态原子在吸收其共振辐射时被变宽了的吸收带,原子吸收线轮廓上的任意点都与相同的能级跃迁相联系。因此,基态原子浓度 N_0 与吸收系数轮廓所包围的面积(称为积分吸收系数)成正比,即积分吸收与吸收介质中的基态原子浓度呈正比,而与蒸气的温度无关。因此,只要测得积分吸收值,就可以确定蒸气中的原子浓度,使 AAS 成为一种绝对测量方法。

但由于原子吸收线很窄,宽度只有约 0.002 nm,目前不能对如此小的轮廓进行准确积分,因此,对吸收值的测量都是以峰值吸收法来代替积分吸收测量。

峰值吸收法即直接测量吸收线轮廓的中心频率或中心波长所对应的峰值吸收系数(k)来确定蒸气中的原子浓度。当有一光束通过基态原子蒸气吸收层时,在一定条件下,发射线轮廓近乎处于吸收线轮廓的中心频率(或中心波长)部分。由于原子吸收法中原子蒸气长度(L)在一定仪器中是固定的,所以:A = kC,即在一定条件下,由峰值处测得的吸收值与被测元素的含量呈线性关系,此即 AAS 的分析基础。据此,为实现峰值吸收测量,则发射线必须比吸收线要窄得多,同时发射线的中心频率要与吸收线的中心频率相一致,而且要有足够的强度。因此,就必须用一个能发射与被测元素吸收线相应的特征谱线灯作为锐线光源,这也是 AAS 与其他分光光度法的一个重要区别。

二、原子吸收分光光度计

原子吸收分光光度计与普通的紫外-可见分光光度计基本相同,只是用锐线光源代替连续光源,用原子化器代替比色池。原子吸收分光光度计由光源、原子化器、分光系统,检测、记录系统等几大部分组成。原子吸收分光光度计具有以下特点:①光源为锐线光源,如空心阴极灯等;②原子化器为试样吸收光辐射的部分;③分光系统被安置在检测系统和原子化器之间,这是因为光源是锐线光源,因此单色仪的主要作用是把分析线同光源的其他谱线分开,同时也是为了避免原子化器在原子化过程中发出的强光直接照射光电检测器而导致其疲劳。

三、干扰及其抑制

1.光谱干扰 光谱干扰指原子光谱对分析线的干扰,常见有以下两种:①非吸收线未能被单色器分离。可以用减小狭缝的方法抑制这种干扰;②吸收线重叠。其他共存元素的吸收线与被测元素的吸收线很近甚至重叠,以致同时吸收光源发射的谱线,使吸光度增加,导致结果偏高。可另选被测元素的其他吸收线或用化学方法分离干扰元素。

2.背景吸收干扰 背景吸收是一种非原子性吸收,它包括分子吸收、光的散射及折射和火焰气体的吸收等。

(1)背景吸收的种类:背景吸收包括以下三类。①分子吸收:是指原子化过程中氧化物和盐类等分子对辐射的吸收。如 $NaCl$、KCl、$NaNO_3$ 等在紫外区有很强的分子吸收带;在波长小于 250nm 时,硫酸和磷酸等分子对辐射有很强的吸收,而硝酸和盐酸较小,这是 AAS 常用硝酸和盐酸及其混合液作为试样预处理主要试剂的原因;②光的散射和折射:主要是在原子化过程中产生的固体微粒碰撞光子,从而导致散射和折射,使部分光不能进入单色器而形成假吸收。波长越短,基体物质浓度越大,影响就越大;③火焰气体的吸收:火焰气体中含有许多未燃烧完全的分子或分子片段,特别是在富燃火焰中,这些粒子在紫外区也有很强的吸收,改变火焰的种类和燃/助比可使之减小,也可用调零法加以消除。

(2)背景吸收校正的方法:主要有邻近线法、氘灯背景校正法和赛曼效应背景校正法。近年来,运用自吸收效应来校正背景吸收的仪器已逐渐成熟。

1)邻近线法:邻近线背景矫正法是采用一条波长与分析线相近的非吸收线测定,此时被测元素基态原子对它无吸收,而背景吸收的范围较宽,对它仍然有吸收,其吸光度用 A_B 表示。然后用分析线测定,此时背景和被测元素对分析线都产生吸收,因此获得的吸光度为 A_T+A_B,两者之差即为被测元素的净吸光度:$\triangle A=(A_T+A_B)=A_B=A_T=kC$。这种方法在背景对两条线的吸收能力一致或相近时才能成立。邻近线可以是被测元素的谱线,也可以是其他元素的谱线,但与分析线相差不应超过 10nm。

2)氘灯背景校正法:该法用连续光源(氘灯)与锐线光源的谱线交替通过原子化器并进入检测器。当氘灯发出的连续光谱通过时,因原子吸收而减弱的光强度相对于总入射光强度来说可忽略不计,可认为是背景吸收(A_B);而锐线光源通过原子器时产生的吸收为背景吸收和被测元素吸收之和(A_T+A_B)。两者的差值 $\triangle A=(A_T+A_B)-A_B=A_T=kC$,即被测元素的净吸光度值。

原子吸收分光光度计上一般都配有氘灯的自动扣除背景装置。工作时,检测器交替接受 $I_{l阴}$ 和 $I_{l氘}$ 发射的光谱线,并以其比值的对数作为测量信号。由于氘灯的光谱区域在 180~370nm,因而它仅适用于紫外光区的背景校正。对可见光区的背景可采用卤钨灯作为校正光源。

3)塞曼效应背景校正法:塞曼效应是指在磁场作用下谱线发生分裂现象。塞曼效应背景吸收校正法时磁场将吸收线分裂为具有不同偏振方向的组分,利用这些分裂的偏振成分来区别被测元素和背景吸收。塞曼效应校正背景法分为光源调制法和吸收线调制法。光源调制法是将强磁场加在光源上,吸收线调制法是将磁场加在原子化器上。后者应用较广,有两种方式,即恒定磁场调制方式和可变磁场调制方式。该法校正背景波长范围宽,可在 190~900 nm 范围进行,准确性较高,可校正吸光度高达 3.0 的背景,但灵敏度有所降低。

4) 自吸收效应背景校正法:这种校正法是利用空心阴极灯在大电流时产生自吸收的效应。灯的供电方式分为两种:①大电流的背景电流(十几毫安),这时测得的吸光度值为背景吸收值;②小电流的信号电流(几毫安),测得的吸光度值为背景和被测元素吸收之和。若调节两种电流的入射光强相等,则在两种电流下测得吸光度之差即与被测元素的含量呈线性关系。该法特点是校正范围大(紫外区和可见光区),校正能力强(能扣除背景吸收值达 3.0以上),仪器结构简单,但这种方法将影响空心阴极灯的寿命。

3.电离干扰　电离干扰是由于被测元素在原子化过程中发生电离,使参与吸收的基态原子数量减少造成吸光度下降的现象。原子发生电离的可能性主要取决于其电离能。电离能低,电离干扰就严重。但原子化温度较高时,即使电离能较高,也可能发生不同程度的电离。

消除电离干扰的最有效的办法是在试样溶液中均加入过量的易电离元素,由其提供大量的自由电子,使原子蒸气中电子密度增加,从而使电离平衡($M \leftrightarrow M^+ + e$)向中性原子方向移动,以抑制或消除被测元素的电离。例如,原子吸收光谱法中常在钠、钾的溶液中加入4 mmol/L 的铯溶液,因为铯的电离能更低,能抑制钠、钾的电离。

4.化学干扰　化学干扰是指被测元素在溶液或原子化过程中,和其他组分之间发生化学反应形成热力学更稳定的化合物,而影响被测元素化合物的离解和原子化,如磷酸根对钙测定的干扰。此外,被测元素在火焰中形成稳定的氧化物、碳化物或氮化物也是引起化学干扰的重要原因,如 Al、Si 等在空气-乙炔火焰中形成原子化效率低的稳定的氧化物,使测定灵敏度降低。

消除化学干扰的常用方法是加入释放剂、保护剂和缓冲剂。释放剂与干扰组分形成更稳定或更难挥发的化合物,从而释放出被测元素。例如钙测定中有磷酸盐干扰时,可加入镧或锶,镧和锶同磷酸根结合而将钙释放出来。保护剂能与被测元素形成化合物,既阻止了被测定元素和干扰元素之间的结合,在原子化条件下又易于分解和原子化。例如加入 EDTA,它对被测元素钙、镁形成络合物,从而抑制磷酸根对镁、钙的干扰。加入缓冲剂消除干扰的方法是将过量的干扰元素分别加入试样和标准溶液中,从而使干扰影响恒定,即基体一致化。例如在用氧化亚氮-乙炔火焰测钛时,200 mg/L 以下的铝对测定有干扰;但大于 200 mg/L时,铝的干扰作用趋于稳定。这种方法的缺点是同时降低了测定灵敏度。

除上述方法外,还可采用提高原子化温度、化学分离和标准加入法等方法,以消除或减小其干扰。

5.基体干扰　基体干扰曾称物理干扰,指试样在转移、蒸发和原子化过程中由于试样物理特性变化而引起吸光度下降的效应。在火焰原子化法中,试液黏度的改变影响进样速度;表面张力影响形成的雾珠大小;溶剂的蒸气压影响蒸发的速度和凝聚面损失;雾化气体压力、取样管的直径和长度影响取样量的多少等。在石墨炉原子化法中,进样量的大小,保护气的流速可影响基态原子在吸收区的平均停留时间。所有这些因素均可改变吸光度。

基体干扰为非选择性干扰,对试样中各元素的影响基本是相似的。配制与被测试样相似组成的标准试样,是消除基体干扰最常用的方法。此外,可采用标准加入法和加入基体改进剂来消除基体干扰。

四、定量分析方法

1.校准曲线　根据 AAS 中被测元素浓度与吸光度之间的定量关系,建立在一定条件下一定范围的吸光度(A)和浓度(C)的校准曲线。然后在相同条件下,进入试样溶液,测其吸光度,从校准曲线求得被测元素的含量。

为保证测定结果的准确性和重现性,要求标准试样组成尽可能接近实际试样的组成,必要时加入干扰抑制剂;每次测定试样前应使用标准试样验证校准曲线;试样溶液吸光度应在 0.15~0.6,并处于校准曲线的线性范围内。

校准曲线法的主要缺点是基体影响大,常使校准曲线在较高浓度时发生弯曲,从而减小了线性范围。只适用于组成比较简单的试样。

2.标准加入法　当试样基体影响较大,又难以配制与试样组成相似的标准溶液时,用标准加入法可获得较好的结果。具体操作如下:试样分为等体积的 4 份(或 4 份以上),从第 2 份开始加入不同量的被测元素标准溶液,然后稀释至一定体积。设 4 份溶液浓度分别为 C_X、C_X+C_0、C_X+2C_0、C_X+4C_0,在相同条件下测定其吸光度,分别是 A_X、A_1、A_2、A_4,将这些吸光度值对应加入的标准溶液的浓度(0、C_0、$2C_0$、$4C_0$)作图,然后把直线反向延长与浓度轴相交,其对应的浓度就是第一瓶(原试样)中的被测元素浓度(C_X)。此外,也可用计算方法求得试液中待测元素的浓度。

标准加入法能消除分析中的基体干扰,但只有在干扰因素对不同含量被测元素的影响一致时才适用。该法不能扣除分析中的背景吸收。此外,所加入的标准溶液元素浓度(C_0)应尽量与试样浓度(C_X)接近,并使吸光度值尽可能在线性范围和适宜读数范围内。

3.内标法　内标法是在标准溶液和试样溶液中分别加入一定量试样中不存在的内标元素,测定分析线与内标线的强度比,并以吸光度的比值对被测元素的含量绘制校准曲线。内标元素应与被测元素在原子化过程中具有相似的特征,内标法可消除原子化过程中由于实验条件变化而引起的误差。但应用内标法需要使用价格更昂贵的双道型原子吸收分光光度计。

五、测量条件的选择

1.分析线　每种元素都有若干条吸收谱线,应根据试样性质、组成和所要求的分析下限来确定分析线。通常选择共振吸收线,因为它也是最灵敏的吸收线。但 Hg、As、Se 等例外,因其共振线位于紫外线区,火焰组分对来自光源的光有明显吸收。当被测定元素的共振线受到其他谱线干扰时,也不能选用共振吸收线作分析线。

2.狭缝宽度　狭缝宽度影响光谱通带宽与检测器接收的能量。由于吸收线的数目比发射线的数目少得多,谱线重叠的概率就大为减少,因此,在 AAS 测定时,允许使用较宽的狭缝以增加光强,从而使用小的增益以降低检测器的噪声,提高信噪比和改善检出限。合适的狭缝宽度可由实验方法确定,不引起吸光度减小的最大狭缝宽度,即为应选取的狭缝宽度。

3.灯电流　灯电流的选择应符合在所选电流下,光源能够提供足够强的稳定入射谱线,以提高信噪比和测定精确度;并要有较高的测定灵敏度。空心阴极灯的发射特性依赖于工作电流。电流过低,放电不稳定,光谱输出稳定性差,光谱输出强度下降;灯电流过大,放电也不稳定,而且会引起谱线变宽而导致灵敏度下降,甚至校准曲线弯曲,灯寿命也缩短。一般情况下,在保证放电稳定和适宜光强输出的条件下,尽量用低电流。每只空心阴极灯上标有允许使用的最大电流和建议使用的适宜工作电流。

4.原子化条件的选择 在火焰原子化法中,火焰选择和调节很重要。因为火焰类型与燃气混合物流量是影响原子化效率的主要因素。对于分析线在200nm以下的短波区元素如Se、P等,由于烃类火焰有明显吸收,不宜使用乙炔火焰,宜用氢火焰。对于易电离元素如碱金属和碱土金属,不宜采用高温火焰。而对于易形成难解离氧化物的元素如 B、Be、Al、Zr、稀土等,则应采用高温火焰,最好使用富燃火焰。火焰的氧化还原特性明显影响原子化效率和基态原子在火焰中的空间分布。因此,调节燃气与助燃气的流量及燃烧器的高度,使来自光源的光通过基态原子浓度最大的火焰区,从而获得最高的测定灵敏度。

在石墨炉原子化法中,合理选择干燥、灰化和原子化温度十分重要。干燥是一个低温除去溶剂的过程,应在稍低于溶剂沸点的温度下进行。热解、灰化的目的是破坏和蒸发除去试样基体,在保证被测元素没有明显损失的前提下,应将试样加热到尽可能的高温。原子化阶段,应选择能达到最大吸收信号的最低温度作为原子化温度。各阶段的加热时间,依不同试样而异,需由实验来确定。而常用保护气体 Ar 的流速应在 $1\sim5L/min$ 范围。

5.样品处理 取样要注意代表性并防止污染。主要污染源有水、容器、试剂和大气。要避免被测元素的损失,一般贮备液配制浓度应较大(例如 $10^{-3}mg/mL$ 以上),不小于 $1\mu g/mL$。无机溶剂宜放在聚乙烯容器内并维持一定 pH。有机溶液贮存过程中,应避免与塑料、胶木盖等直接接触。

溶液中含盐量对喷雾过程和蒸发过程有重要影响。当试样中总含盐量大于 0.1% 时,在标准试液中也应加入等量同一盐类。配制标准溶液的试剂纯度要注意要求,用量大的试剂(如溶解试样的酸碱、光谱缓冲剂、电离抑制剂、释放剂、萃取溶剂、配制标准溶液的基体等)必须是高纯度的,尤其不能含被测元素。

溶液试样有时需做预处理。浓度过高,可用水稀释。有机液体试样可用甲基异丁酮或石油溶剂稀释,使其接近水的黏度。无机固体试样要用合适的溶剂和方法溶解,以完全将被测元素转入溶液,并控制溶液中总含盐量在核实的范围内。有机固体试样,则需先用干法或湿法消化,再将消化后的残留物溶解在适宜的溶剂中。被测元素如果是易挥发性元素如Hg、As、Pd 等,则不宜采用干法灰化。如果使用石墨炉原子化器,则可直接分析固体试样,采用程序升温,分别控制干燥、灰化和原子化过程,使易挥发的或易热解的基体在原子化阶段前除去。

6.试样量 在火焰原子化法中,在一定范围内,喷雾试样量增加,原子吸光度随之增加,但当试样喷雾量超过一定值后,不能被有效地原子化;而且试液对火焰有冷却效应,吸光度反而下降。因此,应该在保持燃气和助燃气一定比例与一定的总气体流量的条件下,测定吸光度随喷雾试样量的变化,达到最大吸光度的试样喷雾量,就是应当选取的试样喷雾量。

六、原子吸收分光光度法在医学检验中的应用

AAS 可以分析临床各试样,如血液、脑脊液、组织、毛发、指甲等,还可以一次同时分析多种元素(最高达 16 种元素)的含量,故 AAS 能满足医学检验中某些复杂的分析要求。

AAS 分析生物试样时,对含量较高的 K、Na、Ca、Mg、Fe、Cu、Zn 等元素,可通过稀释直接用火焰法测定;在试样量较少,而元素的分析灵敏度较高时,如婴儿血清中 Cu、Zn 的测定,可用火焰脉冲雾化技术进行分析;对试样量少,含量又低的元素,如 Ni、Ca、Cd 等可用无火焰原

子化法分析;对 Se、As、Ge 等可用氢化物发生—原子吸收分析技术进行分析。

第三节　发射光谱分析技术

发射光谱法是利用化合物、分子或原子受电、热、光激发后,变为相应的激发态,当从激发态返回基态时将发射特征性的光谱,从而建立的一类分析检测技术。它具有如下特点:①灵敏度高。检测限比吸收光谱法低 1~3 个数量级,通常达到 $\mu g/L$ 量级;②发光参数多,所提供的信息量大;③分析线性范围比吸收光谱法宽;④选择性比吸收光谱好;⑤应用范围不及吸收光谱法,但采用探针技术可拓宽其应用范围。根据发射光谱区和激发方式不同,发射光谱法有多种分析方法,本节将主要介绍医学检验中常用的荧光分析法和化学发光分析法,并简介原子发射光谱分析技术。

一、荧光分析技术

1.荧光的发生　分子选择性吸收光能后,从基态转变为激发态,激发态分子具有多余能量,要通过各种途径释放能量返回基态。能量释放过程有三种形式:非辐射失活,辐射失活和分子间能量转移。前两者是分子内能量的失活过程,后者属于分子间失活过程。非辐射失活过程有四种形式:振动松弛、内转换、外转换及系间窜跃。激发态分子从第一激发单线态经辐射回到基态伴随的光辐射称为荧光。

2.发光参数　固定某一发射波长,测定该波长下的荧光发射强度随激发波长变化所得的光谱,称为荧光激发光谱。固定某一激发波长,测得荧光发射强度随发射波长变化所得的光谱,称为荧光发射光谱,简称荧光光谱。荧光光谱具有下列特点:①与激发光谱相比,荧光光谱的波长更长;②荧光发射光谱与激发光谱无关;③吸收光谱与发射光谱呈镜像对称关系。任何荧光物质都具有这两个特征光谱,它们是荧光分析中定性、定量的基础。

3.荧光强度与溶液浓度的关系　当一束强度为 I_0 的紫外光照射于盛有浓度为 c、厚度为 I 的溶液时,可在液槽的各个方向观察到荧光,其强度 IF 可通过下式计算。式中 I_t 为透射光强度,I_a 为吸收光强度,Φ 为发光量子产率,定义为发光物质发射的光子数与吸收的光子数之比,当其为 0.1~1 时才有分析价值。因激发光的一部分能透过溶液,故一般在与激发光源垂直的方向上测量荧光强度(I_F)。

$$I_F = \Phi_F I_a$$

根据比尔定律,对于浓度很稀的溶液,荧光效率(Φ_F)、入射光强度(I_0)、检测物的摩尔吸光系数(ε)、液层厚度(l)固定不变时,荧光强度(I_F)与溶液的浓度(c)成正比,即 $I_F = Kc$。但该式只适用于 $\varepsilon lc \leqslant 0.05$ 的稀溶液;对于 $\varepsilon lc > 0.05$ 的溶液,荧光强度与溶液浓度的线性关系将向浓度轴偏离。

4.定量分析方法　荧光分析多采用校准曲线法。即以标准物质按试样相同方法处理后,配成不同浓度的标准溶液系列、仪器凋零后以浓度最大的标准溶液作基准,调节荧光强度读数为 100(或某一较高值);然后测出其他标准溶液和空白溶液的相对荧光强度;扣除空白值后,以荧光强度为纵坐标、标准溶液浓度为横坐标,绘制标准曲线;然后将处理后的试样在同一条件下测定其相对荧光强度,扣除空白值后,从校准曲线上求出其含量。

由于影响荧光分析灵敏度的因素较多,为了使一个实验在不同时间所测得的数据前后一致,在每次测绘校准曲线或每次测定试样前,应当用一稳定的荧光物质(其荧光峰与待测物的荧光峰相近)标准溶液为基准进行校正。如荧光物质的校准曲线通过零点,在其线性范围内,就可选择用标准对照法测定。

多组分混合物的荧光分析可以像紫外-可见分光光度法一样,从混合物中不经分离测定多个组分的含量。如果混合物中各组分荧光峰相距较远,且相互间无显著干扰,则可分别在不同波长测量各组分的荧光强度,从而直接求出各组分的含量;如不同组分的荧光光谱相互重叠,则可利用荧光强度的加和性质,在适宜波长处测量混合物的荧光强度,再根据被测物质各自在适宜波长的最大荧光强度,列出联立方程式,计算出各组分含量。

5.测定条件的选择　影响荧光测定的因素很多:温度升高,荧光强度通常会下降;溶剂极性增加,荧光强度增加;当荧光剂是弱酸、弱碱时,溶液 pH 对荧光强度有较大影响。另外,还有淬灭剂的浓度等。在荧光的测定中还要注意以下两个问题。

(1)激发光和荧光波长的选择:如无散射光的干扰,一般选择最大激发波长为激发光,最大荧光波长为测定波长,测定的灵敏度最高。同时注意某些物质稀溶液在激发光照射下,容易分解而使荧光强度不断降低,因此,要迅速完成测定后立即停止激发光照射。

(2)散射光的干扰及消除:当光子与溶剂、溶质、胶体等分子发生碰撞引起散射,若他们与光子有能量交换时,可释放出较激发光波长稍长或短的光线,称拉曼散射光。比入射光波长更长的拉曼光波长可能接近荧光光谱,并可在空白溶剂中出现,导致待测物荧光光谱与其重叠或部分重叠,干扰较大,必须予以消除。

荧光法在医学检验、药物分析和生物化学上的应用日益广泛,随着仪器研究的逐步深入,通过利用更灵敏的检测手段和利用更多的物理参数,以及电子计算机、荧光分析技术得到巨大的发展。并建立了多种分析方法,如导数荧光法、偏振荧光法、同步荧光法、激光荧光法等。

二、化学发光分析技术

化学发光是化学反应中产生电子激发态产物,当其返回基态时发出光的现象,基于这一现象建立的分析方法称为化学发光法。化学发光要求化学反应必须提供足够的激发能,故能产生化学发光的物质很有限,往往含有-CO-NH-NHR 的基团。最常见的化学发光物质是鲁米诺,在催化剂存在下,它可以与 H_2O_2 反应生成 3-氨基苯甲酸,并发出蓝光。

化学发光的光强度随反应物的消耗而变化,因此与荧光法不同。荧光法的光强与时间无关,而化学发光的光强随时间而变化,逐渐减少。为此,要测定反应物总量,必须对荧光强度进行积分,发光强度的积分值与反应物浓度成正比,因此,可根据已知时间内发光的总量来实现对反应物的定量。

近年来,化学发光测定在免疫技术中的应用发展很快,发光免疫是一种化学发光和免疫反应结合的分析方法。测定原理是在一定 pH 条件下,发光物质、催化剂及氧化剂三者浓度处在最佳比例时,可产生最强光辐射。利用三种成分之一(或者通过某种反应,能产生三种成分之一的物质)标记抗原或者抗体,反应中激发的发射光强度与标志物的含量有一定比例关系,因此能达到定量分析目的。它具有发光反应快速的特点,又有免疫反应的特异性。另外,生物发光分析也具有灵敏度高、选择性好的优点,尤其是萤火虫荧光素酶-三磷酸腺苷体系的应用最为广泛。总之,生物发光分析为生化分析提供了一条新途径,使生化分析趋于痕量、特异、灵敏和快速。

三、原子发射光谱分析技术

原子发射光谱分析是依据组成物质的气态原子或离子受激发后返回基态时发射的特征性光谱而建立的分析方法。因为每种元素其特征谱线互异,故可根据特征谱线有无进行定性分析,通过特征谱线强度进行定量分析。原子发射光谱分析现已成为现代仪器分析的重要方法之一。其具有以下特点:①选择性好:一定实验条件下,待测元素被激发后,均可产生不受其他元素干扰的一组特征谱线,可准确地确定该元素是否存在,并可同时测定多种元素,这是其他许多分析方法所不具备的;②灵敏度高:对多数金属元素及部分非金属元素(C、B、P、As),含量低至0.001%时亦可检出。绝对灵敏度一般可达到$10^{-9} \sim 10^{-8}$g,相对灵敏度可达到$10^{-7} \sim 10^{-5}$;③准确性较高:其准确性随光源和试样中被测组分含量不同而变化。被测组分含量在0.1%~1%时,准确性接近化学分析法;若被测组分含量低于0.1%时,采用一些新的光源,其准确性接近原子吸收分光光度法。因此,其适用于微量元素或痕量元素分析;④取样量少,分析快速:应用数微升的试样,即可对多种元素同时进行分析。

原子发射光谱分析也有它的局限性:对高含量元素分析准确性较差,主要应用于金属元素分析。原子发射光谱分析是一种相对分析法,需要一套标准试样作为对照。此外,原子发射光谱仪的价格仍较昂贵。

第五章　酶学检验技术

"酶"一词早期是指"in yeast",即在酵母中的意思。它是由活细胞产生,能特异和高效催化生物体内化学反应的一类生物催化剂。酶能在机体温和的条件下,高效率、专一性地催化各种生化反应,参与机体内的物质代谢、能量传递、神经传导、免疫调节、发育和生殖等各种生命活动。因此,酶是活细胞赖以生存的重要物质基础。近年来,随着酶学理论和分析技术的不断发展,酶学新标志物不断被发现,酶学分析技术更加成熟,推动了临床酶学理论研究的深入和应用领域的拓宽,许多酶学指标已经成为临床疾病诊断、鉴别诊断、疗效评价和预后判断的重要实验依据。

第一节　酶活性浓度分析技术

酶的测定方法分为两种类型:绝对定量法和相对定量法两大类。绝对定量法是通过特异试剂与酶作用直接测定酶蛋白量或酶分子浓度的方法。相对定量法是根据酶的催化活性或酶促反应速率来间接测定酶浓度的方法。正常人大部分血清酶质量浓度在 pg 到 ng 水平,要直接测定这种微量酶蛋白比较困难。临床常用的酶学测定方法则利用酶具有加速化学反应(催化)的特性,通过测定被加速化学反应的反应速率,根据酶促反应中底物的减少量或产物的生成量来计算酶活性浓度的高低。测定酶的催化活性浓度相对较简便,具有快速、灵敏、成本低廉等特点,是目前临床酶学分析最常用的方法。

一、酶活性浓度测定原理

酶活性浓度的测定是检测当酶促反应的初速率(v)达到最大速率 V_{max},即在过量底物存在下的零级反应期的速率,此时酶促反应速率与酶浓度[E]之间有线性关系。

1.酶催化活性与酶促反应速率的关系　酶催化活性可通过测定酶促反应过程中单位时间内底物的减少量(-d[S]/min)或产物的生成量(d[P]/min),即测定酶促反应的速率来获得。用这种方法获得的酶浓度的确切名称是"酶的催化活性浓度"或简称为"酶活性浓度"。当酶促反应 $S+E \underset{K_2}{\overset{K_1}{\rightleftharpoons}} ES \xrightarrow{K_P} E+P$ 处于"稳态"时,可推导出单底物的酶促反应方程,即米-曼氏方程。若[S]>>K_m,K_m值由于相对很小,可忽略不计;因[S]很大,足以使酶饱和而使 ES 已达极限,故此时反应速率为最大反应 V_{max}。米-曼氏方程式可简化为:$V = K_P[E]$(式中 K_P 为 ES 的解离常数)。从公式可看出,此时酶促反应的最大速率只与酶催化活性或酶量[E]成正比关系,为建立准确、可靠的测定方法奠定了基础。

2.酶促反应过程的分期及特点　一个典型的酶促反应过程一般包括延滞期、线性期和非线性期三个阶段。如果将酶反应过程中测得的[P]或[S]变化量对时间作图,可得酶促反应时间进程曲线(图5-1)。图中[P]或[S]变化曲线的斜率就代表酶促反应的速率。

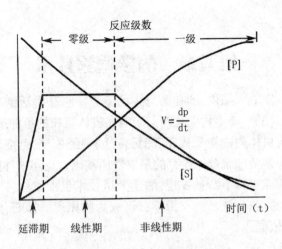

图 5-1 酶促反应时间进程曲线

从酶促反应进程曲线可看出,酶促反应的各期具有以下特点。

(1)延滞期:对单一酶促反应而言,是指酶促反应开始至到达最大反应速率所需要的时间。酶促反应的延滞期主要由酶催化位点的暴露、底物解离后与酶结合位点的结合、酶与辅酶的结合、酶的激活等因素造成。对于酶偶联反应而言,延滞期还包括中间产物堆积到一定程度后,导致指示反应速率增加,直到与待测酶酶促反应速率达到平衡所需的时间。一般来说,此期从几秒至几分钟,通常为1~3分钟。若是双底物或需辅酶越多,延滞期越长。

(2)线性期:是指酶促反应速率保持恒定的时期,不受底物浓度的影响。此期底物虽被不断消耗但还不足以明显改变酶促反应的速率,即以初速率进行。由于底物消耗量或产物生成量与时间呈线性关系,而单位时间内的变化速率恒定不变,故又称线性反应期。此期酶活性与反应速率呈正比,是酶活性测定的最佳时期,一般为1~5分钟。不过线性反应期也仅仅是一个相对的概念,在实际工作中往往需要人为地设定非线性度。

(3)非线性期:随着反应的进行,底物消耗越来越明显,酶促反应速率明显下降而进入非线性期。此时,反应速率与底物[S]呈正比,故称为一级反应期(first order phase)。如果反应速率受两种或两种以上物质浓度的影响,则反应可为一级、一二级或多级反应。因产物[P]与时间t不成线性关系,又称为非线性反应期。此期,酶促反应速率不再与酶活力成正比。酶浓度越高在选定条件下线性期就越短,其他造成进入非线性期的原因有可逆反应增强、产物抑制增加、酶变性失活增加、酶聚合或解离增加等。

要准确测定酶活性,必须了解不同酶反应速率和时间的关系,找出酶促反应速率恒定的时间,避开延滞期、非线性反应期。传统的手工分析法无法在零级反应期测定,故检测结果不够准确。

二、酶活性浓度测定方法

根据反应时间来分类,酶活性浓度测定方法可分为固定时间法和连续监测法两种。

1.定时法 这是早期测定酶活性浓度的方法。通常是酶促反应进行一段固定的时间后,先用强酸、强碱、蛋白沉淀剂等终止酶促反应,再加入其他试剂进行化学反应呈色,通过测定该时间段底物的减少量或产物的生成量,计算酶促反应的平均速率。由于比色法灵敏度较低,或由于手工操作不易控制,时间常定在 30 分钟左右。历史上这类方法曾被命名为 "终点法""二点法""固定时间法"和"取样法"。该方法的优点是比较简单,因测定时酶促反应 已被终止,故比色计或分光光度计无须保温设备,显色剂的选择也可不考虑对酶活性的影响。缺点是无法知道在整个酶促反应进程中是否都是零级反应。

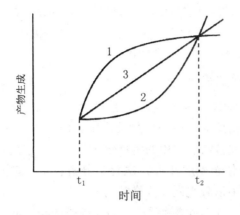

图 5-2 定时法的测定时间与产物的关系

图 5-2 显示,定时法中的酶促反应可能有三种过程。虽然三种反应从 t1 到 t2 所生成的产物量相同,但实际反应过程有很大差别。曲线 1 说明酶促反应速率已经减慢并接近终点,此时位于酶促反应非线性期;曲线 2 说明酶促反应速率正在加快,位于延滞期;只有曲线 3 位于酶促反应的线性期,用定时法才可能准确测定代表酶活性浓度的反应速率。因此,用定时法测定酶活性浓度,必须了解不同酶促反应速率和时间的关系,应先做预试验找出酶促反应速率恒定的时期,确定线性时间,然后在这段时间进行测定,避开延滞期和一级反应。

2.连续监测法 连续监测法是指每隔一定时间(2~60s),连续多次测定酶促反应过程中某一反应产物或底物量随时间变化的多个数据,求出酶反应初速率,间接计算酶活性浓度的方法。与定时法不同,这类方法无须停止酶促反应,不需添加其他呈色试剂,就可测定反应物的变化,很容易观察到反应的整个过程。这类方法曾称为"动力学法"或"速率法"。这类测定方法的优点是简单、准确。如将多点测定结果连接成线,很容易找到直线的区段,选择线性反应期来计算酶活性,不需终止反应(图 5-3)。

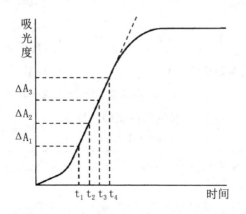

图 5-3 连续监测法的测定时间

通常截取反应开始后较短的时间,就能近似地建立这种反应量与反应时间的线性关系,不过这种时间范围因酶种类和反应条件而异,必须用实验方法进行确定。自动生化分析仪能自动获取规定时间内的酶促反应信号,自动判断非线性度,所以连续监测法更适合于自动化仪器。目前已取代固定时间法而成为临床实验室测定酶活性浓度最常用的方法。

3.平衡法 另有一类通过测定酶促反应开始至反应达到平衡时产物或底物浓度的总变化量来求出酶活性浓度的方法,文献上曾称"终点法"或"平衡法"。该法目前通常用于酶法测定代谢物,在酶活性浓度测定中已很少使用。

三、底物或产物浓度的检测

在酶活性浓度测定方法中,无论是定时法还是连续监测法,酶促反应速率都需要通过测定底物或产物来实现。依据酶促反应中底物或产物的理化性质及检测方法,酶活性浓度测定的方法可分为直接法和间接法。常用的生物化学分析技术包括光谱分析技术(如比色计、浊度仪、分光光度计、荧光分光光度计等)、电化学分析技术(如电位滴定仪)、免疫分析技术、生物传感器技术等,其中以分光光度法最常用。

1.直接法 直接法是利用待测酶酶促反应的底物或产物特征性的理化性质,如吸光度、荧光、旋光性、pH、电导率等,然后通过特殊的仪器直接检测。常用的原理如下。

(1)基于 NADH 或 NADPH 的反应原理:NADH 或 NADPH 在 340nm 处有特异吸收峰,而 NAD+ 或 NADP+ 只在 260nm 处有明显的吸收峰,监测 340nm 处吸光度的变化可以反映 NADH 或 NADPH 的变化。利用该原理可以测定以 NAD(P)+ 或 NAD(P)H 为辅酶的氧化还原酶。例如 LD、葡萄糖-6-磷酸脱氢酶(G-6-PD)、α-羟丁酸脱氢酶(α-HBD)、醇脱氢酶(AD)、山梨醇脱氢酶(SD)、谷氨酸脱氢酶(GLDH)等。

(2)基于人工合成色素原底物反应原理:一些水解酶类或转移酶类经过酶促反应将化合物中的某一基团水解或移去,使无颜色的底物转变为有颜色的产物。人们把这类底物称为色素原底物。根据这一原理,人们有目的地合成一系列底物用来测定酶活性,即人工合成色素原底物,利用这类底物测定的酶见表 5-1。

表 5-1 人工合成色素原底物与待测酶

人工合成色素原底物	待测酶	产物的毫摩尔吸光系数
4-硝基磷酸酚钠盐(PNPP-Na$_2$)	ALP	4-硝基酚 PNP(405 nm)18.5
3-羧基-γ-L-谷氨酰对硝基苯胺	GGT	5-氨基-2-硝基苯甲酸(405 nm,pH 8.10)9.87
2-氯-硝基苯-α-半乳糖-麦芽糖苷	AMY	2-氯酚 2-CP(405 nm,pH 6.0)6.1
2-氯-硝基苯-α-岩藻糖苷	α-岩藻糖苷酶(AFU)	2-CP(405 nm,pH 6.5)6.2
甘氨酰脯氨酰-对硝基苯胺-对甲苯磺酸	甘氨酰脯氨酸二肽氨基肽酶(GPDA)	对硝基苯胺 4NA(405 nm)9.88

(3)基于氧的消耗:氧化酶在催化反应时会不断消耗氧气,可以设计氧电极来连续监测氧的消耗速度。

(4)其他:胆碱酯酶催化乙酰胆碱产生乙酸,造成 pH 下降,可以用 pH 差示法测定胆碱酯酶。脱羧酶在反应过程中产生 CO_2,可以用量积法测定。

2.间接法　直接法虽然简单,但只有在底物与产物之间存在特征性理化性质的显著差异时,才能使用直接法,实际能用直接法测定的酶并不多,很多情况下都只能使用间接法。间接法是指酶促反应底物和产物之间没有特征性的理化性质,需通过另一个化学反应或生化反应,将底物或产物转化为具有明显特征理化性质的另一个化合物,然后进行测定。

目前常用的方法有两类:一类方法称为化学法,是在原来反应体系中另外加入一些试剂,这些试剂只与酶促反应的底物或产物迅速作用,并产生可被仪器检出的物质变化或特征性化合物,如转化为有色化合物,但同时又不与酶作用也不影响酶活性。例如:血清 ChE 的丁酰硫代胆碱测定法。胆碱酯酶催化酰基硫代胆碱类底物后,生成的硫代胆碱(SCh)与 5,5-二硫代-双(2-硝基苯甲酸)(DTNB)反应,生成黄色阴离子 5-巯基-2-硝基苯甲酸(5-TNBA),后者即可通过分光光度法检测。另一类方法称为酶偶联法:是目前在酶活性浓度测定中应用最多、最为广泛的方法。即在原反应体系基础上,另外设计一个或多个酶促反应和被测酶的酶促反应偶联起来。一般最后一级酶促反应能产生具有特征理化性质的产物,检测其浓度变化来反映被测酶的活性浓度。

四、酶偶联反应

1.酶偶联反应原理　在酶活性测定时,如果底物或产物不能直接测定或难以准确测定,可采用酶偶联法测定,即在反应体系中加入一个或几个工具酶,将待测酶生成的某一产物转化为新的可直接测定的产物,当加入酶的反应速率与待测酶反应速率达到平衡时,可以用指示酶的反应速率来代表待测酶的活性。例如:

$$A \xrightarrow{Ex} B \xrightarrow{Ea} C \xrightarrow{Ei} p$$

式中:A 为底物;B、C 为中间产物;p 为可直接测定的产物;Ex 为待测酶;Ex 催化的反应称为始发反应;Ea 和 Ei 都为工具酶,依据工具酶作用的不同又分别称为辅助酶和指示酶;Ea 催化的反应称为辅助反应,辅助酶在酶偶联反应中可以一个或多个,也可以不需要;指示酶是指能监测反应速率的酶,Ei 催化的反应称为指示反应。这一连串酶促反应构成的体系称为酶偶联体系。

临床酶学分析中,以 NAD(P)H/NAD(P)+为辅酶的脱氢酶和以 H_2O_2 为底物的过氧化物酶(POD)是常用的指示酶。表 5-2 列举了需要指示酶的酶偶联方法来测定酶活性。

表 5-2　常用酶偶联方法来测定的酶

待测酶	测定方法	辅助酶	指示酶
ALT	IFCC 推荐法	无	LD
AST	IFCC 推荐法	LD *	MD
CK	IFCC 推荐法	HK	G-6-PD
5′-NT	5′-AMP 为底物 ADA-GLDH 法	腺苷脱氨酶 ADA	GLD

（续表）

待测酶	测定方法	辅助酶	指示酶
AMY	IFCC 推荐法	无	多功能 α-葡萄糖苷酶
LPS	GK-GPO-POD 法	GK、GPO、共脂肪酶	POD
5′-NT	5′-IMP 做底物	核苷磷酸化酶（NP）	POD
	NP-XOD-POD 法	黄嘌呤氧化酶（XOD）	

注：*LD 并不是真正意义上的辅助酶。

2.酶偶联反应进程　用酶偶联法测定酶活性浓度时,酶促反应进程包括四个时相(图 5-4)。

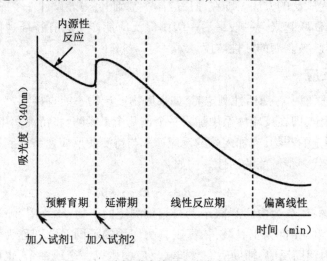

图 5-4　酶偶联法的吸光度变化示意图

（1）预孵育期或预温期:在实际测定时,酶偶联刚开始时,反应体系中只存在底物 A,并不存在指示酶的反应。此时需先将指示酶 Ei 加入到标本中保温,使存在于样品中的内源性干扰物质(如底物、中间产物等)充分进行反应,并将其消耗殆尽。

（2）延滞期:加入底物启动反应,在反应启动后的一段短时间内,产物 B 开始出现并逐渐增加,处于较低水平,指示酶反应速率也较低,不能代表待测酶的反应速率 Vx,这一时期称为延滞期。

（3）稳态期或恒态期:随着产物 B 增加到一定程度时,Ex 和 Ei 反应速率相同,达到了稳态期。

（4）非恒态期:由于底物已大部分消耗,反应速率减慢,产物生成减少。应用酶偶联法测定时,关键在于确定恒态期,因为只有恒态期才能代表酶活性。只有此阶段的吸光度才会有明显线性变化。

3.应用酶偶联反应法的注意事项　在酶偶联测定法中,选用适当量的指示酶是一个重要问题。为了保证准确测定酶活性,酶偶联反应的反应速率应超过或等于测定酶的反应速率,指示酶反应必须是一级反应,即指示酶的反应速率应与测定酶的产物浓度成正比。因此,只有选择 Km 很小的酶作为指示酶,并使用大量的指示酶才能满足上述条件。酶偶联反应的恒态期可以通过测定指示酶的 Km 和 Vmax 等动力学因数加以计算确定。此外,设计或选择酶测定方法时,酶偶联法的延滞期越短越好,测定时间要避开此期。但必须注意,在实际工作中,并不是所有酶都适用于酶偶联法进行测定。

五、工具酶与共通反应途径

在酶学分析中,作为试剂用于测定化合物浓度或酶活性浓度的酶称为工具酶。工具酶在酶学分析中具有重要作用。酶偶联反应体系中的指示酶和辅助酶即为工具酶。常用的工具酶有氧化还原酶类、转移酶类和水解酶类,但以氧化还原酶类更多见,因为其产物最易被直接监测而成为指示酶。常见工具酶见表 5-3。

表 5-3 常见工具酶的名称及其缩写符号

缩写符号	名称	缩写符号	名称
LD	乳酸脱氢酶	HK	己糖激酶
MDH	苹果酸脱氢酶	CK	肌酸激酶
G-6-PD	6-磷酸葡萄糖脱氢酶	PK	丙酮酸激酶
GLDH	谷氨酸脱氢酶	GK	甘油激酶
GOD	葡萄糖氧化酶	LPL	脂蛋白脂肪酶
COD	胆固醇氧化酶	CE	胆固醇酯酶
GPD	磷酸甘油氧化酶	UR	脲酶
POD	过氧化物酶	CRTase	肌酐酶

在临床生化检验中,许多项目的测定方法往往使用工具酶参与的类似反应原理,即所谓共通(或通用)反应途径。在分光光度法中,最常用的两类通用反应途径如下。

1. NAD(P)$^+$ 或 NAD(P)H 偶联的脱氢酶及其指示反应 许多氧化还原反应,尤其是重要工具酶的脱氢酶(如 LD、GLD、G-6-PD 等)参与时,常将底物的氢原子去除并传递给 NAD(P)$^+$ 而形成 NAD(P)H。如 LD 主要以 NAD$^+$/NADH 为辅酶,而 GLD 则不论来自肝或细菌,均可以将 NAD+/NADP+ 还原为辅酶。NAD(P)H 不仅在 340nm 有特征性光吸收,可用分光光度法进行检测,而且用 365 nm 波长的紫外光激发,可使其在 460nm 发射强烈荧光并进行测定。脱氢酶催化的指示反应广泛应用于酶偶联测定法,目前应用的测定项目有:葡萄糖、尿素、β-羟丁酸、三酰甘油、甲醇、血氨、ALT、AST、LD、GLD、CK、ALD、G-6-PD 和 ICD 等。

2. 偶联 H_2O_2 的工具酶及其指示反应 临床生化测定中,葡萄糖、尿酸、胆固醇、甘油、丙酮酸的测定,可分别利用葡萄糖氧化酶、尿酸氧化酶、胆固醇氧化酶、甘油氧化酶、丙酮酸氧化酶等工具酶,将其氧化产生 H_2O_2;H_2O_2 再通过以氢(或电子)为受体的指示酶和以 NAD(P)H 为辅酶参与的两类指示反应进行检测。前者主要有两类工具酶参与反应:过氧化氢酶或称触酶及过氧化物酶,两者均为含三价铁的指示酶。以指示酶 POD 最为常用。在 POD 的直接催化下,H_2O_2 氧化芳香族胺色素原生成有色的色素,如 POD 催化 H_2O_2 与 4-氨基安替比林(4-AAP)和酚反应生成醌亚胺(红色),最大吸收峰在 500nm。这一反应由 Trinder 在 1969 年提出,故称为 Trinder 反应。

六、酶活性浓度单位及参考值的应用

1. 酶活性浓度单位 酶活性浓度以单位体积所含的酶活性单位数表示。近年来,我国及世界各国的临床实验室几乎都习惯用 U/L 来表示体液中酶活性浓度。在酶活性浓度单位计算时,可根据测定酶活性所用方法的不同,利用标准管法、标准曲线法或吸光系数法进行计算求取酶活性浓度单位。前两种方法目前已较少使用。

用连续监测法进行酶活性测定时,不需作标准管或标准曲线,根据摩尔消光系数(ε)很容易进行酶活性浓度的计算。摩尔消光系数的定义为:在特定条件下,一定波长的光,光径为 1.00 cm 时,通过所含吸光物质浓度为 1.00 mol/L 时的吸光度。如在线性范围内,用连续监测法测定每分钟吸光度的变化($\Delta A/min$),以 U/L 表示酶活性浓度时,则可按下式进行计算。

$$U/L = \frac{\Delta A}{min} \times \frac{V \times 10^6}{\varepsilon \times v \times L}$$

式中:V 为反应体系体积(mL);ε 为摩尔消光系数($cm^2 \cdot mol^{-1}$);v 为样品量(mL);L 为比色杯光径(cm);ΔA 为吸光度变化;10^6 为将 mol 换算成 μmol。

2.参考值的应用 由于临床酶学测定时所选仪器、试剂和方法不同,加之生物学变异等对酶活性的影响,常常导致各临床实验室之间所得参考值差别较大。对仪器技术资料、试剂盒说明书等给出的参考数值,都应经过实际验证和统计学处理,方能决定是否采用,最好是建立实验室自己的参考值。表 5-4 列举了几种临床常用酶的参考值。

表 5-4 临床常用血清酶的测定方法与参考值(37℃)

酶	方法	参考值
ALT	连续监测法底物含磷酸吡多醛	男:≤45U/L;女:≤34U/L*
	底物中不含磷酸吡多醛	5~40U/L
AST	连续监测法底物中含磷酸吡多醛	男:≤35U/L;女:≤33U/L*
	底物中不含 γ 磷酸吡多醛	8~40U/L
ALP	连续监测法(磷酸对硝基苯酚法)	1~12 岁<500U/L
		男:12~15 岁<750U/L,>25 岁
		40~150U/L
		女:>15 岁 40~150U/L
ACP	定时法(磷酸百里酚酞法)	0.5~1.9U/L
LD	连续监测法 L-P,即 LD-L 法	≤252U/L*
	P-L,即 LD-P 法	200~380U/L
CK	连续监测法(酶偶联法)	男:≤169U/L;女:≤143U/L*
γ-GT	连续监测法(L-γ-谷氨酰-3-羧基-对硝基苯胺法)	男:≤55U/L;女:≤38U/L*
	连续监测法(L-γ-谷氨酰-对硝基苯胺法)	男:≤50U/L;女:≤30U/L*
AMY	连续监测法[对-硝基苯麦芽庚糖苷(4NP-G₇)法]	≤220U/L
LPS	定时法(乳化液比浊法)	≤110U/L
ChE#	连续监测法(丁酰硫代胆碱法)	5000~12000U/L
α-HBD	连续监测法	72~182U/L

注:＊IFCC 参考方法;#实际为拟胆碱酯酶(PChE)

3.正常上限倍数的应用　酶催化活性或活性浓度是一个相对的概念,与测定方法及测定条件有关。不同的测定方法,酶活性的检测结果可以相差数倍,以至各实验室之间的测定结果难以比较,参考值也难以统一。为了更直观地反映酶含量的变化,很多实验室不局限传统的报告方式(U/L),开始使用正常上限升高倍数(upper limits of normal,ULN)作为酶活性浓度的表示法。

所谓 ULN 是指把酶测定值转换为正常上限值的倍数。简单地说,就是用测定的酶活性结果除以参考范围的上限值。在酶学测定中,一般以酶活性升高更具临床意义,故不取正常下限值作为倍数指数。如将 ULN 进一步适当分级,还可制订出轻度、中度及极度增加的范围。这样做的好处是显而易见的,临床医师不会因记参考区间而烦恼,但是对于临界升高的病情判断将带来新问题。在目前缺乏统一的校正品或标准,测定方法也不完全统一的前提下,使用 ULN 有一定的好处,但对其临床意义有待进一步进行评价。

第二节　酶蛋白浓度分析技术

酶浓度严格来说是指酶蛋白分子的质量浓度,常以酶蛋白浓度来表示。人体体液中的酶有成百上千种,除脂肪酶(LPL)、卵磷脂胆固醇酰基转移酶(LCAT)、胆碱酯酶(ChE),铜氧化酶(CER)外,大多数酶的含量在 $\mu g/L$ 水平甚至更低。因此,酶浓度的测定多以测定酶活性浓度为主。20 世纪 70 年代以后,随着免疫学技术的发展,酶的定量分析技术中出现了许多利用酶蛋白的抗原性,通过抗原抗体反应直接测定酶蛋白质量的免疫学方法。国内外曾使用电泳法、柱层析法、免疫化学法等测定酶蛋白浓度,其中以免疫化学法应用较广。

一、酶蛋白浓度的测定方法

免疫化学法是利用酶蛋白的抗原性,制备特异性抗体后用免疫学方法测定酶蛋白浓度。用于酶蛋白浓度测定的免疫化学方法有:免疫抑制法、免疫沉淀法、放射免疫测定(RIA)、化学发光免疫测定(CLIA)、酶免疫测定(EIA)、荧光酶免疫测定(FEIA)等。其中,前两种方法可用于酶活性浓度测定,其他方法则用于酶蛋白浓度测定。例如,免疫抑制法测定 CK-MB 的活性、免疫沉淀法(单向扩散法)测定超氧化物歧化酶(SOD)的活性;RIA 测定胰蛋白酶和弹性蛋白酶的浓度、CLIA 测定 CK-MB 的浓度、ELISA 测定神经元特异性烯醇化酶(NSE)浓度等。

由于酶浓度测定方法的不同,报告方式也有差异:一类是用酶活性浓度单位,如免疫抑制法测定 CK-MB 酶活性,结果常以 U/L 报告;另一类是用质量浓度单位,如用免疫学方法测定 CK-MB 酶质量,结果直接用 ng/mL 或 $\mu g/L$ 报告。因此,临床医师应注意报告方式不同所带来的差异和不同的临床意义。

血清酶活性变化分为酶蛋白质量和酶催化活性同步变化及酶蛋白质量未变而酶催化活性变化两种情况。酶在某些病理条件下或受操作条件等影响而失活,一些激活剂或抑制剂对酶催化活性也有影响,因而酶活性浓度常不能正确反映酶的真实变化情况,有时会出现酶活性浓度与酶蛋白绝对量不一致,甚至完全相反的情况。目前,6-磷酸葡萄糖脱氢酶、神经元特异性烯醇化酶、前列腺酸性磷酸酶、CK-MB 等都有了测定酶蛋白质量浓度的商品化试剂盒。

二、免疫化学法测定酶蛋白浓度的优缺点

与传统的酶活性浓度测定法相比,免疫化学测定法的优点主要有:①灵敏度高,能测定样品中用其他方法不易测出的少量或痕量酶,灵敏度达到 ng/L 至 μg/L 的水平;②特异度高,影响因素比酶活性浓度测定少,几乎不受体液中其他物质,如酶抑制剂、激活剂等的影响,不受药物的干扰;③能测定一些不表现催化活性的酶蛋白,如不表达酶活性的各种酶原或去辅基酶蛋白,或因遗传变异而导致合成无活性的酶蛋白及失活的酶蛋白等;④在某些情况下,与酶活性浓度测定相结合,计算免疫比活性,能提供更多具有临床应用和研究价值的新信息;⑤特别适用于同工酶的测定。在同工酶测定中,与电泳法和层析法相比,免疫学方法测定简单、快速、灵敏度高、标本量少、重复性好;与化学抑制法相比特异性好。

酶的免疫化学测定也有其局限性。主要表现在:①要制备足够量的提纯酶作为抗原及制备其抗血清常常是很困难的,而且工作量很大;②测定步骤多,操作烦琐;③测定成本高。

第三节　同工酶分析技术

一、同工酶产生的机制

1952 年,Nielands 在区带电泳中将 LD 分成了两条活性带,从而动摇了历来认为一种酶只有一种结构的概念。1959 年,Markert 等提出用"isozyme"来描述催化功能相同而结构不同的一类酶,意指"相同的酶"。1964 年 IFCC 建议用"同工酶"一词,现已为各国学者所接受。

同一种属中由不同基因或等位基因所编码的多肽链单体、纯聚体或杂化体,具有相同的催化作用,但其分子构成、空间构象、理化性质、生物学性质及器官分布或细胞内定位不同的一组酶称为同工酶。凡酶蛋白结构不同的同工酶称为原级同工酶,而将经加工或修饰后的同工酶称为次级同工酶或酶的多种形式。不管是原级同工酶还是酶的多种形式,由于它们在组织分布、细胞内定位、发生发育等方面都有可能存在明显差异,与总酶活性相比它具有更高的诊断特异性和诊断敏感度,所以没有必要进行严格分类。但在遗传学领域中以研究原级同工酶为主。

某些酶或同工酶从组织进入体液后,可进一步变化为数个不同类型即所谓"亚型",也称为"同工型"。即指基因在编码过程中由于翻译后修饰的差异所形成的多种形式的一类酶。如 CK-MB 可分为 MB_1 和 MB_2 两个亚型。亚型往往在基因编码产物从细胞内释入血浆时因肽酶作用降解而形成,有报道提示亚型比同工酶更有价值。表 5-5 是人体一些较重要的同工酶。

表 5-5　人体中几种重要的同工酶

酶	同工酶种类	相关疾病
CK	CK-BB,CK-MB,CK-MM(CK1,CK2,CK3)	心肌梗死、肌病、颅脑损伤、肿瘤
LD	LD1,LD2,LD3,LD4,LD5	心肌梗死、肌病、肺梗死、肝病、肿瘤
ALP	肝型,小肠型,骨型,胎盘型,肾型	肝胆疾病、骨病、妊娠、结肠炎、肿瘤
ACP	红细胞型,前列腺型,溶酶体型	前列腺癌、血液病、骨肿瘤
γ-GT	γ-GT1,γ-GT2,γ-GT3,γ-GT4	肝癌、梗阻性黄疸
AMY	P-AMY(P1,P2,P3),S-AMY(S1,S2,S3,S4)	急慢性胰腺炎、腮腺炎
ALT	ALTs,ALTm	心肌梗死、肝病
AST	ASTs,ASTm	心肌梗死、肝病
GP	GP-BB,GP-LL,GP-MM(GP1,GP2,GP3)	心肌梗死、脑损伤、肾病、肌病
GST	GST1 和 GST2(GST-α),GST3(GST-μ),GST4 和 GSTs(GST-π)	肺癌、肝炎
ALD	ALD-A,ALD-B,ALD-C	肝癌、肝炎、神经细胞癌
NAG	NAG-A,NAG-B,NAG-I	肝病、肾病

二、同工酶及其亚型分析技术

由于同工酶(亚型、同工型)一级结构的不同,导致其在理化性质、催化活性、生物学等方面具有明显差异,这些差异为同工酶的分析和鉴定提供了理论基础(表 5-6)。同工酶的测定方法可以分为直接法和间接法两大类。直接法是指利用同工酶之间酶催化动力学性质或免疫原性的不同,不需对同工酶各组分预先分离,直接测定其中某一种同工酶的方法。多采用化学抑制、免疫抑制、热变性等原理。

间接法是依据同工酶之间理化性质(带电性、分子大小、糖链等)的不同先用电泳技术、凝胶层析技术、亲和层析技术将各种同工酶组分分开,再利用酶催化性质对同工酶进行定量的方法。两者区别是:直接法只能测定同工酶的某一组分,由于操作方便,适合于自动生化分析仪。而间接法操作复杂,需要特殊装置,不适合自动生化分析仪,但能同时分析同工酶的各个组分。下面简单介绍同工酶分析的常用原理。

表 5-6　常用同工酶及其亚型的分析方法

方法	同工酶(或亚型)的性质差异	同工酶、亚型
电泳法		
区带电泳、等电聚焦	电荷不同	所有同工酶、亚型
色谱法		
离子交换色谱	电荷不同	CK,LD

（续表）

方法	同工酶(或亚型)的性质差异	同工酶、亚型
免疫分析法		
免疫抑制法	特异性抗体反应性不同	CK、LD、ACP
免疫化学测定法	特异性抗体反应性不同	CK、LD、ACP、ALP、AMY
RIA、EIA、FIA、CLIA		
动力学分析法		
底物特异性分析法	底物 Km、亲和力不同	ACP、CK、LD(α-羟丁酸)
抑制剂分析法	对小分子量的抑制剂的特异性抑制不同	LD(草酸)、ACP(L-酒石酸)、ALP(L-苯丙氨酸)、ChE(氟和可卡因)
pH 分析法	最适 pH 不同	LD、AST
热失活分析法	热稳定性不同	LD、ALP
蛋白酶水解法	对蛋白水解酶敏感度不同	LD、AST

1.电泳法　在研究同工酶的所有方法中,电泳法的使用最为广泛。目前所采用的电泳方法大致可分为显微电泳、自由界面电泳和区带电泳三大类。临床上以区带电泳最为常用,测定步骤主要分为区带分离、活性显色和检测结果等三个步骤。

(1)区带分离:用电泳法进行区带分离的原理与其他蛋白电泳相似。可用的支持物较多,但目前实验室多用醋酸纤维素薄膜(简称醋纤膜)、琼脂糖凝胶、聚丙烯酰胺凝胶作为电泳支持介质。国内外的一些自动化电泳分析系统则多采用分辨率更高的琼脂糖凝胶作为支持介质,采用高压或常压电泳进行各种同工酶及其亚型的分离与鉴定。

(2)活性显色:经电泳分离后的同工酶区带需用酶反应染色法进行显色。不能直接显色者可加入工具酶经偶联反应显色。如果产物(或经偶联反应后)能显荧光者亦可用荧光法检测。电泳法同工酶的显色与一般蛋白质不同,需依赖其催化活性,因此,不能经过固定步骤,呈色产物要求非水溶性。常用的显色系统如下。

1)重氮试剂染料:人工合成的萘酚或萘胺衍生物在酶促反应后产生的萘酚或萘胺与偶氮染料如固蓝 B 等生成难溶于水的有色重氮化合物。如 ALP、γ-GT 同工酶的测定。

2)电子传递染料:脱氢酶反应产生 NAD(P)H,其中 H$^+$经 PMS 传递 H$^+$,使四氮唑盐生成不溶性有色的甲䐶化合物。如 LD 同工酶的测定。

3)脱氢酶偶联的指示反应:如 AST、CK 等。

(3)检测结果:显色后的区带一般用光密度计或荧光计扫描定量分析。图 5-5 为琼脂糖凝胶电泳分离的血清 LD 同工酶谱。

(4)注意事项:用电泳法进行同工酶分析时,如显示的区带数与同工酶数不一致时,要特别注意巨分子酶(巨酶)的存在,以免造成对酶测定结果错误的判断和临床误诊。

电泳法的优点是分离效果良好,一般不会破坏酶的天然状态,选择合适的电泳条件可以获得同工酶谱的全貌,但其显色系统不可能是所有同工酶的最适条件,而且定量也比较困难,只是一种半定量的方法。电泳法的缺点在于酶与体内的白蛋白、免疫球蛋白等形成"矫作物"、酶的聚合形式等都使结果判定复杂化。此外,电泳法操作烦琐、重复性较差。近年来临床实验室使用自动化电泳系统,有配套的商品试剂盒,有效改善了操作烦琐、重复性较差等缺点。

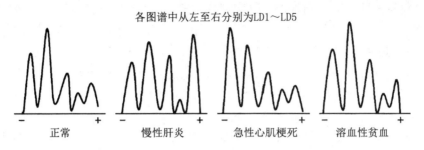

各图谱中从左至右分别为LD1～LD5

| 正常 | 慢性肝炎 | 急性心肌梗死 | 溶血性贫血 |

图5-5 正常和病理状况时血清LD同工酶的琼脂糖凝胶电泳分离图谱

2.色谱法 色谱法又称层析法、色层法或层离法,是一种以物理化学原理为主的分离分析方法。常用于分离同工酶的色谱法是柱色谱,但方法费时烦琐,通常不适合临床同工酶常规检测。目前国外已有供临床同工酶分析用的商品化微型色谱柱。

3.免疫分析法 从根本上说,同工酶的差异与酶蛋白结构有关,这些结构差异又可引起酶蛋白抗原性的变化。针对同工酶不同的蛋白一级结构制备特异的抗体,此抗体只能与该同工酶产生特异性免疫反应。目前利用免疫学原理来测定同工酶的方法有了很大发展,并用之于临床。可应用于同工酶检测的免疫分析法包括:免疫抑制法、免疫沉淀法、免疫电泳法、放射免疫法和酶联免疫吸附法等,其中应用较多的是免疫抑制法、免疫沉淀法和免疫电泳法等。

(1)免疫抑制法:利用聚体同工酶的一种亚基与相应的抗体结合后,该亚基的酶活性受到抑制,测定加与不加抗体前后样品中酶活性的变化,可以计算出该亚型同工酶的活性。临床曾常规采用此法测定血清中CK-MB同工酶。足量的抗CK-MM的血清可将CK-MM完全抑制,CK-MB因有50%为M型亚基,也被抑制50%,而CK-BB(血清中无CK-BB或仅有痕量时)则不受影响。

本法无须分离抗原抗体复合物,测定快速,操作简单,适合于急诊及大批样品的自动化测定。但该方法准确性欠佳,如样品中含有较多的CK-BB时,本法不能适用。巨型CK-MM也不能被抑制。

(2)免疫沉淀法:利用分离提纯的同工酶作抗原制备相应的抗体;将该抗体与含该型同工酶的待测样品混合,在一定条件下可形成抗原抗体免疫复合物沉淀,离心后便可测定上清液中其他型别的酶活性。将加入抗体前测得的总活性减去上清液酶活性,即可求出被沉淀的同工酶的活性。与免疫抑制法不同的是,该法抗原抗体免疫复合物沉淀形成的过程一般很缓慢,37℃常需1小时,低温时则需过夜甚至数日才能完全沉淀。这类方法多用于检测前列腺ACP(PAP)和胎盘ALP。

(3)其他免疫学方法测定酶蛋白:酶是蛋白类抗原,但由于含量极微,常使用免疫电泳、RIA、EIA和CLIA等灵敏度较高的方法。这类方法的最大特点是与酶活性无关,已用于检测CK-MB、LD_1、PAP、骨-ALP、P-AMY等。

4.动力学分析法 测定动力学参数是同工酶研究的重要内容,有些动力学分析方法因其简便易行而应用于临床同工酶的检测,如底物特异性分析法、抑制剂分析法、热失活分析法等。虽然同工酶的动力学分析法简单,但困难的是不易找到只作用于同型同工酶的抑制剂、激活剂或其他条件。

(1)底物特异性分析法:不同的同工酶对底物的 Km 及亲和力有差别。如人的 LD1 对 α-羟丁酸的亲和力较大,Km 值为 0.84 mmol/L,而 LDs 对它的亲和力较小,Km 值为 10 mmol/L。

(2)抑制剂分析法:同一抑制剂对不同同工酶有不同的抑制作用。

(3)热失活分析法:利用不同同工酶的耐热性差异进行分析与鉴定。如 ALP 同工酶对热反应差异较大,胎盘 ALP 能耐 70℃ 高温,而骨 ALP 在 55℃ 条件下,10 分钟后活性丧失过半。

5.蛋白酶水解法　利用蛋白酶特异地水解某型同工酶肽链上的特殊键,使其立体构象或全部发生变化而失活,从丧失的活性可推测该型同工酶的活性。根据不同同工酶对蛋白水解酶的敏感度不同,选择合适的蛋白酶浓度和反应时间,可将某些同工酶水解而失去活性,而有些同工酶不受影响。如 LD 同工酶、AST 同工酶等。此法快速、简便、准确、易于自动化分析。

第六章 蛋白质检验

第一节 血浆蛋白质的测定方法与评价

一、双缩脲法

双缩脲法对各种蛋白质呈色基本相同,特异性和准确性高,精密度好,显色稳定,试剂单一,方法简便,灵敏度虽不高,但对血清总蛋白定量较为适用,是临床测定血清总蛋白的常规方法。

1.原理　血清(浆)中蛋白质的肽键(—CO—NH—)在碱性溶液中能与2价铜离子作用生成稳定的紫红色络合物。此反应和两分子尿素缩合后生成的双缩脲(H_2N—OC—NH—$CONH_2$)在碱性溶液中与铜离子作用形成紫红色的反应相似,故称为双缩脲反应。这种紫红色络合物在540nm处有明显吸收峰,吸光度在一定范围内与血清总蛋白含量成正比,经与同样处理的蛋白质标准液比较,即可求得总蛋白质含量。

2.试剂与器材　可购商品试剂或自配。

(1)6 mol/L NaOH 溶液:称取 NaOH 240 g,溶于新鲜制备的蒸馏水(或刚煮沸冷却的去离子水)约 800 mL 中,冷却后定容至1L,贮于有盖塑料瓶中。若用非新开瓶的 NaOH,须先配成饱和溶液,静置 2 周左右,使碳酸盐沉淀,其上清饱和 NaOH 溶液经滴定后,算出准确浓度。

(2)双缩脲试剂:称取硫酸铜结晶($CuSO_4 \cdot 5H_2O$)3 g 溶于新鲜制备的蒸馏水(或刚煮沸冷却的去离子水)500 mL 中,加入酒石酸钾钠($NaKC_4H_4O_6 \cdot 4H_2O$,用以结合 Cu^{2+},防止 Cu_2O在碱性条件下沉淀)9 g 和碘化钾(KI,防止碱性酒石酸铜自动还原并防止 Cu_2O 的离析)5 g,待完全溶解后,再搅拌加入 6 mol/L NaOH 溶液 100 mL,并用蒸馏水定容至 1L,置塑料瓶中密闭保存。此试剂室温可稳定半年,若贮存瓶中有黑色沉淀出现,需要重新配制。

(3)双缩脲空白试剂:除不含硫酸铜外,其余成分与双缩脲试剂相同。

(4)60~70 g/L 蛋白质标准液:常用牛血清白蛋白或收集混合血清(无黄疸、无溶血、乙型肝炎表面抗原阴性、肝肾功能正常的人血清),经凯氏定氮法定值,亦可用定值参考血清或标准白蛋白作标准。但定值质控血清定值准确性较差,不能用作血清总蛋白测定的标准物。

(5)仪器:自动生化分析仪或分光光度计。

3.操作程序

(1)自动生化分析仪法:参数设置参照有关仪器及试剂盒说明书。

(2)手工操作法:按表 6-1 操作。

表 6-1　双缩脲法测定血清总蛋白操作步骤

加入物/mL	空白管	标准管	测定管
血清	—	—	0.10
蛋白标准液	—	0.10	—
蒸馏水	0.10	—	—
双缩脲试剂	5.0	5.0	5.0

混匀,置 25℃30 分钟或 37℃10 分钟,在 540nm 处用 1 cm 光径比色皿比色,用空白管调零,测各管吸光度。

如遇脂血混浊、黄疸或溶血标本,需做标本空白管:取血清 0.1 mL,加入双缩脲空白试剂 5.0 mL,用双缩脲空白试剂调零,540nm 波长,读取标本空白管吸光度。用测定管吸光度减去标本空白管吸光度后的净吸光度,计算总蛋白浓度。

4.计算　血清总蛋白$(g/L) = \dfrac{测定管吸光度}{标准管吸光度} \times 蛋白标准液浓度(g/L)$

5.参考区间　成年人 65~85 g/L。

6.质量保证

(1)用标本空白管消除黄疸、溶血干扰,如标本空白管吸光度太高,可影响测定结果。

(2)高脂血症混浊血清会干扰比色,可采用下述方法消除:取 2 支带塞试管或离心管,各加待测血清 0.1 mL,再加蒸馏水 0.5 mL 和丙酮 10 mL,塞紧并颠倒混匀 10 次后离心,倾去上清液,将试管倒立于滤纸上吸去残余液体。向沉淀中分别加入双缩脲试剂和双缩脲空白试剂,再进行与上述相同的操作和计算。

7.临床意义

(1)血清总蛋白升高

1)血液浓缩:严重呕吐、腹泻、高热、休克及慢性肾上腺皮质功能减退等,由于水分丢失使血液浓缩,血清总蛋白明显升高,但白蛋白/球蛋白比值变化不大,称为假性蛋白增多症。

2)合成增加:大多见于多发性骨髓瘤,主要是异常球蛋白增加,球蛋白可>50 g/L,总蛋白可>100 g/L。

(2)血清总蛋白降低

1)合成障碍:如慢性肝炎、急性肝细胞坏死、肝硬化等。

2)血液稀释:如静脉注射过多低渗溶液或因各种原因引起的钠、水潴留。

3)丢失过多:如大量失血、肾病综合征、溃疡性结肠炎等。

4)其他:如慢性胃肠道疾病,消耗性疾病如严重结核病、甲状腺功能亢进症、肾病综合征、长期营养不良、恶性肿瘤等。

二、染料结合法

在酸性环境下,蛋白质分子可解离出带正电荷的 NH_3^+,它可与染料的阴离子产生颜色反应。常用的染料有氨基黑、丽春红、考马斯亮蓝、邻苯三酚红钼等。前两种常作为血白蛋白醋酸纤维素薄膜电泳或琼脂糖凝胶电泳的染料。考马斯亮蓝常用于需更高呈色灵敏度的蛋白电泳,也用于测定尿液、脑脊液等蛋白质,优点是简便、快速、灵敏,缺点是不同蛋白质与

106

染料的结合力不一致,且试剂对比色杯有吸附作用。

(一)血浆(清)白蛋白测定

白蛋白结合的染料有多种,其中溴甲酚绿(bromcresol green,BCG)和溴甲酚紫(bromcresol purple,BCP)最常用。BCP法受球蛋白和其他血浆蛋白的干扰较小,但与BCG法相比,灵敏度较低。此外BCP与非人源性白蛋白结合力相当弱,不适合用于动物标本中白蛋白含量测定,而质控血清多用动物血清制备,故BCP的应用受到一定限制。

1.原理 白蛋白在pH4.2的缓冲液中带正电荷,在有非离子型表面活性剂存在时,可与带负电荷的染料溴甲酚绿结合形成蓝绿色复合物,在波长628 nm处有吸收峰,其颜色深浅与白蛋白浓度成正比,与同样处理的白蛋白标准液比较,可求得血清白蛋白含量。

2.试剂与器材 可购商品试剂或自配。

(1)BCG试剂:向约950 mL蒸馏水中加入0.105 g BCG(或0.108 g BCG钠盐),8.85 g琥珀酸,0.1 g叠氮钠,4 mL浓度为300 g/L聚氧化乙烯月桂醚(Brij-35)。完全溶解后,用6 mol/LNaOH溶液调节至pH4.15~4.25。用蒸馏水加至1L。试剂配成后,分光光度计628 nm,蒸馏水调零测BCG试剂的吸光度,应在0.150A左右。贮存于聚乙烯塑料瓶内,密塞室温保存,至少可稳定6个月。

(2)BCG空白试剂:除不加入BCG外,其余成分和配制程序与BCG试剂配制相同。

(3)60 g/L白蛋白标准液:称取人血清白蛋白6 g、叠氮钠50 mg,溶于蒸馏水中并缓慢搅拌助溶,配成100 mL。密封贮存于4℃冰箱,可稳定半年。也可用定值参考血清作白蛋白标准液。

(4)仪器:自动生化分析仪或分光光度计。

3.操作程序

(1)自动生化分析仪分析法:参数设置参照有关仪器和试剂盒说明书。

(2)手工操作法:按表6-2操作。

表6-2 BCG法测定血清白蛋白操作步骤

加入物(mL)	空白管	标准管	测定管
血清	—	—	0.02
白蛋白标准液	—	0.02	—
蒸馏水	0.09	—	—
BCG试剂	5.0	5.0	5.0

在628 nm处用空白管调零,逐管加入BCG试剂,并立即混匀。每份血清标本或标准液与BCG试剂混合后,均需在30s±3s读取吸光度。

如遇脂血混浊标本,可做标本空白管:取血清0.02 mL,加入BCG空白试剂5.0 mL,波长628 nm,用BCG空白试剂调零,读取标本空白管吸光度。用测定管吸光度减去标本空白管吸光度后的净吸光度,计算白蛋白浓度。

4.计算 $血清白蛋白(g/L) = \dfrac{测定管吸光度}{标准管吸光度} \times 标准液浓度(g/L)$

5.参考区间 成年人:40~55 g/L;4~14岁儿童:38~54 g/L。

6.临床意义

(1)血清白蛋白增高:常见于严重脱水所致的血浆浓缩,并非蛋白质绝对量增多,或输入过量的白蛋白。迄今尚未发现单纯白蛋白增高的疾病。

(2)血清白蛋白降低:通常与总蛋白降低原因大致相同,但有时降低程度不一致。急性降低多见于急性大出血或严重烧伤时血浆大量丢失。慢性白蛋白降低多见于肝合成白蛋白功能障碍、肾病、恶性肿瘤等,严重时可≤10 g/L。白蛋白<20 g/L 时,由于胶体渗透压严重下降,患者常表现为水肿。先天性白蛋白缺乏症并不出现水肿。

7.质量保证

(1)BCG 是一种 pH 指示剂,变色阈为 pH3.8(显黄色)~5.4(显蓝绿色),因此控制反应液的 pH 是本法测定的关键。

(2)配制 BCG 试剂也可用其他缓冲液,如枸橼酸盐或乳酸盐缓冲液。但以琥珀酸盐缓冲液的校正曲线通过原点,线性好,灵敏度高,成为首选推荐配方。

(3)当 60 g/L 的白蛋白标准液与 BCG 结合后,溶液光径 1.0 mL,在 628 nm 处测定的吸光度应为 0.811±0.035,如达不到此值,表示灵敏度较差。

(4)BCG 试剂除与白蛋白结合呈色外,与血清中其他多种蛋白质也有呈色反应,但反应在 30s 之内对白蛋白特异,30s 后非特异性增高。因此 BCG 测定时应严格控制反应时间。

(二)血清球蛋白测定

由于球蛋白基本不结合外源性染料,目前血清球蛋白的测定实际上是一个计算值,即:球蛋白(g/L)= 总蛋白(g/L)−白蛋白(g/L)。

同时,计算白蛋白与球蛋白的比值(A/G),A/G=白蛋白(g/L)/球蛋白(g/L)

1.参考区间　成年人 20~40 g/L;A/G=(1.2~2.5)∶1。

2.临床意义　球蛋白增高:多见于自身免疫性疾病,如系统性红斑狼疮、硬皮病、风湿热、类风湿关节炎等,炎症或急慢性感染,如结核病、麻风病、疟疾、黑热病、血吸虫病、病毒性肝炎,还见于恶性 M 蛋白血症,如多发性骨髓瘤、淋巴瘤、巨球蛋白血症等。

三、电泳法

随着电泳技术的不断发展,蛋白质电泳分析已成为临床检验常规检测手段之一。各种类型的电泳,以区带电泳应用最广泛。电泳区带的定量测定可用直接法或染色法。直接法用紫外光扫描仪直接扫描电泳区带,适用于透明支持介质。染色法是将电泳区带用染料染色,洗脱背景,然后将区带——剪下,用溶剂洗脱比色,或将介质透明处理,用可见光扫描仪扫描进行定量分析。

1.血白蛋白电泳　血白蛋白电泳(SPE)是最常用的区带电泳,醋酸纤维素薄膜(CAM)和琼脂糖凝胶等是应用最广的电泳介质,常用氨基黑或丽春红 S 等染色。目前临床实验室已采用自动电泳仪,其操作简便快速,可自动染色、洗脱、烘干等,区带整齐,分离效果好,重复性好(图 6-1)。目前最多一张琼脂糖凝胶电泳胶片可同时做 54 份血清标本。光密度扫描仪对各条区带进行吸光度检测,并可自动画出吸光度积分曲线。几种典型电泳图谱及其扫描曲线见图 6-2。

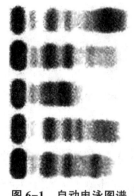

图 6-1　自动电泳图谱

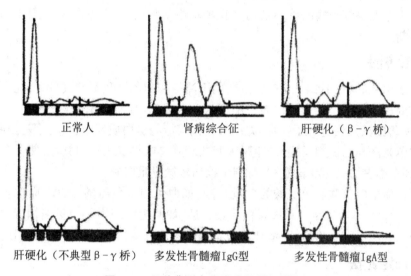

| 正常人 | 肾病综合征 | 肝硬化（β-γ桥） |

肝硬化（不典型β-γ桥）　　多发性骨髓瘤IgG型　　多发性骨髓瘤IgA型

图 6-2　几种典型电泳图谱及其扫描曲线

2.免疫固定电泳　血白蛋白电泳出现异常区带后,还需做免疫固定电泳(IFE)进行分析,以进一步确定其性质。IFE 是区带电泳和沉淀反应相结合的一项免疫化学分析技术,先将血清在琼脂糖凝胶介质上进行蛋白质区带电泳分离,再将固定剂和各型免疫球蛋白及轻链抗体加于凝胶表面的泳道上,经孵育,固定剂和抗体在凝胶内渗透并扩散,抗原-抗体直接发生沉淀反应,游离的抗体被洗脱,抗原-抗体复合物保留在凝胶中。经氨基黑染液,参考泳道和抗原抗体沉淀区带被染色,直接对照常规血白蛋白电泳模式分析区带,结果较易判断,可对各类免疫球蛋白及其轻链进行分型(图6-3)。

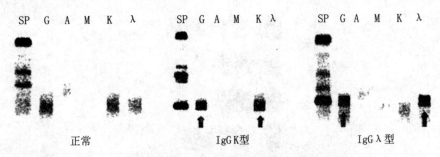

图 6-3　免疫固定蛋白电泳图谱

免疫固定电泳检测速度较快,整个过程为 1.5~2 小时;灵敏度高,能检测到 0.5~1.5 g/L 含量的单克隆抗体;分辨率高,能利用很短的电泳移动距离分离出单克隆蛋白质组分。免疫固定电泳用于恶性浆细胞病的诊断及与多克隆增生疾病的鉴别诊断,还可用于脑脊液寡克隆蛋白的判断。

四、酚试剂法

酚试剂法由 Folin 在 1921 年首创,早期用于酪氨酸和色氨酸测定,后由吴宪用于蛋白质定量。酚试剂法的原理是运用蛋白质中酪氨酸和色氨酸,使磷钨酸和磷钼酸还原为钨蓝和钼蓝。Lowry 将酚试剂法进行了改良,先用碱性铜溶液与蛋白质反应,再将铜-肽键络合物中的酪氨酸和色氨酸与酚试剂反应,产生最大吸收峰在 745~750 nm 的颜色,使呈色灵敏度大大提高,达到双缩脲法的 100 倍左右,有利于检出较微量蛋白质。

各种蛋白质中酪氨酸和色氨酸的含量不同,如白蛋白含色氨酸 0.2%,而球蛋白含色氨酸 2%~3%。因此,本法测定纯单一蛋白质较合适,如测定组织中某一蛋白抽提物。血清大部分蛋白经高氯酸沉淀去除后,上清液再被磷钨酸沉淀分离得到黏蛋白,也常用此法测定。

五、凯氏定氮法

凯氏定氮法在 1883 年建立,是经典的蛋白质测定方法。测定标本中的含氮量,根据蛋白质平均含氮量 16% 推算蛋白浓度。该法结果准确性好,精密度高,灵敏度高,适用于一切形态(固体和液体)标本,是公认的参考方法,目前用于标准蛋白质的定值和校正其他方法等。但该法操作复杂、费时,不适合体液总蛋白常规测定,而且标本中各种蛋白质含氮量有少许差异,尤其在疾病状态下差异可能更大。

六、紫外分光光度法

芳香族氨基酸在 280 nm 处有一吸收峰,可用于蛋白质测定。生物标本常混有核酸,而核酸最大吸收峰为 260 nm,在 280 nm 也有较强的光吸收,因此测定蛋白质可采用两个波长的吸光度予以校正,即蛋白质浓度$(g/L) = 1.45A_{280nm} - 0.74A_{260nm}$。该法准确性受蛋白质分子中该类氨基酸含量的影响较大。尿酸和胆红素在 280nm 附近有干扰,所以不适合血清、尿液等组成复杂蛋白质标本的测定,常用于较纯的酶、免疫球蛋白等蛋白质测定。本法未加任何试剂且不需处理,可保留制剂的生物活性,且可回收全部蛋白质。

紫外区 220~225 nm 是肽键的强吸收峰,其吸收值是 280 nm 的 10~30 倍,将血清稀释 1000~2000 倍可消除干扰物质的影响。

七、比浊法

某些酸如三氯乙酸、磺基水杨酸等能与蛋白质结合而产生微细沉淀,由此产生的悬浮液浊度大小与蛋白质浓度成正比。

该法优点是操作简便、灵敏度高,可用于测定尿液、脑脊液等蛋白质浓度较低的标本;缺点是影响浊度大小的因素较多,包括加入试剂的手法、混匀技术、反应温度等,且各种蛋白质形成的浊度亦有较大的差别。目前临床上较多应用的是苄乙氯铵法,其原理是苄乙氯铵在碱性条件下与蛋白质形成沉淀,其悬浮液稳定,可在 660nm 处进行浊度测定。该法是比浊法中较好的方法,其灵敏度、准确性及对白蛋白和球蛋白的反应一致性都优于其他比浊法,检测范围较广,可用于自动化分析,但精密度不够理想。

八、免疫化学法

蛋白质都由氨基酸组成,性质相似,除白蛋白等少数蛋白质因有某种特性能使用染料结合法等测定外,其他都需制备特异性抗体,采用免疫化学法测定。这些方法包括免疫比浊法、放射免疫法、酶免疫法和化学发光法等。免疫比浊法和免疫扩散法适用于血白蛋白质,放射免疫法、酶免疫法和化学发光法更灵敏,适用于测定低至每毫升纳克水平的蛋白质。目前以免疫比浊法应用最广泛。免疫比浊法原理是体液中的某种蛋白质与其特异性抗体在缓冲液中结合,形成抗原-抗体复合物,在抗体过量时,复合物随抗原量增加而增加,反应液的浊度亦随之增加。免疫比浊法包括透射比浊法和散射比浊法,散射比浊法又分为终点法和速率法。

第二节 脑脊液蛋白质测定

一、脑脊液总蛋白测定

脑脊液蛋白质主要是在脉络膜丛上的毛细血管壁超滤作用生成的,超滤过程已除去大部分血浆蛋白,还有中枢神经系统可以合成一些蛋白质。由于 CSF 中蛋白含量很低,常用的方法如比浊法、双缩脲法、酚试剂法等都不适用于 CSF 测定。

1.邻苯三酚红钼络合显色法 邻苯三酚红和钼酸络合形成红色复合物。该复合物在酸性条件下又与蛋白质形成复合物,在 604 nm 有吸收峰。用比色法求出标本中蛋白质含量。

2.浊度法 脑脊液中的蛋白质与磺基水杨酸-硫酸钠作用产生白色沉淀,与同样处理的标准液比较,测得蛋白质含量。本法加试剂 10 分钟内浊度逐渐增加,到 10 分钟时达到峰值,如遇絮状发生,应颠倒混合后进行比浊。

3.染料结合法 在枸橼酸存在的酸性条件下,伊红 Y 染料离解成阴离子型,染料的黄色消退,使试剂空白吸光度降低。另外,蛋白质多肽链中的精氨酸、组氨酸、赖氨酸和色氨酸残基,解离生成带—NH_3^+基团,与染料的阴离子羧基和酚基借静电吸引结合成红色蛋白染料复合物,其吸光度大小与蛋白质浓度呈比例。

参考区间:150~450 mg/L。

临床意义:测定 CSF 总蛋白主要用于观察血脑屏障对血浆蛋白质的通透性或鞘内分泌的免疫球蛋白是否增加。各种原因引起的颅内压增高均可导致血脑屏障对血浆蛋白质通透性增加,如脑肿瘤、脑内出血、细菌性或病毒性脑膜炎等。CSF 蛋白测定临床意义见表6-3。

表 6-3　几种常见疾病脑脊液蛋白质含量

临床情况	脑脊液蛋白含量/(mg·L⁻¹)
健康成年人	150~450
细菌性脑膜炎	1000~30000
结核性脑膜炎	500~3000,甚至达 10000
癫痫	500~3000
脊髓肿瘤	1000~20000
脑瘤	150~2000
脑脓肿	300~3000
脑出血	300~1500

二、脑脊液蛋白电泳

脑脊液蛋白电泳可采用与普通血白蛋白电泳(SPE)相似的方法。脑脊液浓缩后,一般以琼脂糖凝胶为支持介质,由考马斯亮蓝染色。若出现两条或多条稀疏的 IgG 区带,且比同一患者的 SPE 中 γ 区带致密,为 IgG 寡克隆区带(图 6-4)。

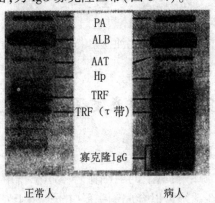

正常人　　　病人

图 6-4　脑脊液蛋白电泳图谱

临床意义:由于血脑屏障对分子量大小不同蛋白质的渗透性不同,故在各种不同的疾病可见到某些异常的 CSF 蛋白电泳图谱,如 PA 增高见于脑萎缩、脑积水及中枢神经病变;Alb 增高见于脑血管病变、椎管阻塞;α、β 球蛋白增高见于脑膜炎、脑肿瘤;β 球蛋白增高见于动脉硬化、脑血栓等疾病;γ 球蛋白明显增高见于脑肿瘤。

第三节　尿液蛋白质测定

一、尿总蛋白测定

1.邻苯三酚红钼络合显色法　正常人尿蛋白定性检查为阴性,阳性时需进行尿蛋白定量检测,指导肾病的诊断、治疗及预后判断。尿蛋白定量同血浆蛋白定量测定一样,可采用双缩脲法、染料结合法、电泳法、磺基水杨酸一硫酸钠比浊法等。双缩脲法是测定蛋白质的经典方法,也是测定尿液总蛋白的常规方法,但主要缺点为灵敏度低,蛋白浓度较低时误差大,现已较少使用。邻苯三酚红钼络合显色法可用于测定尿液蛋白质,现已有可用于自动生化分析仪测定尿液微量总蛋白(MTP)的邻苯三酚红钼法商品试剂盒。

2.尿蛋白电泳　尿蛋白电泳(UPEP)可采用类似于普通 SPE 的方法。通常将尿液浓缩使蛋白质浓度到达 30 g/L 以上,否则需要采用高灵敏的染色方法,如金染或银染。目前自动电泳仪采用十二烷基磺酸钠—聚丙烯酰胺凝胶电泳(SDS-PAGE),反复多次在琼脂糖凝胶上加样,无须浓缩尿液,经考马斯亮蓝染色可显示清晰的区带,得到初步的蛋白质类型。这种电泳具有较高的分辨率,能分离出 Alb、α_1、α_2、β_1、β_2 和 γ 球蛋白六条以上区带;由于患者的尿蛋白情况不同,时而区带不全显现(图 6-5)。

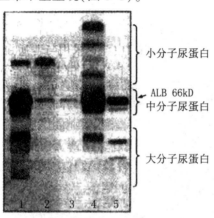

图 6-5　尿蛋白 SDS-PAGE 图谱

参考区间:MTP 法,成年人 30～130 mg/24h;儿童<40 mg/24h。

临床意义:尿液总蛋白增高见于急性肾炎、慢性肾炎、肾病综合征、系统性红斑狼疮、肾结核、肾结石、休克、感染等。还见于功能性蛋白尿,指泌尿系统并无器质性病变,尿内暂时出现蛋白质,如剧烈运动、长期直立或仰卧,过于激动、高热、高温与受冷等。

SDS-PAGE 能将尿蛋白按分子量大小进行分离,从而判断为肾小球性、选择性和非选择性、肾小管性、混合性、溢出性蛋白尿,有助于疾病的诊断与治疗。

二、尿微量白蛋白测定

尿中总蛋白排泄正常,尿常规蛋白定性为阴性,而尿白蛋白排泄增加,称之为"微量白蛋白尿"。这里"micro-"是指尿液中白蛋白的含量甚微,而不是指低分子量蛋白。

在正常情况下,白蛋白的分子大,不能越过肾小球基膜。因此,健康人尿液仅含有极低浓度的白蛋白。疾病时,肾小球基膜受损害使通透性改变,此时白蛋白进入尿液,尿液白蛋白持续升高,出现微量白蛋白尿。

常规方法灵敏度太低,不能用于尿微量白蛋白的检测。尿微量白蛋白测定方法有两类:染料结合法和免疫学方法。目前普遍使用的是免疫比浊法,有散射比浊法和透射比浊法,前者需专门设备,后者适用于手工和各型生化分析仪,且有试剂盒供应,临床上已广泛应用。

参考区间:健康成年人尿白蛋白,24 小时尿<30 mg/24h;定时尿<24 μg/min;随机尿<30 μg/mg肌酐。

临床意义:从临床上界定微量白蛋白尿或白蛋白尿。微量白蛋白尿:24 小时尿 30～

299 mg/24h,定时尿 90~199 μg/min,随机尿 30~299 μg/mg 肌酐;白蛋白尿:24 小时尿>300 mg/24h,定时尿>200 μg/min,随机尿>300 μg/mg 肌酐。

尿微量白蛋白测定方法特异度强,灵敏度很高。高血压、糖尿病及系统性红斑狼疮等常伴有肾脏病变的缓慢进行性恶化,在肾病早期,肾组织学或结构改变之前即可出现尿液白蛋白异常。尿微量白蛋白测定,对早期发现肾功能改变及治疗监控,对预防糖尿病肾病有重要意义。

第七章　糖代谢紊乱

第一节　糖代谢紊乱

糖代谢紊乱的表现形式有多种,如高血糖症、低血糖症及先天性异常等。空腹血糖浓度超过 7.0 mmol/L 时称为高血糖症,高血糖症有生理性和病理性之分,病理性高血糖症主要表现为空腹血糖受损、糖耐量减低或糖尿病。其中,空腹血糖受损和糖耐量减低是正常糖代谢与糖尿病之间的中间状态,是发展为糖尿病及心血管病变的危险因子和标志。

血糖浓度低于空腹血糖参考水平下限时称为低血糖症。目前对于低血糖症的划分没有统一的界定值,多数人建议空腹血糖参考下限为 2.78 mmol/L(50 mg/dL),也有学者建议为 3.33 mmol/L(60 mg/dL)。

除此以外,由于糖代谢相关的酶类发生先天性异常或缺陷,导致某些单糖或糖原在体内贮积,并从尿中排出。这类糖代谢的先天性异常多为常染色体隐性遗传,患者症状轻重不等,可伴有血浆葡萄糖水平降低。

一、糖代谢紊乱的病因与发病机制

糖代谢紊乱的表现形式多样,其中最多见、最主要的是糖尿病,本处简要讨论糖尿病的病因与发病机制。先天性糖代谢紊乱症的发病机制在第三节简述。

糖尿病的发病机制有两种:①机体对胰岛素的作用产生抵抗,最后引起胰腺功能受损;②胰腺 β 细胞的自身免疫性损伤。多种因素共同作用、共同参与,引起胰岛素分泌的绝对和(或)相对不足,导致糖尿病的发生,这些因素如下。

1.遗传易感性

(1)1 型糖尿病:是一种多基因遗传性疾病,已确认的相关易感基因约有十多个,目前认为与 6 号染色体上的人类白细胞抗原(human leukocyte antigen,HLA)有很强的关联性,绝大多数 1 型糖尿病患者可表达 HLA-DR3 和 HLA-DR4 相容性抗原,而 HLA-DQB1 能显著降低发病的风险。另外,9 号染色体上至少 11 个位点与本病相关。不同民族、不同地区报道的与 1 型糖尿病易感性相关联的 HLA 单体型不尽相同。这些易感基因可能作用于同一或相关的生物学途径。同时,1 型糖尿病又存在着遗传异质性,遗传背景不同的亚型在病因和临床表现上也不尽相同。

(2)2 型糖尿病:具有明显的遗传倾向和家族聚集性。研究表明,本病与一些特异性遗传标志物有关,如印第安人、瑙鲁人的 2 型糖尿病与 HLA 型相关,墨西哥裔美国人 2 型糖尿病与 Rh 血型相关,但由于 98% 以上的 2 型糖尿病具有极大的异质性,并且其遗传因素和环境因素差别极大,虽然对本病的候选基因进行了大量的研究,但其遗传基因仍不明确。

2.环境因素　遗传易感性必须与特殊的环境因素相互作用才能发挥作用。环境因素在糖尿病的发病中也起着重要作用,包括病毒感染、化学毒性物质和饮食因素等。

(1)1 型糖尿病:风疹病毒、腮腺炎病毒、柯萨奇病毒、脑心肌炎病毒和巨细胞病毒、肝炎病毒等都与 1 型糖尿病有关。病毒感染导致胰岛 β 细胞损伤的机制包括:①直接损伤,可表现为 β 细胞大量、迅速地被破坏,导致患者死亡,也可表现为慢性过程,病毒长期停留在 β 细胞中,使 β 细胞发生细微变化,最终导致细胞数量减少;②启动了胰岛 β 细胞的自身免疫反应,进一步损伤胰岛 β 细胞;③诱导胰岛 β 细胞表达多种抗原及细胞因子,激活 B 淋巴细胞或 T 淋巴细胞。胰岛 β 细胞的损伤最终导致 1 型糖尿病的发生。

动物实验证实,链佐星、四氧嘧啶、锌螯合物及灭鼠剂 N-3-吡啶甲基 N′-P-硝基苯脲可造成胰岛 β 细胞自身(或非自身)免疫性破坏,但在人类,这类物质诱发糖尿病的重要性可能不是十分明显。流行病学研究发现,儿童食用亚硝基盐(亚硝基化合物)会导致 1 型糖尿病发病率增高。

不同的 1 型糖尿病患者的发病机制中,遗传因素和环境因素所起作用的重要性存在显著差异。

(2)2 型糖尿病:环境因素是 2 型糖尿病的另一类致病因子,可促使和(或)加速疾病的显现,主要包括年龄、营养因素、肥胖、缺乏体力活动、宫内发育不良、不良生活习惯(如吸烟和饮酒)和精神压力等。

1)年龄:随年龄的增加,周围组织对胰岛素的灵敏度减弱,胰岛 β 细胞的功能缺陷亦加重,故 40 岁以上 2 型糖尿病的发病率显著上升。

2)食物热量和结构:会影响血浆脂肪酸水平,其水平升高会加重胰岛素抵抗和 β 细胞功能损害。

3)肥胖:常是 2 型糖尿病的伴随和前导因素。目前认为,肥胖患者是否发生 2 型糖尿病取决于胰岛素抵抗的程度和 β 细胞的功能。多采用身体质量指数(BMI)、腰/臀围比值(WHR)、内脏脂肪容积、腹内脂肪层多少等指标预测发病的危险性。

4)伴有其他危险因子(如高血压、高 BMI、糖尿病家族史)的人,其体力活动不足会促进 2 型糖尿病的发展。

目前认为,胰岛素抵抗(insulin resistance,IR)是 2 型糖尿病和肥胖等多种疾病发生的主要诱因之一,也是 2 型糖尿病病理生理的基本组成部分,其特征性表现是降低胰岛素刺激肌肉和脂肪组织对葡萄糖进行摄取的能力,同时也抑制肝脏合成糖原的能力。发生机制为:体内一定数量的生物化学组成成分(如 α-2-HS-糖蛋白、PC-1、RAD、TNF-α 等)能降低胰岛素在靶细胞上刺激胰岛素受体的生化功能,细胞内糖原、脂肪、蛋白质合成降低,导致葡萄糖转运子(GLUT)向细胞表面的转运不足。简单而言,胰岛素抵抗是指单位浓度的胰岛素细胞效应减弱,即机体对正常浓度胰岛素的生物反应性降低的现象。在胰岛素抵抗状态下,为维持血糖稳定,迫使胰岛 β 细胞分泌更多的胰岛素进行代偿,导致高胰岛素血症,引发一系列代谢紊乱。胰岛素抵抗是 2 型糖尿病早期的缺陷,约 90% 的患者存在胰岛素抵抗,患者对胰岛素生物反应性降低了大约 40%。

3.自身免疫因素　1 型糖尿病是一种自身免疫性疾病,涉及体液免疫与细胞免疫的异常。60%～80% 新确诊的 1 型糖尿病患者体内会发现多种自身抗体(后文中有详述)。

二、糖尿病

糖尿病(diabetes mellitus,DM)是一组复杂的代谢紊乱疾病,主要是由于葡萄糖的利用减少导致血糖水平升高所致。在 20 世纪 80 年代我国的发病率为 6.74‰～9.29‰,到 90 年代中期已增加到 30‰~50‰,并呈逐年上升趋势。糖尿病的患病率随年龄而增长,45 岁后明显上升,60 岁达高峰。在糖尿病中,绝大部分为 2 型糖尿病,占 90%~95%,1 型糖尿病为 5%~10%,其他型糖尿病仅占较小比例。

1.糖尿病的定义　糖尿病是一组由于胰岛素分泌不足和(或)胰岛素作用低下而引起的代谢性疾病,其特征是高血糖症。

长期的高血糖症将导致多种器官的损害、功能紊乱和衰竭,尤其是眼、肾、神经、心血管系统。糖尿病的典型症状为多食、多饮、多尿和体重减轻,有时伴随有视力下降,并容易继发感染,青少年患者可出现生长发育迟缓现象。糖尿病可并发危及生命的糖尿病酮症酸中毒昏迷和非酮症高渗性昏迷。

2.糖尿病的分型　根据病因,糖尿病可分为 4 大类型,即 1 型糖尿病、2 型糖尿病、其他特殊类型糖尿病和妊娠期糖尿病(gestational diabetes mellitus,GDM)(表 7-1)。

表 7-1　糖尿病的分型及其病因

类型	病因
1 型糖尿病 　免疫介导性糖尿病 　特发性糖尿病	胰岛 β 细胞破坏,导致胰岛素绝对不足
2 型糖尿病	病因不明确,包括胰岛素抵抗伴胰岛素相对不足、胰岛素分泌不足伴胰岛素抵抗等
其他特殊类型糖尿病	
β 细胞功能缺陷性糖尿病	①成人型糖尿病:12 号染色体 HNF-1α(MODY3)基因突变、7 号染色体葡萄糖激酶(MODY2)基因突变、20 号染色体 HNF-4α(MODY1)基因突变等; ②线粒体糖尿病:由线粒体基因突变引起
胰岛素作用遗传性缺陷糖尿病	矮妖精貌综合征、脂肪萎缩性糖尿病、Rabson-Mendenhall 综合征、假性肢端肥大等
胰腺外分泌性疾病所致糖尿病	胰腺炎、外伤及胰腺切除、肿瘤、囊性纤维化病、血色病、纤维钙化性胰腺病变等
内分泌疾病所致糖尿病	肢端肥大症、库欣综合征、胰高血糖素瘤、嗜铬细胞瘤、甲状腺功能亢进、生长抑素瘤、醛固酮瘤等
药物和化学品所致糖尿病	吡甲硝苯脲、喷他脒、烟酸、糖皮质激素、甲状腺素、二氮嗪、β 受体激动剂、噻嗪类利尿药、苯妥英钠、α-干扰素等
感染所致糖尿病	风疹病毒、巨细胞病毒、柯萨奇病毒感染等
少见的免疫介导性糖尿病	抗胰岛素受体抗体、Stiff-person 综合征(僵人综合征)等

（续表）

类型	病因
其他可能伴有糖尿病的遗传综合征	唐氏综合征、Turner 综合征、Klinefelter 综合征、Wolfram 综合征、Friedreich 共济失调症、亨廷顿舞蹈病、Laurence-Biedel 综合征、强直性肌营养不良、Prader-Willi 综合征、卟啉病等
妊娠期糖尿病	

空腹血糖受损（impaired fasting glucose，IFG）和糖耐量减低（impaired glucose tolerance，IGT）作为正常糖代谢与糖尿病之间的中间状态，是发展为糖尿病及心血管病变的危险因子和标志。它们作为糖尿病的前期阶段，统称为糖调节受损（impaired glucose regulation，IGR），可单独或合并存在。

3.糖尿病几种类型的主要特点

（1）1 型糖尿病：指因胰岛 β 细胞破坏导致胰岛素绝对缺乏所引起的糖尿病，按病因与发病机制分为免疫介导性糖尿病和特发性糖尿病。

1）免疫介导性糖尿病：主要是由于胰岛 β 细胞的自身免疫性损害，导致胰岛素分泌绝对不足引起，大多数损害是由 T 细胞介导的，多数患者体内存在自身抗体，在高血糖症出现的数年前，患者血清中存在的自身抗体就可检出。

特点：①任何年龄均可发病，典型病例常见于青少年；②起病较急；③血浆胰岛素及 C-肽含量低，糖耐量曲线呈低平状态；④β 细胞的自身免疫性损伤是重要的发病机制，多数患者可检出自身抗体；⑤治疗依赖胰岛素为主；⑥易发生酮症酸中毒；⑦遗传因素在发病中起重要作用，与 HLA 某些基因型有很强的关联。

2）特发性糖尿病：显著特点是具有 1 型糖尿病的表现，如易发生酮症酸中毒、依赖胰岛素生存等，但没有明显的自身免疫反应的证据，也没有 HLA 基因型的相关特点，这一类患者极少，主要见于非裔及亚裔人群。

（2）2 型糖尿病：是一组以空腹及餐后高血糖为主要特征的代谢异常综合征，主要表现为胰岛素抵抗（IR）和胰岛 β 细胞功能减退。胰岛素抵抗干扰了胰岛 β 细胞的分泌，导致胰岛 β 细胞的功能减退，不能产生足量的胰岛素，表现为早期胰岛素相对不足和后期胰岛素绝对不足。

特点：①典型病例常见于 40 岁以上肥胖的中老年成人，偶见于幼儿；②起病较慢；③血浆中胰岛素含量绝对值并不降低，但在糖刺激后呈延迟释放；④胰岛细胞胞质抗体（ICA）等自身抗体呈阴性；⑤初发患者单用口服降糖药一般可以控制血糖；⑥发生酮症酸中毒的比例不如 1 型糖尿病；⑦有遗传倾向，但与 HLA 基因型无关。

（3）特殊类型糖尿病：往往继发于其他疾病，病因众多，但患者较少，本处仅介绍几种。

1）β 细胞功能缺陷性糖尿病：包括成人型糖尿病和线粒体糖尿病。①成人型糖尿病：高血糖症出现较早，常在 25 岁之前发病，称为青年人成年发病型糖尿病（maturity-onset diabetes of the young，MODY），表现为胰岛素分泌的轻度受损和胰岛素作用缺陷。为常染色体显性遗传，目前已发现多个基因位点突变，已明确第一型（MODY3）主要是 12 号染色体上肝细胞核转录因子（HNF-1α）基因发生点突变，第二型（MODY2）主要是 7 号染色体葡萄糖激酶基因发生变异，第三型（MODY1）变异发生在 20 号染色体的转录因子 HNF-4α 上。其他几型虽然具有相同的临床表现,但尚不清楚特定的缺陷基因;②线粒体糖尿病:美国糖尿病协会(ADA)将线粒体糖尿病列为特殊类型糖尿病。本病属于母系遗传,也可散发,人群中发病率为 0.5%~1.5%,发病年龄多在 30~40 岁。临床上可表现为从正常糖耐量到 1 型糖尿病的各种类型,最常见的是 2 型糖尿病,常伴有轻度至中度的神经性耳聋,患者无肥胖,无酮症倾向。目前已发现 20 余种线粒体的基因突变与发病有关,如线粒体 tRNA3243A→G 突变、ND1 基因 3316G→A 突变等,这些基因的突变导致胰岛 β 细胞能量产生不足,引起胰岛素分泌障碍而致糖尿病的发生。

2)胰岛素作用遗传性缺陷糖尿病:主要因胰岛素受体变异所致,较少见,一些患者可伴有黑棘皮病,女性患者可有男性化表现和卵巢囊肿。若为儿童患者,胰岛素受体基因的变异可致严重的胰岛素抵抗,称为矮妖精貌综合征。

3)胰腺外分泌性疾病所致糖尿病:包括胰腺的炎症、肿瘤、感染、纤维钙化性病变、损伤和胰切除、囊性纤维化病、血色病等,均可引起继发性糖尿病。

4)内分泌疾病所致糖尿病:当拮抗胰岛素作用的激素(如生长激素、皮质醇、胰高血糖素和肾上腺素)在体内过量产生时可引发糖尿病,如肢端肥大症、库欣综合征、胰高血糖素瘤、嗜铬细胞瘤、甲状腺功能亢进症、生长抑素瘤、醛固酮瘤等。去除导致激素过度分泌的因素后,血糖可恢复正常。

(4)妊娠期糖尿病(GDM):指在妊娠期间发现的糖尿病,包括任何程度的糖耐量减低或糖尿病发作,不排除妊娠前存在糖耐量异常而未被确认者,无论是否使用胰岛素或饮食治疗,也无论分娩后这一情况是否持续,但已知糖尿病伴妊娠者不属此型。在分娩 6 周后,按复查的血糖水平和糖尿病的诊断标准重新确定为:①糖尿病;②空腹血糖受损(IFG);③糖耐量减低(IGT);④正常血糖。妊娠期糖尿病的发生与很多因素有关,多数妊娠期糖尿病妇女在分娩后血糖将恢复正常水平。

4.糖尿病的主要代谢紊乱　正常情况下,人体细胞内能量代谢主要由血糖供给,多余的血糖可转化为糖原、脂肪和蛋白质储存起来。患糖尿病后,由于胰岛素的绝对和(或)相对不足,机体组织不能有效摄取和利用血糖,不仅造成血糖浓度增高,而且组织细胞内三大营养物质的消耗增加,以满足机体的供能需要。

(1)糖尿病时体内的主要代谢紊乱

1)在糖代谢上:肝、肌肉和脂肪组织对葡萄糖的利用减少,糖原合成减少,而肝糖原分解和糖异生增多,导致血糖升高。

2)在脂肪代谢上:脂肪组织摄取葡萄糖及从血浆清除三酰甘油(TG)减少,脂肪合成减少;脂蛋白脂肪酶(LPL)活性增加,脂肪分解加速,血浆游离脂肪酸和三酰甘油浓度升高;当胰岛素极度不足时,脂肪组织大量动员分解产生大量酮体,当超过机体对酮体的氧化利用能力时,酮体堆积形成酮症,进一步发展为酮症酸中毒。

3)在蛋白质代谢上:蛋白质合成减弱,分解代谢加速,可导致机体出现负氮平衡、体重减轻、生长发育迟缓等现象。

(2)糖尿病并发症时体内的主要代谢紊乱:长期的高血糖可导致多种并发症的发生,尤其是病程长、病情控制较差的糖尿病患者。按并发症的起病快慢,可分为急性并发症和慢性并发症两大类。急性并发症除常见的感染外,还有糖尿病酮症酸中毒昏迷、糖尿病非酮症高渗性昏迷、糖尿病乳酸性酸中毒昏迷等;慢性病变主要是微血管病变(如肾脏病变、眼底病变、神经病变)、大血管病变(如动脉粥样硬化),以及心、脑、肾等的病变和高血压等。

1)糖尿病酮症酸中毒昏迷:是糖尿病的严重急性并发症。常见于 1 型糖尿病患者伴应激时。诱发因素为感染、手术、外伤和各种拮抗胰岛素的激素分泌增加。当机体代谢紊乱发展到脂肪分解加速、酮体生成增多、血浆中酮体积累超过 2.0 mmol/L 时称为酮血症。酮体进一步积聚,发生代谢性酸中毒时称为酮症酸中毒,表现为严重失水、代谢性酸中毒、电解质紊乱和广泛的功能紊乱。除尿酮呈强阳性外,血酮体常>5 mmol/L、HCO_3^- 降低、血 pH<7.35,病情严重时可致昏迷,称为糖尿病酮症酸中毒昏迷。

糖尿病酮症酸中毒发病的机制主要是由于胰岛素的绝对或相对不足,拮抗胰岛素的激素(如胰高血糖素、皮质醇、儿茶酚胺及生长激素)分泌增多,肝糖原分解加速,糖异生加强,导致血糖增加,但机体不能很好地利用血糖,各组织细胞反而处于血糖饥饿状态,于是脂肪分解加速,血浆中游离脂肪酸增加,导致酮体生成增加而利用减慢,血酮体累积引起酮症。

2)糖尿病非酮症高渗性昏迷:多见于 60 岁以上 2 型糖尿病病情较轻者及少数 1 型糖尿病患者。常见的发病诱因有:口服噻嗪类利尿药、糖皮质激素、苯妥英钠、腹膜透析或血液透析,甲状腺功能亢进,颅内压增高使用脱水剂治疗、降温疗法,急性胰腺炎,严重呕吐、腹泻、烧伤、尿崩症、高浓度葡萄糖治疗等,以及各种原因引起的失水、脱水等。

发病机制复杂,未完全阐明。血浆渗透压升高程度远比糖尿病酮症酸中毒明显,加上本症患者有一定量的内源性胰岛素,故在血糖极高的情况下,一般不易发生酮症酸中毒。而且脂肪分解和胰岛素拮抗激素增高不及酮症酸中毒突出。

3)糖尿病乳酸性酸中毒昏迷:乳酸是糖代谢的中间产物,由丙酮酸还原而成,正常人乳酸/丙酮酸比值为 10∶1,处于平衡状态。患糖尿病后,由于胰岛素的绝对和相对不足,机体组织不能有效利用血糖,丙酮酸大量还原为乳酸,使体内乳酸堆积增多。

4)糖尿病慢性并发症:长期的高血糖会使蛋白质发生非酶促糖基化反应,糖基化蛋白质分子与未被糖基化的分子互相结合交联,使分子不断加大,进一步形成大分子的糖化产物。这种反应多发生在那些半衰期较长的蛋白质分子上,如胶原蛋白、晶状体蛋白、髓鞘蛋白和弹性硬蛋白等,引起血管基膜增厚、晶状体混浊变性和神经病变等病理变化。由此引起的大血管、微血管和神经病变,是导致眼、肾、神经、心脏和血管等多器官损害的基础。

5.糖尿病的诊断

(1)糖尿病的诊断标准:目前糖尿病和妊娠期糖尿病的诊断主要取决于生物化学检验结果,其诊断标准见表 7-2 和表 7-3。另外,空腹血糖受损和糖耐量减低作为糖尿病进程中的两种病理状态,也有相应的诊断标准(表 7-4)。

表 7-2　糖尿病的诊断标准

1.HbA1c≥6.5% *
2.空腹血浆葡萄糖浓度(FPG)≥7.0 mmol/L(126 mg/dL)
3.口服葡萄糖耐量试验(OGTT)中 2 小时血浆葡萄糖浓度(2h-PG)≥11.1 mmol/L(200 mg/dL)

（续表）

4.糖尿病的典型症状（如多尿、多饮和无原因体重减轻等），同时随机血糖浓度≥11.1 mmol/L（200 mg/dL）

注：＊2010年美国糖尿病学会正式批准 HbA1c 作为糖尿病的诊断指标之一；在无明确高血糖病史时，应通过重复监测证实标准1~3

表7-3　妊娠期糖尿病的诊断标准

筛选：

1.对所有孕24~28周的具中高危妊娠期糖尿病倾向的妊娠期妇女进行筛查

2.空腹条件下，口服50 g葡萄糖

3.测定1小时血浆葡萄糖浓度

4.若血糖≥7.8 mmol/L(140 mg/dL)，则需进行葡萄糖耐量试验

诊断：

1.早晨空腹测定

2.测定空腹血浆葡萄糖浓度

3.口服100 g或75 g葡萄糖

4.测定3小时或2小时内的血浆葡萄糖浓度

5.至少有2项检测结果与下述结果相符或超过，即可诊断：

时间	100 g葡萄糖负荷试验＊ 血浆葡萄糖浓度	75 g葡萄糖负荷试验＊ 血浆葡萄糖浓度
空腹	5.3 mmol/L(95 mg/dL)	5.3 mmol/L(95 mg/dL)
1小时	10.0 mmol/L(180 mg/dL)	10.0 mmol/L(180 mg/dL)
2小时	8.6 mmol/L(155 mg/dL)	8.6 mmol/L(155 mg/dL)
3小时	7.8 mmol/L(140 mg/dL)	

6.如果结果正常，而临床疑似妊娠期糖尿病，则需在妊娠第3个3月期重复上述测定

注：＊100 g和75 g葡萄糖负荷试验均可，目前尚无统一标准，多数采用100 g葡萄糖进行负荷试验

表7-4　空腹血糖受损和糖耐量减低的诊断标准

空腹血糖受损(IFG)

空腹血浆葡萄糖浓度在6.1＊~7.0 mmol/L(110＊~126 mg/dL)时，即可诊断

糖耐量减低(IGT)

1.空腹血浆葡萄糖浓度<7.0 mmol/L(126 mg/dL)

2.口服葡萄糖耐量试验(OGTT)，2小时血浆葡萄糖(2h-PG)在7.8~11.1 mmol/L(140~200 mg/dL)。

检测结果同时满足以上两项时，即可诊断

注：＊2003年美国糖尿病协会（ADA）推荐降低空腹血糖受损诊断标准的下限为 5.6 mmol/L（100 mg/dL）

（2）空腹血糖（fasting plasma glucose，FPG）：是指至少8小时内不摄入含热量食物后测定的血浆葡萄糖。如空腹血糖浓度不止一次高于7.0 mmol/L（126 mg/dL），可诊断为糖尿病。空腹血糖为糖尿病最常用的检测项目。但应注意在2型糖尿病中，高血糖是相对较晚才产生的，因此仅用空腹血糖这个诊断标准将延误诊断，并对糖尿病的流行估计过低。在临床已诊断的2型糖尿病患者中，有30%已有糖尿病并发症（如视网膜病变、蛋白尿和神经肌肉疾病），说明2型糖尿病可能至少在临床诊断前10年就发生了。因此推荐对有关人群进行糖尿病的筛查（表7-5）。

表7-5　建议进行空腹血糖或口服葡萄糖耐量试验筛查的人群

1.所有年满45周岁的人群，每3年进行一次筛查

2.对于较年轻的人群，如有以下情况，应进行筛查：

　（1）肥胖个体，体重≥120%标准体重或者BMI * ≥27kg/m²

　（2）存在与糖尿病发病高度相关的因素

　（3）糖尿病发病的高危种族（如非裔、亚裔、土著美国人、西班牙裔和太平洋岛屿居民）

　（4）已确诊妊娠期糖尿病或者生育过>9kg体重的婴儿

　（5）高血压患者

　（6）高密度脂蛋白胆固醇≤0.90 mmol/L（35 mg/dL）或三酰甘油≥2.82 mmol/L（250 mg/dL）

　（7）曾经有糖耐量受损或者空腹血糖减低的个体

　注：* BMI为身体质量指数（body mass index），BMI＝体重（kg）/身高（m）的平方

（3）口服葡萄糖耐量试验：由WHO推荐的口服葡萄糖耐量试验（oral glucose tolerance test，OGTT），是在口服一定量葡萄糖后2小时内进行系列血浆葡萄糖浓度测定，以评价不同个体对血糖的调节能力的一种标准方法，并且对确定健康和疾病个体也有价值（图7-1）。

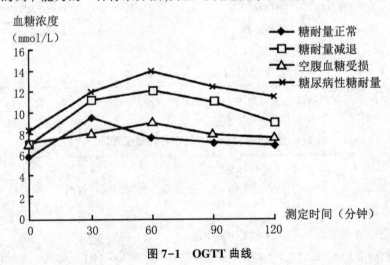

图7-1　OGTT曲线

虽然OGTT比空腹血糖更灵敏，但是有很多因素影响OGTT而导致重复性很差。除非第一次OGTT结果明显异常，否则就应该在不同的时间进行2次OGTT测定以判断是否异常。OGTT结合FPG可协助诊断糖尿病相关状态：①FPG正常（<6.1 mmol/L），并且2h-PG<

7.8 mmol/L，为正常糖耐量；②FPG 介于 6.1~7.0 mmol/L，2h-PG<7.8 mmol/L，为空腹血糖受损（IFG）；③FPG<7.0 mmol/L 和 2h-PG 介于 7.8~11.1 mol/L，为糖耐量减低（IGT）；④FPG≥7.0 mmol/L，2h-PG≥11.1 mmol/L，为糖尿病性糖耐量。

注：*，2003 年美国糖尿病协会推荐诊断空腹血糖受损的下限为 5.6 mmol/L（100 mg/dL）。

OGTT 在糖尿病的诊断上并非必需，因此不推荐临床常规应用。大多数糖尿病患者会出现空腹血糖水平增加，空腹血糖<5.6 mmol/L 或随机血糖<7.8 mmol/L 足可排除糖尿病的诊断，所以临床上首先推荐空腹血糖测定。

OGTT 主要用于下列情况：①诊断妊娠期糖尿病；②诊断糖耐量减低；③有无法解释的肾病、神经系统病变或视网膜病变，其随机血糖<7.8 mmol/L，可用 OGTT 评价。在此时如有异常 OGTT 结果，不代表有肯定的因果关系，还应该排除其他疾病；④人群筛查，以获取流行病学数据。

6.静脉葡萄糖耐量试验（intravenous glucose tolerance test，IGTT） 适应证与 OGTT 相同。对某些不宜进行 OGTT 的患者，如不能承受大剂量口服葡萄糖，或为胃切除后及其他可致口服葡萄糖吸收不良的患者，为排除影响葡萄糖吸收的因素，应按 WHO 的方法进行 IGTT。

第二节 糖代谢的先天性异常

由于糖代谢相关酶类发生先天性异常或缺陷，导致某些单糖或糖原在体内贮积，并从尿中排出。此类疾病多为常染色体隐性遗传。患者症状轻重不等，可伴有血浆葡萄糖水平降低。

一、半乳糖代谢异常

半乳糖来源于饮食中的乳制品，其结构与葡萄糖相似，但羟基在 C-4 上。半乳糖可由多种酶催化转变为葡萄糖。半乳糖代谢异常是指任意一种参与半乳糖代谢的酶缺陷所导致的半乳糖血症。

1.半乳糖-1-磷酸尿苷酰转移酶缺乏 由于乳类中的糖 50% 为半乳糖，半乳糖-1-磷酸尿苷酰转移酶缺乏使半乳糖不能转化为葡萄糖，所以患儿用奶喂养数天后，会出现呕吐和腹泻，随后有生长停滞、肝脏疾病、白内障和精神迟钝等半乳糖血症表现。早期发现和治疗（去除饮食中的半乳糖）可以防止不可逆的病变发生。测定血中的半乳糖和 1-磷酸半乳糖水平可提示该疾病，直接测定红细胞中该酶活性可确诊。

2.尿苷二磷酸半乳糖-4-异构酶缺乏 尿苷二磷酸半乳糖-4-异构酶缺乏非常少见，其临床症状与半乳糖-1-磷酸尿苷酰转移酶缺乏相似。

3.半乳糖激酶缺乏 症状较轻，主要表现为晶状体内半乳糖沉积而导致白内障。若检测到红细胞内半乳糖-1-磷酸尿苷酰转移酶活性正常而无半乳糖激酶活性，即可诊断。

二、果糖代谢异常

果糖是食物中糖的一部分，在进食水果、蜂蜜和果汁后，尿中可出现果糖。果糖代谢异常为常染色体隐性遗传，由于果糖代谢相关的酶缺乏而导致果糖尿症。

1.原发性果糖尿症 原发性果糖尿症是由于果糖激酶先天缺乏所致，本型比较罕见而且无害。

2.遗传性果糖不耐受 遗传性果糖不耐受为罕见的常染色体隐性遗传性疾病,由1-磷酸果糖醛缩酶缺乏引起。果糖饮食抑制了糖原分解和糖异生,导致患者出现低血糖和肝衰竭。本病的早期诊断很重要,应及早避免摄入蔗糖和果糖。

3.遗传性1,6-二磷酸果糖酶缺乏 遗传性1,6-二磷酸果糖酶缺乏为常染色体隐性遗传性疾病,由于存在严重的糖异生障碍,患者可出现呼吸暂停、换气过度和低血糖、酮血症、乳酸血症。经肝活检标本确定该酶缺失即可诊断。

三、糖原贮积症

糖原生成和分解的酶系统的先天性缺陷可导致一系列的糖原贮积症,已发现至少10种罕见的遗传性组织糖原贮积异常病。肝脏和骨骼肌是糖代谢的主要部位,也是糖原贮积症的主要受累器官。肝脏型(I 型、Ⅲ型、Ⅳ型和Ⅵ型)以肝大(肝糖原贮积增多所致)和低血糖(肝糖原不能转化为葡萄糖)为特征。相比之下肌肉型(Ⅱ型、Ⅲa型、Ⅴ型和Ⅶ型)症状较轻,常发生于青年时期,由于不能提供肌肉收缩的能量而使运动受限(表7-6)。

表7-6 糖原贮积症的分型、病因与主要临床表现

分型	酶的缺陷	受累器官	主要临床表现
I 型 (von - Gierke 病)	葡萄糖-6-磷酸酶	肝、肾	病情最重,最常见;肝大,发育受阻,空腹低血糖,血乳酸浓度增加,高尿酸血症,高三酰甘油血症
Ⅱ 型 (Pompe 病)	α-1,4 葡萄糖苷酶	肌肉、心	肌肉衰弱和心脏肥大
Ⅲ型(Cori 病)	淀粉-1,6-葡萄糖苷酶	肌肉、肝	肝大,肌无力;临床生化特征与 I 型相似,但不明显
Ⅳ 型 (Andersen 病)	分枝酶	肝、脾	肝硬化腹腔积液,生长迟缓
Ⅴ 型 (McArdle 病)	肌肉磷酸化酶	肌肉	运动后肌肉抽搐,血浆肌酸激酶活性、氨浓度、肌球蛋白浓度增加
Ⅵ型(Hers 病)	肝磷酸化酶、磷酸化激酶	肝	少见;不能承受剧烈运动,对葡萄糖无反应性,可发生溶血;高胆红素血症,色素沉着,网织红细胞增多
Ⅶ型	肌肉磷酸果糖激酶	肌肉	类似Ⅴ型,运动后肌肉酸痛、痉挛伴肌球蛋白尿,网织红细胞增多

第三节 糖代谢紊乱相关疾病检测指标及其评价

糖代谢紊乱相关疾病检测指标是实验室诊断的重要技术措施,评价血糖水平和临床症状相结合能对糖尿病进行诊断。临床实验室检测血糖和血糖调节物,以及并发症相关的其他代谢产物、糖化蛋白等,有利于糖尿病及其并发症的早期诊断、鉴别诊断、指导治疗和评估预后。

一、糖尿病

1.体液葡萄糖的测定　多种体液、多种分析方法都可用于葡萄糖水平的测定,但诊断糖尿病应使用血浆或血清标本,同时随着检验技术的进步,目前采用酶法为推荐使用的方法。葡萄糖计和各种微创、无创(如尿糖测定)的方法检测葡萄糖浓度,主要用于患者对血糖自我监控(self-monitoring of blood glucose,SMBG),以控制饮食和调整用药。

(1)标本的收集和储存:多种体液都可作为葡萄糖测定的标本,不同标本的处理方法也有差异。

1)血浆标本:临床实验室推荐以血浆葡萄糖浓度为诊断糖尿病的指标。室温下,血细胞中存在的糖酵解会以每小时 5%~7%(0.4 mmol/L)的速度使血中葡萄糖减少,当有白细胞增多或细菌污染时,葡萄糖的损失会增加,因此标本采集后,必须分离血浆尽快测定。若不能及时测定,应对标本加以适当处理:标本中加入碘乙酸钠或氟化钠可抑制糖酵解作用,使血葡萄糖在室温下稳定 3 天。氟化钠通过抑制烯醇化酶而防止糖酵解。氟化物也是一种弱的抗凝剂,但在几小时后可有血液凝集出现。因此建议使用氟化物—草酸盐混合物,如每毫升血液加 2 mg 草酸钾和 2 mg 氟化钠以阻止后期凝血现象。高浓度氟离子会抑制脲酶和某些酶活性,因而标本不宜用脲酶法测定尿素,也不适合于某些酶的直接测定。草酸钾会使细胞水分外渗、血浆稀释,这种标本不能用于测定其他物质。

2)其他标本:床旁检查用的是便携式血糖计,采用毛细血管全血标本测定,由于受到血细胞比容及其他非糖还原物质的影响,空腹全血葡萄糖浓度比血浆葡萄糖浓度低 12%~15%。在有葡萄糖负荷时,毛细血管的葡萄糖浓度却比静脉血高 2~4 mmol/L,因此使用不同的标本应采用不同的参考值。

脑脊液中可能含细菌或其他细胞,因此应立即进行测定。如果测定不得不推迟,标本离心后应冷藏于 4℃。

收集 24 小时尿标本前,容器中应加 5 mL 冰醋酸。另外,也可以加入 5 g 苯甲酸钾,或加入双氯苯双胍乙烷+0.1%叠氮钠+0.01%氯化苯甲乙氧胺。在室温下 24 小时后,尿葡萄糖会丢失 40%,故标本应 4℃储存。

(2)葡萄糖的测定方法及评价:目前多采用酶法测定血浆葡萄糖,主要用的是己糖激酶和葡萄糖氧化酶,也可用葡萄糖脱氢酶;尿液葡萄糖测定多采用定量或半定量的方法,本书不再详述。

1)己糖激酶(HK)法:准确性和精密度高,特异度高于葡萄糖氧化酶法,适用于自动化分析,为葡萄糖测定的参考方法。轻度溶血、脂血、黄疸、氟化钠、肝素、依地酸(EDTA)和草酸盐等不干扰本法测定。

2)葡萄糖氧化酶—过氧化物酶(GOD-POD)法:葡萄糖氧化酶(GOD)高特异度催化 β-D-葡萄糖。葡萄糖 α 和 β 构型各占 36%和 64%。要使葡萄糖完全反应,必须使 α-葡萄糖变旋为 β-构型。某些商品试剂中含有变旋酶,可加速变旋过程,也可延长孵育时间,通过自发性变旋来转化。过氧化物酶(POD)的特异性远低于 GOD。尿酸、维生素 C、胆红素、血红蛋白、四环素和谷胱甘肽等可抑制呈色反应(通过与 H_2O_2 竞争色素原受体),用离子交换树脂过滤可以除去大部分干扰物质。本法线性范围可达 19 mmol/L,回收率为 94%~105%,批内变异系数(CV)为 0.7%~2.0%,批间 CV 为 2%左右,日间 CV 为 2%~3%。准确性和精密度都能达到临床要求,操作简便,适用于常规检验。本法也适于测定脑脊液葡萄糖浓度。尿中含较高浓度可干扰过氧化反应的物质(如尿酸),使测定值出现负偏差,因而本法不能直接用于尿标本测定,可使用离子交换树脂除去尿中干扰物再测定。

(3)采用氧电极直接测定葡萄糖氧化酶法:以第一步反应消耗的氧来进行定量,摒弃特异性不高的第二步反应。结合过氧化氢酶的使用,能有效防止 H_2O_2 转变为 O_2 而影响测定结果。该法可用于血浆、血清、脑脊液及尿标本的测定,但由于血细胞会消耗氧气,故不能用于全血标本。

(4)葡萄糖脱氢酶(GD)法:高度特异,不受各种抗凝剂和血浆中其他物质的干扰,商品试剂中含有变旋酶,以加速 β-D-葡萄糖的变旋过程。制成固相酶,可用于连续流动分析,也可用于离心沉着物的分析。

2.糖化蛋白的检测 血液中的己糖(主要是葡萄糖)可以将糖基连接到蛋白质的氨基酸基团上,生成糖化蛋白。这个反应是一个缓慢的、不可逆的、非酶促反应,与血糖的浓度和高血糖存在的时间相关,持续高血糖,可增高血液和组织蛋白的糖化比率。血红蛋白、白蛋白(白蛋白)、晶状体蛋白、胶原蛋白和基膜蛋白等多种蛋白都可发生糖基化反应。蛋白质与葡萄糖结合后可发生变性,引起机体多种器官的功能障碍,这是引起糖尿病慢性并发症的一个原因。因此,糖化蛋白是十分重要的检查项目,可为较长时间段的血糖浓度提供回顾性评估,而不受短期血糖浓度波动的影响。糖化蛋白浓度主要用于评估血糖控制效果,并不用于糖尿病的诊断。

(1)糖化血红蛋白的测定:成人血红蛋白(Hb)通常由 HbA(97%)、HbA2(2.5%)和 HbF(0.5%)组成。HbA 由 4 条肽链组成,包括 2 条 α 链和 2 条 β 链。对 HbA 进行色谱分析发现了几种次要血红蛋白,即 HbA1c、HbA1b 和 HbA1c,统称为 HbA1,或快速血红蛋白(因它在电泳时迁移比 HbA 快得多)或糖化血红蛋白(glycated hemoglobin,GHb),它们的糖基化位点是 β 链 N 末端的缬氨酸残基。糖基化也可以发生在 β 链的其他位点,如赖氨酸残基或 α 链上,所生成的糖化血红蛋白称为 HbA0,不能根据电荷不同的方法将其与普通血红蛋白分离。

GHb 的形成是不可逆的,其浓度与红细胞寿命(平均 120 天)和该时期内血糖的平均浓度有关,不受每天葡萄糖波动的影响,也不受运动或食物的影响,所以 GHb 反映的是过去6~8周的平均血糖浓度,这可为评估血糖的控制情况提供可靠的实验室指标。血浆葡萄糖转变为 GHb 与时间有关。血糖浓度急剧变化后,在起初 2 个月 HbA1c 的变化速度很快,在 3个月之后则进入一个动态的稳定状态。HbA1c 的半衰期为 35 天。

由于 GHb 的形成与红细胞的寿命有关,在有溶血性疾病或其他原因引起红细胞寿命缩短时,GHb 明显减少。同样,如果近期有大量失血,新生红细胞大量产生,会使 GHb 结果偏低,然而仍可用于监测上述患者,但其测定值必须与自身以前测定值进行比较而不是与参考值比较。高浓度 GHb 也可见于缺铁性贫血患者,这可能与较多的衰老红细胞有关。HbF、HbS 和 HbC 等异常血红蛋白则因血红蛋白病和测定方法的不同,可引起 GHb 的假性升高或降低。

HbA1c 是由葡萄糖与 HbA 的 B 链氨基末端缬氨酸残基缩合而成,先形成一种不稳定希夫碱(前 HbA1c),希夫碱解离或经 Amadori 分子重排而形成 HbA1c。HbA1c 由 HbA1a1 和HbA1a2 组成,两者分别是由血红蛋白 β 链与 1,6-二磷酸果糖和 6-磷酸葡萄糖缩合而成。

HbA1b 是由丙酮酸与 β 链氨基末端缬氨酸结合而成。HbA1 的主要成分是 HbA1c,约占 80%。

2010 年美国糖尿病学会(ADA)在最新修订的《糖尿病治疗指南》中首次将 HbA1c 作为新的糖尿病诊断指标,诊断标准定为 6.5%(但这个标准还未被广泛接受)。

GHb 的测定方法有多种:①根据电荷差异,可采用离子交换层析、高效液相色谱分析(HPLC)、常规电泳和等电聚焦电泳等方法;②根据结构差异,可采用亲和层析和免疫测定法;③化学分析技术:可采用比色法、分光光度法。不管什么方法,结果都表示为糖化血红蛋白占总血红蛋白的百分比。化学分析技术已经很少使用。如果操作正确,大多数方法都有很好的精密度,但不同方法在测定组分上存在差异。为简便实用,临床上常以 HbA1 代表总的糖化血红蛋白水平。

GHb 测定标本采用静脉血,用 EDTA、草酸盐和氟化物抗凝,患者无须空腹。

全血标本可于 4℃ 储存 1 周以上。高于 4℃,HbA1a 和 HbA1b 会随时间和温度上升,而 HbA1c 仅轻微变化,-70℃ 则可保存 18 周以上,一般不推荐 -20℃ 保存。肝素抗凝标本需在 2 天内完成测定,且不适用于某些方法,故不推荐使用。

GHb 参考范围(表 7-7)的个体差异很小,且不受急性疾病的影响,年龄的影响目前尚无定论。对于控制不良的糖尿病患者,测定值可达参考范围上限的 2 倍或更多,但很少再超过 15%,若超过,应考虑是否存在 HbF 的干扰。

表 7-7 糖化血红蛋白参考范围　　　　　　　　　　单位:%

糖化血红蛋白种类	平均值	参考范围
HbA1(a+b+c)	6.5	5.0~8.0
仅 HbA1c	4.5	3.6~6.0
总糖化血红蛋白(A1+A0)	5.5	4.5~7.0

根据 2010 年 ADA 修订的《糖尿病治疗指南》,HbA1c 水平在 5% 左右表示未患糖尿病,HbA1c 水平 5.7%~6.4% 预示进展至糖尿病前期阶段,HbA1c≥6.5% 则表明已患糖尿病。但对于患有糖尿病的孕妇或有贫血等血红蛋白异常的患者,不主张做糖化血红蛋白检查,因为异常的血红蛋白可干扰糖化血红蛋白的测定。为达到理想的糖尿病控制,ADA 推荐大多糖尿病患者的目标为 HbA1c 水平≤7%,希望这一目标可以有效预防糖尿病相关严重并发症,如肾病、神经病变、视网膜病变和牙龈病变。

糖尿病的治疗目标是将 HbA1c 降至非糖尿病水平(<7%,一些组织建议降为<6.5%)。对经治疗后血糖控制稳定的糖尿病患者,应将糖化血红蛋白作为常规检测指标,至少每 6 个月 1 次。在某些临床状态下(如糖尿病妊娠、未接受治疗或调整治疗时),应增加检测的次数(每 3 个月 1 次),以及时提供有价值的信息。

(2)果糖胺与糖化白蛋白:除了血红蛋白,葡萄糖也可通过非酶促糖基化反应与其他蛋白(如白蛋白、膜蛋白、晶状体)结合形成酮胺。

果糖胺是血浆蛋白酮胺的普通命名。与 GHb 类似,果糖胺测定可反映 2~3 周血糖的平均浓度。虽然果糖胺测定可自动化,有很高的精密度,并且比测定糖化血红蛋白更便宜,但是对于其临床应用仍存在争议。

由于测定果糖胺监测的是短期血糖的改变,因此果糖胺应与 GHb 结合应用而不是替代。当患者有血红蛋白异变体(如 HbS 或 HbC)存在时,会使红细胞寿命下降,此时测定糖化血红蛋白的意义不大,测定果糖胺则有价值。

果糖胺的测定方法有多种,如分光光度法、亲和层析法、HPLC 法及单克隆抗体法等,但均不适于常规检测而难以推广。目前应用最广的方法是利用碱性条件下果糖胺的 Amadori 重排产物具有还原性而设计的,该法快速、经济,已用于自动化仪器分析,线性可达 1000 μmol/L,CV 为 5.4%左右。红细胞寿命和血红蛋白变异体不影响果糖胺测定结果,但它受血浆总蛋白浓度的影响,血清白蛋白<30 g/L 或尿中蛋白质浓度>1 g/L 时,果糖胺的结果不可靠。中度溶血、胆红素和维生素 C 会干扰测定。

由于所有糖化血白蛋白都是果糖胺,而白蛋白是血白蛋白质中含量最多的组分,虽然测定果糖胺主要是测定糖化白蛋白,但果糖胺反映的是血清中总的糖化白蛋白,在白蛋白浓度和半衰期发生明显改变时,会对糖化白蛋白产生很大影响,故对于肾病综合征(nephrotic syndrome,NS)、肝硬化、异常蛋白血症或急性时相反应之后的患者,果糖胺结果不可靠。此外,果糖胺还容易受到血液中胆红素、乳糜和低分子物质等的影响,而检测糖化白蛋白可以减少血清白蛋白水平的影响,相对于果糖胺而言更准确。目前可采用 ELISA 法、HPLC 法、酮胺氧化酶(KAOD)法等多种方法测定糖化白蛋白,临床多用 KAOD 法,可结合血清白蛋白含量计算出糖化白蛋白占血清白蛋白的比例,本法可用于自动化生化分析仪,精密度高、准确性好,胆红素对其干扰较小。

由于白蛋白的产生比血红蛋白快(白蛋白半衰期约为 20 天),所以糖化白蛋白的浓度反映的是近 2~3 周的血糖情况,在反映血糖控制效果上比糖化血红蛋白更敏感、更及时。非糖尿病患者群果糖胺的参考范围为 205~285 μmol/L,其中糖化白蛋白为 191~265 μmol/L。

(3)晚期糖基化终末产物:非酶促作用使葡萄糖与长寿命的蛋白质(如胶原)相连,产生稳定的 Amadori 早期糖化产物。产物经一系列分子重排、脱氢和断裂反应后,生成不可逆的晚期糖基化终末产物(advanced glycation end products,AGE)。当高血糖得到纠正时,AGE 也不会转变为正常物质,而是持续地积累,因此糖尿病患者 AGE 水平高于健康人群。高血糖产生有害效应的分子机制还不清楚,但有证据显示组织蛋白糖基化起了重要作用:AGE 通过对蛋白质和细胞外基质功能的影响,促进糖尿病的微血管病变和大血管并发症的发生。使用 AGE 抑制剂氨基胍,可防止实验动物糖尿病的几种并发症,并在临床试验中得到初步应用。

AGE 的测定方法有多种,早期采用的是相对荧光法,该法受非 AGE 蛋白的干扰;放射受体法是利用巨噬细胞样肿瘤细胞株表面的 AGE 受体进行循环血液和组织蛋白中的 AGE 定量;竞争性 ELISA 法使用 AGE 多克隆抗体,用于测量 Hb-AGE,并且发现 HbA1c 和 Hb-AGE 间存在线性关系。健康人 Hb-AGE 占循环中血红蛋白的 0.4%,而糖尿病患者 Hb-AGE 水平明显增高。血糖改变后,Hb-AGE 水平也改变,但其变化速率比 HbA1c 低 23%。因此,Hb-AGE 提供了一种比糖化血红蛋白更长期的糖尿病控制指标。

3.血糖调节物的检测　血糖的稳定有赖于各种调节激素的正常作用,因此胰岛素及其抗体、胰岛素原、C-肽和胰高血糖素的检测对糖尿病及其并发症的诊断有意义,但需注意的是,糖尿病的诊断标准中并不包括激素的检测。

(1)胰岛素与胰岛素抗体的检测:胰岛素是降低血糖的主要激素,而胰岛素抗体通过与胰岛素结合而拮抗其降血糖效应。

1)胰岛素检测:目前胰岛素测定还没有高度精确、准确和可靠的方法。放射免疫分析(radioimmunoassay,RIA)、酶联免疫吸附测定(enzyme-linked immunosorbent assay,ELISA)、化学发光(chemiluminescence,CL)等都被采用。测定胰岛素的生物学活性更有生理学意义,但费时费力,难以推广。用外源性胰岛素治疗的患者会产生抗胰岛素抗体,可与免疫法使用的抗体竞争。内源性抗体和它结合的胰岛素可被聚乙二醇(PEG)沉淀,再测定游离胰岛素。用盐酸洗脱抗体结合的胰岛素,PEG沉淀抗体,可测定总胰岛素。

胰岛素的参考范围因方法而异,非肥胖健康者空腹胰岛素浓度为2~25 μU/mL(12~150pmol/L)。在葡萄糖耐量试验时胰岛素浓度可达200 μU/mL。

胰岛素测定最主要的临床用途是:①对空腹低血糖患者进行评估;②确认需进行胰岛素治疗的糖尿病患者,并将他们与靠饮食控制的糖尿病患者分开。如在口服葡萄糖75 g后血浆胰岛素水平超过60 μU/mL时不可能发生微血管并发症,这时能够靠饮食控制;但如果胰岛素峰值<40 μU/mL,则需要胰岛素治疗而且很可能发生微血管病变;③预测2型糖尿病的发展并评估患者的状况,预测糖尿病易感性;④通过测定血胰岛素浓度和胰岛素抗体来评估胰岛素抵抗机制。

葡萄糖刺激胰岛素分泌的动态试验有利于糖尿病类型的鉴别(图7-2)。

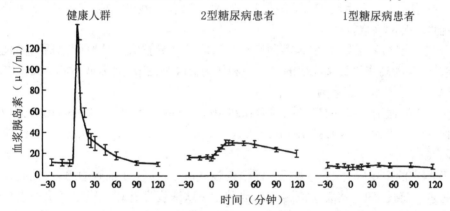

图7-2 葡萄糖刺激胰岛素分泌的动态试验

随着胰岛β细胞功能进行性损害,它对葡萄糖刺激反应的第一时相将丧失,而其他的刺激物(如氨基酸或胰高血糖素)仍能刺激其释放,所以大多数2型糖尿病仍保留第二时相的反应。1型糖尿病患者则基本没有任何反应。

2)胰岛素抗体检测:几乎所有使用异源性胰岛素治疗的糖尿病患者都产生胰岛素抗体,一般情况下这些抗体的滴度较低,不会产生抵抗作用。在少数情况下(多是2型糖尿病患者)抗体的滴度较高,可导致胰岛素抵抗。改善动物来源胰岛素的纯度和使用重组人胰岛素可减少抗体的产生,但并不能完全消除。未接受异源性胰岛素治疗的患者很少产生这种抗体。检测胰岛素抗体可帮助指导胰岛素治疗。另外,已有人提出存在抗胰岛素受体的抗体,通过与胰岛素受体的结合影响血糖的水平。

胰岛素抗体检测方法均为免疫学方法,如RIA法、免疫亲和层析法等。

(2)胰岛素原的检测:作为胰岛素的前体和主要储存形式,胰岛素原的检测仍较困难,其原因是:①血浆中胰岛素原浓度低,难获得纯品,故抗体制备困难;②不易获得胰岛素原参考品;③多数抗血清与胰岛素和C-肽有交叉反应(两者浓度都较高),同时胰岛素原转化中间体也会干扰检测结果。目前已开始生产基因重组的胰岛素原,并由此制备单克隆抗体,将提供可靠的胰岛素原标准品和检测方法。

正常人空腹胰岛素原参考范围是1.11~6.9pmol/L(也有报道为2.1~12.6pmol/L),各实验室需建立自己的参考值。

胰岛素原浓度增加见于:①胰腺β细胞肿瘤,大多数β细胞瘤患者都有胰岛素、C-肽和胰岛素原浓度的增加。因肿瘤使胰岛素原不能转变为胰岛素,部分患者只有胰岛素原升高。尽管胰岛素原生物学活性很低,高浓度胰岛素原仍可能导致低血糖;②罕见的家族性高胰岛素原血症,其原因是胰岛素原转化为胰岛素的能力减弱;③存在可能与抗体起交叉反应的胰岛素原样物质;④在2型糖尿病患者,胰岛素原比例和胰岛素原转化中间体都会增加,并且与心血管危险因子关联;⑤妊娠期糖尿病(GDM)有明显高浓度水平的胰岛素原及其裂解产物-32、33位氨基酸断裂的胰岛素原。最近报道,胰岛素原在胰岛素样物质中所占的比率增加可作为妊娠期糖尿病筛查的预测指标,比年龄、肥胖和高血糖更好。在慢性肾衰竭、肝硬化和甲状腺功能亢进的患者也可见胰岛素原浓度增加。

(3)C-肽的检测:测定C-肽比测定胰岛素有更多优点:①由于肝脏的代谢可以忽略,所以与外周血胰岛素浓度相比,C-肽浓度可更好地反映β细胞的功能;②C-肽不受外源性胰岛素干扰且不与胰岛素抗体反应。

C-肽的测定均采用免疫法,但不同测定方法间的变异很大。其原因包括不同抗体存在特异性差异,与胰岛素原交叉反应的可变性和作为标准品的C-肽类型不同。因此各实验室有必要建立自己的参考值范围。

健康人空腹血清C-肽的参考范围为0.25~0.6 nmol/L(0.78~1.89 ng/mL),葡萄糖或胰高血糖素刺激后可达0.9~1.87 nmol/L(2.73~5.64 ng/mL)。尿C-肽的参考范围为(25±8.8)μmol/L[(74±26)μg/L]。

C-肽测定的主要用途:①主要用于评估空腹低血糖:某些β细胞瘤患者,尤其是存在间歇性胰岛素分泌过多时,胰岛素检测可正常,但C-肽浓度都升高。当注射胰岛素导致低血糖发生时,胰岛素水平会很高而C-肽降低,这是因为药用胰岛素中没有C-肽存在,且外源性胰岛素会抑制β细胞的分泌功能;②评估胰岛素的分泌:基础或刺激性(通过胰高血糖素或葡萄糖)尿和空腹血清C-肽水平可用以评价患者的胰岛素分泌能力和分泌速度,并以此来鉴别糖尿病类型。例如糖尿病患者在用胰高血糖素刺激后C-肽>1.8 ng/mL,可能是2型糖尿病,若<0.5 ng/mL可能是1型糖尿病。但C-肽测定对糖尿病患者的常规监测作用不大;③监测胰腺手术效果:在全胰腺切除术后检测不到血清C-肽,而在胰腺或胰岛细胞移植成功后其浓度应该增加。当需要连续评估β细胞功能或不能频繁采血时,可测定尿C-肽。24小时尿C-肽(非肾衰竭者,因肾衰竭可使C-肽浓度上升)与空腹血清C-肽浓度相关性很好,并与葡萄糖负载后连续取血标本的C-肽浓度相关性也很好。C-肽主要通过肾脏排泄,肾病时,血中C-肽浓度会升高,同时尿C-肽浓度的个体差异大,限制了其作为评价胰岛素分泌能力的价值。

(4)胰高血糖素的检测:胰腺α细胞瘤或胰高血糖素瘤患者血中胰高血糖素水平显著升高,并多伴有体重减轻、高血糖症等。胰高血糖素浓度降低常与慢性胰腺炎和长期使用磺酰脲类药物治疗有关。

胰高血糖素的检测多采用免疫法,即用标记的胰高血糖素与患者样本中胰高血糖素竞争性结合胰高血糖素多克隆抗体,用聚乙二醇(PEG)沉淀结合的胰高血糖素或使用第二抗体将结合型和游离型胰高血糖素分开,测定结合型胰高血糖素的标记信号而定量。

空腹血浆胰高血糖素的参考范围是 20~52pmol/L(70~180ng/L)。若超过参考值上限500倍,可能是自主性分泌的 α 细胞瘤。

4.胰岛素抵抗的检测 目前认为,胰岛素抵抗是糖尿病等多种代谢紊乱症的病因之一,因此其检测也是当前生命科学领域的研究热点。葡萄糖胰岛素钳夹技术(glucose insulin clamp technique,CLAMP)是公认的评价胰岛素抵抗的"金标准",即输注胰岛素,使之达到一种特殊的循环浓度,此时利用外源葡萄糖来补充和维持正常血糖浓度(4.48 mmol/L)。在血浆胰岛素浓度接近 100 μU/mL 时,若维持正常血糖所需的外源葡萄糖少于 150 mg/(m^2·min),即为胰岛素抵抗。CLAMP 技术避免了内源性胰岛素缺乏和低血糖对胰岛素灵敏度的影响,适用于正常糖耐量、糖尿量减低及糖尿病等各种人群的检测。但本技术需要特殊仪器设备,昂贵费时,方法复杂,限制了它的临床应用。

微小模型技术(minimal modeltechnique,MMT)比 CLAMP 简便,在静脉葡萄糖耐量试验(IGTT)的同时测定血中胰岛素的反应,根据血糖和胰岛素的动态改变计算出胰岛素的灵敏度。本法需要有足够的内源性胰岛素刺激反应才能正确评价胰岛素的灵敏度,因此在胰岛素分泌减弱的情况下,结果不准确。本法经改良后与 CLAMP 法结果相关性良好,但由于取血次数太多,难以被普遍接受。

国内常用的方法是在进行口服葡萄糖耐量试验(OGTT)的同时测定胰岛素,根据胰岛素反应水平或胰岛素曲线下面积判断胰岛素抵抗和胰岛素敏感指数(insulin sensitivity index,ISI),但该方法用于糖耐量减低和糖尿病患者时存在局限性。除此以外,还有胰岛素抑制试验、胰岛素耐量试验、胰高血糖素试验、持续输注葡萄糖模型分析法等多种评价胰岛素抵抗的方法。

也有一些简单的方法来计算胰岛素抵抗指数(insulin resistance index,IRI),如采用一定胰岛素浓度(logMI)下的葡萄糖代谢清除率(metabolic clearance rate,MCR)来计算的胰岛素敏感指数(ISI=MCRgMI),是一种简便、粗略评估胰岛素抵抗的方法;采用稳态模型以空腹血糖(FPG)和空腹胰岛素(FINS)为基础建立的胰岛素抵抗评价公式 ISI = FINS/22.5e$^{-\ln\text{FPG}}$,即 ISI=(FPG×FINS)/22.5,其结果与 CLAMP 结果相关性良好。目前有 20 多种指数,这些指数是利用血胰岛素测定、血胰岛素与葡萄糖关系(包括葡萄糖、胰岛素比值或乘积)推定胰岛素灵敏度,而无论单纯的胰岛素浓度,还是胰岛素与葡萄糖的关系,都受到胰岛素灵敏度及胰岛素是否缺乏的双重影响,因此这些指数只适用于大样本群体的胰岛素抵抗流行病学调查。

5.糖尿病的其他相关疾病检测指标及其评价

(1)乳酸和丙酮酸的检测:乳酸是糖代谢的中间产物,主要来源于骨骼肌、脑、皮肤、肾髓质和红细胞。血液中乳酸浓度和这些组织产生乳酸的速率及肝脏对乳酸的代谢速度有关,约65%的乳酸由肝脏利用。乳酸循环是指葡萄糖在外周组织转化为乳酸,而乳酸在肝脏中又转化为葡萄糖。肝外乳酸通过骨骼肌和肾皮质的氧化作用清除。乳酸产物增加会促进肝对乳酸的清除,但当乳酸浓度超过 2 mmol/L 时,肝脏对其的摄取就会达到饱和。剧烈运动时,乳酸浓度可在短时间内明显增加。乳酸性酸中毒没有可接受的浓度标准,但一般认为乳酸浓度超过 5 mmol/L 及 pH<7.25 时提示有明显的乳酸性酸中毒。

乳酸性酸中毒在下列两类临床情况下发生。①A型(缺氧型):常见,与组织氧合作用降低有关,如休克、低血容量和左心室衰竭;②B型:与某些疾病(如糖尿病、肿瘤、肝病)、药物或毒物(如乙醇、甲醇、水杨酸)或先天代谢紊乱(如甲基丙二酸血症、丙酮酸血症和脂肪酸氧化缺陷)有关。机制还不清楚,但推测是线粒体功能缺陷,使氧的利用削弱。乳酸性酸中毒比较常见,住院患者发生率约为1%。病死率超过60%,而如果同时存在低血压,则病死率接近100%。

乳酸性酸中毒另一个不常见且难以诊断的病因是D-乳酸性酸中毒。D-乳酸不由人代谢产生,而是由肠道吸收后在体内积累。D-乳酸可以导致全身性酸中毒,常见于空回肠分流术后,表现为乳酸性脑病(意识模糊、共济失调、嗜睡),并有血浆D-乳酸浓度升高。实际上所有测定乳酸的方法都使用L-乳酸脱氢酶,而不能测定D-乳酸。D-乳酸可用气液色谱法或用D-乳酸脱氢酶测定。

脑脊液(CSF)中乳酸浓度通常与血中乳酸相同。但是当CSF发生生物化学改变时,其乳酸浓度的变化与血中浓度无关。CSF中乳酸浓度上升可见于脑血管意外、颅内出血、细菌性脑膜炎、癫痫和其他一些中枢神经系统疾病。在病毒性脑膜炎,CSF乳酸浓度常不增加。因此,CSF乳酸浓度可用于鉴别病毒性和细菌性脑膜炎。

测量丙酮酸浓度可用于评价有先天性代谢紊乱而使血清乳酸浓度增加的患者。与乳酸/丙酮酸比例增加有关的先天代谢紊乱包括丙酮酸羧化酶缺陷和氧化磷酸化酶缺陷。乳酸/丙酮酸比率升高可作为敏感的指标,用于发现齐多夫定治疗所致的线粒体性肌肉毒性。乳酸/丙酮酸比率<25提示糖异生缺陷,而比率增加(≥35)时则提示细胞内缺氧。

丙酮酸很不稳定,在采血后2分钟内就可出现明显的下降,应利用高氯酸等制备无蛋白滤液测定丙酮酸。在偏磷酸滤液中,丙酮酸室温下可稳定6天,4℃可稳定8天。丙酮酸标准物也需新鲜制备。

(2)酮体检测:酮体由乙酰乙酸、β-羟丁酸和丙酮组成,主要来源于游离脂肪酸在肝脏的氧化代谢产物。正常情况下,长链脂肪酸被肝脏摄取,重新酯化为三酰甘油储存在肝脏内,或转变为极低密度脂蛋白再进入血浆。在未控制的糖尿病中,由于胰岛素缺乏,导致重新酯化作用减弱而脂解作用增强,使血浆中游离脂肪酸增加;同时胰高血糖素/胰岛素比率增加,使得脂肪酸在肝脏中的氧化作用增强,肝脏酮体生成增加而在外周组织中的代谢减少,导致血液中乙酰乙酸堆积。其中小部分乙酰乙酸可自发性脱羧生成丙酮,而大部分则转变为β-羟丁酸。

酮体的3种成分相对比例与细胞的氧化还原状态有关。在健康人,β-羟丁酸与乙酰乙酸以等摩尔的浓度存在,两者基本构成血清中所有酮体,丙酮是次要成分。在严重糖尿病,β-羟丁酸/丙酮的比率可增至6:1,这是因为此时机体有大量还原型烟酰胺腺嘌呤二核苷酸(NADH)存在,促进了β-羟丁酸的生成。目前大多数试验仅检测乙酰乙酸,这将导致实验检测结果与病情不相符的情况,即当患者最初有酮症酸中毒时,测定酮体可能仅有弱阳性;当治疗后,β-羟丁酸转变为乙酰乙酸时,临床却表现为酮症加重。

酮体形成过多会导致其在血中浓度增加(酮血症)和在尿中排泄增加(酮尿)。这个过程可发生于糖的来源减少(饥饿或频繁呕吐)或糖的利用下降(如糖尿病、糖原贮积症等)。对于糖尿病酮症酸中毒,血中酮体的半定量比检测尿中酮体更为准确。虽然尿酮体排泄并不总是与血中酮体浓度成比例,但由于尿酮体检测的方便性,已广泛用于1型糖尿病的病情监测。

（3）尿白蛋白排泄率（urinary albumin excretion，UAE）试验：糖尿病患者有很高的肾脏损害风险。大约 1/3 的 1 型糖尿病患者最终发展为慢性肾衰竭。2 型糖尿病发展为糖尿病肾病的概率不及 1 型糖尿病，但由于其患者众多，占整个糖尿病肾病患者的 60%。

糖尿病肾病的早期检测依赖于尿白蛋白排泄率（urinary albumin excretion，UAE）试验。UAE 增加提示白蛋白经肾小球滤过增加，是微血管病变的标志。一旦糖尿病肾病发生，肾功能会迅速恶化。此时进行治疗可延缓疾病进程，但不能停止和逆转肾的损害。

对 1 型和 2 型糖尿病患者，UAE 持续>20 μg/min 说明发展为明显肾脏疾病的危险将增加 20 倍；持续性尿蛋白定性阳性（相当于尿白蛋白排泄率≥200 μg/min），提示已有明显的糖尿病肾病。UAE 增加对预测 1 型糖尿病患者发生糖尿病肾病、终末期肾病和增生性眼病都有价值；在 2 型糖尿病患者，UAE 增加可预测渐进性肾脏疾病、动脉粥样硬化和心血管病病死率。2 型糖尿病被诊断时，常有 UAE 增加，提示糖尿病已经存在一段时间。

（4）糖尿病的分子诊断：糖尿病是在多基因遗传基础上，由于各种因素作用，引起胰岛素分泌不足和（或）胰岛素作用低下而引起的代谢性疾病，因此，其遗传表型的分子诊断在糖尿病诊断中也具有一定意义。

1 型糖尿病的遗传易感性与人 HLA 复合体的某些等位基因密切相关。目前已知绝大多数 1 型糖尿病患者可表达 HLA-DR3 和 HLA-DR4 相容性抗原，其表达的频率显著高于正常人群，而 HLA-DQB1 能显著降低发病的风险。

2 型糖尿病具有明显的遗传倾向，其与遗传因素的联系较 1 型糖尿病更紧密。2 型糖尿病中发生突变的基因包括胰岛素基因、胰岛素受体基因、葡萄糖激酶基因等。另外，糖原合成酶基因 416 位点 Val 等位基因的多态性也与本型有关，可采用聚合酶链反应-单链构象多态性法（PCR-SSCP）等多种分子生物学技术检测基因的突变，辅助诊断糖尿病。

20 余种线粒体基因的突变与本病相关，其中突变率最高的是线粒体 tRNAlew（uuR）基因（线粒体转运核糖核酸亮氨酸基因）3243A→G 突变，其余如线粒体 NADH 脱氢酶亚单位 1 基因（ND1）3316G→A 突变、ND4 基因 12026A→G 突变等相对少见。可采用聚合酶链反应-限制性片段长度多态性（PCR-RFLP）、PCR-SSCP、DNA 印迹等方法检测。

（5）新指标：目前有关糖尿病及其并发症的新的检测项目很多，但基本上处于实验室研究阶段，用以探讨发病机制或作为早期筛查项目。

1）脂联素：是一个新的脂肪细胞因子家族成员，其正常血浆浓度为 5~30 mg/L。脂联素水平降低与 2 型糖尿病有关，并且低脂联素水平与胰岛素抵抗密切相关。

2）抵抗素：是由脂肪细胞特异分泌的一种肽类激素，目前它与糖尿病的关系存在争议。有学者认为 2 型糖尿病患者空腹血清抵抗素水平明显升高，与 BMI 呈正相关，还与空腹血糖水平和胰岛素抵抗的程度密切相关。但也有学者的研究结果显示它与肥胖和胰岛素抵抗无显著相关性。

3）瘦素：是由肥胖基因编码的一种蛋白质，主要分布于脂肪组织，通过瘦素受体发挥调节代谢、调节胰岛素分泌及免疫调节的作用。瘦素水平升高可显著降低胰岛素的分泌，而瘦素缺乏能导致胰岛素抵抗。目前，瘦素的测定仅仅有助于瘦素缺乏的以幼年性肥胖为特征的疑似病例。

另外，内脏素[前 B 细胞克隆增强因子（PBEF）]、可溶性瘦素受体、胰淀粉样肽、内源性生长激素促分泌素受体(GHS-Rs)配体及血脂等都与糖尿病相关,检测它们的水平可以在相应方面了解糖尿病及其并发症的情况。

二、继发性糖代谢紊乱症

对于1型糖尿病的诊断而言,除了上述易感基因及自身抗体的检测外,自身免疫性1型糖尿病可伴有器官特异性自身免疫性疾病,如格雷夫斯病、桥本甲状腺炎、艾迪生病和恶性贫血等。因此,临床发现体内存在这些疾病或其相关抗体,可以作为自身免疫性1型糖尿病的佐证。

胰腺外分泌功能的严重受损,可影响胰腺的内分泌功能产生不良影响,造成胰腺 β 细胞分泌功能减退或丧失,导致糖尿病的发生。患者有明确的胰腺疾病史,胰腺形态异常,有特征性病理学改变,如水肿、出血、硬化、囊肿及纤维化等。

内分泌疾病(如嗜铬细胞瘤、甲状腺功能亢进、皮质醇增多症等)会引起体内升血糖激素水平增高,引起继发性糖尿病,除血糖增高外,还具有其原发疾病的特征改变,随原发疾病的治愈或缓解,糖代谢紊乱会随之改善。

第八章 血脂和脂代谢紊乱

脂类是脂肪和类脂的总称。是人体组织的重要组成成分。脂肪是脂肪酸及甘油的化合物,又称为三酰甘油或三酰甘油(triglyceride,TG)。类脂主要有磷脂、糖脂、胆固醇及其酯等。

第一节 高脂血症与动脉粥样硬化

血脂高于正常人上限则认为高脂血症。因为血脂在血中以脂蛋白的形式运输,所以高脂血症也可以认为是高脂蛋白血症。

一、高脂血症的分型

目前应用较多的仍是世界卫生组织的分型方法,将高脂血症分为6型。如表8-1所示。

表8-1 高脂血症分类

类型	脂蛋白变化	血脂变化
Ⅰ型	CM 增高	TG 增加 TC 增加
Ⅱa 型	LDL 增高	TC 增加
Ⅱb 型	LDL 及 VLDL 同时增加	TG、TC 均增加
Ⅲ型	IDL 增加	TG、TC 均增加
Ⅳ型	VLDL 增加	TG 增加
Ⅴ型	VLDL 及 CM 同时增加	TG、TC 均增加

二、高脂血症的分类

按发病原因可分为原发性高脂血症和继发性高脂血症两大类。继发性是指一些全身性疾病引起的血脂异常,如糖尿病、甲状腺功能减退症、肾病及药物影响等。在排除继发性原因后即可诊断为原发性。

1.原发性高脂血症 原发性高脂血症大多是由遗传缺陷造成的,与脂蛋白代谢相关酶类缺乏密切相关。如 LPL 缺陷症是遗传型 LPL 缺陷造成的,主要表现为高三酰甘油症。其他的还有 LCAT 缺陷症,家族性 ApoB100 缺陷症,家族性 ApoCⅡ缺陷症,ApoE 异常症等。

2.继发性高脂血症 常见的继发性高脂血症有如下。

(1)糖尿病:高脂血症见于40%的糖尿病患者,而其中80%为高三酰甘油症,主要表现为 TG、VLDL 升高,餐后更为显著。

(2)甲状腺功能减退症:患者血 TC 升高,同时可有 TG 的升高。

(3)肝病:因为肝是血脂代谢的主要器官,所以肝的任何病变都可以影响血脂。

(4)肾病:在肾病综合征患者高脂血症是由脂蛋白降解障碍和合成过多双重机制引起。TC、TG 都升高,这种高脂血症属于不可逆。

(5)其他的还有肥胖,嗜酒及某些药物引起。

三、高脂血症与动脉粥样硬化

动脉粥样硬化(atherosclerosis,AS)病变是随年龄增加而发生率增高的一种病理改变。由于动脉粥样硬化病变的进展,临床上可出现心、脑等重要器官的器质性疾病,如冠状动脉粥样硬化(冠心病)、心肌梗死、脑梗死、肢体坏疽和动脉瘤等。动脉粥样硬化可由多种危险因素引起,包括动脉分叉部位的血液涡流、高血压、高脂血症、糖尿病、吸烟、血液中血管活性肽、自由基、免疫复合物和感染等。在众多的致病因素中,以脂质浸润较为重要及肯定。随着生物学技术,细胞分子水平研究的进展,对血液脂质的理化状态有了更细致的分类,并对脂质各部分致动脉粥样硬化的作用强度进行了分析。

1.动脉粥样硬化的病理改变及发病机制　脉粥样硬化病变始于血管内皮细胞的损伤,内膜通透性增加,脂质浸润。胆固醇及胆固醇酯在血管壁内的聚集,是构成粥样斑块的主要成分,血浆中增高的脂质,尤其以低密度脂蛋白(LDL)形式经受体或非受体途径入侵动脉壁,特别是氧化修饰的LDL作用于血管内皮细胞,抑制了内皮舒张因子(已确定为一氧化氮)及前列环素的释放,使之失去对血管壁的保护作用,引发血管内皮功能失调。受损的内皮下纤维结合蛋白对血液中单核细胞有趋化作用、周围出现单核细胞。而单核细胞、T淋巴细胞、成纤维细胞激活时均可产生各种细胞源生长因子,促使中膜平滑肌细胞增生并深入内膜,同时有蛋白聚糖增多。由单核细胞及平滑肌细胞衍生而来的巨噬细胞在内皮下吞噬脂质形成泡沫细胞,并引起血管平滑肌细胞增生。LDL还与动脉壁成分糖胺聚糖结合产生不溶性沉淀,后者与LDL分解释放的胆固醇、胆固醇酯、三酰甘油和其他脂质成分一起,均能刺激纤维组织增生,共同形成粥样斑块。这些均在动脉粥样硬化过程中起着重要的作用。随着病变发展,可出现斑块破裂、出血、血栓形成或钙化等,甚至造成动脉管腔发生严重狭窄或完全闭塞。

2.血脂各成分与动脉粥样硬化的关系

(1)总胆固醇(TC)与动脉粥样硬化:高胆固醇血症是研究最多的一种致动脉粥样硬化的危险因素。1913年,Bacmeister与Henes首先报道在动脉粥样硬化病变的发展阶段,患者的血浆胆固醇水平上升,最早从发病学上将动脉粥样硬化的发生与血浆胆固醇水平联系起来。20世纪早期,Antischkow等在当时的苏联首先用高胆固醇饲料喂养家兔,成功地诱发动脉粥样硬化形成,并首先证实粥样斑块主要是由胆固醇组成。近年来开展的世界性大规模流行病学研究资料表明,血浆胆固醇与冠心病危险性之间有明显相关性,高胆固醇血症是冠心病单个原发的独立危险因素之一,在老年组它更是冠心病最主要的危险因素。

(2)低密度脂蛋白(LDL)与动脉粥样硬化:流行病学资料也证实,血浆中LDL水平升高是冠心病的主要危险因素。有关血浆脂蛋白致动脉粥样硬化的学说中,以脂蛋白氧化学说最具说服力。天然的低密度脂蛋白并不具有很强的致动脉粥样硬化的作用,氧化修饰型低密度脂蛋白(Ox-LDL)才极易被巨噬细胞吞噬继而形成泡沫细胞,因而与动脉粥样硬化的发生和发展有着密切的关系。Ox-LDL对内皮细胞有细胞毒作用,内皮损伤是动脉粥样硬化最早的变化;Ox-LDL抑制内皮细胞对血管平滑肌张力的调控,并刺激血管壁细胞表达PDGF、白介素-1等,这些细胞因子促进平滑肌细胞增生并迁移至内皮下,是动脉粥样斑块形成的关键之一。基础研究证实LDL,致动脉粥样硬化危险性并不仅仅取决于其血浆水平,更重要的是由LDL,颗粒密度和大小决定的。小而密的LDL比大而轻的LDL有更强的致动脉粥样硬化作用。LDL 可按其不同密度和大小分为 3 个亚型,其中 LDL_3 最小而密,具有高度致动脉粥样硬化作用。

（3）高密度脂蛋白与动脉粥样硬化:大量的流行病学调查及临床研究表明,高密度脂蛋白(HDL)在人体内具有抗动脉粥样硬化作用,有学者认为,70 岁以上的老年人群中,低 HDL 血症可预测冠心病病死率和新的冠心病事件发生率。

1）HDL 逆向胆固醇转运作用。HDL 从周围细胞组织移去剩余的胆固醇,通过以下途径将胆固醇清除或输送到肝进行代谢:一部分由肝合成分泌的 HDL 颗粒主要含有 ApoE 可被肝 ApoE 受体识别;未含 ApoE 的 HDL 由肝细胞吞噬;由肝细胞肝三酰甘油酯酶(HTGL)介导的胆固醇摄取;胆固醇转运蛋白(CETP)催化 HDL 的胆固醇酯转移至 VLDL、IDL 和 LDL,后三者经肝 LDL 受体作用而被分解。

2）HDL 抗动脉粥样硬化作用及临床意义。大量的临床研究表明,HDL 浓度与冠状动脉粥样硬化发生的危险性呈负相关,其作用机制尚不十分明了。

实验证实,HDL 能消退主动脉脂质沉着及脂肪条纹,并显示 HDL 具有阻止 LDL 聚集而免受巨噬细胞吞噬的作用。HDL 还具有加强前列环素的作用,认为前列环素的稳定因子可能为载脂蛋白 A I（ApoA I）,后者为 HDL 的主要蛋白成分。此外,HDL 可能具有促进纤维蛋白溶解作用,因而有利于微小血栓的溶解。有报道,HDL 能显著地抑制表皮因子诱导的血管平滑肌细胞增生,是其抗动脉粥样硬化的机制之一,血浆 HDL 水平低下与过早发生的冠心病之间有明显的相关性。

3）HDL 的亚群及意义。血浆高密度脂蛋白(HDL)可分为两个大的亚群,即 HDL_2 与 HDL_3。近年来,已有较多研究认为,HDL_1 和 HDL_2 对冠心病具有同样的保护作用,甚至有人认为 HDL_3 的保护作用>HDL_2。血浆 HDL_3、水平下降是外周动脉粥样硬化的独立危险因素。

4）影响 HDL 低下的因素。影响 HDL 低下的因素有遗传、高三酰甘油血症、肥胖、高脂饮食、运动过少、吸烟及某些药物,如雄性激素、β 肾上腺素能受体阻滞药、甲基多巴、孕激素等。

（4）三酰甘油(TG)与动脉粥样硬化:血浆中 TG 主要存在于乳糜微粒(CM)和极低密度脂蛋白(VLDL)中,血浆 TG 浓度增高反映了血浆 CM 和(或)VLDL 水平增高。

近几年来,人们日益重视高 TG 血症的致动脉粥样硬化作用。Stockolm 前瞻性研究证实,血 TG 增高是男、女患者发生心肌梗死的独立危险因素。有学者指出,在血浆 HDL 水平偏低的人群中,血浆 TG 水平有预测冠心病危险性的意义。对脂蛋白的深入研究表明,富含 TG 的脂蛋白是参与形成动脉粥样硬化的成分之一。与冠状动脉狭窄程度呈正相关。

（5）载脂蛋白(Apo)与动脉粥样硬化:载脂蛋白是一类与血浆脂质(胆固醇、三酰甘油和磷脂)结合的蛋白,为构成血浆脂蛋白的主要成分。在体内载脂蛋白具有许多重要的生理功能,如能与脂蛋白受体结合,影响脂质的转运,激活脂蛋白脂肪酶(LPL)和卵磷脂胆固醇酰基转移酶(LCAT)等。载脂蛋白不仅对血浆脂蛋白的代谢起着决定性作用,而且对动脉粥样硬化的发生和发展亦有很大的影响。迄今报道的载脂蛋白有 20 余种,主要有 ApoA、B、C、D、E 及 Apo(a)等。而 ApoA 又分为 ApoA I、A II;ApoB 分为 ApoB48 和 B100;ApoC 分为 C I、C II、C III;ApoE 分为 ApoE2、E3、E4 等亚类。不同的脂蛋白所含载脂蛋白不同。目前,对各种载脂蛋白的性能尚未完全了解,研究较多的有如下几种。

1）载脂蛋白 A I（ApoA I）:a.ApoA I 主要分布于 CM、HDL2、HDL3 中;b.ApoA I 是保护

性 HDL 的载体蛋白,参与激活卵磷脂胆固醇酰基转移酶(LCAT)使游离胆固醇脂化,参与胆固醇的逆转运过程;c.据报道 ApoAⅠ降低有增加冠心病的危险性;d.ApoAⅠ的基因缺陷可引起血浆中 ApoAⅠ缺乏或减少,常伴有严重的低 HDL 血症,可导致动脉粥样硬化。

2)载脂蛋白 B(ApoB):a.ApoB100 主要分布于 VLDL、IDL 和 LDL 中,占 LDL 的蛋白质成分的95%;而 ApoB48 则分布于 CM 中。b.ApoB100 是 VLDL、IDL 和 LDL 的结构蛋白,参与脂质转运;参与 VLDL 的合成和分泌;ApoB100 能识别 LDL 或 ApoB、E 受体,并与之结合。ApoB48 为 CM 合成和分泌所必需,参与外源性脂质的消化和运输。c.ApoB 是动脉粥样硬化重要的预测指标。环境、遗传、饮食等因素可影响 ApoB 水平,有报道认为 ApoB 比 LDL 对冠心病更有预测价值。

3)载脂蛋白 CⅢ(ApoCⅢ)。主要分布于血浆 HDL(占2%)、VLDL(占40%)和 CM(占36%)中,ApoCⅢ可调节脂蛋白的代谢,继而影响动脉粥样硬化的发生。一般认为血浆中 VLDL 中 ApoCⅢ含量升高可使富含 TG 脂蛋白分解及消除减慢,因而引起部分患者发生高 TG 血症。

4)载脂蛋白 E(ApoE)。ApoE 是一种多态性蛋白,有3个常见的异构体,即 E2、E3、E4。a.主要分布于 CM、VLDL、LDL 和部分 HDL 中,ApoE 的浓度与血浆中 TG 含量呈正相关。b.ApoE 除具有与 LDL 受体结合的功能外,还可以与 ApoE 受体结合,具有某种免疫调节作用:参与神经细胞的修复;能明显影响正常人群的血浆胆固醇水平,ApoE2 的降胆固醇作用是 ApoE4 升胆固醇作用的2~3倍但 ApoE2 可使血浆 TG 水平升高。

5)载脂蛋白(a)[Apo(a)]。Apo(a)是构成 Lp(a)的重要蛋白质。有研究提出 Apo(a)的多态性和血浆中 Lp(a)浓度均由遗传基因所控制。认为 Apo(a)的结构基因似乎就是控制血浆中 Lp(a)浓度的主要因素。据报道,Apo(a)多态性与冠心病的相关程度因种族差异而不同。其生理功能尚不十分清楚。有人认为 Apo(a)的作用主要是和纤溶酶原受体,阻止纤溶酶形成而致血栓形成并促进动脉粥样硬化。

(6)脂蛋白(a)[Lp(a)]与动脉粥样硬化:迄今,有关 Lp(a)的生理功能尚未完全明了,是一类独立的脂蛋白。

许多研究提示血浆 Lp(a)水平升高与冠状动脉粥样硬化密切相关,另有报道经某种形式(如丙二醛、氧化物等)修饰后的 Lp(a)致动脉粥样硬化作用和致血栓性均明显增强。还有文献报道,Lp(a)可刺激血管平滑肌细胞生长。由于 Lp(a)与纤溶酶结构高度同源。Lp(a)作为一种竞争性抑制剂,以剂量依赖性的方式与纤溶酶原竞争结合位点,继而抑制纤维蛋白溶解。

有研究结果显示,颈动脉内膜粥样硬化斑块者,其血浆 Lp(a)水平明显高于对照组,颈动脉狭窄程度与 Lp(a)浓度呈正相关。进一步研究发现,血浆 Lp(a)浓度与动脉粥样硬化血栓性的大脑皮质动脉阻塞性脑梗死有关,亦与大脑穿支动脉纤维样坏死所致的腔隙性脑梗死有关。近年研究显示,血浆 Lp(a)水平升高与心肌梗死及脑梗死有一定关联。

第二节　高脂血症与冠心病

一、高三酰甘油血症与冠心病

三酰甘油(TG)浓度与冠心病(coronaryheart disease,CHD)危险的关系已经讨论了几十年,问题十分复杂的,因为个体的 TG 水平波动大,易受环境因素(如饮食)的影响,TG 增加也往往伴有其他脂蛋白异常,如低 HDL-C 等。因此,在临床病例分析中常可见到 CHD 组的 TG 统计值高于对照组,但在包括 HDL-C 的多变量分析中,TG 与 CHD 的联系减弱,甚至失去统计学上差异的显著性。另外,在 TG 与 CHD 危险的关系中,一个重要的混杂因素是富含 TG 的脂蛋白的不均一性;较大的富含 TG 的颗粒与 CHD 无明显关联,小而密的颗粒有致动脉粥样硬化及 CHD 的作用。

1.流行病学研究　绝大多数流行病学研究发现,高 TG 血症与 CHD 有密切的联系。但是,由于血浆 TG 水平在个体内、个体间的变化及 TG 与其他脂质代谢的相关性,在多变量分析中往往会过低地估计它们之间的关系。因此,早期的研究基本上否认了高 TG 血症是 CHD 的独立危险因素。但近年来,国外一些新的流行病学研究证实:血浆中 TG 和 CHD 之间存在着独立相关性,TG 是心血管病独立的危险因素。

2.临床研究　高胆固醇,尤其高 LDL-C 是冠心病的一个重要危险因素。大量临床试验证实降低 LDL-C 可减少 25%~35%冠心病心血管事件。但降脂治疗后仍有相当多的冠心病患者发生心血管事件或冠状动脉造影中发现 AS 在进展。临床研究表明,对冠心病患者来说,单一降低 LDL-C 而未能纠正其他异常脂质,是造成冠心病高危因素的原因,支持高 TG 为 CHD 危险因素的观点。

二、餐后高脂血症与冠心病

餐后阶段可能是动脉粥样硬化的关键时期,随着对脂代谢的深入研究,餐后高三酰甘油血症作为冠心病的危险因素正在被逐渐认识。

餐后高三酰甘油症动物模型的血管壁能吸收大量富含三酰甘油的脂蛋白颗粒,这种不仅含 TG,而且富含 CE 的颗粒是斑块的主要成分之一。CM 残粒被巨噬细胞表面受体识别而摄取,形成泡沫细胞。Weintraub 的实验发现正常胆固醇的冠心病者与对照组相比,CM 残粒浓度显著升高,表明 CM 残粒浓度升高可能成为部分冠心病者的致病因子。

三、小而密的低密度脂蛋白胆固醇与冠心病

许多研究认为:健康人群以 A 型 LDL 为主,B 型 LDL 为主的人群易患 CHD;冠心病患者 LDL 颗粒有直径小、分子量低、载脂蛋白 B 和三酰甘油比例高、胆固醇及其酯含量低等特点。小而密的低密度脂蛋白(sdLDL)与冠心病和心肌梗死呈高度相关,sdLDL 为冠心病独立危险因子。

四、高密度脂蛋白胆固醇与冠心病

大量流行病学调查表明,HDL-C 水平与 AS 或 CHD 的发生风险呈显著负相关。动物实验表明,HDL-C 能够消退大鼠食源性所引起的主动脉脂质沉着及脂肪纹。在对 60 岁以下 CHD 患者的研究中发现有 40%患者 HDL-C 水平低下,当血浆 HDL-C 低于 0.9 mmol/L

(35 mg/dL)时,CHD 危险性显著增加。调查表明,老年组最主要的 CHD 易患因素是 HDLC 降低,当 HDL-C<0.9 mmol/L 时,其 CHD 的发病率比 HDL-C>1.7 mmol/L 者高 8 倍。还发现冠心病相对危险性在 LDL-C 水平固定的情况下,随着 HDL-C 水平下降 CHD 危险性增加,HDL-C 水平增加,CHD 危险下降。现已肯定,HDL-C 水平升高,有抗 AS 作用,而当 HDL 水平低时则有早发 AS 倾向。

第三节　脂代谢异常与代谢综合征

目前对于代谢综合征的具体特征性临床表现仍有很多争论。近 10 年来,随着有关研究的大量开展,与胰岛素抵抗和(或)代偿性高胰岛素血症相关联的异常数量逐渐增多。总结起来,大体上可以归纳为 5 大主要特征,即体重和脂肪分布、糖类代谢、脂代谢、血流动力学和血凝系统功能异常。当然,并不是每个代谢综合征的患者都会同时具有所有的临床表现。

胰岛素抵抗在代谢综合征中处于关键地位,也是诊断代谢综合征的关键要素。机体为了克服胰岛素抵抗会增加内源性胰岛素分泌予以代偿。胰岛素抵抗和内源性胰岛素分泌增加可以引起血脂代谢的紊乱,主要表现为高三酰甘油血症、低 HDL 胆固醇和小颗粒致密的低密度脂蛋白增加等,这些又被称为致粥样硬化性脂蛋白表型(atherogenic lipoprotein pheno-type,ALP)。

代谢综合征患者脂代谢异常可表现为:血浆 VLDL 升高和高 TG 血症、低 HDL-C 血症、sdLDL 增加,ApoA I /ApoB100 比值降低及餐后脂血症。

第四节　糖尿病的脂代谢异常

糖尿病严重威胁着人类的健康,动脉粥样硬化心血管病是糖尿病患者最常见的并发症和死亡原因。流行病学资料显示,与年龄匹配的非糖尿病人群比较,糖尿病患者冠心病和卒中的危险性升高了 2～4 倍,周围血管病变的危险性升高了 8 倍。脂代谢异常是糖尿病人群大血管病变的主要危险因素之一。糖尿病患者常出现的所谓脂质三联征,即高三酰甘油血症、低高密度脂蛋白-胆固醇血症和小而密的低密度脂蛋白增多,是很强的致动脉粥样硬化性血脂谱;另一方面,脂蛋白代谢异常造成的游离脂肪酸持续升高,与胰岛素抵抗加重和胰岛 B 细胞功能逐步丧失有关,是糖尿病发生发展的主要环节。

一、1 型糖尿病脂代谢异常的特征

脂蛋白脂酶(lipoprotein lipase,LPL)是乳糜微粒和极低密度脂蛋白中 TG 水解的限速酶,其活性有赖于胰岛素的作用。在血糖受控的 1 型糖尿病患者中,由于 LPL 活性明显下降,导致 CM 和 VLDL 等富含 TG 的脂蛋白清除降低;另外,胰岛素缺乏导致葡萄糖利用降低,脂肪动员增加,大量的 FFA 进入肝,造成肝合成 VLDL 增加;两方面的因素均促使血浆中富含 TG 的脂蛋白水平增高。胰岛素缺乏还影响 LDL 的清除而使未经治疗的 1 型糖尿病患者 LDL 水平升高。当胰岛素极度缺乏、出现酮症时,VLDL 分泌并不增加,可能由于此时脂肪酸更倾向于氧化和产生酮体,肝合成 TG 并不增加。但由于 LPL 活性严重受损,使 TG 水解下降,血中 TG 仍可升高。

经胰岛素治疗血糖得到满意控制的 1 型糖尿病患者,其中 LPL 活性接近正常,CM 和 VLDL 等富含 TG 的脂蛋白代谢趋于正常、HDL 浓度正常。因此,其血脂谱与年龄和体重匹配的正常对照人群接近。

二、2 型糖尿病脂代谢异常的特征

2 型糖尿病的脂代谢异常,与胰岛素抵抗和腹型肥胖等代谢综合征因素相关。由于胰岛素抵抗和胰岛 B 细胞功能衰竭,无论血浆胰岛素水平增高、正常或降低,体内针对糖、脂代谢的胰岛素作用均不足。2 型糖尿病特征性的血脂谱包括:血浆富含 TG 的脂蛋白增加,尤其是 VLDL 增加;HDL-C 降低;多数情况下 LDL 浓度变化不大,但性质发生了重要变化,即小而密的 LDL 增多。长期以来 2 型糖尿病的脂代谢异常被认为是继发性改变,而新近的研究显示,脂代谢异常可以是 2 型糖尿病发病机制的始发环节,可在临床发现糖尿病前已经存在。研究者提出了 2 型糖尿病就是糖脂病的新概念。2 型糖尿病的血脂谱的另一特征是餐后持续脂血和过多的残体脂蛋白堆积,表现为富含 TG 的脂蛋白增加,HDL 降低、小而密 LDL 增加,与动脉粥样硬化的发生密切相关,2 型糖尿病的血脂谱。

第九章 核酸与核酸分离纯化技术

第一节 核酸的结构和功能

核酸是生物体内以核苷酸为基本单位的生物大分子化合物,为生命的最基本物质之一。根据化学组成的不同,核酸可分为脱氧核糖核酸(deoxyribo nucleic acid,DNA)和核糖核酸(ribo nucleic acid,RNA)。DNA 是储存、复制和传递遗传信息的主要物质基础,RNA 在蛋白质合成过程中起着重要作用,也是某些病毒的遗传物质。核酸在医学实践中有着重要的应用,在人类疾病诊断中发挥重要作用。

一、DNA 的结构与功能

1.DNA 的组成　DNA 是一种高分子化合物,其基本单位是脱氧核苷酸,每个核苷酸由磷酸、脱氧核糖和含氮碱基 3 部分组成。组成 DNA 分子的碱基有 4 种:腺嘌呤(A),鸟嘌呤(G),胸腺嘧啶(T),胞嘧啶(C)。DNA 的碱基组成有以下特点:①各种生物的 DNA 分子中腺嘌呤与胸腺嘧啶的摩尔数相等,即 A=T;鸟嘌呤与胞嘧啶的摩尔数相等,即 G=C。因此,嘌呤碱的总数等于嘧啶碱的总数,即 A+G=C+T;②DNA 的碱基组成具有种属特异性,即不同生物种属的 DNA 具有各自特异的碱基组成,如人、牛和大肠埃希菌的 DNA 碱基组成比例是不一样的;③DNA 的碱基组成没有组织器官特异性,即同一生物体的各种不同器官或组织 DNA 的碱基组成相似;④生物体内的碱基组成一般不受年龄、生长状况、营养状况和环境等条件的影响。这就是说,每种生物的 DNA 具有各自特异的碱基组成,与生物的遗传特征有关,因此,可以通过对特定 DNA 序列的分析,对物种做出鉴定。

此外,DNA 分子中还发现了一些修饰碱基,最常见的是 5-甲基胞嘧啶,这种修饰可以对基因的功能产生影响,为表观修饰的一种形式。此外,最近还发现了 5-羟甲基胞嘧啶、5-甲酰胞嘧啶和 5-羧基胞嘧啶等修饰碱基。

2.DNA 的结构与功能　多个脱氧核苷酸经 3′-5′磷酸二酯键聚合而成为 DNA 链,DNA 一级结构就是指各核苷酸单体沿多核苷酸链排列的顺序,表明了该 DNA 分子的化学构成。在分子生物学检验中,主要内容就是对 DNA 一级结构的分析,即 DNA 序列的分析。DNA 的一级结构是形成二级结构和三级结构的基础。DNA 的二级结构是双螺旋结构,主要特征是:①主干链反向平行:DNA 分子是一个由两条平行的脱氧多核苷酸链围绕同一个中心轴盘曲形成的右手螺旋结构,两条链行走方向相反,一条链为 5′→3′走向,另一条链为 3′→5′走向。磷酸基和脱氧核糖基构成链的骨架,位于双螺旋的外侧;碱基位于双螺旋的内侧。碱基平面与中轴垂直;②侧链碱基互补配对:两条脱氧多核苷酸链通过碱基之间的氢键连接在一起。碱基之间有严格的配对规律:A 与 T 配对,其间形成两个氢键;G 与 C 配对,其间形成三个氢键。这种配对规律,称为碱基互补配对原则。每一碱基对的两个碱基称为互补碱基,同一 DNA 分子的两条脱氧多核苷酸链称为互补链。DNA 双螺旋的直径为 2 nm,一圈螺旋含 10 个碱基对,每一碱基平面间的轴向距离为 0.34 nm,故每一螺旋的螺距为 3.4 nm,每个碱基的旋转角度为36°。维持 DNA 结构稳定的力量主要是碱基对之间的堆积力,碱基对之间的氢键也起着重要作用。在分子生物学检验中最基本的变性/复性,就是指在一定理化因素作用下,DNA 双螺旋结构破坏/重新形成的过程,是分子生物学技术最基本的原理。DNA 双螺旋进一步盘曲形成更加复杂的结构,称为 DNA 的三级结构。绝大部分原核生物的 DNA 都是共价封闭的环状双螺旋分子,这种双螺旋分子还需再次螺旋化形成超螺旋结构。超螺旋是 DNA 三级结构的最常见的形式。超螺旋方向与双螺旋方向相反,使螺旋变松者,叫作负超螺旋;超螺旋方向与双螺旋方向相同,使螺旋变紧者,叫作正超螺旋。

在真核生物的染色质中,DNA 的三级结构与蛋白质的结合有关。构成染色质的基本单位是核小体。核小体由核小体核心和连接区组成。核小体核心由组蛋白八聚体(由 H2A、H2B、H3、H4 各两分子组成)和盘绕其上的一段约含 146 碱基对的 DNA 双链组成,连接区含有组蛋白 H1 和一小段 DNA 双链。核小体彼此相连成串珠状染色质细丝,染色质细丝螺旋化形成染色质纤维,后者进一步卷曲、折叠形成染色单体。这样,DNA 的长度被压缩近万倍而存储在细胞核中(图 9-1)。

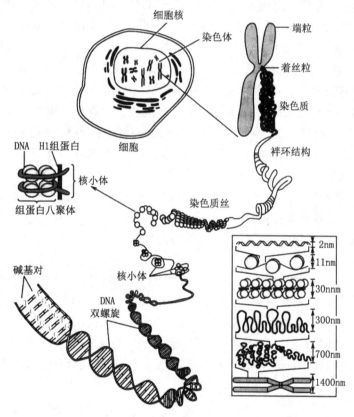

图 9-1　DNA 高级结构的形成

3.DNA 双螺旋结构的变异　Watson 和 Crick 提出的 DNA 双螺旋结构模型为 B 型,存在于生理条件下,在一定条件下双链 DNA 可以从 B 型转变成其他的构象。目前已辨识出来的构象还包括:A-DNA、C-DNA、D-DNA、E-DNA、H-DNA、L-DNA、P-DNA 与 Z-DNA。但是,自然界中可见的只有 A-DNA、B-DNA 与 Z-DNA。引起 DNA 构象改变的因素包括:DNA 序列、超螺旋的程度与方向、碱基上的化学修饰、相对湿度及溶液状态如金属离子浓度等。

4.DNA 的功能与分析技术　DNA 是遗传物质,它具有相对的稳定性,能够精确地自我复制,使亲代与子代间保持遗传的连续性;能够指导蛋白质合成,控制新陈代谢过程和性状发育;在特定条件下产生可遗传的变异。在分子生物学检验中,可以通过对某种生物体的特异DNA 组成进行分析对其做出鉴定和识别,如个体识别、菌种鉴定等,也可以对其变异进行分析,对遗传病做出诊断和易感性预测,以及病毒分型和耐药菌株监测。DNA 分析技术主要包括传统的 DNA 提取、分离和纯化,PCR 扩增、限制性内切酶酶切和杂交分析,以及发展迅速的基因芯片和 DNA 测序技术,这些技术将在后面的章节中详细论述。

二、RNA 的结构与功能

核糖核酸也是一种重要的生物大分子,存在于细胞的细胞质和细胞核中,对一部分病毒而言,RNA 是其唯一的遗传物质。与 DNA 相似,每个 RNA 分子都是由核苷酸为基本单位组成的长链,每个核苷酸含有一个含氮碱基、一个核糖和一个磷酸基。RNA 种类丰富,与蛋白质生物合成有密切的关系,在基因的表达调控中也起着重要的作用。

1.RNA 的组成与分类　组成 RNA 的碱基主要有四种,即腺嘌呤(A)、鸟嘌呤(G)、胞嘧啶(C)和尿嘧啶(U),与 DNA 不同的是尿嘧啶取代了胸腺嘧啶而成为 RNA 的特征碱基。另外,还有多种稀有碱基存在于特定类型的 RNA,如 tRNA 中往往含有较多的稀有碱基,有的 tRNA 含有的稀有碱基达到10%,如二氢尿嘧啶、核糖胸腺嘧啶(rT)和假尿苷(Ψ)及不少碱基被甲基化。在细胞中,根据结构功能的不同,RNA 主要分三类,即 tRNA、rRNA 及 mRNA,与蛋白质合成有关。除此之外,在细胞中还有许多种类和功能不一的小型 RNA,在细胞功能中发挥重要作用,如细胞核内小分子 RNA 是细胞核内核蛋白颗粒的组成成分,参与 mRNA 前体的剪接及成熟的 mRNA 由核内向胞质中转运的过程;核仁小分子 RNA 参与 rRNA 前体的加工及核糖体亚基的装配;反义 RNA 可以与特异的 mRNA 序列互补配对,阻断 mRNA 翻译,能调节基因表达;微小 RNA 可以与靶 mRNA 结合,产生转录后基因沉默作用,在基因表达调控和控制个体发育中起重要作用。而其他如 Ⅰ 型内含子、Ⅱ 型内含子、RNase P、HDV、核糖体 RNA 等都有催化的活性,这类 RNA 被称为核酶。

2.RNA 的结构与功能

(1)tRNA:约占总 RNA 的15%,tRNA 主要功能是在蛋白质生物合成中转运氨基酸和识别密码子,细胞内每种氨基酸都有其相应的一种或几种 tRNA,因此 tRNA 的种类很多,在细菌中有 30~40 种 tRNA,在动植物中有 50~100 种 tRNA。tRNA 是单链分子,含 73~93 个核苷酸,其 3′端为 CCA-OH,5′端多为 pG,分子中大约30%的碱基是不变的或半不变的,碱基类型保守。tRNA 二级结构为三叶草型。配对碱基形成局部双螺旋而构成臂,不配对的单链部分则形成环(图 9-2)。tRNA 的三级结构为倒 L 形。

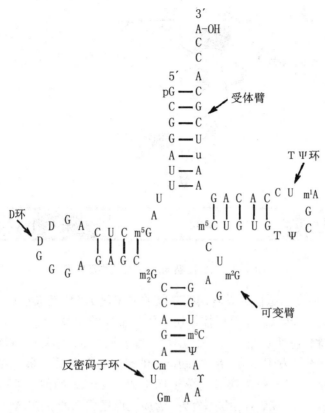

图 9-2　tRNA 三叶草型二级结构及稀有碱基

（2）mRNA：原核生物的 mRNA 结构简单，为多顺反子。在原核生物 mRNA 中编码序列之间有间隔序列，可能与核糖体的识别和结合有关。在 5′端与 3′端有与翻译起始和终止有关的非编码序列，原核生物 mRNA 中没有修饰碱基，5 端没有帽子结构，3 端没有多聚腺苷酸（poly adenylate tail，polyA）尾巴。真核生物 mRNA 为单顺反子结构（图 9-3），在真核生物成熟的 mRNA 中 5 端有 m7GpppN 的帽子结构，帽子结构可保护 mRNA 不被核酸外切酶水解，并且能与帽结合蛋白结合识别核糖体并与之结合，与翻译起始有关。3′端有 polyA 尾巴，其功能可能与 mRNA 的稳定性有关，少数成熟 mRNA 没有 polyA 尾巴，如组蛋白 mRNA，它们的半衰期通常较短。

（3）rRNA：占细胞总 RNA 的 80% 左右，rRNA 分子为单链，局部有双螺旋区域，具有复杂的空间结构，原核生物主要的 rRNA 有三种，即 SS、16S 和 23S rRNA，真核生物则有 4 种，即 5S、5.8S、18S 和 28S rRNA。rRNA 分子作为骨架与多种核糖体蛋白装配成核糖体。16S rRNA 普遍存在于原核生物中，而且在生物进化的漫长历程中保持不变，可作为生物演变的时间钟。16S rRNA 相对分子量大小适中，约 1540nt，既含有高度保守的序列区域，又有中度保守和高度变化的序列区域，因而它适用于进化距离不同的各类生物亲缘关系的研究。可变区序列因细菌不同而异，恒定区序列基本保守，所以可利用恒定区序列设计引物，将 16S rDNA 片段扩增出来，利用可变区序列的差异来对不同菌属、菌种的细菌进行分类鉴定。最常用的通用引物 27F 和 1492R。

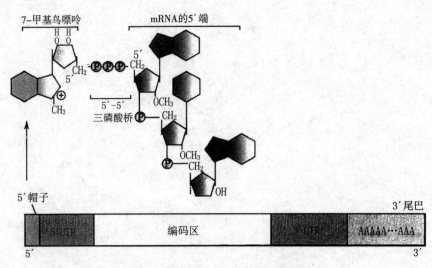

图9-3 人类成熟 mRNA 的结构示意图

（4）miRNA：是一类内源性的具有调控功能的非编码 RNA，其大小长 20~25 个核苷酸，在细胞内主要发挥基因转录后水平调控作用。作为重要的调节分子，miRNA 参与生命过程中一系列的重要进程，包括胚胎发育、细胞增生、细胞凋亡、病毒防御、脂肪代谢、肿瘤发生等。从第一个 miRNA 的发现至今，有关 miRNA 的研究日新月异。最近在血浆中也发现存在着循环 miRNA 分子，可以作为疾病的分子标志物。miRNA 的前体常形成分子内茎环结构，而且含有大量的 U/G 碱基对，经过核酸酶的加工形成成熟的 miRNA。成熟的 miRNA 长 18~28 nt，5′端有一个磷酸基团且多为尿嘧啶核苷酸，3′端为羟基，miRNAs 具有高度的保守性。

RNA 基因通常是在核内由 RNA 聚合酶Ⅱ（polⅡ）转录的，最初产物为大的具有帽子结构（m7GpppG）和多聚腺苷酸尾巴（AAAAA）的原始 miRNA，原始 miRNA 在核酸酶和其辅助因子的作用下被处理成 70 个核苷酸组成的前 miRNA。RNA-GTP 和 Exportin-5 将前 miRNA 输送到细胞质中。随后，另一个核酸酶 Dicer 将其剪切产生约为 22 nt 长度的 miRNA/miRNA * 双链。这种双链很快被引导进入沉默复合体中，其中一条成熟的单链 miRNA 保留在这一复合体中，成熟的 miRNA 结合到与其互补的 mRNA 的位点通过碱基配对调控基因表达。

3.RNA 分析技术 传统的 RNA 操作技术包括 RNA 的分离提取、纯化、定量与鉴定等，RNA 在体外容易降解，分离提取需十分注意。与 DNA 不同的是 RNA 种类较多，在分离纯化方面需要根据不同 RNA 的特征设计方案，如 mRNA 从总 RNA 的分离可采用 oligo（dT）-纤维素亲和层析法，而 miRNA 则采用聚丙烯酰胺凝胶电泳根据分子量大小分离。RNA 的表达检测一般先进行反转录成为 cDNA 后，再通过 Northern 杂交、荧光定量 PCR 或基因芯片检测。随着测序技术的不断发展，数字基因表达谱成为新一代的全基因组表达谱研究技术，在分子标志物发现方面具有巨大的优势。

第二节　基因的结构与功能

基因的现代分子生物学概念是指能编码有功能的蛋白质多肽链或合成 RNA 所必需的全部核酸序列,是核酸分子的功能单位。一个基因通常包括编码蛋白质多肽链或 RNA 的编码序列,保证转录和加工所必需的调控序列和 5′端、3′端非编码序列。另外在真核生物基因中还有内含子等核酸序列。

一、原核生物的基因结构

原核生物基因的编码区为起始密码子到终止密码子之间的一段连续的序列,在基因组中原核生物基因一般以操纵子形式存在。非编码区中包含了调控序列,包括启动子和转录终止信号,某些基因中可能有阻遏蛋白或激活蛋白识别和结合的顺式作用元件(图 9-4)。

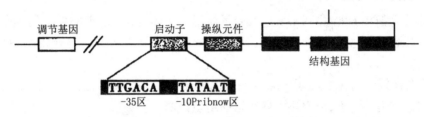

图 9-4　原核生物的基因结构示意图

1.启动子　启动子是一段位于结构基因 5′端的上游的 DNA 序列,能活化 RNA 聚合酶,使之与模板 DNA 准确地结合并具有转录起始的特异性。在原核生物中,启动子包含两个短序列,位于转录起始点上游的-10 及-35 位置。位于-10 的序列称为 Pribnow 区或-10 区,通常包含 6 个核苷 TATAAT。Pribnow 区对于转录开始是绝对必要的。位于-35 的序列通常包含 6 个核苷 TTGACA。它的出现可以提高转录效率。

2.终止子　在结构基因的下游近 3′端的一段 DNA 序列中有 GC 富集区组成的具有回文特征的重复序列,转录后在 RNA 分子中形成特殊结构以终止 RNA 链的延伸。

3.操纵元件　或称操纵序列,可以被阻遏蛋白识别与结合,是一些启动子邻近部位的一小段特定序列,可被具有抑制转录作用的阻遏蛋白识别并结合,通常与启动子区域有部分重叠。

二、真核生物基因

真核生物基因结构与原核生物基因不同,包括外显子与内含子,称为断裂基因。调控序列也较原核生物复杂,包括启动子、增强子、剪接信号、加尾信号和侧翼序列等。

1.断裂基因　大多数真核生物的基因为断裂基因,就是基因的编码序列在 DNA 分子上是不连续的,被非编码顺序所隔开。编码的序列称为外显子,非编码序列称为内含子,又称插入序列。内含子在转录后被剪切掉。外显子和内含子接头区都有一段高度保守的一致序列,即内含了 5′末端大多数是 GT 开始,3′末端大多是 AG 结束,称为 GT-AG 法则,是普遍存在于真核生物基因中 RNA 剪接的识别信号。

2.侧翼序列　侧翼序列在第一个外显子和最末一个外显子的外侧是一段不被翻译的非

编码区,称为侧翼序列,在 mRNA 中称为非翻译区(untranslated region,UTR)。侧翼序列含有基因调控顺序,对该基因的活性有重要影响。

3.启动子　真核生物基因的启动子主要包括下列元件(Ⅱ类启动子为例):①TATA 盒:其核心序列为 TATA(AT)A(AT)。它在基因转录起始点上游-30～-25bp 处,基本上由 A-T 碱基对组成,RNA 聚合酶与 TATA 框牢固结合之后才能开始转录;②CAAT 盒:其一致顺序为 GGCCAATCT,位于转录起始点上游-80～-70bp 处,为一重要的顺式作用元件,对许多真核基因的转录有控制和调节作用;③GC 盒:由 GGCGGG 组成,位于-70～-110,对基因转录起到调节作用。

4.增强子　增强子可以位于基因的上游或下游,也可位于内含子中,它不能启动一个基因的转录,但有增强转录的作用。增强子可与特异因子结合而促进转录的进行。增强子通常有组织特异性,从而使基因表达出现时空表达的差异。

三、表观遗传与基因功能

表观遗传是指在 DNA 序列不发生改变的情况下,基因功能出现可逆的、可遗传的变化。表观遗传现象包括组蛋白修饰、DNA 甲基化、RNA 干扰等。本节主要介绍组蛋白修饰和 DNA 甲基化。

1.组蛋白修饰　常见的组蛋白修饰包括乙酰化、甲基化、磷酸化、泛素化、糖基化等,这是组蛋白密码的基本元素,下面逐个介绍这些组蛋白修饰。

(1)甲基化:组蛋白甲基化是由组蛋白甲基化转移酶完成的。甲基化可发生在组蛋白的赖氨酸和精氨酸残基上,而且赖氨酸残基能够发生单、双、三甲基化,而精氨酸残基能够单、双甲基化,这些不同程度的甲基化极大地增加了组蛋白修饰和调节基因表达的复杂性。甲基化的作用位点在赖氨酸(Lys,K)、精氨酸(Arg,R)的侧链 N 原子上。组蛋白 H3 的第 4、9、27 和 79 位,H4 的第 20 位 Lys,H3 的第 2、17、26 位及 H4 的第 3 位 Arg 都是甲基化的常见位点。组蛋白精氨酸甲基化是一种相对动态的标记,而赖氨酸甲基化是基因表达调控中一种较为稳定的标记。

(2)乙酰化:组蛋白乙酰化主要发生在 H3、H4 的 N 端比较保守的赖氨酸位置上,是由组蛋白乙酰转移酶和组蛋白去乙酰化酶协调进行。组蛋白乙酰化呈多样性,核小体上有多个位点可提供乙酰化位点,但特定基因部位的组蛋白乙酰化/去乙酰化是以一种非随机的、位置特异的方式进行。乙酰化可能通过对组蛋白电荷及相互作用蛋白的影响,来调节基因转录,去乙酰化可以使染色质紧密,阻止基因的表达,而乙酰化则可以使染色质开放,激活基因表达。

(3)组蛋白的其他修饰方式:相对而言,组蛋白的甲基化修饰方式是最稳定的,所以最适合作为稳定的表观遗传信息。而乙酰化修饰具有较高的动态,另外还有其他不稳定的修饰方式,如磷酸化、泛素化、ADP 核糖基化等。这些修饰更为灵活地影响染色质的结构与功能,通过多种修饰方式的组合发挥其调控功能。

2.DNA 甲基化　DNA 甲基化是指生物体在 DNA 甲基转移酶的催化下,以 S-腺苷甲硫氨酸为甲基供体,将甲基转移到特定的碱基上的过程。DNA 甲基化可以发生在腺嘌呤的 N-6 位、胞嘧啶的 N-4 位、鸟嘌呤的 N-7 位或胞嘧啶的 C-5 位等。但在哺乳动物及人类基因组中,大约有 1% 的 DNA 碱基发生了甲基化。DNA 甲基化一般发生于 CpG 双核苷酸中的胞嘧啶上,生成5-甲基胞嘧啶(5 mC)。人类的CpG以两种形式存在,一种是分散于DNA中,另一种是CpG结构高度聚集的CpG岛。在正常组织里,70%~90%的散在的CpG是被甲基修饰的,而CpG岛则是非甲基化的。DNA甲基化的会产生基因突变并影响基因的表达。

DNA甲基化在人的正常发育、X染色体失活、衰老及许多人类疾病(如发育遗传、肿瘤、心血管疾病、糖尿病和神经系统疾病等)过程中发挥重要作用,已经成为表观遗传学的重要研究内容。DNA甲基化的检测技术发展迅速,其基本原理是DNA经亚硫酸氢钠处理后,所有未甲基化的胞嘧啶发生脱氨基变为尿嘧啶,而甲基化的胞嘧啶无此改变,然后可以通过两种策略来进行DNA甲基化的分析。

(1)甲基化特异性PCR法:DNA经亚硫酸氢钠处理后,设计两对分别针对甲基化与非甲基化等位基因的引物,结合PCR扩增就可以将经甲基化与非甲基化等位基因区分开。这种方法灵敏度高,对DNA的质和量要求低,是目前较为常用的甲基化检测方法。

(2)非甲基化特异性PCR法:亚硫酸氢钠处理后,分别在待检测甲基化区域两侧设计上下游引物扩增目的片段,然后采用测序等方法进行分析,该方法可以克服只能针对单个位点检测的缺点,可以对任何基因序列的甲基化状态进行检测。

四、基因突变

1.点突变　点突变也称为碱基置换,是指单个碱基的改变,在引起人类遗传性疾病的点突变中包括错义突变、无义突变、RNA加工突变及发生在调控区的突变等。

(1)错义突变:是指点突变改变了三联体密码子,导致基因产物中某个氨基酸被另一个氨基酸所取代。在许多的遗传病中,发现的突变绝大多数是错义突变。

(2)无义突变:又称为链终止突变,是指DNA序列的改变使得编码某一氨基酸的密码子突变终止密码,则导致翻译过程提前终止。也有情况下是突变使得终止密码子破坏,导致翻译延续到下一终止密码子才能终止,使得肽链延长。

(3)RNA加工突变:真核生物细胞中RNA转录后需要经过戴帽、加尾和剪接才能成为成熟的RNA。与剪接有关的突变有两种情况:在外显子内含子结合点(5′给位)或内含子。外显子结合点(3′受位)发生的突变,会影响正常RNA在该位点的剪接。另一种是内含子中的序列发生点突变,形成新的给位或受位,因此会导致成熟的mRNA中增加一段额外的"外显子",如发生在人类β珠蛋白基因第2内含子第654位的突变[IVS-Ⅱ-654(C_>T)]导致β珠蛋白基因转录后会增加一段73bp的额外外显子。

2.插入/缺失突变　插入/缺失突变分为小片段和大片段插入/缺失,小片段突变指的是在1~60个碱基范围的改变,而大片段的插入/缺失甚至可以在染色体水平上检测到。如果在编码序列中插入/缺失1个或几个(非3的整数倍)碱基,则改变了自突变位点到开放阅读框终止密码子间的全部序列,由此所导致的突变称为移码突变,移码突变通常会导致其蛋白产物完全丧失功能。如果插入/缺失3的整数倍,则在蛋白质产物相应的序列中插入/缺失编码的氨基酸。大片段的插入/缺失并不常见,尤其是大片段的插入突变更为罕见。然而对于某些遗传病来讲,大片段缺失是其主要的突变形式,如迪谢内肌营养不良症和α地中海贫血。

3.动态突变　某些单基因遗传病的发生,是由于DNA分子中某些短串联重复序列,尤其是基因编码序列或侧翼序列的三核苷酸重复次数增加所引起。因为这种三核苷酸的重复次数可随着世代交替的传递而呈现逐代递增的累加突变效应,故而被称之动态突变。如亨廷顿舞蹈病,致病基因 HTT 位于 4p16.3,基因序列中包含一段以 CAG 为核心序列的三核苷酸重复(…CAGCAGCAG…),当重复次数<28 次时为正常,当在 28~35 次时,风险大大增加;当>35 次时则开始表现出症状,当>40 次时表现出典型的症状。

第三节 基因组结构与特征

基因组是一个细胞或一种生物体的整套遗传物质,包括基因和非编码 DNA。更准确地讲,一个生物体的基因组是指一套染色体中的完整的 DNA 序列。如体细胞中的二倍体由两套染色体组成,其中一套 DNA 序列就是一个基因组。基因组也可以指整套核 DNA(核基因组),也可用于拥有自身遗传物质的细胞器基因组,如线粒体基因组。自然界中从简单的病毒到复杂的高等动植物,都具有自己独特的基因组。

一、原核生物基因组

1.原核生物基因组特征 原核生物基因组通常是由一条环状双链 DNA 分子组成,习惯上也称之为染色体,大多数原核生物只包含一条染色体,以类核结构形式存在于细胞中,原核生物基因组相对较小,结构基因往往以操纵子形式存在,不含内含子,具体特征如下。

(1)原核生物基因组较小:基因组大小一般在 $10^6 \sim 10^7$ 碱基对。例如,大肠埃希菌基因组由 4.6×10^6 bp 组成,是人类基因组(3.0×10^9 bp)的 1‰;而且基因数目也较少,大约含 3500 个基因。

(2)原核生物的类核结构:原核生物与真核生物的主要区别在细胞核,原核生物没有典型的细胞核结构,基因组 DNA 位于细胞中央的核区,没有核膜将其与细胞质隔开,但能在蛋白质的协助下,以一定的形式盘曲、折叠包装起来,形成类核。类核的中央部分由 RNA 和支架蛋白组成,外围是双链闭环的超螺旋 DNA。类核中 80% 为 DNA,其余为 RNA 和蛋白质。类核常常与细胞膜的许多部位相连。

(3)原核生物的操纵子结构:操纵子结构是原核生物基因组的功能单位。原核生物的结构基因大多数按功能相关性成簇地串联排列于染色体上。结构基因同其上游的调控区(包括调节基因、启动子和操纵基因)及下游的转录终止信号,共同组成了一个基因表达单位,即操纵子结构。如乳糖操纵子、阿拉伯糖操纵子及色氨酸操纵子等。

原核生物的 mRNA 是多顺反子 mRNA,即一个 mRNA 分子带有几种蛋白质的遗传信息,利用共同的启动子和终止信号,转录出的 mRNA 分子可以编码几种不同的但多为功能相关的蛋白质,原核生物 mRNA 的 5′端无帽结构,3′端一般也无多聚 A 尾巴,但 5′端和 3′端也有非编码区。非编码区内主要是一些调控序列,所占比例为 50% 左右。非编码区域中常常有反向重复序列存在,并能形成特殊的结构,具有一定的调控作用,如复制起始区 OriC、复制终止区 TerC、转录起始区和终止区等。

(4)原核生物的结构基因:原核生物的结构基因中无内含子成分,其 RNA 合成后不需要经过剪接加工过程。但基因与基因之间有重复序列存在,如肠杆菌基因间重复一致序列已在多个细菌中被检出,长约 126bp,可形成茎环结构,而且序列的同源性很高。原核生物的结构基因多数是单拷贝基因,只有编码 rRNA 和 tRNA 的基因有多个拷贝。原核生物结构基因的编码顺序一般不重叠。

（5）具有编码同工酶的基因：这类基因表达产物的功能相同，但基因结构不完全相同。例如，在大肠埃希菌基因组中含有两个编码乙酰乳酸合成酶同工酶的基因，两个编码分支酸变位酶同工酶的基因。

（6）含有可移动 DNA 序列：原核生物基因组中的可移动序列包括插入序列、转座子等。这些可移动的 DNA 序列通过不同的转移方式发生基因重组，改变生物体的遗传性状，使生物体更适应环境的变化。

2.质粒　质粒可编码细菌多种重要的生物学性状，根据其所携带基因功能的不同将质粒分为以下几类，其中 R 质粒与临床分子生物学检验关系最为密切。

（1）R 质粒：也称抗药性质粒或耐药性质粒。分子量在 $2.5 \times 10^7 D$ 以上，主要特征是带有耐药性基因，耐药质粒可通过细菌之间的接合作用进行传递。R 质粒由两个相邻的 DNA 片段组成：一段称为抗性转移片段（resistance-transfer factors，RTF），它包括转移基因、DNA 复制基因、决定拷贝数基因及四环素抗性基因，其分子量为 $1.1 \times 10^7 D$；另一段称抗性决定片段（resistance-determinant factors，RDF）主要含有串联在一起的抗各种抗生素的抗性基因，如抗青霉素（Pen），抗氨苄西林（Amp）、抗氯霉素（Chl）、抗链霉素（Str）、抗卡那霉素（Kan）和抗磺胺（Sul）等抗性基因，这些抗性基因常常串联在一起。RTF 和 RDF 有可能相互脱离成为两个独立的环，单独的 RDF 不能转移，但可在 RTF 的带动下转移，可通过转位作用插入到染色体基因组上，从而使宿主菌产生抗药性；也可通过转位作用再与 RTF 重新形成 R 质粒。耐药基因还可以通过转化、转导和转座等非接合方式在细菌间转移，并在细菌内与 R 质粒发生重组，进一步造成耐药性播散。

由于抗菌药物的广泛应用，细菌迅速适应了抗菌药物的环境，临床分离细菌中耐药菌株日益增多，多重耐药菌株乃至"超级细菌"出现，以致新药开发研究的速度跟不上细菌耐药性变异的变化。而且有些耐药质粒同时带有编码毒力的基因，使其致病性增强，这些变异的后果给疾病的治疗带来很大的困难。因此，检测细菌所携带的耐药性质粒及耐药基因，分析耐药性播散及其规律，及时发现新的耐药基因，研究细菌的耐药机制与调控，已显得越来越重要。

（2）F 质粒：也称性质粒，它可以决定细菌的性别，能将宿主染色体基因和它本身转移到另一宿主细胞中去。F 质粒也是一种游离基因，既可整合到细菌染色体中，又可再游离出来。F 质粒的整合作用属于 DNA 同源重组过程，整合到细菌染色体中的 F 质粒还可以再切割下来，但切割的部位往往不准确，一个切点可在 F 质粒一端的内部，另一个切点则在细菌染色体上，所以切下来的质粒是带有一部分细菌的染色体。这种带有宿主菌染色体 DNA 片段的质粒称 F′质粒。

（3）Col 质粒：也称大肠埃希菌素生长因子，而大肠埃希菌素又能阻止不含这种质粒的大肠埃希菌生长。Col 质粒能编码大肠埃希菌素，并结合在敏感细菌的胞壁上，干扰它们的某些生化过程，如复制、转录、翻译或能量代谢等，杀死这些细菌有利于自身的生存。Col 质粒分子量的波动范围很大，从几百万到 $6 \times 10^7 D$。

另外，还有毒力质粒或称 Vi 质粒，如编码产毒性大肠埃希菌产生外毒素的质粒；代谢质粒，编码可使宿主菌降解特殊的分子（如甲苯或水杨酸）的酶。

3.转座因子　转座因子又称转座元件，是一类在细菌染色体、质粒或噬菌体之间自行移动并具有转位特性的独立的 DNA 序列。转座可以引起多种类型的基因突变,在插入位点引入新的基因和基因重排等遗传效应,是基因重组的一种重要方式。在原核生物中,转座因子主要包括插入序列(insertion sequence,IS)、转座子(transposon,Tn)和 Mu 噬菌体,本章主要介绍前两者。

(1)插入序列:插入序列是最早发现的转座因子,也是一类最简单的转座因子。长度为700~2000bp,由一个转座酶基因及两侧的反向重复序列(inverted repeat,IR)组成。反向重复序列的对称结构使 IS 可以双向插入(正向插入或反向插入)靶位点,并在插入后于两侧形成一定长度(3~11bp)的正向重复序列(direct repeat,DR)称为靶序列。

F 质粒、R 质粒中均含 IS。当含有抗药基因 R 质粒的转座因子转位到染色体中时,在该部位产生抗性基因,从而使抗药性在不同菌群中得以传播。IS 的转座频率为 10^{-7}/拷贝,即在 1 个世代的 10^7 细菌中有 1 次插入。IS 常常对插入后的基因功能产生多种遗传效应。

(2)转座子:转座子是一类特殊的遗传元素。Tn 比 IS 大,4.5~20kb,除了携带有关转座的必需基因外,还含有能决定宿主菌遗传性状的基因,主要是抗生素和某些药物的抗性基因,如热稳定的大肠埃希菌毒素 I 基因或抗药性基因等。转座子中的转位酶称为转座酶,其功能是介导转座子从一个位点到另一个位点,或从一个复制子转座到另一个复制子,其转座过程与 IS 相似。

二、病毒基因组

1.病毒基因组特征　与原核生物和真核生物基因组相比,病毒基因组在基因组大小、碱基组成、核酸类型、基因组结构等组织形式上都有所不同。病毒基因组结构简单,核酸类型多样,具有重叠基因现象,无重复序列,非编码序列少,某些病毒基因具有内含子结构。具体特征如下。

(1)基因组的碱基组成:病毒基因组结构相对简单,基因数少,所含信息量也少,但不同的病毒其基因组大小存在较大的差异,变化范围一般在 $1.5×10^3 ~ 3.6×10^6$bp。如乙型肝炎病毒基因组为 3.2kb,仅编码 6 种蛋白质;而痘病毒基因组 DNA 为 300kb,可编码几百种蛋白质。不同病毒核酸的碱基组成相差也很大,如某些疱疹病毒属,G+C 碱基含量高达 75%,而某些痘病毒属 G+C 碱基含量低至 26%。G+C 碱基含量越高,核酸双链结构越稳定。

(2)基因组的核酸类型:原核生物和真核生物的染色体及染色体外基因组多数为双链DNA,而病毒基因组的核酸类型较多,有双链、单链和双链部分区域为单链;有环状分子,也有线状分子。无论是哪种核酸类型,一种病毒颗粒中核酸成分只能是一种,或为 DNA,或为RNA,而其他生物体类型中往往 DNA 和 RNA 是共存的。多数 RNA 病毒的基因组是由连续的 RNA 组成,有些病毒的基因组 RNA 是节段性的,由不连续的几条链组成,如流感病毒。

根据巴尔的摩分类法(基于病毒 mRNA 合成方式)可将病毒基因组分为七类(表9-1)。对于单链 DNA 或是 RNA 病毒而言,如果基因组序列与 mRNA 相同,称为正链 DNA(+DNA)或正链 RNA(+RNA)病毒:如果与 mRNA 互补,则称为负链 DNA(-DNA)或负链 RNA(-RNA)病毒。单链正链 RNA 病毒基因组的 RNA 与 mRNA 相同,可以直接作为 mRNA 行使模板功能,翻译出所编码的蛋白质,并复制出病毒核酸,自我组装成成熟的病毒颗粒,感染宿主细胞。如脊髓灰质炎病毒、SARS 相关冠状病毒、丙型肝炎病毒及鼻病毒等。而单链负链 RNA 病毒基因组的 RNA 序列与 mRNA 互补,不能直接作为 mRNA 指导蛋白质的合成,必须以基因组 RNA 为模板转录生成互补 RNA,再以这个互补 RNA 作为 mRNA 翻译出遗传密码所决定的蛋白质。所以,负链 RNA 病毒没有直接的感染性,需要转录成 mRNA 以后才具有感染性,如流感病毒、副流感病毒、滤泡性口腔炎病毒等。双链 RNA 病毒基因组中含有正、负两条 RNA 链。这两条链都有产生互补链的功能,但只有正链 mRNA 具有编码能力,如呼肠孤病毒、轮状病毒。此外还有特殊的单链正链 RNA 病毒,即反转录病毒,在这些病毒颗粒中带有 RNA 指导的 DNA 聚合酶,即反转录酶,它能使 RNA 反转录生成 DNA,如人类免疫缺陷病毒、白血病病毒、肉瘤病毒等。DNA 病毒基因组也有单、双链和正、负链之分,但由于单链 DNA 在转录之前都要合成互补 DNA,所以正、负链的区别没有真正显示出来。

表 9-1　巴尔的摩病毒分类及举例

核酸类型	基因组组成	病毒举例
DNA	Ⅰ:双链 DNA 病毒(dsDNA)	单纯疱疹病毒、EB 病毒、天花病毒、人乳头瘤病毒
	Ⅱ:单链 DNA 病毒(ssDNA)	猫细小病毒
RNA	Ⅲ:双链 RNA 病毒(dsRNA)	轮状病毒
	Ⅳ:单股正链 RNA 病毒(+ssRNA)	脊髓灰质炎病毒、甲肝病毒、柯萨奇病毒、冠状病毒、风疹病毒、丙型肝炎病毒
	Ⅴ:单股负链 RNA 病毒(-ssRNA)	流感病毒、麻疹病毒、埃博拉病毒、狂犬病毒
DNA/RNA	Ⅵ:单股正链 RNA 病毒(反转录)(ssRNA-RT)	人类免疫缺陷病毒
	Ⅶ:双链 DNA 病毒(反转录)(dsDNA-RT)	乙型肝炎病毒

(3)基因组中有基因重叠现象:因病毒基因组一般比较小,而编码的蛋白质又较多,故有些病毒基因间可以相互重叠,即同一段核酸序列能够编码 2~3 种蛋白质。重叠基因(也称基因重叠)虽共享同一段核酸序列,但随读码框架起始点的改变,同一段病毒核酸可翻译出几种多肽,这种现象在其他生物细胞中仅见于线粒体 DNA 和质粒 DNA。这种结构的意义在于较小的基因组能够携带较多的遗传信息,使病毒利用有限的基因,编码更多的蛋白质。基因重叠的程度有所不同,有的完全重叠,如图 9-5 中 B 基因完全在 A 基因内,E 基因完全在 D 基因内。B 和 A、D 和 E 虽然有共同的顺序,但阅读框架不同;A 和 A * 基因的起始点不同,但在同一处终止。有的基因部分重叠,如 K 基因与 B、C 部分重叠。还有的基因是两个基因间只有 1 个碱基重叠,如基因 D 的最后一个碱基是 J 基因的第一个碱基。

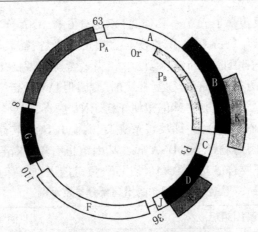

图 9-5 噬菌体 φX174 基因组的重叠结构

（4）基因组中具有操纵子结构：例如噬菌体 φX174 是单链 DNA 病毒，此病毒含 A、A'、B、C、D、E、F、G、H、J 及 K 共 11 个蛋白质基因，但这些基因却只能转录成 3 个 mRNA，其中一个从 A 基因开始，一个从 B 基因开始，另一个从 D 基因开始。

（5）病毒基因可连续也可间断：感染细菌的病毒（噬菌体）基因组中无内含子，基因是连续的；而感染真核细胞的病毒基因组与真核细胞的基因结构相似，含有内含子，基因是间断的，转录后需经拼接加工才能成为成熟的 mRNA。

（6）基因组中重复序列少：病毒基因组不像真核生物基因组存在大量的重复序列，基因组中没有或仅有少量重复序列。

（7）基因组中非编码区少：病毒基因组有编码区和非编码区，但病毒基因的编码序列>90%，大部分用来编码蛋白质，只有很小一部分不编码蛋白质。非编码区通常是基因表达的调控区。

（8）基因组是单倍体：除反转录病毒基因组有两个拷贝外，至今发现的病毒基因组都是单倍体，每个基因在病毒颗粒中只出现 1 次。

（9）相关基因丛集：病毒基因组核酸序列中功能相关的蛋白质基因往往丛集在基因组的 1 个或几个特定部位，形成一个功能单位或转录单元。它们可被一起转录成多顺反子 mRNA，然后加工成各种蛋白质的 mRNA 模板。如腺病毒晚期基因编码表达的 12 种外壳蛋白，在 1 个启动子作用下生成多顺反子 mRNA，然后加工成各种 mRNA，编码病毒的各种外壳蛋白，它们在功能上都是相关的。

（10）病毒基因组含有不规则结构基因：有些病毒基因的结构不规则，转录出的 mRNA 分子有几种情况：①几个基因的编码区是连续的、不间断的，即编码一条多肽链，翻译后切割成几个蛋白质；②有些病毒的 mRNA 没有 5′端的帽子结构，但能利用 5′端非编码区的 RNA 形成特殊的空间结构，作为翻译增强子，参与蛋白质的翻译过程；③有的病毒 mRNA 没有起始密码子，必须在转录后进行加工、剪接，与其他基因的密码子连接，成为有翻译功能的完整 mRNA。

2.DNA 病毒 DNA 病毒基因组的一般特点：①以双链 DNA 为多数，少数是单链 DNA；可以是线性分子，也可以是环状分子。线性 DNA 均以含有反向重复序列为基本特征，反向重复序列一般存在于末端（腺病毒），也可存在于内部（如疱疹病毒）；②在 DNA 病毒的基因组中,不同基因可以不同的链作为转录模板,很难严格定义为正链或负链。因此,有的病毒DNA有正链和负链之分,有的则没有;③几乎所有的真核DNA病毒都是在活宿主细胞核内复制,且能利用宿主细胞的复制转录和翻译系统,这意味着病毒和宿主细胞的启动子序列常有相当大的相似性;④有的DNA病毒不能直接复制,首先必须转录出一个RNA中间体即前基因组,然后通过反转录过程才能完成基因组复制,如乙型肝炎病毒(HBV);⑤DNA病毒一般都比RNA病毒大,生活周期也较复杂。

3.RNA病毒　　RNA病毒基因组的一般特点:①RNA病毒基因组可以是单链也可以是双链,但以单链RNA为多见,其中少数单链RNA病毒末端有反向重复序列;②RNA病毒基因组所携带的遗传信息一般都在同一条链上。因此病毒RNA链有正负之分。正链RNA既可起模板作用复制出子代RNA,又可起转录本的作用翻译出病毒蛋白质。而负链RNA必须由依赖RNA的RNA聚合酶合成mRNA才能翻译出病毒蛋白质;③许多哺乳类反转录病毒属于单正链双体RNA,即含有两个相同的(+)RNA,属于双倍体。反转录病毒有时会与宿主基因发生重组,干扰宿主基因的表达调控;④RNA病毒变异率很高,在每个循环中每103～104bp中即有1个突变。如果该病毒复制周期快,那么病毒的抗原性与毒性就会很快地发生较大的变化。所以RNA病毒能很快进化以适应改变的新环境;⑤RNA病毒的复制和转录常常独立于宿主细胞核,由于宿主细胞没有依赖于RNA的RNA聚合酶,所以只能靠病毒本身编码,这一点与真核DNA病毒不同,而且许多RNA病毒在细胞质中复制;⑥尽管不同的RNA病毒的复制方式不同,但均需经反转录才能完成其基因组的复制。反转录酶在复制过程中的错误率远远大于依赖于DNA的聚合酶。这在很大程度上影响了RNA病毒的进化,即限制了RNA病毒基因组的增大,相反RNA病毒正朝着增强承受能力的方向发展。

三、人类基因组

人类基因组包括细胞核内的核基因组和细胞质内的线粒体基因组。核基因组由3.0×10^9bp组成,线粒体基因组由16569bp组成。正常体细胞(二倍体)基因组包括两个核基因组和多个线粒体基因组,核基因组包含在22条常染色体和X、Y性染色体内。

1.人类基因组的特征　　人类基因组中包含约2.5万个编码蛋白质的基因,其外显子序列仅占人类基因组的1.5%,除了蛋白质编码基因之外,人类的基因组还包含了数千个RNA基因,包括转运RNA、核糖体RNA、信使RNA与微小RNA等。其余非编码DNA包括调控序列、内含子、假基因,以及重复序列、转座因子和大量不属于已知分类序列等,这些区域估计占有人类基因组序列的97%。上述DNA序列中,如编码蛋白质的基因在人类基因组中往往仅有一个或几个拷贝,称为单拷贝或单一序列,而某些DNA序列会在基因组中重复出现多次,称为重复序列。基因组中存在大量的非编码序列和重复序列是人类基因组区别于原核生物基因组的重要特征。

(1)单一序列:又称非重复序列,在基因组中仅有单一拷贝或少数几个拷贝,约占人类基因组的50%,绝大多数的蛋白质编码基因为单一序列,但是单一序列大部分不编码,长度一般在几个kb以下,分布在各种重复序列之间。

(2)重复序列:人类基因组中的重复序列可以根据其组织形式分为两种:串联重复序列和分散重复序列,前一种成簇的存在于染色体的特定区域,后一种分散存在于染色体的位点上。

1)串联重复序列:人类基因组中 10%~15% 是串联重复序列,以各自的核心序列(重复单元)首尾相连多次重复,长度可达 $10^5 \sim 10^6$bp,为高度重复序列,又称为简单序列 DNA,或卫星 DNA,主要存在于染色体的着丝粒区域,通常不被转录。因其碱基组成中 GC 含量少,具有不同的浮力密度,在氯化铯密度梯度离心后单独形成一条较窄的带,位于主体 DNA 带的上面而得名,如 α-卫星 DNA 的重复单元为 171bp,位于每条染色体的着丝粒处。另外,还有两种串联重复序列称为小卫星 DNA 和微卫星 DNA,小卫星 DNA 由 10~100bp 组成的重复单位重复几十到几百甚至几千次,形成的 1~5kb 的短 DNA,又叫作可变数目串联重复。微卫星 DNA 核心序列为 1~6bp,可以重复上百次,又称为短串联重复(short tandem repeat,STR)和简单序列重复(simple sequence repeats,SSR),如 $(CA)_n/(TG)_n$、$(CT)_n$、$(AG)_n$、CAG 等。

2)散在重复序列:散在重复序列为中度重复序列,可分为三种类型:第一种为长散在核元件(long interspersed nuclear element,LINE)和短散在核元件(short interspersed nuclear element,SINE),也称为非 LTR 或 polyA 反转录转座子;第二种为 LTR 反转录转座子,也称为反转录病毒样元件;另外一种为 DNA 转座子。

LINE 在真核生物基因组中广泛存在,主要为 LINE1(L1),其可以利用位于 LINE 中的 RNA 聚合酶 Ⅱ 启动子转录出 RNA,编码反转录酶,对 LINE RNA 高度专一,在 5′UTR 含有启动子序列,在 3′UTR 包含多聚腺苷酸信号(AATAAA)和 polyA 尾巴。人类基因组中的 LINE 最长可以达到 6kb,近 85 万拷贝,约占整个基因组的 20%。SINE 是指长度小于 500bp 的序列,不编码反转录酶,在整个基因组中约占 11%,SINE 最具代表性的是 Alu 家族,不包含任何编码序列,在 Alu 序列内含有一个限制性内切酶 Alu Ⅰ 的特异性识别位点 AGCT,因此这一序列称为 Alu 序列。Alu 序列是人类基因组含量最丰富的中度重复顺序,长达 300bp,基因组中总共有 100 万种 Alu 序列,约占基因组总 DNA 含量的 10%。Alu 序列和 LINE 的突变均可导致疾病,不同 LINE 和 Alu 序列的异常重组也可能导致疾病的发生。

(3)多基因家族和假基因:真核基因组的另一特点就是存在多基因家族。多基因家族是指由某一祖先基因经过重复和变异所产生的一组基因。多基因家族大致可分为两类:一类是成簇地分布在某一条染色体上,它们可同时发挥作用,合成某些蛋白质,如组蛋白基因家族就成簇地集中在第 7 号染色体长臂 3 区 2 带到 3 区 6 带区域内;另一类是一个基因家族的成员散在地分布于不同染色体上,这些不同成员编码一组功能上紧密相关的蛋白质,如珠蛋白基因家族。在多基因家族中,某些成员并不产生有功能的基因产物,这些基因称为假基因,如珠蛋白基因簇中的 Ψζ 和 Ψβ。假基因与有功能的基因同源,原来可能也是有功能的基因,但由于缺失、倒位或点突变等,使这一基因失去活性,成为无功能基因。

2.人类基因组多态性　人类基因组中的 DNA 多态性有多种形式,主要包括限制性片段长度多态性、微卫星和小卫星多态性、单核苷酸多态性及拷贝数多态性等。

(1)限制性片段长度多态性:是第一代 DNA 分子标记。限制性内切酶可以识别特异的 DNA 序列,在识别位点切开 DNA 分子,产生特定长度的片段。对于不同的个体而言,其 DNA 序列存在差别,如果这种碱基替换恰好发生在限制性内切酶的切割位点,就会造成酶切位点的减少或增加,结果产生酶切片段的减少或增加。这样就形成了用同一种限制性内切酶切割不同个体的 DNA 序列时,产生不同长度大小、不同数量的限制性酶切片段,后通过 Southern 杂交等即可分析其多态性结果。这种造成限制性片段长度多态性的位点变异实际上是单核苷酸多态性的一部分,因此,这一类限制性片段长度多态性分析现在已经可以被单核苷酸多态性分析技术所取代。限制性片段长度多态性也可以由于 DNA 序列发生长度的改变所致:第一种是由于 DNA 序列上发生插入、缺失所致;第二种是由不同个体基因组中某个区域串联重复的拷贝数不同,从而使两侧限制性内切酶识别位点之间的片段长度发生了变化。

(2)小卫星和微卫星多态性:是属于第二代的 DNA 分子标记,其基本概念在前面已经提到。1980 年 A.RWyman 和 R.White 首次发现人类基因组中的小卫星序列,并具有高度多态性,后来被广泛用于 DNA 指纹分析和遗传连锁分析。小卫星主要分为两种,一种是高变小卫星主要位于着丝粒区,核心单元为 9~24 个碱基,另一种为端粒小卫星,核心单元为 6 个碱基,人类 90% 的位于染色体的亚着丝粒区域,其实端粒序列本身就是小卫星重复序列:TTAGGG TTAGGGTTAGGG…20 世纪 80 年代后期,又发现了一种比小卫星 DNA 具有更短重复单元(1~6bp)的卫星 DNA,被称为微卫星 DNA,微卫星由于重复单元的重复次数在个体间呈高度变异性并且数量丰富,其多态性比限制性片段长度多态性显著增高,因此微卫星标记的应用非常广泛。微卫星分为 3 类:单纯 SSR、复合 SSR 和间隔 SSR。所谓单纯 SSR 是指由单一的重复单元所组成的序列,如$(AT)_n$;复合 SSR 则是由 2 个或多个重复单元组成的序列,如$(GT)_n(AT)_m$;间隔 SSR 在重复序列中有其他核苷酸夹杂其中,如$(GT)nGG(GT)_m$。每个微卫星 DNA 都由核心序列和侧翼序列组成,其核心序列呈串联重复排列。侧翼 DNA 序列位于核心序列的两端,为保守的特异单拷贝序列,能使微卫星特异地定位于染色体常染色质区的特定部位。微卫星位点通常通过 PCR 扩增,扩增产物通过电泳分析检测。微卫星可以用于个体识别,某些微卫星位点重复次数的变化与人类疾病特别是神经系统疾病和癌症有着密切的关系。

(3)单核苷酸多态性(single nucleotide polymorphisms,SNPs):主要是指在基因组水平上由单个核苷酸的变异所引起的 DNA 序列多态性。它是人类可遗传的变异中最简单、最常见的一种,其中 90% 都可归因于 SNPs。SNPs 在人类基因组中广泛存在,已经确定和分类的全世界人群的 SNPs 总数有数百万个,预计总数可达 1000 万以上。约 10% 常见的 SNPs 作为建立单体型图谱的遗传标记。根据 SNP 在基因中的位置,可分为基因编码区 SNPs、基因周边 SNPs 及基因间 SNPs 三类。一般来讲,SNPs 并不直接致病,而是对疾病的易感性产生影响。目前,分析 SNPs 的方法多种多样,包括从点杂交、PCR-RFLP、荧光定量 PCR、变性高效液相色谱,以及基因测序、基因芯片分析等,特别是通过全基因组关联分析,已经发现了许多疾病的致病位点。从 NCBI 的 SNPs 数据库中可以检索到现在已经发现的 SNP 的详细情况。

(4)拷贝数多态性:是最近发现的一种基因组多态性。拷贝数变异指的是基因组中较大的 DNA 片段(200bp~2Mb)发生了拷贝数的变化,可以涉及一个基因,也可以是连续的几个基因,相当于染色体的某个区域发生了复制或缺失的改变。例如,染色体某区域 DNA 片段的正常排列顺序为 A-B-C-D,发生变异后可成为 A-B-C-C-C-D(复制)或者 A-C-D(缺失),这种变异大约占人类基因组的 12%,可以遗传也可以由新发突变造成。拷贝数变异可以通过细胞遗传学技术如荧光原位杂交、芯片比较基因组杂交和 SNPs 芯片检测分析,目前也已可以通过第二代测序技术进行拷贝数变异分析。与其他基因变异类似,CNV 与疾病的易感性有着密切的关系。在癌细胞中,EGFR 基因的拷贝数与正常细胞相比较显著增加;CCL3L1 基因拷贝数的增加可以降低 HIV 感染的风险。

第四节 DNA 的分离纯化技术

一、真核细胞基因组 DNA 的制备

在十二烷基磺酸钠(sodium dodecyl sulfate,SDS)和乙二胺四乙酸存在下,蛋白酶 K 仍具有很高活力,因而可在抑制 DNA 降解酶活力的条件下用蛋白酶 K 消化去除蛋白质,为制备高纯度、高分子质量的 DNA 制品创造了条件。

(一)样本制备

1.细胞的破碎

(1)使用捣碎机捣碎组织:将材料制成稀糊状,放置于筒内(不能超过 1/3 体积),盖紧筒盖,将调速器先拨至最慢处,开动开关后,逐步加速至所需速度。此法适用于动物内脏组织、植物肉质种子等。

(2)玻璃匀浆器匀浆:将剪碎的组织置于管中,套入研杵,上下移动研磨,即可研碎细胞。此法适用于细胞的破碎,也适用于量少的动物脏器组织的破碎。

(3)超声波处理:用一定功率超声波处理细胞悬浮液,使细胞急剧振荡破裂。多用于微生物,如用大肠埃希菌制备各种酶,常选用浓度在 50~100 mg/mL 菌体,14~100 kHz 频率处理 10~15 分钟。此法缺点是在处理过程中产生热量,因此应采取降温措施。对超声波敏感的酶和核酸应慎用。

(4)反复冻融法:将细胞在−20℃下冷冻,室温解冻,反复几次。由于细胞内冰粒形成和剩余细胞液盐浓度的提高而引起溶胀,使细胞结构破碎。

(5)化学处理法:有些动物细胞,如肿瘤细胞,可采用十二烷基硫酸钠、去氧胆酸钠等使细胞膜破坏。细菌细胞壁较厚,采用溶菌酶处理效果更好。

无论用哪一种方法破碎组织细胞,都会使细胞内蛋白质或核酸水解酶释放到溶液中。加入二异丙基氟磷酸可抑制或减慢自溶作用,加入碘乙酸可抑制活性中心含有巯基的蛋白水解酶的活性,加入苯甲基磺酰氟能消除部分蛋白水解酶活力。

2.去除与 DNA 结合的蛋白质 用蛋白质变性剂,常用酚、氯仿提取法。用酚-氯仿-异戊醇(体积比 25∶24∶1)提取可得到 10~20kb 的 DNA,交替使用酚和氯仿这两种不同的蛋白质变性剂,以增加去除蛋白质的效果。其中酚是很强的蛋白质变性剂,氯仿能加速有机相与水相分离,且可以去除蔗糖等。在氯仿中加少量异戊醇可减少蛋白质变性过程中产生的大量气泡。

3.分离核酸与其他杂质(沉淀核酸) 最常用两倍体积的乙醇及醋酸钠(NaAc)。因核酸为水溶性,在有机溶剂及高盐存在下,核酸在水相中的稳定性被破坏,呈不溶状态而沉淀下来。

(1)有机溶剂:因无水乙醇对盐类共沉淀少,且易挥发,故经常使用。一般用二倍体积(原来体积 2.2 倍)。

(2)盐类:最常用 0.3 mol/L NaAc(pH 5.2)。NaAc 与核酸形成盐复合物,在有机溶剂中不溶解,因而使核酸沉淀。但对于含 SDS 样品,最好用氯化钠(0.2 mol/L)使 SDS 在乙醇中保持溶解,不与 DNA 共沉淀,避免 SDS 对酶促反应的影响,但氯化钠在低温时容易析出。而

四种脱氧核糖核苷酸在醋酸胺(2~2.5 mol/L)中具有较高的溶解性,乙醇沉淀后可去除大部分 dNTP,可用于 DNA 探针缺口翻译后去除^{32}P 标记的 dATP。另外,氯化锂、醋酸钾等也可用于沉淀 DNA,但各有优缺点。如果吸取上清液量大时,则可用等体积异丙醇沉淀。

4.去除残留的杂质

(1)去除残留的酚:用等体积的氯仿再抽提一次。

(2)去除残留的氯仿:用两倍体积的无水乙醇洗涤沉淀。

(3)去除残留的盐离子:用75%乙醇溶液洗涤沉淀。

(4)去除 RNA 的干扰:用 RNA 酶消化处理。

(二)哺乳动物组织中制备基因组 DNA 常用的技术方法

迅速冷冻组织并捣碎成可消化的碎片,置入蛋白酶 K 和 SDS 溶液中,孵育到大部分的细胞蛋白质降解。消化物通过连续的酚-氯仿-异戊醇抽提,去除蛋白质。通过乙醇沉淀获取核酸,干燥之并重新混悬在缓冲液中。

1.细胞的制备

(1)从整个组织开始

1)切下组织后,尽快地切碎组织并置液氮中速冻。如果是肝脏,要切除胆囊,胆囊中含有高浓度的降解酶。

2)取 0.2~1 g 组织,用预冷的研钵研碎,或用榔头碾碎成细的粉末。

3)混悬组织粉末,比例是每 100 mg 组织用 1.2 mL 消化缓冲液,不应该有团块。

(2)从组织培养细胞开始

1)离心悬浮培养液去除上清培养液。以胰蛋白酶处理黏附的细胞,并收集培养瓶中的细胞,以 500 g 离心 5 分钟,弃去上清液。

2)以 10 mL 冰冷的 PBS 重新混悬细胞,500 g 离心 5 分钟,弃去上清液。重复混悬和离心步骤。

3)以等体积的消化缓冲液重新混悬细胞。用 0.3 mL 消化缓冲液混悬 3×10^7 个细胞。对更多的细胞,则用 1 mL 消化缓冲液悬 10^8 个细胞。

4)样本放在紧密加盖的试管中,50℃振摇温育 12~18 小时。

2.核酸的抽提

(1)用等体积的酚-氯仿-异戊醇抽提样本。

(2)在悬空吊桶的转头中,以 1700 g 的速度离心 10 分钟。

3.DNA 的纯化

(1)将上层液相转入一个新的试管中加入 1/2 体积的 7.5 mol/L 醋酸铵和 2 倍体积的 100% 的乙醇。DNA 将即形成纤维样的沉淀。以 1700 g 的速度离心 2 分钟,以收获 DNA。

(2)将离心物以 70% 的乙醇洗涤。弃去乙醇,将离心物空气干燥。

(3)将 DNA 沉淀以 TE 缓冲液再混悬直至溶解,可以室温下或 65℃下温和振摇 DNA 若干小时。以使充分溶解。

(4)贮存在 4℃。1 mg/mL DNA 是合适的工作浓度,从 1 g 哺乳类动物细胞中,预期可以获得约 2 mg 的 DNA。

4.注意事项 为了将内源性核酸酶的活性下降到最低限度,必须迅速地分离、碾碎和冷冻组织。组织培养细胞必须冷却并迅速洗涤。一旦组织冷冻,或向组织培养细胞中加入溶解缓冲液,可以保护整个过程中 DNA 不受核酸酶作用。重要的是组织要充分分散,不得有团块,以便迅速有效地与蛋白酶 K 的 SDS 充分接触。

极为关键的是产生相对分子质量非常高的 DNA 以构建噬菌体或黏粒基因库。为了使相对分子质量达到最大限度,必须注意两点:①在抽提时,应温和但彻底地混合,以把切割力下降到最低程度;②抽提之后,去除 DNA 中的有机溶剂和盐是通过透析,而不是用乙醇沉淀。最重要的是,在最终 DNA 溶液中,应不存在细胞蛋白质和蛋白酶 K,因为基因组 DNA 对限制性酶的作用敏感。因此,在去蛋白质时应该注意,为了完全去除蛋白质,要反复用蛋白酶 K 消化。一般而言,高纯度 DNA OD260 与 OD280 的比率应为 1.8,而 50%蛋白 50%DNA 的混合物的 OD260 与 OD280 比率约为 1.5。

二、细菌细胞 DNA 的提取

在许多细菌中,不但含有染色质 DNA,还含有质粒等一些染色质外的 DNA,被噬菌体转染的细菌细胞内也含有噬菌体 DNA。质粒和噬菌体 DNA 是重要的基因载体。在基因工程研究中具有重要的作用。

(一)细菌基因组 DNA 的提取

1.操作步骤

(1)取对数生长期的细菌 1.5 mL,室温 4000 g 离心 10 分钟。

(2)弃去上清液,用等体积(1.5 mL)的 TRS 溶液洗涤 1 次,离心弃上清。

(3)称量菌体的重量,按每克湿菌体约 1 mL 的体积计算加入 5 倍体积预冷的蔗糖-TES 溶液,在冰浴中用玻璃棒充分悬浮。加入溶菌酶至终浓度为 1 mg/mL。

(4)加入 0.25 mol/L 乙二胺四乙酸至终浓度为 0.1 mol/L,轻轻混匀后处理 10 分钟,充分混匀抑制 DNase 活性。

(5)再加入 SDS 溶液至终浓度为 1%(W/V),混匀后于室温裂解 30 分钟。

(6)加入等体积的饱和酚,轻轻上下倒置离心管约 5 分钟,以使蛋白质变性。

(7)12000 g 离心 2 分钟。

(8)用吸管将上层水相移至另一新的 1.5 mL 小离心管中,再加入等体积酚去除蛋白质,重复步骤(7)~(8)的操作,直至几乎看不到蛋白层为止。

(9)加入等体积的氯仿一异戊醇(24:1),混合后,于 12000 g 离心 2 分钟,随后用吸管轻轻将上层水相移入另一支 1.5 mL 小离心管中。

(10)加入 2 倍体积的冷无水乙醇沉淀 DNA。用玻璃棒轻轻缠绕挑出 DNA 细丝,再用 70%冷乙醇洗涤 1 次。干燥,并将 DNA 悬于 100 μg TE 缓冲液中。

(11)加入终浓度为 50 μg/mL 核糖核酸酶,置于 37℃保温 30 分钟。

(12)加入 2 倍体积冷无水乙醇,于-20℃放置 2 小时,沉淀 DNA。

(13)将沉淀 DNA 再用 70%乙醇溶液洗涤 1 次。离心,弃去上清液。使 DNase 失活。沉淀干燥,最后将 DNA 沉淀悬于 100 μg TE 缓冲液中。

2.注意事项

(1)破碎细胞壁时,最好用溶菌酶处理,尽量避免使用超声波等机械方法。不同种属细菌对溶菌对溶菌酶的灵敏度不同,溶菌酶用量可以增加或减少。对溶菌酶不敏感的某些菌株或细菌孢子可加巯基试剂协同处理。溶菌酶处理要低温进行。

（2）在溶菌酶处理之前，先将细菌悬浮于高渗的蔗糖-TES 溶液中。因为在高渗溶液中质膜不易胀破，溶菌酶破碎细胞壁时，不会引起细胞的骤然裂解，保持细胞内部各亚细胞结构的完整，防止 DNA 被 DNase 降解。

（3）先用乙二胺四乙酸充分抑制 DNase 活性，再用 SDS 或 N-十二烷基肌氨酸钠等去污剂裂解细胞，可防止 DNase 降解，保证 DNA 分子的完整性。

（二）质粒 DNA 的分离纯化

通常用的质粒 DNA 分离方法有 3 种：碱裂解法、煮沸法和去污剂（如 Triton 或 SDS）裂解法。前两种方法比较剧烈，它们可破坏碱基配对，使宿主细胞的线性染色体 DNA 变性，而共价闭合环状 DNA 由于拓扑缠绕，两条链不会互相分离。当外界条件恢复正常时，质粒 DNA 的双链又迅速恢复原状，重新形成天然的超螺旋分子，而较大的线性染色体 DNA 则难以复性。这两种方法适合用于较小的质粒。第 3 种去污剂裂解法则比较温和，一般用来分离大质粒（>15kb）。上述 3 种方法既可用来分离少量的质粒，也可等比例扩大和来分离大量的质粒。以下主要介绍质粒 DNA 小量制备的几种常用方法。

1.碱裂解法 碱裂解法制备质粒 DNA 是最常用的实验方法，它对细菌的裂解、细菌染色体 DNA 和蛋白质变性充分，提取的质粒 DNA 产量高、纯度好。操作步骤如下。

（1）接种一个单菌落于 5 mL LB 培养液中，37℃培养过夜。

（2）取 1.5 mL 培养液，离心 20 秒，沉淀用 100 μL GTE 溶液重悬，室温静置 5 分钟。

（3）加 200 μL NaOH/SDS 溶液，混匀后冰置 5 分钟。

（4）加 2150 μL 乙酸钾溶液，混匀后冰置 5 分钟。

（5）离心 3 分钟，吸 0.4 mL 上清液移入另一离心管中，加 0.8 mL 95%乙醇室温静置 2 分钟。

（6）离心 3 分钟，用 70%乙醇 1 mL 清洗沉淀，然后真空干燥。

（7）沉淀用 30 μL TE 溶液溶解，加 1 μL 10 mg/mL 不含 DNA 酶清洗沉淀，然后真空干燥。

（8）离心 3 分钟，用 1 mL 70%乙醇清洗沉淀，然后真空干燥。

（9）沉淀用 30 μL TE 溶液溶解，加 1 μL 10 mg/mL 不含 DNA 酶的 RNA 酶溶液，贮存于-20℃。

2.煮沸裂解法 操作步骤如下。

（1）接种一个单菌落于 5 mL LB 培养液中，37℃培养液。

（2）取 1.5 mL 培养液，离心 20 秒，加 300 μL 含 200 μl 溶菌酶的 STEL 溶液，振荡充分混匀，冰置 5 分钟。

（3）将离心管置沸水中 2 分钟后，离心 30 分钟，吸上清液移入另一离心管中，加 200 μL 冰冷的异丙醇，置于-20℃15 分钟。

（4）离心 5 分钟，弃上清液，真空干燥。

（5）沉淀用 50 μL TE 溶液溶解，加 1 μL 10 mg/mL 不含 DNA 酶的 RNA 酶溶液的依数性液，贮存于-20℃。

3.质粒 DNA 的纯化 初步制备质粒 DNA，经酚-氯仿抽提后可进行酶切分析，但对于一些 DNA 纯度要求较高的实验，还需要进一步提高质粒 DNA 的纯度。下面几种常用的方法可供选择。

(1)聚乙二醇沉淀法:此方法简单方便,纯化的质粒 DNA 可用于细菌转化、酶切分析,尤其是对碱裂解法提取的质粒 DNA 纯化效果更佳。操作步骤如下。

1)取 3 mL 粗制质粒 DNA 溶液至离心管中,加 3 mLLiCl 溶液,混匀,4℃,1000 r/min,离心 10 分钟。

2)转移上清液至另一离心管中,对倍加入异丙醇后,室温放置 3 分钟后离心,1000 r/min,10 分钟。

3)弃上清,用 70%乙醇清洗沉淀,去乙醇,真空干燥。

4)用 0.5 mL TER 溶液溶解沉淀,室温放置 30 分钟后,加入 0.5 mLNaCUPFG 溶剂,混匀,4℃离心,12 000 r/min,5 分钟。

5)去上清液,沉淀用酚-氯仿和氯仿各抽提一次。

6)移上清液入另一离心管中,加 0.1 mL 醋酸铵溶剂,两倍容积 95%乙醇混匀,室温放置 10 分钟后,12 000 r/min,4℃离心 5 分钟,去上清液。

7)用 0.2 mL 70%乙醇洗涤沉淀,快速离心,弃乙醇真空干燥,4℃贮存。

(2)氯化铯/溴化乙啶平衡离心法的操作步骤

1)取 4 mL 粗制质粒 DNA 溶液至离心管中,加 4.4 g CsCl 溶解后,加入 0.4 mL 溴化乙啶。

2)加溶液至 5 mL 的 quick-scale 的超速离心管中,加入适量的 CsCl/TE 溶液,封好离心管,20℃,35 000 g,离心 16 小时。

3)先用一支 20G 的针头插入管的顶端,然后用另一支带 20G 针头 3 mL 注射器将质粒带吸出(针头插入质粒带下约 1 cm)。

4)二次超速离心[步骤 2)、3)],除去 RNA 和染色体 DNA。

5)按 DNA/EB 液的 2 倍体积各装 Dowex AG50W-X8 柱子,用数倍体积的 TE/NaCl 清洗平衡柱子。

6)用注射器将混合有溴化乙啶的质粒 DNA 液直接加到树脂顶部,注射时不要摇动柱子。

7)收集流出液,然后用 2 倍上样体积的 TE/NaCl 洗脱柱子两次。

8)加入 2 倍体积 100%乙醇沉淀 DNA,4℃,10000 g,离心 10 分钟。

9)用 70%乙醇清洗沉淀,真空干燥,溶于 TE 缓冲液 4℃保存。

(3)离子交换层析和分子筛层析:用层析方法纯化质粒 DNA 主要是利用质粒 DNA 与粗制裂解物中的其他分子的物理性质的差别。核酸带负电,因此可用离子交换层析的方法进行纯化,同样,大分子的质粒 DNA 也可以通过分子筛层析方法去除小分子杂质而得到纯化。

1)用 Qiagen-tip2500 柱和 Wizard Maxiprep 柱,去除溶菌酶,以获不完全裂解的细菌。

2)加 50 μg/mL 的 RNA 酶 A,去除高分子量的 RNA。

3)用离心或氯仿抽提法,去除 DNA 沉淀时的漂浮物。

4)重复过柱可提高纯化效果。

三、噬菌体 DNA 的分离纯化

噬菌体为感染细菌后并使细菌裂解的一种病毒,多由正 12 面体头部及各种形状尾部所组成,也有纤维状形态的。噬菌体广泛应用基因复制、表达调控等领域,尤其作为基因文库的载体更具有其特殊价值。λ 噬菌体和 M13 噬菌体是常用的两种噬菌体。λ 噬菌体有许多改造型,是最早使用的克隆载体,多用于构建文库,基因组长 48 502bp,DNA 为双链线状分子,两端有长 12 nt 互补单链。M13 噬体基因组为 5407 nt 单链闭环 DNA,属于大肠埃希菌丝状噬菌体。以下简要介绍噬菌体 DNA 小量制备的常用方法。

1.将目的噬菌体克隆或克隆载体,经适当稀释后倒平板,以获得单噬菌斑。

2.加 $MgSO_4$ 至 10 mL LB 培养基管中,至终浓度为 10 mmol/L。

3.用移液器吸少许 LB 培养基,将平板上的单个噬斑移入培养管中,加入 50 μL 受体细胞。

4.良好通气,剧烈振荡培养 8~12 小时,待培养基先浊后清,加入 100 μL 氯仿,37℃振荡 2 分钟。

5.室温,3000 g,离心 10 分钟。

6.将上清裂解液移入新离心管,加 100 μL 灭菌的 $MgSO_4$,可贮存于 4℃或继续下列步骤。

7.加 10 mL TM 缓冲液,320 μL DNA 酶 I 液入 10 mL 裂解液中,温和混匀,室温放置 15 分钟。

8.加 2 mL 氯化钠溶液,2.2 g 聚乙二醇-600,溶解,冰置 15 分钟。

9.4℃,12 000 g,离心 10 分钟,弃上清,用 300 μL TM 缓冲剂重悬沉淀,并移入另一离心管中。

10.加入 300 μL 氯仿,混匀,1200 g,离心 5 分钟,移上层水相入另一离心管中,用氯仿抽提 1 次。

11.加入 15 μL 乙二胺四乙酸液、30 μL NaCl 液混匀后,加 350 μL SS-酚,振荡混匀,12000 g,离心 5 分钟,移上清入另一管中,用氯仿抽提 1 次。

12.加入 875 μL 乙醇,冰冷 10 分钟,然后 4℃,12000 g,离心 5 分钟,去上清,用 80% 乙醇清洗沉淀,4℃,12000 g,离心 2 分钟,弃乙醇,真空干燥后,加 50 μL TE 溶解贮存。

第五节 RNA 的分离纯化技术

RNA 分离过程中的难点在于多数核糖核酸酶(RNA 酶)都非常稳定并且活性很高,不需要任何辅助因子就能进行酶解反应。因此,在所有 RNA 分离提取的操作方案中,第一步都是在能使 RNA 酶失活的化学环境中裂解细胞,然后才是从各种细胞分子中分离提取 RNA。

一、实验材料的准备

细胞破坏后,细胞内源 RNase 将 RNA 产生降解。因此,细胞或组织的变性、溶解等操作是 RNA 提取的关键步骤。

(一)破碎培养细胞

1.从悬浮细胞制备匀浆物

(1)将细胞转移至 15 mL 离心管中,4℃800 g 离心 5 分钟,弃上清,加 10 倍细胞体积的预冷 1×PBS,轻轻吸打混匀。4℃800 g 再离心 5 分钟。重复一次弃上清。

(2)立即加 5 倍细胞体积的变性剂(NP-40 法为裂解缓冲液)。若是含 GTP 的变性剂,基因组 DNA 则使溶液黏稠,因此,应使用 20~21 号针头吸打溶液十几次以分散基因组 DNA。

2.用黏附细胞制备匀浆物

(1)在培养皿中裂解细胞

1)弃培养皿中的培养基,然后将其置于冰上。从下一步开始,所有操作在冰上进行。

2)加 5~10 mL 预冷 1×PBS 洗涤后,弃之。PBS 完全去净后立即加变性液。

3)用刮刀刮取细胞提取液,转移至离心管。

4)若使用 GTP 变性剂,用 20~21 号注射针分散基因组 DNA(参考悬浮细胞的操作方法)。

(2)细胞刮下后,在离心管内裂解细胞

1)弃培养皿中的培养基,转移至冰上,以下操作在冰上进行。

2)加 5~10 mL 预冷 1×PBS,待 PBS 充满皿底后弃之。

3)加 1 mL 预冷 1×PBS,用刮刀收集细胞。

4)细胞转移至 1.5 mL Eppendorf 管中,4℃ 2000 r/min,离心 3 分钟。

5)弃上清后立即加 1 倍细胞体积的变性液(NP-40 法为裂解缓冲液)。

6)若用 GTC 变性剂,用 20~21 号注射针分散基因组 DNA。

(二)组织

1.使用特氟纶/玻璃匀浆器捣碎组织

(1)组织取出后用液氮速冻,保存于-70℃。

(2)取出所需组织置于在铝箔纸上,用锤子捣碎。

(3)锤子不能破碎的组织可用组织捣碎机破碎:在容器中灌满液氮后再放入组织材料,开机,使组织捣成数毫米厚的碎片(约 5 分钟)。注意不要让液氮挥发完。

(4)将碎小组织迅速转至灌满液氮的研钵中,研磨成粉末,称重。若用 NP-40 法提取 RNA,粉末悬浮于裂解缓冲液中,按后面介绍的 NP-40 法流程进行操作。

(5)待匀浆黏稠时,用 20~21 号注射针分散基因组(参考悬浮细胞的操作方法)。

2.使用聚乙烯匀浆器

(1)与前法相同,速冻组织,绞碎至适当大小。

(2)称量:2~3 g 以下为宜。

(3)转移至 50 mL 离心管,加 10 倍量变性剂立即高速匀浆 2 分钟。

(4)匀浆的同时也剪碎了基因组 DNA,因此匀浆物可直接用于 RNA 提取。

常用的酸性胍酚-氯仿法、NP-40 法和试剂盒 3 种方法中,试剂盒法最简单,提取的 RNA 纯度也最高,严格按说明书操作即可。以下具体介绍酸性胍酚-氯仿法和 NP-40 法。

二、用酸性胍酚-氯仿法提取 RNA

核酸在酸性水溶液中亲水性低,酸性酚抽提时 DNA 溶于酚相,而 RNA 溶于水相中,利用这个特性开发了酸性胍酚-氯仿法。由于该法不用超速离心机,因此广泛用于少量 RNA 的提取。根据该技术原理开发的试剂盒也较多。

1.按前述方法捣碎组织或破碎细胞,溶于 10 倍量的变性液中,用针头分散基因组织 DNA。

2.加 1/10 变性液体积的 2 mol/L NaAc(pH 4.0),充分混匀。

3.加变性液等体积的水饱和酚,用漩涡混合器搅拌 30 秒。

4.加 0.2 倍变性液体积的 24∶1 的氯仿 异丙醇,用漩涡混合器搅拌 30 秒。冰上静置 15 分钟,使分层。4℃、5000 g(1.5 mL 离心管为 15 000 r/min)离心 20 分钟。

5.离心后分 3 层 上层(含 RNA 的水相、透明),中间层(蛋白质、脂类、基因组 DNA),下层(酚相)。吸取水相至新离心管中。

6.加与变性液等体积的异丙醇,室温放置 10 分钟。4℃,5000 g 离心 10 分钟。弃上清。沉淀溶于 300~500 μL 变性液中。

7.加等体积丙醇,-20℃静置 30 分钟。4℃,15000 r/mm 离心 10 分钟。

8.弃上清,沉淀用 80%乙醇漂洗(此样品可长期保存)。4℃,15000 r/min 离心 10 分钟。

9.弃上清,倒置于干净吸水纸上,以去除净残留的乙醇。开盖,风干。

10.溶于适量 RNA 专用水中,取部分测浓度,其余可长期保存于-70℃冰箱中。

三、用 NP-40 法提取 RNA

细胞置于低渗液中,胞质将从外界环境吸水膨胀,处于易裂解状态。利用表面活性剂乙基苯基乙二醇(Nonidet P-40,NP-40)提取细胞质 RNA 法即是根据这一原理开发的。该法的优点是:①核未破裂,RNA 不受细胞核内 RNase 所降解;②核未破裂,提取的 RNA 不被基因组 DNA 所污染,可放心地应用于 RT-PCR 实验;③操作简单,节省时间,可同时进行多个样品的 RNA 提取。缺点是:①不能进行大量提取,特别是脏器等 RNA 的提取效率很低;②仅提取细胞质 RNA,不能获得拼接前体 RNA,因此提取的 RNA 不能用于拼接体有关实验,应用领域相对狭窄。

1.黏附细胞离心后收集沉淀于 1.5 mL 离心管内。悬浮细胞离心后悬浮于 1 mL 预冷的 1×PBS 中,再转移至 1.5 mL 离心管内,离心后弃上清。组织研磨成粉末后转移至 1.5 mL 离心管。

2.细胞(或组织粉末)中加 400 μL 裂解缓冲液,用微量移液器缓慢吸打。冰上静置 5 分钟。

3.加 20 μL 10% NP-40,漩涡混合器搅拌 30 秒。4℃,15000 r/min 离心 5 分钟,加 2×蛋白酶 K 缓冲液后分装成每管 375 μL。

4.离心,沉淀为不溶的 VRC 和细胞核,上清分装成每管 375 μL,再分别加 375 μL 2×蛋白酶 K 缓冲液。充分混匀后,37℃保温 40 分钟。

5.加 700 μL 酚后,漩涡混合器充分搅拌 3 分钟以除去蛋白质和 VRC。室温、15 000 r/min 离心 3 分钟。

6.上清转移至新管。加 700 μL 酚-氯仿-异戊醇提取液,漩涡混合器充分搅拌 3 分钟。室温,15000 r/min 离心 3 分钟。

7.按(6)步骤再进行一次酚-氯仿-异戊醇抽提。

8.酚-氯仿-异戊醇抽提完毕后,上清转移至新管。加 70 μL 3 mol/L NaAc 和 700 μL 异丙醇,-70℃静置 5 分钟(此步可长期保存 RNA 样品)。

9.4℃,15000 r/min 离心 10 分钟。弃上清,沉淀用 50 μL 80%乙醇漂洗。4℃,15000 r/min 离心 5 分钟。弃上清。干燥沉淀 RNA。

10.用 20 μL RNA 专用水溶解沉淀,取少量测 RNA 浓度。

11.电泳检测 RNA 质量。

第十章　免疫分析技术

第一节　核素标记免疫分析

一、概况

标记免疫应用的核素主要有^3H、^{14}C、^{32}P、^{131}I、^{125}I的高灵敏度特点,对体液、细胞受体等超微量的生物活性物质进行有效检测,应用了标记免疫检测和示踪探测技术。

RIA技术是1955年美国科学家Yallow和Berson创建的,1960年应用放射性核素标记胰岛素测定获得成功,开辟了标记免疫分析的新纪元。我国起步于1962年的胰岛素RIA应用,逐步发展起来酶、荧光和时间分辨荧光、化学发光、金标、第五代纳米微磁粒子标记技术。

应用于实验分析的核素通常指^{125}I(碘-125)、^{32}P(磷-32)、^3H(氚,又称为氢-3)、^{14}C(碳-14),应用最多的仍是^{125}I。把核素的标志物(Ag＊或Ab＊)应用于实验分析,这就是通常指的放射免疫(radio immunoassay,RIA)和免疫放射分析(immuno radiometric assay,IRMA),它们是20世纪70—80年代在我国发展起来的超微量分析的新技术之一,由于它们把通常的检验$10^{-3}g$量提高为$10^{-6}g$、$10^{-9}g$、$10^{-15}g$量级(即从mg→μg→ng→pg→fg),因而在研究领域的应用受到关注。主要特点是把放射性核素示踪技术的高灵敏度和免疫学的高特异度相结合,随着单克隆抗体和计算机的普及应用,这项探测技术也发展迅速。

IRMA技术,反应系统是非竞争性反应,又称为非竞争性免疫分析,这是与RIA分析在操作上的区别所在。1986年Miles和Hales等建立,用标记抗体作示踪剂,在反应系统中加入过量抗体、待测物(或标准品)与放射性标记抗体进行全量反应,故灵敏度提高。

由于核素自身衰变因素,以及实验流程与特异复合物的分离方法客观存在的影响环节,因此,重复性的控制存在难度较大,所以,实验的批内、批间精密度很重要,尤其应用于临床诊断参考的指标,RIA_{50}校正曲线应用有一定的帮助。

目前,第五代RIA技术采用纳米微磁粒子标记免疫分析,各项技术全面提升,成为与化学发光技术相称的现代标记免疫方法。

二、放射免疫(RIA)

通常用核素^3H(氚或氢-3)、^{125}I(碘-125)、^{14}C(碳-14)、^{32}P(磷-32)标记特异抗原(Ag)与特异抗体(Ab),进行免疫复合反应。

标记配体和待测配体(抗原或标准品),对有限量的特异性结合剂(抗体)发生可逆性的竞争结合反应,最终形成的放射性标记复合物与被测配体含量呈负相关,根据质量作用定律和放射性核素示踪原理理论基础而建立。

免疫反应是可逆的反应,符合质量作用定律,能达到平衡,反应式如下。

Ag（非标记抗原）

+

*Ag（标记抗原）+Ab（特异抗体）$\Longrightarrow$ *Ag-Ab
（标记抗原-抗体复合物）

$\Updownarrow$

Ag-Ab（未标记抗原-抗体复合物）

（式10-1）

标记抗原 *Ag 和其特异抗体 Ab 反应而产生标记抗原-抗体复合物 *Ag-Ab,反应保持可逆的平衡。如果在此反应系统中同时存在未标记抗原 Ag,则因为 Ag 与 *Ag 对于抗体 Ab 具有同样的结合能力,所以当 *Ag 和 Ab 的量保持一定,且 *Ag 和 Ag 的总和超过 Ab 的特异结合部位时, *Ag-Ab 与 *Ag 复合物的形成将随着 Ag 的增加而相应减少,也就是 *Ag 与 Ab 的结合被 Ag 竞争抑制。 *Ag-Ab 与 *Ag 的浓度就通过测定他们的放射性活度来间接表示。这样,在反应系统达到平衡时,应用适当的措施,将游离部分抗原(Ag 及 *Ag)与结合部分抗原(抗原-抗体复合物,Ag-Ab 及 *Ag-Ab)分离,并测定他们的放射性。游离部分放射性活度(F)与结合部分放射性活度(B)就相应地代表了 *Ag 与 *Ag-Ab 的量。

RIA 反应就可以推导出:

$$Ag+Ab \xrightleftharpoons[k_{-1}]{k_1} AgAb$$

（式10-2）

（式10-2)中 k_1 为结合速度常数, k_{-1} 为解离速度常数。反应平衡时,式(3)中 K 为亲和常数,推导出:

$$K = \frac{k_1}{k_{-1}} = (AgAb)/[Ag][Ab]$$

（式10-3）

（式10-3)中 K 为亲和常数,推导出:

$$b/f = (AgAb)/(Ag) = K(Ab)$$ （式10-4）

$$B/f = K(Ab_T - B)$$ （式10-5）

（式10-4)中 b/f 为结合抗原与游离抗原的比率;而(式10-5)中 $Ab_T=Ab+AgAb$,即为抗体的总浓度, $Agr=Ag+AgAb$,为抗原的总浓度,B 为结合的抗原浓度。从(式10-5)中导出:b/f 与结合抗原 B 的浓度之间存在着线性关系。以图表示就是众所周知的 Scatchard 图。

在 RIA 实际操作中,不同实验室对同一厂商提供的产品会得到不同的测定结果,除了因实验条件不同,操作人员技术差异所致外,对商品技术参数意义不了解是造成实验偏差的最大原因之一。现以 RIA Scatchard 图 10-1 为例加以说明。从图 10-1a 中可以确定两个有用的参数:①从直线的斜率确定亲和常数 K;②根据 x 轴截距确定抗体结合位点的浓度(Ab_T)。

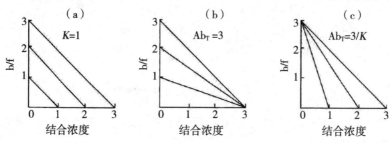

图10-1　Scatchard 图(条件改变时的变化)

K 和 Ab_T 改变对 Scatchard 图的影响：①从图 10-1a 中可以看到，增加抗体的浓度，使，曲线右移，斜率不变。但是，明显影响到测量范围；②从图 10-1b 中看到，如果亲和常数增大，曲线将以 x 轴的截距为支点，从左向右旋转，斜率变陡。明显影响到测量的灵敏度，使灵敏度增加；③如果亲和常数增大，而抗体浓度按比例下降，曲线以 y 轴截距为支点，从右向左旋转，且逐渐变陡（图 10-1c），使测量范围变小，而灵敏度增加。

三、免疫放射分析（IRMA）

1.基本原理 IRAM 示踪核素与 RIA 同。IRMA 原理为核素标记抗体，以过量的抗体示踪剂（标志物）与待测抗原结合，未结合的标记抗体通过和固相的抗原免疫吸附剂反应而去除，反应体系中放射性与未知抗原浓度呈正相关，通过 γ 射线测量仪检测 cpm（或 dpm），作剂量标准曲线获得待测样品浓度。该技术近年来发展为双位点 IRMA。并在此基础上又有学者报道，标记第 3 抗体法、双标记抗体法和 IRMA-BAS 法等。

IRMA 法质量作用定律如下。

$$(b)_2 + \{1 + k_\alpha \cdot [L_0] - k_\alpha[B_0]\} \cdot b - k_\alpha[B_0] = 0$$

b 为函数的一元二次方程式，在直角坐标纸上，几何图形必是双曲线，b 值随 k_α、L_0 和 B_0 变化，在一给定的 IRMA 中，k_α 为一常数，而 B_0 为过量结合剂，L_0 即待测抗原，b 值随 L_0 值变化，b 随 L_0 变化，L_0 越大，b 也越大。

标记抗体浓度和亲和常数 k_α 对剂量曲线的影响：k_α 相同的抗体，抗体含量越大，曲线欲达到饱和时需要更多的抗原，可测范围越宽。但随游离标记抗体增多，分离时误差概率增大，NSB 升高，应酌情选择抗体最适宜浓度，提高灵敏度。k_α 小时，对过量抗体不易达到饱和，k_α 大时，曲线形状不对称。

免疫放射分析（IRMA）是以过量的标记结合物，如标记抗体与抗原结合建立的方法。以附着在一个固定的支持物上的固相抗体和抗原及标记抗体形成一个"夹心"的结合复合物。这就是双位点 IRMA。其原理可以图 10-2 表示。

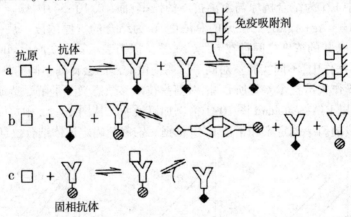

图 10-2 免疫放射量度分析原理图

2.IRMIA 分类 过量标记抗体与待测抗原（或标准品）反应是经典的 IRMA 法，随着发展及实验步骤作以下分类。

（1）双抗体夹心法：固相抗体先与待测物（或标准品）结合，再与标记的另一抗体反应，形成固相抗体–抗原–标记抗体复合物,未结合的标记抗体留在溶液中被倾倒除去,测固相放射性。

$$Sp-Ab_1(过量)+Ag \longrightarrow Sp-Ab_1-Ag \xrightarrow{Ab_2} Sp-Ab_1-Ag-^※Ab_2+^※Ab_2$$

Ab1、Ab2分别为抗1个抗原上的2次抗原决定簇的单抗。

(2)标记第3抗体:第3抗体法是指抗夹心法中的标记抗体的抗体(双抗),只要标记这个双抗体,即可作为通用示踪剂。

$$Sp-Ab_1+Ag+Ab_2 \longrightarrow Sp-Ab_1-Ag-Ab_2 \xrightarrow{Ab_3} Sp-Ab_1-Ag-Ab_2+^※Ab_3$$

(3)双标记抗体法:利用抗原有多个抗原决定簇,在单抗制备上筛选出3个以上的特异性 McAb,则其中1个涂饰在固相上,其余2个作碘–125(^{125}I)标记。特点:比活度、灵敏度、精密度提高。

$$Sp-Ab_1+Ag \longrightarrow Sp-Ab_1-Ag+ \begin{matrix} Ab_2 \\ Ab_3 \end{matrix} \longrightarrow Sp-Ab_1-Ag \begin{matrix} Ab_2 \\ Ab_3 \end{matrix}$$

(4)IRMA–生物素–亲和素测定系统:其原理是1个抗体 IgG 分子上,可以标记几十个生物素分子,凡有生物素衍生物的反应层就是1个放大级,亲和素由4个相同的亚基组成,中间经二硫键相连接,亲和素分子的每一个亚基都可结合1个生物素分子,故呈四价反应性,从而产生新的放大效应,生物素 IgG 在–20℃存2年不失活。

$$Sp-Ab_1+Ag \rightarrow Sp-Ab_1-Ag \longrightarrow Sp-Ab_1-Ag-Ab_2$$

$$\xrightarrow{^※A} Sp-Ab_1-Ag-Ab_2$$

Ab_2 示生物素抗体　　$^※A$ 示 ^{125}I 标记链亲合素

(5)BAS 在 IRMA 法中作为分离剂:基本原理是多位抗原决定簇的抗原,一方面与生物素单克隆抗体结合,另外又与放射标记的另一个单克隆抗体结合,反应结合后,投入试管内一粒亲和素包的聚苯乙烯珠,在170转振荡器振荡2h,弃上清液,所得珠球用 Tritonx-100 PBS 洗2次,检测珠球 cpm。BAS 系统作分离剂克服了多次离心、洗涤的麻烦。

3.RIA 和 IRMA 的标准曲线　经典的 RIA 标准曲线是竞争抑制曲线,是以抑制率与参与反应的相关浓度为剂量曲线的量变关系。

经典的 IRMA 标准曲线,以标记抗体为示踪迹,反应体系中测量的放射性(cpm)强度与待测原为正相关。

RIA 标准曲线的 B_0 管最大放射性(cpm)为100%结合率,随浓度增大而改变,结合率变小(B),在 B/B_0 呈现规律改变时,则客观反映了实验的成功(即反应试剂合格)。

IRMA 标准曲线与浓度量变关系呈直线(基本直线)则为试剂合格,即实验成立。RIA 和 IRMA 均应作最佳因素水平、条件优选组合。

4.RIA 和 IRIVIA 质控　实验分析的质量控制分为批间和批内精密度或室内和室外质

控。由于放射性核素的衰变和抗原-抗体特异性反应的条件性,以及温度因素,抗体灵敏度随条件因素,探测仪受电压影响灵敏度等综合原因,目前,批间精密度测试与室外质控难以进行,因此,批内精密度测试就显得尤为重要。实验室常应用的方法如下。

(1)对误差的控制与分析:实验室常见误差(系统误差和偶然性误差),室内质控(指采集标本到发出报告与临床信息反馈),室间评价(QA)(检测结果可比性)。

(2)常用的室内质控:为 Youden 图、Shewart 图、累加质控图。RCV(routine conditions variance)称为常规条件下的变异。RIA 或 IRMA 实验,常带有阴性、阳性标准血清和标准浓度血清(制品),作为参与质控的对照品。工作中的几个参数公式将每次分析结果在图中标出,1 个月标 1 次各类均差。RIA 的 CV 在 10%~20%,通常 CV 在 10% 或 15%。

$$\bar{X} = \frac{\sum X}{n} \quad S = \sqrt{\frac{\sum (X - \bar{X})^2}{n-1}} \ \text{或} \ S = \sqrt{\frac{\sum X^2 - \frac{(\sum X)^2}{n}}{n-1}}$$

$$CV = \frac{S}{\bar{X}} \times 100\%$$

(3)建立本室的正常人参考值:RIA 和 IRMA 商品试剂常附有参考价值,很难在别的实验室或者另一批试剂中重现这些数值,研究资料能与对照组比较分析动态变化和变化的概率,确立其临床意义。建立本室的参考数值是应用这项技术必须做的工作,最常用的是高斯分布曲线,具体步骤与医学统计学介绍的方法相同。

(4)RIA_{50} 和 $IRMA_{50}$ 校正曲线:该曲线是解决每次换算数据在项目固定参考数值时,增强临床应用可比性而设计的。由于试剂盒中的标号浓度仍然是效应剂量、误差变化随批次而变,临床应用参考数(正常人值)不能每次附 1 个不同值作为参考值,所以必须在一定的规范内做处理方能报告临床。$IRMA_{50}$ 曲线是以固定给临床的参考值在曲线中设计为:B_0 表示通常在用参考值,B 表示本次测试值,F 表示本次 RIA_{50}、$IRMA_{50}$ 优选区中间值,x 表示本次 RIA、$IRMA_{50}$ 效应值,报告值。

按 $B_0/(B+F)-B \approx$ 曲线中值优区定位点参考值,本批测得数值、校值为参考值的计标。

(5)标记免疫质控专用术语:免疫分析质量控制可分为内部质量控制和外部质量评价两种。内部质量控制通常指一个实验室或一个生产厂家内,进行实验方法的质量控制,如将质控样品重复安排在同一个分析操作员,或者不同分析操作员之间,或者不同方法之间进行互相对比实验;或者指一次测定的批内精密度和偏差;或者一个实验室内的批内精密度和偏差。

1)精密度:是评估随机误差的一种指标,即在同一种测定方法,同一条件下对测定样品进行多次重复所得值的一致性。而免疫分析的精密度是指分析结果的重复性,即对同一样品反复测量其结果的重复程度,故精密度又称为重复性。精密度分为分析内精密度和分析间精密度,常用变异系数来表示(coefficient of variation,CV),CV 计算公式如下 $CV = s/x \times 100\%$,x 是平均值,s 是标准差,免疫分析中要求分析内 CV 小于 10%,分析间 CV 小于 15%。可以将免疫分析中批内 $CV(\%)$ 与测量的时间(天或周)绘制成图,称为质量控制图用以判断不同批次分析结果的重复性。

2)准确性:是指免疫分析方法测量值和真值的符合程度。有时尽管精密度很高,但准确性却不一定好。

常采用测定回收值确定准确性。回收实验测定指在测定样品中加入一定量纯化标准品,通过实验测定后能回收到多少量标准品。在整个分析过程应该测定标准区线内不同浓度标准品(包括标准浓度范围的低值、中值高值)的回收。测定回收常用回收率百分数来表示,计算公式如下。

$$回收率=(实测浓度-样品浓度)/加入标准品浓度\times100\%$$

用回收率高低表示方法准确性,回收率低说明方法准确性差,但是对于有些测定方法,回收率恒定在一定范围内,即使回收率低一点,其测量方法也可使用。

3)灵敏性:指免疫分析方法中最小检出量,即待测样品中能够检出物质的最小浓度。确定方法有几种,目前应用的是零标准管结合率法,由零标准管重复测定来确定,即连续测定 10 个以上的零标准管(B_0),B_0表示零标准放射性活度,T 代表总放射性活度,$B_0/T(100\%)$,它们的平均值 x 和标准差 S,按 x-2S 的结合率对应标准浓度,称灵敏性。

4)健全性:又称有效性,在测定健全性的实验中,首先要求待测样品的分子结构、免疫活性必须与标准品相一致,待测样品的浓度或含量可以通过标准曲线而准确确定。测定健全性的方法有:①用一系列不同稀释度的(或不同浓度)待测样品,制作的抑制曲线要与标准曲线相平行;②可采用一个高浓度的待测血清,做一定比例的稀释,再测定血清中某物质的含量,其稀释倍数要与待测样品的含量呈线性关系,可以用直线回归方程 v=a+bx 表示。相关系数应该大于 0.9,值越大表示分析方法的健全性越好。

5)特异性:指抗体与标准抗原(或者待测物)或与结构相类似化合物的结合能力的大小。在生物体复杂的内环境中,许多生物活性物质都有结构很相似的类似物,况且不同动物的抗体特异性有明显不同,同一只动物不同时间所采的抗血清其特异性亦常有差异。抗体特异性检测用交叉反应表示,交叉反应越小,抗体特异性越高。

5.放射性碘(^{125}I,^{131}I)标记　根据碘标记氧化剂的不同碘化不同,分为 Ch-T、电解法、酶促法、碘蒸馏法、次碘酸盐溶液法、连接法、固相氧化剂法等,现简要介绍几项常用方法。

(1)氯胺 T 法(Ch-T)

1)原理:机制尚未完全搞清,认为 Ch-T 溶于水后释放出次氯酸,将 I-离子氧化成 ※I、※I,在 pH 7.4~8.0 条件下,与质酪氨酸残基上邻位氢原子发生置换反应,放射性碘标记化合物形成,偏重亚硫酸钠终止氧化反应,分离纯化获得标志物。

此法的原理是将放射性碘离子用氯胺 T 氧化成更活泼的易于反应的碘离子,取代于苯环 3,5 位等具有亲电反应的位置上。

$$CH_3\text{—}\bigcirc\text{—}SO_2NNACl+2*I^-\longrightarrow CH_3\bigcirc SO_2NNACl+Cl^-+*I_2$$

2)操作程序:①反应试管(加盖)0.1 mol/L PB 缓冲液 50 μL;②加入蛋白质或多肽 5 μg/5 μL;③加入 $Na^{125}I$ 溶液 37MBq/10 μL;④加入新配的氯胺 T 溶液 20~50 μL(0.5 mol/L pH 7.4 PB 液,反应 1~2 分钟);⑤加入新配制偏重亚硫酸钠溶液 40~100 μg/50 μL(用 0.05 mol/L pH 7.4 PB 液,反应 1 分钟);⑥加入 2% KI 溶液 200 μg/100 μL,稀释放射性碘,减少吸附;⑦取少许反应液点在 Whatman 1# 纸上,正丁醇:乙醇:氨水=5:1:2(V/V)系统中层析,晾干后,放射性分层扫描仪测 3 个峰。反应液在 Sephadex G_{50} 柱上进行分离,0.05 mol/L pH 7.4 PB 液淋洗,收集 2 mL 为第 1 瓶……当第 8~9 瓶时出现第 1 高峰(标记产品),第 2 峰碘离子,第 3 峰放射性碘酸盐。第 1 峰收集 5 mL 左右,加入适量 BBA 和 NaN_3 冻存。

$$碘利用率(\%) = \frac{C_1}{C_1 + C_2 + C_3} \times 100\%$$

$$放化纯度(\%) = \frac{C_1}{C_1 + C_2} \times 100\%$$

$$比活度(Bq/\mu g) = \frac{A}{m^o}$$

（2）脂过氧化物酶（LPO）法：Marchalonis 为标记免疫球蛋白而建立此法，后来应用于纤维蛋白原、多肽、嘧啶核苷和组氨酸等小分子化合物。

1）原理：脂过氧化物酶与过氧化氢首先形成络合物，将放射性负价碘离子氧化成碘分子，在脂过氧化物酶的催化下将蛋白质碘化。

$$H_2O_2 \xrightarrow{LPO} LPO \cdot H_2O_2 \xrightarrow{2Na^{125}I} LPO + 2NaOH + {}^{125}I_2 \xrightarrow{蛋白质} 2NaOH + 蛋白质 - {}^{125}I$$

2）操作程序：①带盖小试管加入 ^{125}I 溶液 74MBq（20 μL）0.05 mol/L，pH 7.4 PB 液 50 μL，在电磁搅拌 22℃ 反应；②加入蛋白质或多肽 5 μg/5 μL；③加入 LOP 1~5 μg（1~5 μL）；④加入 1 μmol/L 的 H_2O_2 1~10 μL，开始反应 1~2 分钟；⑤加入 5 μmol/L 半胱氨酸溶液 500 μL，终止反应；⑥加入 2% KI 溶液 200 μL，混匀；⑦反应混合液在 Sephadex G_{50}，0.05 mol/L·pH 7.4 PB 液淋洗收集第 1 峰位产品。

（3）连接标记法和固相氧化剂法：同属于氯酰胺碘化反应类型，各具特点，总的方法相似。

20 世纪 70 年代兴起的基因工程研究，DNA 重组技术和细胞 DNA 合成研究中，^{32}P–核苷酸类，甲基–^{3}H–TdR 标记的研究应用较多。

6.应用　由于放射免疫（RIA）和免疫放射（IRMA）探测仪的国产化，自动化程度也理想，价格也不贵，同时，试剂也基本国产化，较便宜，所以，对此项工作的开展与普及具有推进作用。作为商品投入市场的有内分泌、肿瘤、白介素和细胞因子等 10 余个种类和 100 多项。

第二节　酶标免疫分析

一、概况

免疫酶是从 20 世纪 60 年代发展起来的一项新技术，由于它比较灵敏，不需特殊设备就可以做研究工作（可以定性分析），所以发展迅速。

免疫酶示踪技术自 Nakane 等建立后改称酶标法（ELA）。1974 年 Voller 等用聚苯乙烯制作微量反应酶标板即酶联免疫吸附技术（enzyme–linked immunosorbent assay，ELISA），在定量分析中广泛应用。

免疫酶显微示踪技术是一种在组织及细胞微观水平上的酶标免疫化学技术，可采用光镜或电镜技术，以经免疫标记的细胞内外的靶分子物质作定性定位示踪观察检出。

EIA 和 ELISA 等技术是因为有 1959 年 Yallow 和 Berson 应用抗原–抗体特异结合的放射性核素（^{125}I）建立了竞争抑制的放射免疫分析（radioimmunoassay，RIA），开创了第一种灵敏的、定量的标记免疫分析方法。这是定量免疫分析发展的一个里程碑，影响了诸多的标记免疫技术创新和发展。

80 年代初,非放射性核素标记的免疫分析在放射免疫分析的基础上迅速发展起来,并形成试剂与仪器的商品规模化生产。其中首先发展起来的就是应用酶标记免疫配体的酶免疫分析(enzyme-immunoassay,EIA)。Engvall 和 Perlman,VanWeeman 和 Schuur 首次建立了非均相的酶免疫分析方法,称之为酶联免疫吸附分析(ELISA),ELISA 以后遂成为非均相酶免疫分析(包括竞争法与非竞争法)的统称。Rubenstein 等首先建立均相的酶免疫分析,随着酶免疫分析自身的发展,以及酶免疫分析与荧光技术和化学发光技术的结合,又衍生发展出荧光酶免疫分析及增强化学发光酶免疫分析,在酶免疫分析固有的优点上,又进一步提高了灵敏度,加宽了可测定的范围,使酶免疫分析与放射免疫分析相比具有较全面的优点。目前,国外以酶免疫分析为主的非放射性核素标记免疫分析(还有时间分辨荧光免疫分析及胶体标记免疫分析等)。

二、免疫标记示踪酶

在实验中目前最常用的示踪酶有辣根过氧化物酶、碱性磷酸酶(alkaline phosphatase,AP)及葡萄糖氧化酶、β-D-半乳糖苷酶等。其中,根据分子量的大小及酶反应性的特点,在固相或非固相酶标免疫测定时应加以选择。

在免疫酶显微示踪技术中,由于酶标复合物常通过细胞膜进入细胞内与靶分子结合,因此,所用的示踪酶应选择分子量低而酶活性高的酶类。目前最常用的有辣根过氧化物酶、碱性磷酸酶和葡萄糖氧化酶。

在示踪酶的质量选择中,通常需要两个指标:一是 RZ 比值,二是活性单位。RZ 表示酶的纯度,即酶蛋白中活性部分与非活性蛋白最大光吸收密度的比值。如辣根过氧化物酶,其辅基氧化血红素是产生酶活性的部分,在 403 nm 波长下呈最大光吸收,而与酶活性无关的其他蛋白质,在 275 nm 波长下出现一个光吸收值。其光密度比值,即 $RZ=OD403/OD275$ nm。高纯度的辣根过氧化物酶制剂的 RZ 应为 3.0 以上,其 RZ 比值越小,说明其中含有杂蛋白越多。如 RZ = 0.6 的酶样品中,非酶蛋白的含量为 75%,但是在酶复活后,酶的活性下降,而 RZ 比值并不发生改变。因此,判断酶的质量的另一个指标是分解酶的活性。酶的活性可用焦性没食子酸加以测定。该试剂可作为供氧体,在 pH 6.0 和 20℃时,20s 内能形成 1 μg 红梧酚作为 1 个活性单位。

目前在实验中已被采用的交联剂,主要是二氟间二硝基苯砜、氰尿酰氯、甲苯二异氰酸、四重氮邻联茴香胺、水溶性碳二亚胺、N,N′-O-苯二马来酰亚胺、过碘酸钠、戊二醛和苯醌等。但其中应用最广泛的仅有过碘酸钠与戊二醛。

三、ELISA 技术

1.常规 ELISA 法程序

(1)包被:免疫反应物抗原、抗体、蛋白质、核酸、多糖等大分子物质具有天然物理吸附能力,将其黏附于固相载体上去,把液相反应变为固相。

(2)缓冲液:电离所带电荷形成一定的电场力,加强免疫反应,分子运动将影响免疫吸附过程,所以选择低离子浓度缓冲液稀释包被而达到控制。

(3)包被物:纯度好,亲和能力强,效价高的可溶物。

(4)浓度:低浓度时留下载体空位增强非特异性反应结合,高浓度时,因携带电荷影响包被效果,包被物通常为大分子,电荷大,若产生互相排斥的电场力,吸附将受影响。排除非特异反应可将与反应无关的物质作一次吸附占位。

（5）洗涤：每一步反应后应洗涤，而且要求洗涤掉全部非特异物和未反应剂，应用 pH 7 tris-Tween-20，或 PBS-Tween-20。清除非结合物和游离酶避免非特异性显色影响结果分析。

（6）底物：常用 OPD-H_2O_2 系统，OPD 液在室温 2 小时内不至变色。H_2O_2 加量过低则影响减弱显色反应，而 H_2O_2 过浓又是辣根过氧化物酶的抑制剂。

（7）终止剂：选用 2M H_2SO_4 终止显色，并变成黄色。

（8）判断结果：①肉眼判读有色和无色，阳性或阴性；②仪器测 ODP/N 值 ≥2.1 阳性，<1.5 阴性，1.5~2.1 为可凝；③定量：标准曲线或换算。

2.竞争性 ELISA 用酶标记抗原（$Ag^※$）竞争性地检测抗原（Ag）。先将抗体（Ab）吸附固相，再加入 $Ag^※$ 和标本 Ag，若标本中 Ag 量大，则与 Ab 形成结合的 Ag-Ab 更多。此时再加入底物显色就会减淡，反之会增强。

3.非竞争性 ELISA

（1）直接法：又称为双抗体夹心法。将已知抗体 Ab 包被在固相上。当待测样品 Ag 与包被抗体结合形成 Ag-Ab 后，再加入 $Ab^※$ 则夹心 Ag 形成 Ab-Ag-$Ab^※$，这就是所谓夹心法。Ab-Ag-$Ab^※$ 越多，测定复合物中酶含量越多，酶促显色越强，Ag 浓度越大，成正比关系。

（2）间接法：检测样品的抗原（Ag）。使用酶标抗体，又称酶标第 2 抗体（$Ab2^※$），代替直接法中的酶标抗体（$Ab^※$）。将已知抗体固相，加入待测抗原（Ag）形成 Ab-Ag，再加入 Ag 相应的兔或羊抗血清，则形成 Ab-Ag-Ab 复合物，再加入 $Ab2^※$ 抗体则形成 Ab-Ag-Ab-Ab2※ 复合物，Ab2 是针对第 2 次加入的 Ab 反应的结合。当测定特异结合酶促底物显色，阴性标本不会显色。

四、捕获法

抗体捕获酶联免疫吸附试验是利用抗人 IgM（μ 链特异性）抗体包被固相载体，作为"捕获抗体"吸附待检血清中的 IgM，经过洗涤除去血清中 IgG 及其他成分，再加入特异性抗原与"捕获"到的相应 IgM 抗体结合，然后加入酶标抗体和底物显色进行测定。此法不受血清标本中 IgG、RF 及 ANA 等的干扰，常用于检测特异性 IgM 抗体，作为各种传染性疾病早期和新近感染的诊断方法。

捕获法是目前国际上公认的检测 IgM 抗体最好的方法，具有很高的特异度和灵敏度。目前，国际上著名的 TORCH 试剂生产商，如美国雅培、荷兰阿克苏及意大利索林等公司均采用捕获法生产 TORCH-IgM 试剂。

1.捕获法反应原理及特点

（1）原理：见图 10-3。

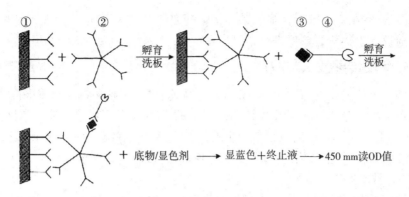

图 10-3 捕获法反应原理

①固相包被抗人 IgM(μ 链);②样本或对照中的特异性 IgM 抗体;③特异性抗原;④抗特异性抗原的单克隆抗体联结辣根过氧化物酶

(2)特点

1)由于使用了抗特异性抗原的单克隆抗体,因此试剂的特异性更高,降低假阳性的出现。

2)由于结合到包被板上的特异性 IgM 抗体为五聚体,有 10 个 Fab 段,相当于 10 个抗原结合位点,这样就起到了一个放大的作用,使试剂的灵敏度提高了许多倍,因而具有高灵敏度的特性。

因此,总的来说,提高了试剂的准确性,是目前国际上公认的先进反应模式。

2.间接法(ELISA)反应原理及特点

(1)原理:包被抗原,酶标二抗(图 10-4)。

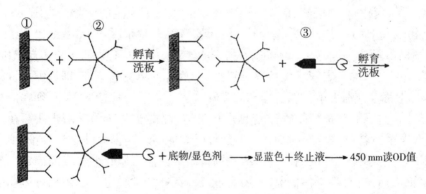

图 10-4 间接法反应原理

①固相包被抗原;②样本或对照中的特异性 IgM 抗体;③酶标记抗人 IgM 抗体

(2)缺点

1)由于受类风湿因子(RF)和其他一些自身抗体的影响容易出现假阳性结果。

2)由于受特异性 IgG 抗体的影响,容易出现假阴性结果。

五、免疫酶标原位杂交技术

免疫酶标原位杂交技术又称酶免疫组织原位杂交法,是将重组核酸分子杂交技术与免疫标记技术结合,在组织细胞原位显示某种特定基因和 NKNA 及其表达,是非放射性标记的新技术。目前仅在少数科研单位进行科研工作。

六、酶标免疫传感技术与应用

酶免疫传感器的灵敏度为 10^{-11} g/mL,简便、快速,可以对各种抗原物质进行检测。这项技术是以酶免疫技术与光电分析技术结合而产生的一种电化强度分析技术,对检测体液中的激素、药物等更为适用。它采用固相和非固相方式,利用酶的化学放大作用,通过酶(标记 Ag 或 Ab)催化生成电活性产物测抗原,通过电换能器,以电信号测定终端。

1.免疫酶标技术应用

(1)免疫酶显微示踪:是组织化学与免疫化学良好结合所发展的一项新技术,又称免疫组织化学或酶免疫定位技术。它将抗原抗体及酶的生物学反应的高特异度,与多功能高分辨的光、电镜及电脑分析系统组合,从微观水平上对组织细胞或病原体内外等细胞分子物质的存在位置进行分步分析。

(2)免疫酶微量分析:可以进行超微量分析(P 级 10^{-12}g)。是 ELISA 的多形式的(直接、间接、双抗、夹心)多功能分析技术,如 SPA-ELISA、SPA 与 IgG-FC 技术,酶免电镜技术,APAAP-EUSA、ABC-ELISA、SP-ELISA 技术,BA-SPA-Dot-ELISA 和酶免疫转印技术(EI-TB),还在聚合酶链反应技术中引进 ELISA 技术而建立 PCR-EISA,其灵敏度高、特异。酶多重免疫测定技术是对半抗原、小分子物质的分析。

2.酶免疫分析的非均相与均相 EIA 分析方法　固相配体是 EIA 中必不可缺的。非均相的 EIA 与均相的 EIA 相比,前者具有较高的灵敏度、宽的动力学范围(即宽的测量浓度)和应用范围广泛普遍等优点。

在非均相的 EIA 中所有的配体(抗体或抗原)都必须是固相配体,以 S 表示固相支持物。E 代表酶,Sb 代表酶的相应底物,P 代表底物在酶的作用下产生的产物。在图 10-5 非竞争法的 1 中,Ab(a)和 Ab(b)分别为 Ag 的抗体,可有以下几种情况:①Ab(a)和 Ab(b)为同一的多克隆抗体;②两者为同一种属不同来源的多克隆抗体或为不同种属的多克隆抗体;③为两株与抗原不同的抗原决定簇产生抗原-抗体结合反应的单克隆抗体,即为配伍良好的一对单克隆抗体;④两者分别为单克隆抗体和多克隆抗体。在前两种情况下,必须在固相抗体与抗原反应结束经洗涤后再加酶抗体结合物进行反应,此即通常所谓的两步法。在第 3 种情况下,抗原可与酶抗体结合物同时加入,即通常所谓的一步法;但即使在该种情况下,仍要通过具体实验,根据灵敏度、标准曲线及可测范围再结合方法可简化的程度而确定一步法和两步法的优劣而有所选择,第 4 种情况,则要通过实验选择分别确定作为固相抗体和酶结合抗体。在非竞争法的 2 中也可以用蛋白 A 或蛋白 G 代替 Ab2(图 10-6)。

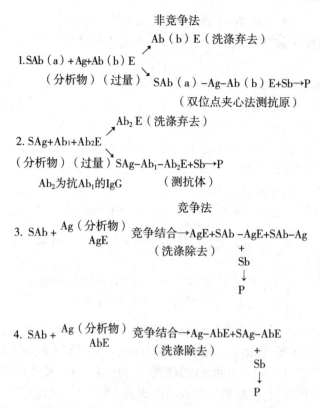

非竞争法

$$Ab（b）E（洗涤弃去）$$

1.SAb（a）+Ag+Ab（b）E

（分析物）（过量）　SAb（a）-Ag-Ab（b）E+Sb→P

（双位点夹心法测抗原）

$$Ab_2E（洗涤弃去）$$

2. SAg+Ab$_1$+Ab$_2$E

（分析物）（过量）SAg-Ab$_1$-Ab$_2$E+Sb→P

Ab$_2$为抗Ab$_1$的IgG　（测抗体）

竞争法

3. SAb + Ag（分析物）／AgE　竞争结合→AgE+SAb -AgE+SAb-Ag

（洗涤除去）

+

Sb

↓

P

4. SAb + Ag（分析物）／AbE　竞争结合→Ag-AbE+SAg-AbE

（洗涤除去）

+

Sb

↓

P

图 10-5　非均相固相酶免疫分析的基本设计程序

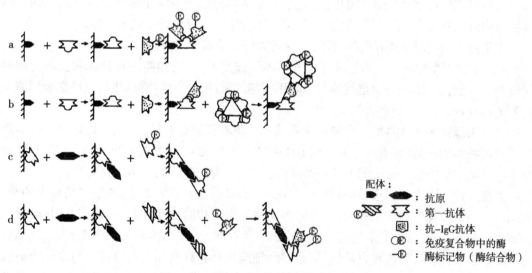

配体：
■　：抗原
◇◆　：第一抗体
图　：抗-IgG抗体
○E　：免疫复合物中的酶
-E　：酶标记物（酶结合物）

图 10-6　非竞争法固相酶免疫分析的图示

　　图 10-6 中的 c 和 a 分别与图 10-5 中的 1 和 2 相同,是它们的图示。在上述非竞争性的固相酶免疫分析中,可以按照图 10-5 中 1,2 和图 10-6 中 c,a 的加样层次,在第一步抗原或抗体与固相抗体或固相抗原结合后,直接加抗体的酶结合物,形成三层的夹心体系;也可以再增加反应的层次,如图 10-6 的 b 中以非标记的抗 IgG 抗体为桥再加入与抗 IgG 抗体特

异结合的酶-抗酶复合物和如图 10-6 的 d 中,先加入另一第一抗体,再加入酶标记的抗 IgG 抗体,其目的都是增加检测的灵敏度。除此以外,在上述非竞争和竞争的 EIA 中都可引入生物素和亲和素的放大体系。

均相酶免疫分析:虽然已有若干种类,其原理也各异,不同于非均相酶免疫分析有固定的模式和程序,难以标准化和商品化,并多应用于小分子。另外,由于制剂的制备多较为烦琐,其应用普及的程度低于非均相酶免疫分析。其主要原理如下。

酶与半抗原(H)的结合物 H-E 和抗体结合后,酶活力受到抑制。因此,在 H-E 和 H 在与 Ab 竞争的体系中,待测的 H 浓度与剩余的 H-E 呈正相关,即与 H-E 作用于底物产生的显色产物呈正相关,从而测出 H 的浓度。在个别情况下,如苹果酸二脱氢酶与甲状腺素(T_4)结合后,酶活力不是受到抑制而是增强,从与上述相反的关系中测出 T_4 的浓度。

$$\begin{matrix} H \cdot E \\ H \end{matrix} + Ab \text{ 竞争反应} \longrightarrow H \cdot E - Ab + HAb$$

酶活性受抑制的　　酶活性不受抑制的

$$H\uparrow \qquad H \cdot E - Ab\downarrow \qquad H \cdot E\uparrow$$

最后,值得一提的是一种被称为酶连接免疫分析的均相免疫分析。它是一种以膜为固相层析基质,不用仪器设备,快速显色的酶免疫层析法。根据显色的高度即可目测判断分析物的量。它的基本原理是将两个酶的作用紧密靠近在一起,第一种酶作用的产物,立即作为紧密靠近的第二种酶的底物,使底物原位被显色成为不溶性的沉积物沉积在层析的基质上。

根据在固相层析基质上与 GOD 相伴的固相抗体或抗原的种类可以进行竞争结合反应,也可以进行双位点结合反应。可以测大、小分子的抗原也可以测定抗体,据报道,已用于测定血清中的吗啡、氨茶碱、苯妥英钠、胰岛素、转铁蛋白、C-反应蛋白及 IgG 等。

由于目前免疫层析法开展得较广泛,这种方法的前景值得探讨。

3.抗体和固相抗体　抗体是酶免疫分析不可或缺的成分,包括固相抗体和抗体与酶的结合物。当然,在 EIA 中,测定抗体时也要用固相抗原;用竞争法测抗原时,也可能要用酶与抗原的结合物。

抗体来源自多克隆的抗血清和单克隆的小鼠腹腔积液。在抗血清中,只有约 30% 的蛋白质是各种类别的 Ig(以 IgG 为主),而 IgG 中又只有 1/40~1/4 能与相应抗原产生特异结合反应。腹腔积液中也含有血清中的各种蛋白质成分,但量较少,特异 IgG 含量高。

对抗体性能的主要要求:具有高的亲和力及高特异度(低交叉反应)。应当提出的是: affinity 与 avidity 虽均译作亲和力,两者的含义并不完全相同。具有高 avidity 的多抗经常具有高的 avidity,而单抗却不完全如此。单抗虽有许多优点,如抗体的无限来源,均一性和特异性等,但也有缺点,如亲和力常较低,必须仔细选用具有高亲和力的单抗。高亲和力的抗体对 EIA 很重要。高亲和力的固相抗体易与抗原结合,而且 S-Ab-Ag 在洗涤中,Ag 不易解离脱落。

从 EIA 的角度而言,抗体必须纯化。因纯化的抗体可以:①使较多量的(相对而言)能产生特异结合反应的 IgG 包被在固相基质上,以提高分析的灵敏度和测量范围;②明显减少抗体酶结合物所需的酶量,并提高酶结合物的酶比活度,减少酶结合物的用量;③降低非特异结合。纯化的方法有:①沉淀法:辛酸法或硫酸铵法;②沉淀法和离子交换柱层析法;③沉淀法和亲和层析法或直接用亲和层析法。方法的选择要根据实验的结果和要求而定。但是,应当注意,最高的纯度并不总是有益的,要注意在纯化过程中可能导致免疫活性或亲和力的下降。

固相抗体是非均相酶免疫分析必不可少的组分,既是抗体,又是最简易有效的分离手段。实际上,酶免疫分析就是在固相抗体技术上发展起来的。固相抗体为抗体与不同的固相介质通过不同的结合方式组成。

理想的固相介质应具备以下的特点:①与抗体有高的结合容量;②能与不同的免疫反应物质结合(如抗原或其他物质如亲和素、链亲和素及蛋白 A 等);③结合牢固,极少解离脱落;④固相化的生物分子很少失活;⑤与抗体结合的方法简便易行、快速、经济,并且适合大规模的操作;⑥形成的固相抗体最好有方向性,即 Fc 段与固相介质结合,结合位点(Fab)面向反应溶液等。实际上,极少固相介质能完全满足上述条件,仅是固相介质和固相抗体发展的方向。

(1)连续相的固相抗体:抗体通过不同的机制联结在无功能团或有功能团的塑料(高分子材料)杯或管的表面。抗体与无功能团的塑料表面通过目前尚未完全了解的非共价吸附或物理吸附构成的固相抗体,因材料及方法经济简便,操作及测定易于自动化,至今为止在EIA 中,用聚苯乙烯板(8×12 孔)或条(12 孔)构成的固相抗体仍是最常用的固相抗体。其主要缺点为抗体结合容量低而且不一致,固相抗体在免疫反应中有较高的脱吸附率而且不均一,从而影响分析的灵敏度、可测范围及精密度等。目前已有带有不同功能集团(如肼基或烷氨基)的连续和高分子固相介质,抗体可以通过化学偶联的方法制成固相抗体,如图 10-7所示,能明显增加抗体的结合容量和均一性及结合的牢固程度,减少抗体在反应时的脱吸附率,提高灵敏度、检测范围和精密度。

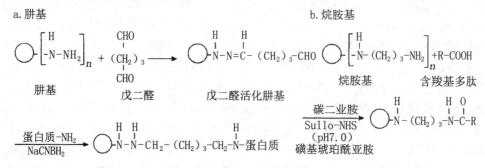

图 10-7 带有功能团的固相介质与蛋白质的共价结合

注:戊二醛也是活化烷氨基最简单的方法,但必须在加蛋白质前彻底洗去戊二醛,以避免蛋白质间的交联。

(2)分散型的单分散相微颗粒固相抗体:固相介质为由单体聚合成的单分散相高分子微球或微颗粒,根据需要并带有能与蛋白质结合的功能团(如-NH₂,-COOH,-OH,-CHO 或-NH-NH₂等),直径多为数微米大小,比表面积大(面积/体积比)。此种介质与抗体系化学偶联,结合抗体的容量大,更高于上述化学偶联的连续相的固相抗体。由于微颗粒固相抗体均匀混悬于反应溶液中,也不同于连续相固相抗体与反应溶液的界面反应,因此,反应速度快。以上都是此类固相抗体的突出优点。但单纯的微颗粒固相抗体在反应后需要有较快速方便的分离手段(反复离心,手段烦琐,不能采用)。目前,有采用玻璃纤维膜过滤固定微颗粒抗体的方法,如 Abbott 公司生产的 MEIA(microparticle capture enzyme immunoassay)IMx 系列的荧光酶免疫试剂盒。较常用的方法是引入磁性物质,制成磁化微颗粒固相抗体,通过一般的磁板或自动化的磁极进行分离,如 Serono 公司的 Serozyme EIA 试剂盒,DuPont 公司系列的荧光酶免疫试剂盒,Ciba Coming 公司 ACS:180 系列化学发光免疫分析试剂盒等。此类抗体已逐渐被较广泛地应用。

固相抗体技术的发展不仅对 EIA,对所有的免疫分析都是很重要的环节。文献虽报道将聚苯乙烯板或管用直接活化,连接相应的功能团层,用戊二醛或聚合的戊二醛预处理及 γ 射线照射等以改善与抗体结合的功能。但上述方法中,前两者都很烦琐,只能小规模地用于实验室,不适合于规模化应用,而后几种的效果也有限度,都不可能是固相抗体发展的方向。有发展前景并可规模化生产的方法可能是:①用含有定量功能团的塑料成型标准化的连续固相载体(如 96 孔板或塑料管)及制备化学偶联的固相抗体;②发展微颗粒固相抗体及磁化微颗粒固相抗体。两者各有优缺点。前者,使用方便,容易自动化。后者则较接近理想固相抗体的性质,也易于成批生产,但使分析操作自动化则需要更多的条件。

关于较通用的固相配体:有些抗体或蛋白质作为固相配体在结合作用上有一定程度的通用性,如抗鼠的 IgG,蛋白 G 对单抗而言就是较通用的结合蛋白质;抗相应种属的 IgG,蛋白 A 则是多抗较通用的结合蛋白质;亲和素与链亲和素通过相应的生物素化蛋白质则可成为多种蛋白质的结合蛋白质。用上述物质制成的固相蛋白质可成为较通用的固相配体,既可以节约某些贵重的一抗,又可以起到一定的放大作用。

除上述两类固相载体和抗体外,膜片也是一类应用较广泛的固相载体,包括硝酸纤维素、活化的滤纸片及玻璃纤维膜片等。

硝酸纤维素膜与大多数抗体或抗原的结合接近 100%。硝酸纤维素膜多用于免疫酶斑点分析:将待测抗原加于已固化有相应抗体的硝酸纤维素膜,反应后经洗涤,再加相应酶标记的抗体形成 S-Ab$_1$-Ag-Ab$_2$,E 的复合物,洗涤后加相应底物(一般使用产生水溶性低的有色产物的底物,如适用于 POase 的 TMB 和 4-氯-1-萘酚)即显示出颜色反应,反应快速,用于肉眼的分析。在一个膜片可以同时固定几种配体,同时测定几种待测物质。

随着技术的进展,目前多采用孔径合适的硝酸纤维素条,在上面的不同位置上固定以指示阳性反应的配体(抗体、抗原或合成肽)和指示阴性反应的配体,在硝酸纤维素条下方再连接以含有标记配体(一般用胶体金属标记,如胶体金)的膜条。测定时,只需将测定条浸于待测样品中(尿、血清或全血),通过毛细管作用,分析物在上行过程中首先与标记的配体结合,继续上行至固相阳性配体处,遂被阳性配体所捕获而呈色,显示阳性。这就是免疫层析分析,此种标记的方法实际上已不是酶标记,而是金属胶体标记免疫分析,已广泛应用于 hCG、HBsAg、HBsAb、HCV、HIV、肌红蛋白、毒品及一些病毒等的快速、定性分析中。

玻璃纤维膜可作为微颗粒固相抗体的载体进行免疫酶斑点分析。Dafforn 等以玻璃纤维膜作为 HIV 微颗粒固相抗原及微颗粒固相葡萄糖氧化酶的载体,又作为层析载体,并用连接酶免疫分析的方法将 GOase 与 POase 的作用紧密衔接起来,定性显色测定血中的 HIV 抗体。设计巧妙,值得借鉴。

除了制备固相抗体外,有时要制备固相抗原。如抗原为大分子的蛋白质则其制备方法与抗体基本相同。若为小分子半抗原,则需要先与一大分子的蛋白质联结,再与固相介质的表面进行物理吸附包被。

下面具体介绍目前仍最常用的抗体非共价吸附法包被聚苯乙烯 96 孔板的方法:虽最常用,但对其了解仍很少,吸附过程为蛋白质与塑料表面非特异的疏水性相互作用,与蛋白质的净电荷和等电点无关。影响包被的因素如下。

1)抗体纯度:要用纯化的 IgG,不用稀释的抗血清。前者能提高分析的灵敏度,可选用的 IgG 包被浓度较宽;后者常影响灵敏度,包被浓度的合适范围窄。

2)IgG 的浓度:IgG 一般在 $1 \sim 10$ μg/mL 的范围选定。包被体积每孔 $100 \sim 200$ μL。在此范围内提高浓度可缩短包被的时间。因物理吸附的容量有限,仅约为 1.5 ng/mm^2,浓度过高会在塑料表面单层包被的 IgG 上形成 IgG 相互作用的、很不稳定的多层 IgG,在免疫反应中脱落干扰免疫反应。

3)溶解 IgG 的包被缓冲液:缓冲液的种类对 IgG 与塑料表面非共价键吸附的影响不大。一般常用的缓冲液有:①$0.05$ mol/L,pH $8.0 \sim 9.5$ 碳酸盐缓冲液(最常用);②$0.01$ mol/L,pH $7.2 \sim 8.5$ 含 0.1 mol/L NaCl 的 Tris-HCl 缓冲液;③$0.01$ mol/L,pH $6.0 \sim 7.2$ 含 0.1 mol/L NaCl 的 PB 缓冲液。

在包被缓冲液中不宜含有非离子型的去污剂,如 Triton x-100 或 Tween-20 等,因它们同 IgG 竞争与塑料表面的吸附,阻止或干扰 IgG 的疏水性吸附。

4)温度:可选择 37℃ 或 4℃。37℃ 可缩短包被时间。一般多选用 4℃ 过夜或 37℃ 1 小时,然后 4℃ 过夜。包被都在密闭的湿润容器内进行。

5)封闭:因 IgG 分子位阻的作用,不可能将塑料表面全部遮盖,而留有空位。一般在包被后多用牛血清白蛋白(BSA)进行空位点封闭。常用的浓度为 1%,溶于与包被 IgG 相同的缓冲液中。37℃ 封闭 30 分钟,或 4℃ 过夜。封闭液的体积要略大于包被液的体积。

6)保护:吸出封闭液,加入等体积的保护液,吹干,在干燥环境下 4℃ 或 -20℃ 保存。4℃ 可保存数月,并可耐受 37℃ 的温度达 2 周之久。

4.酶　酶是具有生物催化作用的蛋白质,其显著的特性之一,是反应的特异性或专一性。一种酶只能催化特定的底物进行特定性反应。酶与其底物反应的机制是:底物(S)与酶(E)结合成中间的复合物(ES),随后分解出产物(P),并释放出酶,如下式所示。

$$E+S \xrightarrow[k_2]{k_1} [ES] \xrightarrow{k_3} = E+P$$

由于酶仅仅将底物转化成产物,酶本身在反应过程中并不消耗,反复起催化作用,产生更多的产物。在 EIA 中即通过酶反复的催化作用将测量信号放大。

在 EIA 中必须了解所用的酶反应的基本特性及影响酶反应的各种外部或环境因素,诸如温度、pH、离子强度及其他分子或离子的种类及固相载体等,从而选择最适的反应条件和测定条件,并避免反应受到抑制等。

可用于 EIA 的酶较多,可根据以下条件进行选择:①酶具有高周转反应值;②酶本身及结合物能稳定保存;③纯度高且易于纯化,价格便宜;④结合物制备方法简易,便宜且酶活力好;⑤样品中无内源性的酶或酶的干扰物;⑥有适于检测、灵敏度高、保存稳定且价格便宜的商品化底物;⑦最好一种酶结合物能用于一类以上的酶免疫分析,如普通的酶免疫分析、荧光酶免疫分析和增强化学发光酶免疫分析;⑧与其他酶比较,相对的检测灵敏度较高。

没有一种酶能完全符合上述条件,必须根据条件及要求综合选择。根据目前已有的资料,下面介绍三种比较适用于 EIA 的酶,即辣根过氧化物酶(horseradish peroxidase,POase)、碱性磷酸酶(alkaline phosphatase,APase)及 β-D-半乳糖苷酶(β-D-galactosidase,BGase),并简单叙述一下葡萄糖氧化酶(glucose oxidase,GOase)。

(1)辣根过氧化物酶(POase):又称为过氧化氢氧化还原酶,因制备方法快速简便,价格明显低于其他酶,易与蛋白质偶联,而且呈色性好,是 EIA 中应用最广泛的酶。典型的 POase 是血红素蛋白,即含有亚铁血红素为辅基的结合蛋白质。

POase 将氢供体(hydrogen donor,DH)的氢转移给过氧化氢,遂将还原型氢供体氧化成氧化型氢供体(D)。

$$HOOH+2DH \xrightarrow{POase} 2H_2O+2D$$

还原型氢供体即为用 POase 结合物的 EIA 中所用的无色底物或无色的色原,氧化型氢供体即为终点观察的呈色物质。在 POase 的酶反应中 H_2O_2 和还原型氢供体两者都是酶反应的底物。实际上,这一反应是分两步进行的:首先过氧化氢与酶结合形成活泼的酶底物"氧化剂"。

$$H_2O_2+POase \rightarrow "氧化剂"$$

然后,"氧化剂"与还原型氢供体反应产生显色或荧光的物质 D。

$$"氧化剂"+DH_2 \rightarrow POase+H_2O+D$$

POase 的分子量为 44000,有三种主要类型。EIA 中所用的 POase 以"C"型同工酶为主,POase 的辅基蛋白质为糖蛋白,含糖量 18%~21%。POase 与 IgG 的主要连接方法即将糖类的羟基(-OH)氧化成醛基(-CHO)而与蛋白质联结。

在实际应用中往往用 RZ 值(即 POase 在 403 nm 与 275 nm 吸光度的比值)达到 3.0 表明其纯度。实际上,RZ 值为 3.0 的所谓"纯"POase 除了 C 同工酶为主外,还含有其他同工酶。同工酶的活性最高,RZ 值约为 3.5。通常可用粗制的 POase 经简单快速纯化的方法得到价格便宜、活力很高的 POase,方法如下:将低价格的 POase 粗品(RZ~1.0)溶解于 2.5 mmol/L pH 8.0 的 PBS 中,将此溶液加于用上述 PBS 缓冲液平衡的 DEAE-Sepharose 柱上(5 mg 蛋白质/毫升凝胶),不纯物及低活性的同工酶即滞留于柱内,纯的 POase 则直接经柱内流出。收集流出液,用 403 nm 及 275 nm 测定其光密度(OD)比值,即可得到高 RZ 值(3.20~3.30)的 POase。即使是商品"纯"的 POase 应用上述方法也能将其 RZ 值略微提高。

POase 对污染物很敏感,必须要没有金属污染(甚至包括不能使用金属的加样器)的蒸馏水;通过聚苯乙烯树脂得到的去离子水常影响 POase 的活力;如果不使用 Tween 20,固相酶免疫分析中的聚苯乙烯板也可影响 POase 的活力,POase 对细菌及抑菌剂如 NaN_3 特别敏感;实验室水中的氧,次氯酸及芳香族的氯碳化合物都会影响 POase 的活力。需值得注意的是:H_2O_2 不仅是 POase 的底物,同时又是 POase 的抑制剂。过量的 H_2O_2 对固相 POase 的抑制作用比对游离 POase 更明显。因此,H_2O_2 的浓度对 POase 特别重要,其浓度要维持在 0.01%~0.03%,过高会抑制酶的活力。相反,因 H_2O_2 容易挥发,放置过久引起的浓度降低,又致使 OD 值降低。具体情况下要通过实验确定 H_2O_2 的最适浓度。

POase 显色的底物包括 H_2O_2 及各种无色的氢供体作为色原。氢供体色原的种类较多。各实验室使用有所不同,所得到的结果也有些矛盾。但大多数均能满足酶免疫分析的需要。

对氢供体的要求主要为:氢供体本身稳定,易于保存;产物及呈色性稳定;有足够的溶解度使光散射极小;吸光度高而本底又低;价格便宜及无毒性等。

常用的氢供体有:①邻苯二胺(O-phenylenediamine,OPD);②四甲基联苯胺(3,3′,5,5′-tetramethylbenzidine,TMB);③2,2′-连氮-双-3-乙基苯噻唑啉-6-磺酸[2,2′-azino-di-(3-ethylbenzothiazoline-6-sulfonate),ABTS];④5-氨基水杨酸;⑤邻联二茴香胺;⑥邻联甲苯胺。

目前较常用者为OPD及TMB两种,现将其配制及应用方法分别列出如下。

OPD:为白色粉末,易于氧化并对光敏感,应在密闭的棕色瓶内在干燥器内4℃保存。使用OPD一定要用前配制。将6 mg的OPD溶于12 mL 0.1 mol/L柠檬酸钠缓冲液(pH约为5.5)中,完全溶解后加入100 μL,13% H_2O_2。将此溶液,一般为100~150 μL(根据总反应体积)加进酶免疫反应已完成并洗涤后的板孔中,根据实验要求,在室温下反应一定时间后,依序每孔加入1 mol/L H_2SO_4或3 mol/L HCl 50 μL以终止反应。用492 nm滤光片测定OD值。用后的OPD溶液必须弃去,不能再用。

TMB:溶解5 mg TMB于1 mL二甲基亚砜(DMSO)或无水乙醇中(如密封保存,于4℃暗处可保存半年)。加上述TMB溶液0.25 mL于12 mL 0.1 mol/L柠檬酸钠缓冲液(pH 5.5)中,再加入100 μL 3% H_2O_2。将此溶液100~150 μL加于酶免疫反应已完成并洗涤后的板孔中,根据实验要求在室温下反应一定时间后,依序每孔加入1 mol/L H_2SO_4 50 μL以终止反应。用450 nm滤光片测定OD值。

由于TMB比OPD产生的吸光度值较高(TMB>OPD>ABTS…),TMB又比OPD易于保存,OPD还可能有致癌的作用,故OPD可能将被TMB逐渐取代。

除了上述生色底物以外,POase还有若干种能产生荧光的荧光底物,明显提高检测的灵敏度及测定范围。此外,POase还与H_2O_2、发光底物及发光增强剂构成增强光学发光酶免疫分析,明显提高检测的灵敏度。

(2)碱性磷酸酶(APase):主要存在于动物组织和微生物中。用于EIA的APase主要来源于牛的肠黏膜和大肠埃希菌,分子量约为80000,略有不同。两者性质上有所不同,如最佳酶活度的pH,前者pH约为10.0,后者为8.0,因此进行酶反应要选用相应的条件。两者都是二聚体的蛋白质,二聚体状态的酶有较高的酶活力。

APase是水解酶,将不同的磷酸酯水解呈颜色的物质,产生荧光的物质或发光的物质。APase都是含锌离子的金属酶。Mg^{2+}能明显增强APase在一些缓冲液中的酶活性,如Tris缓冲液,能增强酶的活性。

无机磷酸盐对APase是强的抑制剂,因此在应用APase的EIA中应避免使用在免疫分析中经常应用的PBS作为反应液和洗涤液,虽然酶的底物是溶于PBS以外的其他缓冲液(必须如此),洗涤后仍会有部分无机磷酸盐残存。金属络合剂,如EDTA对APase也是强抑制剂,有时用作酶反应的终止物。

在APase显色的底物中,对位硝基酚磷酸酯(p-nitrophenylphosphate,p-NPP)是常用的底物(如6 mmol/L的p-NPP于100 mmol/L的甘氨酸缓冲液,pH约为10.4,含$MgCl_2$及$ZnCl_2$各1 mmol/L或15 mmol/L的p-NPP于1 mol/L的乙醇胺溶液,pH约为9.8,含0.5 mmol/L $MgCl_2$),在405 nm(有的方法中用414 nm)波长检测硝基酚。酚酞单磷酸酯是一种较好的底物,在550 nm波长测定生成的碱性酚酞(pH约为10.5),颜色清晰而稳定。Serono公司所生产的Serozyme EIA试剂盒采用APase及酚酞单磷酸酯,并利用碱性酚酞在550 nm与492 nm OD值为5的比例关系,同时在两个波长测量,遂将测量的OD范围由2.0

扩大到 10.0。

4-甲基伞形酮的磷酸酯是一种荧光底物,经 A-Pase 水解后产生 4-甲基伞形酮,为强烈的荧光物质,其可测出的浓度至少要比 NP 低 100 倍,大大提高了酶免疫分析的灵敏度,可以达到 feto-mol(10^{-15}mol)的水平。目前用 APase 的显色酶免疫分析虽少于用 POase 的酶免疫分析,但用 APase 的荧光酶免疫分析却大有前途。

近年来,由于合成并商品化了化学发光物质二氧乙烷稳定衍生物的磷酸盐作为 APase 的酶底物,经 APase 水解后发光产物的发光强度高,稳定并持续时间长,与以 pNPP 为底物的显色结果相比,检测灵敏度可提高 100 倍,灵敏度可达 0.01amol(1amol=$^{-18}$mol)水平。这为 APase 在增强化学发光酶免疫分析中的应用提供了很好的前景。

(3)β-D-半乳糖苷酶(BGase):存在于微生物、动物及植物中。研究最多的应用于 EIA 的 BGase 来自大肠埃希菌。有些以乳糖为唯一碳来源的大肠埃希菌菌株中,其 5% 总蛋白质为 BGase。BGase 含有半胱氨酸,是含游离-SH 基的酶。这种特性就确定了它与抗体最佳的偶联方法。BGase 为一四聚体,分子量为 465000,pI 值为 4.6,pH<3.5 或>11.5 会使四聚体分解为没有活性的单体。纯的 BGase,特别是在没有 SH 基化合物存在的情况下,很快形成分子量更大的聚积物。在含有 100 mmol/L 2-巯基乙醇(2-mercaptoethanol,2-ME)和 10 mmol/L $MgCl_2$ pH 6~8 的缓冲液中,BGase 有较好的热稳定性。BGase-IgG 的结合物即保存于含 10 mmol/L 2-ME 及 10 mmol/L $MgCl_2$ 的 0.1 mol/L 的 PB(pH 为 7.0)中。

BGase 显色的底物多用邻位硝基酚半乳糖吡喃苷(O-nitrophenyl-galactopyranoside,o-NPG)。BGase 对 O-吡喃苷最佳的 pH 为 7.2~7.7,2-ME 对水解 o-NPG 有促进作用,酶底物储液用含 70 μL 2-ME 的 10 mL 0.1 mol/L(pH 为 7.4)的 PB 稀释。o-NPG 被水解为 405 nm 或 414 nm 可检测的邻位硝基酚。

4-甲基伞形酮半乳糖吡喃苷经 BGase 水解后,产生发强荧光的 4MU,可能将免疫分析的灵敏度提高到 amol(10^{18}mol)的水平。与 APase 相同,用 BGase 的荧光酶免疫分析很有发展前景。

与 APase 相同,由于合成了二氧乙烷稳定衍生物的半乳糖吡喃苷作为 BGase 的酶底物,使 BGase 在增强化学发光免疫分析中与 APase 处于同样的前景。

(4)葡萄糖氧化酶(GOase):该酶特异作用于 β-D-葡萄糖,反应如下。

$$\beta\text{-D-葡萄糖}+H_2O+O_2 \xrightarrow{\text{GOase}} \text{D-葡萄糖酸内酯}+H_2O_2$$

GOase 来源于霉菌,用于 EIA 者来自黑色曲霉,价格比较便宜。分子量为 150 000~180 000,含糖量约 12%。GOase 对过碘酸钠的氧化作用有耐受作用,不影响其酶活力、免疫性质和热稳定性,过碘酸钠法应是 GOase 联结抗体的较好方法。

因 GOase 作用于葡萄糖产生 H_2O_2,而 H_2O_2 恰是 POase 作用必需的底物,因此已将固相化在膜片上的 GOase 与 POase 结合物用于酶连接免疫分析。

国外文献从相对成本和相对可检测值(即灵敏度),对以上三种酶进行比较(表 10-1)。

表 10-1 三种酶在非竞争性(双位点)酶免疫分析中单体偶联物的相对成本和相对可检测(均以 POase 为 1.00)的比较

酶类	相对价格/mg(a)	相对分子量(b)	相对偶联率(c)	相对成本 $\left(\dfrac{a \cdot b}{c}\right)$		相对可检测值[1]
				呈色	荧光	
POase[2]	1.00	1.00	1.00	1.00	1.003	1.00
APase	34.24	1.92	0.10	650	400	2.00
BGase	25.82	10.57	1.33	200	40(4)	0.043(0.004)

注:1.相对可检测值均为与底物作用 10 分钟的结果,括号内是与底物作用 100 分钟的结果;2.POase 作用 10 分钟及 100 分钟荧光测定的可检测值分别为 10 分钟比色测定值的 1/5 及 1/50,即灵敏度提高 5 及 50 倍;3.该数值代表最佳数值

由表 10-1 可见,从显色的酶免疫分析而言,不论是从成本及灵敏度而言,目前 POase 都是首选的酶,不仅具有很明显的低成本,而且对抗原的最低可检测值比 BGase 和 APase 分别灵敏 40 倍及 400 倍。但从荧光酶免疫分析而言,相对可测值则比较接近,并且 BGase 的可检测值还要低于 POase。若把成本的因素考虑在内,即使是发展荧光酶免疫分析,POase 仍可能是一种有优势的酶。总之,选用酶要根据实际检测的要求、成本及技术条件,如酶的价格,酶结合物制备的成本,质量及难易程度等因素,综合优化选择。

5.酶结合物 理想的酶与抗体的联结方法要求酶与抗体完全(100%)的反应,形成相当固定的结合物,酶或抗体均不失活,结合物稳定,方法简便、价格便宜。目前没有一种方法能满足上述要求,不同方法的联结效率,结合物的相对可测度都有很大差别。需要针对不同的酶和分析的要求选用适宜的联结方法。

第三节 胶体金标记免疫检测与临床

一、概况

胶体金标记免疫法又称金标法,有传统的经典法和现代自动化、大容量、高通达蛋白芯片、液相芯片程控多项式的现代金标法。具有快、准、直观等优点。

胶体金标记技术是利用还原剂将氯化金分子聚合成具有特定大小的胶体金颗粒,生物大分子(IgG 等)包被后,作为一种特异性的探针,在免疫细胞化学研究中广泛应用。胶体金颗粒因其高电子密度及表面能结合生物大分子,以及具有一定颜色等特征,所以,据此可用光镜或电镜对细胞内抗原进行定位、定性研究。

氯化金分子在还原剂作用下,聚合形成金颗粒,颗粒之间因静电作用而相互排斥,使其保持一个比较稳定的胶体状态,故称为胶体金。其特点如下。

1.胶体金为颗粒性标志物,因此具有精确的定位能力,应用于透射电镜不影响对超微结构的分辨。

2.由于金颗粒为圆形、电子密度高、界限清晰,因而,在电镜下很容易辨认。

3.包被后的胶体金颗粒在细胞上的非特异吸附较低。

4.制备方法上,胶体金的制备过程比较容易,只要有准确的试剂浓度、pH 和离子强度,就可获得满意的结果。金颗粒与生物大分子的结合是简单的吸收过程,不是化学反应的结果。

5.采用不同的还原剂及通过其剂量的控制或程序的改变,可以制成不同大小的胶体金颗粒(5~150nm)。小颗粒胶体金的标记能在高分辨水平上进行电镜观察,由于空间位阻小,能更好地结合到抗原的部位。因此,可提高标记的灵敏度和精确定位能力。应用大颗粒胶体金,可在较低分辨率的水平上进行透射电镜或扫描电镜的观察,借以提高观察效率。

6.利用不同大小的胶体金颗粒,同时标记不同的抗体,可获得双重或多重标记效果,可在同一组织细胞内对多种抗原进行定位。

7.胶体金高电子密度使它具有较强的发射二次电子的能力,故可用于扫描电镜的观察。由于胶体金的颜色反应,还可以用光学显微镜观察,并且样品可长期保存。

8.利用金所发射的特征 X 线谱,应用于分析电子显微镜,包括 X 线能谱分析和能量损失谱分析等,可以对被标记的生物大分子行定量的分析。

近年来研究发展很快,金标记免疫层析是一种将胶体金颗粒的肉眼呈色与抗原抗体的特异性反应结合在一起形成的免疫检测技术,其中与层析方法结合称为金标记免疫层析,应用比较广泛。因直观结果或电子程序自动化检出结果简单、快捷、方便而受重视。

1857 年法拉第首先采用还原法从氯金酸溶液中制备出胶体金,1962 年 Feldorr 等介绍了胶体金作为电镜下的示踪物,1971 年 Faulk 等将胶体金技术应用于细胞结构的透射电镜研究中,从而胶体金在免疫化学领域应用。1990 年 Begg 等将胶体金免疫层析技术应用在 hCG 的检测中,即称 hCG-金标记法,以及后来的 β-hCG 免疫金标法和 T-hCG 免疫金标法应用。近年来也在肿瘤多项目和心血管临床团体多项,定量 BNP-NT、CKMB、CTnI、HCY、MYO、D_2 聚体等应用。

二、胶体金标记原理

文献资料较多,本节选择北方免疫试剂所供(郑嘉庚)金标层析部分资料做基础技术部分介绍。

金标记免疫层析的原理包括胶体金的血色技术、层析分离结合抗原抗体及抗原抗体的特异性免疫反应三方面的技术。

以双抗体夹心法检测人绒毛膜促性腺激素(hCG)为例。硝酸膜包被一株单克隆抗体,胶体金标记另一株单克隆抗体。在硝酸膜上加入样本与胶体金标记的单克隆抗体,如果样本中存在 hCG,则在硝酸膜上形成了固相单抗-hCG-金标单抗的三明治复合物。未结合的抗原及金标记抗体均以层析的方式自动去除。最后膜上只有三明治复合物存在。因为固相单抗是接线条式包被的,因此最后的三明治复合物呈现为一条红色的线条(胶体金的颜色)

如果样本中没有 hCG 存在,则不能形成三明治复合物,金标抗体会通过层析效应离开硝酸膜,最后则不能出现红色的线条。

图 10-8 是人绒毛膜促性腺激素金标记免疫层析试纸的原理图。硝酸膜(NC 膜,Membrane)上亦预先包被有捕获试剂,第一条是检测线(抗-hCG),第二条是质控线(羊抗鼠 IgG)。金标记单抗则在结合垫上,并粘贴在 NC 膜的下端,上面再覆一层样品垫。在 NC 膜的另一端粘上吸水垫。这样试纸条就组装完成了。

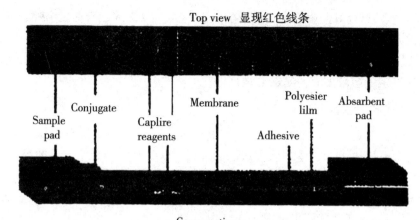

图10-8　金标条的正视图与三维图

在实验时,样品首先加在样品垫上,样品中的hCG与结合在胶体金表面上的金标抗体结合(金标抗体-hCG),并一起向上层析,在流经NC膜时,检测线上的抗-hCG与结合有胶体金颗粒的hCG反应形成三明治复合物,并停留在检测线的位置,未结合的金标抗体继续向前流动,流至质控线位置时被羊抗鼠IgG捕获(固相二抗-金标抗体),停留在质控线的位置。剩余的样品与金标志物都会继续流向吸水纸。

检测线或质控线捕获到金标抗体后,会呈现出红色的线条。如果是阴性标本,则只有质控线显色,如果是阳性标本,则检测线与质控线同时显色。

有时候,金标记免疫层析试纸会装在一个塑料卡内,制成层析卡。

1.塑料外壳,或称为卡座,提供结构上的压紧。

2.背衬板,一般预刷有粘胶,以方便将其他材料黏接在一起。

3.样本垫及加样口,样品加入的位置。

4.(金标)结合垫　预置胶体金标记的抗原或抗体。

5.硝酸纤维素膜(NC膜)　预置蛋白包被形成的检测线与质控线。

6.吸收垫　放在硝酸膜上端,以帮助层析。

以上均以双抗体夹心法例。如果改变实验设计,可以实现双抗原夹心法、竞争法、间接法与捕获法等反应模式。

三、胶体的制备技术

某一种或几种物质分散到另一种物质中所组成的体系叫作分散体系。按分散相质点的大小不同,可将分散体系分为三类。

1.离子分散体系(溶液)　分散相为小分子或离子状态。溶液具有高度稳定性,无论放置多久,分散相颗粒都不会因重力而下沉,不会从溶液中分离出来。

2.胶体分散体系　分散相颗粒在1~100nm。胶体分散体系外观透明不混浊,在普通显微镜下看不见它的分散相粒子,不易受重力影响沉降,但其中的溶胶粒子有聚结变大的倾向,即具有聚结不稳定性。

3.粗分散体系　分散相粒子较大,用肉眼或显微镜即可看见,不稳定,极易因重力而自动沉降,外观混浊不透明。两种性质:丁铎尔现象和布朗运动。

4.温度影响　温度对溶胶稳定性的影响一般不大。但总的趋势是,当温度升高时,吸附能力减弱,溶剂化程度降低,溶剂化层变薄,胶粒聚结,不稳定性增加。

5.浓度影响　溶胶浓度增大时,粒子间距离缩小,引力增加,容易聚结而发生聚沉,所以,制备比较稳定的溶胶要有一定的合适浓度。

四、胶体金标记蛋白质

为了开发、优化单一标记的胶体金结合物,研究人员通常需要反复进行标记条件选择,一般需要达到 50 次以上。这些调试应该包括所有可以改善胶体金结合物的灵敏度、交叉反应及潜在稳定性的技术参数。典型的测试应包含但不应仅限于抗体工作缓冲液、盐度、表面活性剂、颗粒大小、封闭剂、总蛋白浓度、结合物工作缓冲液及结合物的浓度等。而标志物的最好检测方式是应用于小批量的测试条成品中。

1.胶金结合蛋白的原理　胶体金颗粒与蛋白质有 3 种常见的结合方式,赖氨酸、色氨酸和半胱氨酸这 3 种氨基酸在胶体金连接作用中发挥着重要的作用。

(1)电荷力:正常的金颗粒由一个负离子层包围。在离子结合过程中,所有蛋白质正离子都会紧密地结合在颗粒表面上。使用柠檬酸制作金颗粒时,颗粒会与赖氨酸等氨基酸结合。

(2)疏水作用:酪氨酸(或色氨酸)具有高度疏水性,可通过疏水作用与金颗粒表面结合。这也是结合颗粒长时间接触含有洗涤剂的缓冲液后反应性降低的原因。

(3)金硫键:是由金和硫共用一对电子而形成的牢固连接。金可与蛋白质中半胱氨酸残基结合。因此,应避免使用硫柳汞等含硫缓冲液或防腐剂。

对胶体金与蛋白结合的影响因素最主要的是 pH,在接近蛋白质的等电点或偏碱的条件下,两者容易形成牢固的结合物。如果胶体金的 pH 低于蛋白质的等电点时,则会聚集而失去结合能力。除此以外,胶体金颗粒的大小、离子强度、蛋白质的分子量等都影响胶体金与蛋白质的结合。

2.对蛋白质的要求　待标记蛋白质要用双蒸水或低浓度 NaCl 透析除盐,高速离心去除蛋白质中的沉淀与聚合物。

虽然诊断产品中大多数抗体标记采用 IgG 抗体,标记一般不存在问题。同时 IgM、IgE、IgA 抗体也可以成功标记上胶体金。但鼠源性单抗中,IgG1 亚型成功率高,而 IgG3 亚型被证实有难度。

将抗原标记胶体金则比较复杂,标记的成功与否取决于蛋白的氨基酸组成,疏水性,是否有聚合物等。

3.标记 pH 选择　当溶液 pH 低于蛋白质的等电点时,蛋白质带正电荷,胶体金带负电荷,两者极易静电结合形成大的聚合物。标记之前须将胶体金溶液的 pH 调至待标记蛋白质的等电点略偏碱。因为胶体金溶液的 pH 可能损害 pH 测定计的探头,因此,一般用精密的 pH 试纸测定其 pH 即可。

对于一个慢速反应,反应物如何搅拌不是引起产物形状畸变的理由,但对于制金过程,反应在几秒内就已经发生,反应器中的反应物必须在反应发生前就达到浓度均一。因此,快速搅拌此时就显得格外必要,一定要有特别的搅拌装置来对反应器中的液体物料进行搅拌。

少量生产时,常用特富龙搅拌子搅拌,因为特富龙搅拌子不会与化学试剂发生有害反应。但要注意搅拌子和反应容器接触点处会因摩擦造成金属暴露。量大时一般使用搅拌器,通常也应是特富龙材质。

在使用磁力搅拌时有涡旋现象产生。有人认为这是一种错误的搅拌方式,因为此时液体在很狭窄的区域转动,而不是在整个反应器内回流。反应器直径越大,涡旋有害效应越明显。在小容量反应器中,譬如500 mL,即使有涡旋现象,生产的胶体金质量也不会太差。但在其他情况下,譬如当生产规模达到4L,涡旋的影响就很大了,所得金质量会很差,颗粒变大,并且偏心率很大。

固定在马达上的机械搅拌器能带来更好的搅拌效果。搅拌器上要装备紊流片以免搅拌时形成涡流。

反应器中要实现均匀一致的混合,取决于几个重要因素:反应器直径,搅拌子直径,紊流片厚度,旋转及搅拌速度。用有色染料作为示踪物,可以建立染料浓度与时间的关系方程,然后将各种搅拌速度和各种搅拌子组合进行试验,选择染料达到均一分散所需时间最短的组合条件为最佳条件,用于组合选择。

在反应物混合均一后,搅拌速度应当降低,否则高速的搅拌会使金颗粒碰撞形成大颗粒。因此,推荐在反应起始快速搅拌混匀反应物,随后慢速搅拌,不要形成湍流。

4.反应温度 经典的还原法是将柠檬酸三钠加入到沸腾的氯金酸溶液中,然后保持沸腾15分钟。加热通常使用电力加热板。

已经发现电热的方式对胶体金有不良影响,因为这种方式下反应器底部会产生细小气泡,这些气泡立即脱离加热面,加热面上随即出现短暂的干点,处于这些干点处的金颗粒将失水,从而丧失保持其稳定性所需的一些特性。

油浴恒温器对保持温度的均一性效果更好,因为反应器是置于一个恒温器内。

反应结束后如果有颗粒漂浮在液体物料表面,就表明所得胶体金的质量可能不好。

5.胶体金的稳定性 溶胶的稳定性介于小分子离子溶液和粗分散系之间,胶体颗粒变大以致超出胶体范围而从介质中沉淀出来的现象叫聚沉。影响溶胶稳定性的主要原因有3点。

(1)胶粒间的相互吸引力。当胶粒相距很近时,这种吸引力可能导致胶粒合并变大。

(2)胶粒及其溶剂化层(溶剂是水就是水化层)的带电情况。一种溶胶的各个胶粒都带有相同的电荷。同性电荷相斥,双电层越厚,胶粒带电量越大,排斥力越大,越能阻止胶粒合并聚结,溶胶越稳定。

(3)胶体界面的溶剂膜,当两固体间夹有一厚层液体时,这层液体膜有一个反抗两固体接近的排斥力。两个胶粒要进一步接近,只有克服它们之间的溶剂化膜的斥力才有可能,因此,溶剂膜的斥力是使溶胶稳定的原因之一。

6.电解质的聚沉效应 电解质可以使溶胶聚沉。各种电解质的聚沉能力可用聚沉值来表示,聚沉值越小,聚沉能力越大,聚沉值从实验中得出如下的离子价规则。

(1)电解质负离子对带正电的溶胶起主要聚沉作用,正离子对带负电的溶胶起主要聚沉作用。

(2)同价离子聚沉能力几乎相等,不同价离子的聚沉能力随离子价的增加而显著增加。

电解质使溶胶聚沉是由于电解质与胶粒带相反电荷的离子的作用,中和了胶粒所带的一部分电荷,使胶粒电荷量减少,扩散层缩小,溶剂化层变薄,两个胶粒间便可以更加接近。

可以用以下方法测定蛋白与胶体金结合的最佳 pH：①取若干 1.5 mL 的试管，分别加入 1 mL 胶体金；②用 K_2CO_3 将 pH 分别调为 3、4、5、6、7、8、9、10；③取 96 孔培养板，按 pH 从高到低分别将蛋白加入孔中，混匀；④每孔分别加入 20 μL 浓度为 10% 的氯化钠溶液，混合，室温下放置 10 分钟；⑤观察胶体金颜色变化，记录保持红色的最低 pH。

7.标记蛋白最适稳定量的选择　以目测法确定胶体金与待标记蛋白质用量比例，将标记的蛋白质逐级稀释后（由 5~45 g，另设对照管），各取等体积顺序加入一系列装有 1 mL 胶体金的试管中，5 分钟后，在上述各管内分别加入 0.1 mL 10%氯化钠，依表 10-2 顺序进行。

表 10-2　蛋白最适稳定量选择实验

管数	1	2	3	4	5	6	7	8	9	10
胶体金/mL	1	1	1	1	1	1	1	1	1	1
蛋白质/μg	5	10	15	20	25	30	35	40	45	50
10%NaCl/mL	0.1	0.1	0.1	0.1	0.1	0.1	0.1	0.1	0.1	0.1

以没有加入蛋白质的管为对照管，当分别加入 0.1 mL 10%氯化钠后，混匀静置 2 小时以上观察结果。未加蛋白及加入蛋白量不足以稳定胶体金的试管，即呈现由红变蓝的聚沉现象，而加入蛋白量达到或超过最低稳定量的试管则胶体金的红颜色不变。其中含蛋白量最低的试管即含稳定 1 mL 胶体金的必需蛋白量。在此基础上再加上 20%即为稳定所需蛋白质的实际用量。

8.蛋白质的胶体金标记　当蛋白质的最适稳定量及标记的最佳 pH 被确定以后便可进行标记。在磁力搅拌下，将蛋白质溶液缓慢加入胶体金溶液中，加入蛋白质时应逐滴加入，1 mg 的蛋白质大约 5 分钟加完。然后继续加入 5%的牛血清白蛋白（BSA）使其终浓度为 1%，或加入 3%聚乙二醇（PEGMW20000）使其终浓度为 0.05%，以封闭胶体金未结合蛋白的位点。

9.胶体金标记蛋白质的纯化　纯化的目的是除去其中未标记的蛋白质，未充分标记的胶体金及在标记过程中可能形成的各种聚合物。超速离心法是简单及常用的纯化方式，举例如下。

（1）将胶体金溶液选用 5000 r/min 4℃离心 15 分钟，吸出上清，弃去沉淀，以去除大的聚合物。

（2）12000 r/min 4℃离心 0.5 小时左右，弃上清，将沉淀以原体积的 0.02 mol/L TBS pH 8.2（内含 1% BSA，0.05%叠氮钠）溶解，重复离心 2~3 次，沉淀溶于原体积的 1/10 TBS 中。4℃保存备用。这一步主要是去除未标记的蛋白质及过小的颗粒。

（3）为了得到颗粒均匀一致的胶体金试剂，上述粗提制剂还可用 10%~30%蔗糖或甘油溶液作密度梯度离心，分带收集不同大小颗粒的胶体金标记蛋白制剂。

不同粒径的胶体金蛋白标志物离心所用转速是不一样的，一般粒径越小，转速越大。离心纯化时所用转速可以参考表 10-3。

表 10-3 胶体金蛋白标志物离心时所用转速

胶体金颗粒直径/nm	蛋白质	时间/min	转速/(r·min⁻¹)
3.0	CARIgG	60	30000
5.0	CARIgG	50	25000
10.0	RAMIgG	50	19000
15.0	SPA	40	17000
20.0	SPA	40	13000
25.0	SPA	35	12000
40.0	IgG	30	10000

注:GAR IgG=羊抗兔 IgG,RAM IgG=兔抗鼠 IgG,SPA=葡萄球菌 A 蛋白

10.凝胶过滤法 凝胶过滤是纯化胶体金蛋白质结合物的最好方法。过滤的胶体金颗粒比较均匀,不容易凝集,而离心方法转速高,时间长,胶体金颗粒沉淀容易凝集,用凝胶过滤克服了这一弱点。凝胶过滤时胶体金溶液用牛血清白蛋白作稳定剂。具体操作过程举例如下。

(1)将浓缩好的胶体金以 1500 r/min 离心去掉大的聚合物。吸出上清待过柱。

(2)柱高 34 cm,直径 1 cm 加样体积为柱床体积的 1/10。

(3)丙烯葡聚糖 S-400(Sephacryls-400,Pharmacia,Sweden)装柱后用 0.02 mol/L pH 8.2 TBS 平衡层析柱(pH 7.4 者用于标记的 SPA),平衡好后,吸取上清胶体金液体加入层析柱内,加样时请注意不要破坏 S-400 的界面。

(4)用 0.02 mol/L pH 8.2 TBS 洗脱,先行滤出的液体有少量微黄不透亮的液体,紧接着是浓度高、红色而透亮的胶体金,注意颜色的变化,如红色变淡、变黄立刻停止收集。Sephacryls-400 也可以用 Sepharose-4B 或 6B 代替。

五、硝酸膜(NC 膜)包被蛋白质

在免疫层析检测中,蛋白质固着于 NC 膜作为待测样本的捕获试剂。由于检测结果完全取决于捕获试剂在膜上达到良好的吸附效果,因此,蛋白质在膜上均一、良好的吸附对检测结果非常重要。

硝酸纤维素膜材料被大多数层析诊断产品系统选用。虽然也有人尝试使用市场上的其他材料如尼龙膜和 PVDF 膜,但仅获得有限的成功。这里有因素、有成本、使用局限性、新的化学和工艺知识要求,也有使用硝酸膜已知经验的惯性等原因。

NC 膜作为层析用膜的优点包括成本低,毛细流动稳定,高蛋白结合能力,处理相对容易,同时又拥有不同的吸水速率和表面活性组分的产品。它的缺陷包括:批内、批间重复性差,保质期问题,易燃性和易损性,同时性质受湿度等影响较大。

1.蛋白与膜的结合原理 蛋白与膜的结合原理,已知的结合力包括疏水作用力/H 键/静电作用力等,确切的结合原理并不明确,主要有两种假说。

(1)两者靠静电作用力结合,然后靠 H 键和疏水作用来维持长时间结合。

(2)两者靠疏水作用结合,然后靠静电作用来维持长时间结合。

两条假说,都表明其结合过程分为两步,首先结合和后面长时间结合。由于结合原理的不明确性,导致这方面的工作非常依赖实践经验。

2.硝酸膜的特性 在快速诊断检测中,NC 膜有 3 个方面的特性是与蛋白质的结合相关的:①NC 膜的孔径;②膜的后处理;③膜的类型。

目前没有一种 NC 膜作为最佳 NC 膜适合于任何快速检测反应。不同类型的 NC 膜与蛋白质的结合能力差别较大,这就意味着任何一个新产品的开发可能必须重新筛选膜。

硝酸膜的孔径是重要的性能参数,决定了可供蛋白质结合的表面积及样本通过试纸移动的毛细流速。这一参考通常有孔径与流速两种表示方式。比如用孔径表示时是 8 μm,用流速表示时是 135s。因为膜的孔径是非均一的,膜孔径的说法实际上是沿用了一直以来的一个形象称呼。而且不同膜生产商采用不同的测量方法,两个相同标称孔径的 NC 膜其实际孔径可能差异显著。所以对于层析用膜来说,更常用后者。以秒为单位的流速定义为,每 4 cm 膜,水的层析时间是多少秒。换算情况大致为:8 μm = 135s,6 μm = 180s。

随着膜孔径减小,膜的实际可用表面积递增,膜结合蛋白的量也递增。估量表面积的参数为表面积比率(实际可用表面积与所用膜平面积的比率)。另外,膜孔径越小,层析速度也越小,那么,金标复合物通过 T 线的时间也就越长,反应也就越充分。因此,膜孔径越小灵敏度越高。

但膜孔径减小同时也减慢了跑板速度,增加了非特异性结合的机会。所以,要按照试验结果挑选适合实际项目的膜,找到合适的平衡点。

在配合读条机的情况下,要求喷线均一,跑板速度达到要求,线条位置一定。这些因素对层叠工艺、切条工艺和装盒工艺有较高要求。自动化操作是缩小工艺差异的关键。

六、反应模式设计

1.夹心法 夹心法包括双抗体夹心法与双抗原夹心法。其中以双抗体夹心法更为多见,因为抗体的标记技术已经比较成熟,所以,双抗体夹心法模式的研发难度要相对低一些。

夹心法的特征是阳性标本呈现质控与检测的双线,阴性标本显示质控单线。一般是以检测线的有无来作为阴阳性标本的区分(图 10-9)。

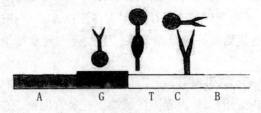

图 10-9 双抗体夹心法反应

如图 10-9 所示,A 为样品垫,G 为金标结合物垫,T 为检测线,C 为质控线,B 为吸收垫。测试时 A 端滴加待测标本(含 Ag),通过层析作用,待测标本向 B 端移动,流经 G 处时将金标抗体复溶,若待测标本中含待测抗原,即形成金标抗体-抗原复合物(Ag-Ab-Gold),移至 T 区时,形成金标抗体-抗原-抗体复合物(Ab-Ag-Ab-Gold),金标抗体被固定下来,在 T 区显示红色线条,呈阳性反应,多余的金标记抗体移至 C 区被第二抗体捕获,呈现红色质控线条。

目前使用双抗体夹心法的项目有乙肝表面抗原,e 抗原,肿瘤标志物甲胎蛋白(AFP)、癌胚抗原(CEA)、早孕(hCG)及排卵(LH)等。

图10-10是结核抗体的双抗原夹心法。除了抗原与抗体的位置对调外,在质控线上包被的是羊抗兔IgG,金标结合物垫上除了金标抗原外,还有金标的兔IgG。在检测时,金标兔IgG与羊抗兔IgG结合形成质控线。因此,质控线的出现与结核抗原抗体反应是没有关系的。

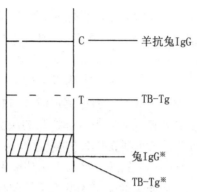

图中标注:
C —— 羊抗兔IgG
T —— TB-Tg
兔IgG※
TB-Tg※

图10-10 结核抗体的双抗原夹心法

2.竞争法 低分子量化合物(药品、毒品及环境中化学污染物)检测用胶体金试剂的研制不能采用夹心法,因为用这些分子量不到1000的化合物免疫动物后大多只能得到单一位点的抗体,即便是能得到数株,之间也会存在较大的交叉反应而不能同时使用。采用免疫学的方法检测这些化合物只能使用竞争实验方法。

竞争法模式下,胶体金颗粒标记的是抗体,NC膜上的检测线喷涂的抗原或抗原与载体蛋白质偶联物,质控线喷涂的为二抗。

竞争法的模式如图10-11所示,G处为金标抗体,T处包被抗原,C处包被第二抗体,测试时待测标本加于A端,若待测标本中含有待测抗原,流经G处时结合金标抗体并将之饱和。当混合物移至T处时,因无游离的金标抗体与膜上标准抗原结合,T处无棕红色线条出现。金标抗体复合物流经C处,与该处的第二抗体结合出现质控线。若标本中不含待测抗原,金标抗体则与T处膜上的标准抗原结合,在T处出现红色的线条。

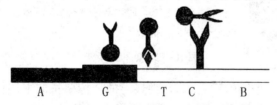

A G T C B

图10-11 竞争法检测小分子抗原

竞争法的特征与夹心法相反,阳性标本呈现出质控单线,阴性标本则呈现出检测与质控双线。Cutoff值的设置,可以是以检测线是否显色来区分,也可以以检测线的显色浅于质控线来区分。后者能提高灵敏度,但目测判断会困难一些。

竞争实验用NC膜多采用层析速度稍慢型的。

目前已开发出检测尿样中毒品的多种胶体金检测试剂,如吗啡、海洛因等。

3.间接法与捕获法 许多微生物感染的检测试剂,按照间接法原理设计。此类微生物感染检测试剂检测线喷涂的为相应的微生物抗原或重组抗原,胶体金标记的是抗 μ 链或抗 r 链,可检测人血清中存在的 IgG 或 IgM 类抗体。

如果在硝酸膜上包被抗 μ 链,用胶体金标记抗原,则组成捕获法。

在设计捕获法时,使用双层金标垫。即单加一层鼠抗人 IgG 胶体金标志物,它可以与质控线的羊抗鼠 IgG 结合,从而使质控线呈色。

4.反流免疫层析法　　在间接法测抗体时,为了消除待测血清标本中大量的非特异性 IgG 与特异性 IgG 竞争结合金标记抗人 IgG,降低了试验灵敏度,有厂商开发出反流免疫层析法。

反流免疫层析测试卡分成可左右折叠的两部分,右面中央纵向贴有 NC 膜条为膜上包被有抗原线 T,E 处为与蛋白结合的有色染料,F 处为吸水材料;左面中央开有观察窗口 B,C 处固定有金标记羊抗人抗体,A、D 处为吸水材料。测定时先将缓冲液加在 D 处层析至 C 处使金标物复溶,然后将标本加在 E 处使其与染料一起在膜的层析作用下向 F 端移动,若标本中有待测抗体存在,则与膜上抗原结合形成抗原抗体复合物,待有色染料延伸至膜上标记线 G 处时,在 F 处加缓冲液,合上测试卡,A 的强大吸水作用使膜上液体反向流动,标本中非特异性 IgG 及无关物被洗回 E 处,随后而来的金标羊抗人抗体与抗原抗体复合物结合,出现棕红色线条。无棕红色线条出现则表明血清中无特异性抗体。该法有效地排除了非特异性抗体对测试的干扰。

5.饱和层析法检测小分子　　在用竞争法检测小分子时,有检测线为阴性,无检测线为阳性。这种判定方式与夹心法相反,也不符合非专业人士的习惯。为了方便非专业客户使用层析试剂,研究人员开发出饱和层析法。这种方法目前尚无公认的命名(图 10-12)。

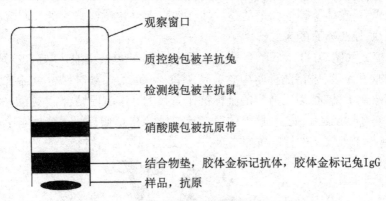

观察窗口

质控线包被羊抗兔

检测线包被羊抗鼠

硝酸膜包被抗原带

结合物垫,胶体金标记抗体,胶体金标记兔IgG

样品,抗原

图 10-12　饱和层析法

如图 10-12 所示,对于阴性样品,结合物垫上的金标单抗向上层析,先遇到硝酸膜上预包被的抗原带,这些金标单抗将全部被抗原带捕获,从而没有单抗能被检测线上的羊抗鼠捕获,因而检测线是空白的。对于阳性样品,样品中的抗原能结合一部分金标单抗,这些单抗将不会被硝酸膜上的包被抗原带捕获,因而能继续向上移动,直到检测线被羊抗鼠捕获,因而检测线是红色的。因为硝酸膜包被抗原带在观察窗口外,因而窗口中可见的是阴性一条线(质控线)、阳性两条线(检测线与质控线)。

七、金标记应用相关技术

1.液相免疫测定　　将胶体金与抗体结合,建立微量凝集试验检测相应的抗原,如间接血凝一样,用肉眼可直接观察到凝集颗粒。利用免疫学反应时金颗粒凝聚导致颜色减退的原理,建立均相溶胶颗粒免疫测定法,可以直接应用分光光度计进行定量分析。

(1)金标记流式细胞术:胶体金可以明显改变红色激光的散射角,利用胶体金标记的羊抗鼠 Ig 抗体应用于流式细胞术,分析不同类型细胞的表面抗原,结果胶体金标记的细胞在波长 632 nm 时,90°散射角可放大 10 倍以上,同时不影响细胞活性。而且与荧光素共同标记,彼此互不干扰。

(2)斑点免疫金染色法:是将斑点 ELISA 与免疫胶体金结合起来的一种方法。将蛋白质抗原直接点样在硝酸纤维膜上,与特异性抗体反应后,再滴加胶体金标记的第二抗体,结果在抗原抗体反应处发生金颗粒聚集,形成肉眼可见的红色斑点,此称为斑点免疫金染色法。此反应可通过银显影液增强,即斑点金银染色法。

(3)斑点金免疫渗滤测定法:斑点金免疫渗滤测定法原理完全同斑点免疫金染色法,只是在硝酸纤维膜下垫有吸水性强的垫料,即为渗滤装置。在加抗原(抗体)后,迅速加抗体(抗原),再加金标记第二抗体,由于有渗滤装置,反应很快,在数分钟内即可显出颜色反应。

(4)用其他标志物代替胶体金进行免疫层析:免疫层析并不一定使用胶体金。目前可见的还包括胶体硒标记、彩色乳胶标记和磁颗粒标记。

(5)金标记免疫层析的定量测定:胶体金免疫层析试纸要实现定量检测可以分为 3 种类型。第一种是通过试纸条的颜色与比色卡比较,结果可以分为阴性、弱阳性、阳性与强阳性。也有与质控线颜色深浅比较的。第二种方式是将检测线设计成只能结合已知一定量的分析物,任何过量的分析物将会和下一条检测线结合,产生一种条带梯度。或者应用不同亲和力抗体形成多条检测线。最终是检测线的数量判定阳性的强度。第三种类型是应用反射的光密度计测量显色带的颜色强度,将颜色强度转化为数字指标。其中的代表是 Roche 公司生产的用于急性心肌梗死诊断的肌钙蛋白和肌红蛋白的 GICA 试剂及匹配的简便测读器 Cardiac Reader,其精密度和准确性均符合定量测定要求。

2.银增强显色技术 要用肉眼在清晰背景的白色膜条上发现金产生的信号,其敏感度则要受到使用者能力的局限。使用银来增强金标记强度是一种有价值和前途的技术,它可获得增加 100 倍的检测灵敏度。这种间接的增强技术有望在 pg/mL 的范围内对待分析物进行检测。

八、胶体金免疫标记技术检测与临床

1.现代胶体金免疫标记多项定量分析 项目包括 CKMB、CTn-1、Myo、NT-pro BNP、D-二聚体、CRP 等。

本技术用电脑程序仪与配套程序的金标记抗原-抗体反应显色法模板,可自动快速检测血清中的抗原抗体特异复合物。应用电子磁卡、扫描条码等自动化程控技术,进行自动定量分析,快、准、稳,可观察反应色线。

2.多项检测 完成更新后点击"关闭"退出"检测项清单"界面,即可运行 RELIA Ⅱ检测系统进行相关项目的检测。

3.传统金标法应用 经典(传统)金标法在 CEA、PSA、hCG、AFP 等应用广泛,其技术操作相同。以下例举 CEA、PSA 金标法。

(1)癌胚抗原(CEA)金标快速检测:本品以胶体金作为指示标记,交联抗-CEA 单克隆抗体,与血清中 CEA 结合,形成双抗体夹心一步法,是当前国际上最简便、最理想的诊断方法。

1)标本收集:取静脉血 1~2 mL 于干净容器中分离血清标本,如不及时测定可置 4℃ 冰箱储藏,超过 3 天应加入 0.1% 硫柳汞防腐,不可使用冻干血清。

2)使用方法:将测试条有箭头或颜色标志线一端插入装有血清标本的容器中,插入深度不可超过标志线,约 10s 后取出平放,20 分钟内观察结果。

3)结果判定:①阴性:测试条上端仅有一条红色对照线,而下端无检测线出现,表明 CEA 含量低于 4 ng/mL,为正常;②阳性:测试条上、下两端先后出现红色线,表明 CEA 含量已高于 4 ng/mL。为阳性,提示患者应尽快做进一步检查;③无效:测试条上、下两端均无红色线出现,表明试验失败或失效。

4)说明:本测试条在 30 分钟后显示的结果无临床意义。

5)储存条件与有效期:室温 4~20℃ 冰箱贮存,有效期一年半。

6)注意:①试纸条从冰箱取出后,先充分复温再打开包装使用;②铝箔复合包装袋内有干燥剂,不得内服。

(2)前列腺抗原(PSA)金标快速检测:本品以胶体金作为标志物,交联抗-PSA 单克隆抗体,与血清中 PSA 结合,形成双抗体夹心一步法,是当前国际上最简便、理想的诊断方法。

1)标本收集:采取静脉血 1~2 mL 于干净容器中分离血清标本,如不及时测定可置 4℃ 冰箱储藏,超过 3 天应加入 0.1% 硫柳汞防腐,不可使用冻干血清。

2)使用方法:将测试条有箭头或颜色标志线一端插入装有血清标本的容器中,插入深度不可超过标志线,约 10s 后取出平放,20 分钟内观察结果。

3)结果判定:①阴性:测试条上端仅有一条红色对照线,而下端无检测线出现,表明 PSA 含量低于 4 ng/mL,为正常;②阳性:测试条上、下两端先后出现红色线,表明 PSA 含量已高于 4 ng/mL。为阳性,提示患者应尽快作进一步检查;③无效:测试条上、下两端均无红色线出现,表明试验失败或测试条失效。

4)说明:本测试条在 30 分钟后显示的结果无临床意义。

5)储存条件与有效期:4~20℃ 贮存,有效期两年。

6)注意:①试纸条从冰箱取出后,先充分恢复室温再打开包装使用;②铝箔复合包装袋内有干燥剂,不得内服。

第十一章　自身免疫性疾病的免疫学检测

自身免疫性疾病(autoimmune disease,AID)是由某些原因造成免疫系统对自身成分的免疫耐受破坏,自身抗体和(或)致敏淋巴细胞损伤相应的组织器官引起的疾病,表现为组织器官的功能障碍。与感染性疾病符合微生物的郭霍原则相似,自身免疫性疾病亦需满足很多标。

第一节　系统性自身免疫性疾病

一、系统性红斑狼疮

系统性红斑狼疮(systemic lupus erythematosus,SLE)是以多系统、多脏器受累为临床特点,产生抗核抗体(anti nuclear antibody,ANA)等多种自身抗体为其免疫学特点的一种慢性、炎症性结缔组织疾病。SLE 发病高峰在 15~40 岁,以育龄期妇女多见,男女之比为 1:(5~10),各地患病率不完全清楚,美国为(14.6~50.8)/10 万,我国约为 70/10 万人。

1.病因与发病机制　病因与发病机制尚不完全清楚,可能为内外因素作用于遗传易感个体,导致机体免疫系统紊乱而发病。

2.临床表现

(1)一般表现:全身乏力不适、发热、体重下降、厌食、精神萎靡。

(2)皮肤:特征性皮损为颊部红斑、盘状红斑、鳞屑性斑丘疹。

(3)骨、关节与肌肉:关节痛/关节炎是 SLE 最常见的表现,几乎所有关节均可累及,多表现为游走性关节痛。

(4)肾脏:肾脏受累是 SLE 常见的临床表现,影响 SLE 的远期预后。通常经尿常规检查发现肾脏受累。

(5)肺脏:胸膜炎/胸腔积液是 SLE 肺部最常见的临床表现,常为少量至中量,极少出现大量胸腔积液。

(6)心血管系统:心脏受累包括心包炎、心肌炎、心内膜炎、冠状动脉病变。心包炎为心脏受累的常见表现,可为 SLE 的首诊症状。

(7)神经精神系统:SLE 神经精神系统受累临床谱广泛,几乎囊括了所有神经系统、精神系统表现。

(8)血液系统及单核吞噬细胞系统:血液系统可表现为贫血、白细胞减少、血小板减少。

3.实验室检查

(1)一般实验室检查:血常规检查可有贫血、白细胞减少、血小板减少;尿液分析可示蛋白尿、血尿和细胞、颗粒管型;病情活动期血沉可增快,CRP 在 SLE 一般正常。

(2)蛋白质电泳和补体:50%的患者有低白蛋白血症,30%球蛋白升高,尤其是 γ-球蛋白。疾病活动期补体水平常降低,与补体消耗和肝脏合成能力下降有关,单补体成分 C3、C4 和总补体溶血活性在疾病活动期均可降低,检测补体裂解产物更能反映补体消耗情况。

（3）自身抗体

1）ANA：临床上所说 ANA 检测实际上是指用间接免疫荧光法（IIF）进行总抗核抗体检测，常见荧光图形有 5 种。①均质型：抗 DNA 组蛋白复合物抗体的表现形式；②膜型：提示抗双链 DNA（ds-DNA）抗体阳性；③颗粒型：代表针对可提取性核抗原的抗体，可提取性核抗原（extractable nuclear antigen，ENA）为非组蛋白或小分子 RNA 蛋白多肽复合物；④核仁型；⑤着丝点型。

2）抗 DNA 抗体：包括抗单链 DNA 抗体和抗 ds-DNA 抗体。抗 ds-DNA 抗体检测方法包括 IIF、放射免疫分析法（RIA）、酶联免疫吸附法（ELISA）、胶体金法。以马疫锥虫或短膜虫为底物的 HF 法是目前国内外临床常规检测抗 ds-DNA 抗体最常用的方法，具有特异度强、简易方便等优点；RIA 法重复性好、可定量、灵敏度较高，但特异度差。

3）抗 ENA 抗体：ENA 是指可用 0.9%氯化钠溶液或 PBS 提取的核抗原，抗 ENA 抗体包括抗 Sm 抗体、抗 UIRNP 抗体、抗 SSA 抗体、抗 SSB 抗体等，检测方法有对流免疫电泳法、免疫双扩散法、免疫印迹法和免疫沉淀法等。

4）抗磷脂抗体：是一组与含有磷脂结构的抗原物质发生反应的抗体，如抗心磷脂抗体。抗磷脂抗体目前检测方法包括：①ELISA 法检测抗心磷脂抗体；②凝血试验检测狼疮抗凝物质；③梅毒血清学凝集试验。

二、干燥综合征

干燥综合征（Sjogren's syndrome，SS）是一种淋巴细胞浸润外分泌腺体造成的慢性外分泌腺炎，多累及泪腺，出现眼干，累及唾液腺而出现口干。伴有类风湿关节炎（RA）、系统性红斑狼疮（SLE）、系统性硬化（SSc）等疾病的称为继发性干燥综合征；没有潜在疾病的称为原发性干燥综合征。

依使用的诊断标准不同，原发性干燥综合征国外的患病率为 0.5%～1%，女性与男性的比例是 9：1。中国的患病率大约是 0.3%。SS 有两个发病高峰，一个是 20～30 岁，一个是 50 岁中期绝经期后。大约 20%的 RA 患者合并继发性 SS。

1.病因与发病机制 SS 的发病机制与遗传因素、环境因素、神经免疫内分泌网络均有关系。

2.临床表现

（1）口腔症状：由于颊黏膜干燥，使食物下咽困难。此类患者往往猖獗性龋。

（2）腺体外系统性表现：腺体外表现可以分为非内脏表现（皮肤、关节、肌肉）和内脏表现（肺、心、肾、胃肠道、内分泌、中枢和周围神经系统）。皮肤表现包括与冷球蛋白血症或者高球蛋白血症相关的紫癜。关节炎呈对称性分布，类似于 RA 和 SLE。肌痛及肌无力也常出现。间质性肺炎和气管支气管干燥是 SS 肺累及的最常见的表现。SS 患者可以出现心包炎和肺动脉高压。肾脏损害常见间质性肾炎，常通过激发试验检出。间质性膀胱炎在 SS 患者中常见，可以很严重。胃肠道表现包括由于口干和食管功能障碍造成的消化不良。SS 患者常出现甲状腺功能减退。SS 患者出现淋巴瘤的概率是普通人群的 40 倍。神经系统表现见于 20%的 SS 患者，包括中枢神经系统受累、脑神经损伤、脊髓病变和外周神经病变。

3.实验室检查

（1）一般实验室检查：SS 患者血清中可以有 ANA 和类风湿因子（RF），还可以有多克隆性免疫球蛋白增高。RF 是针对免疫球蛋白 IgG Fc 段的抗体,现在的检测方法包括乳胶凝集法和酶联免疫吸附法。使用间接免疫荧光方法检测,采用鼠肝或者 Hep-2 细胞作为底物,约 90% 的 SS 患者可以出现 ANA,但是其核型既可以有均质型,也可以有斑点型,没有哪一种核型在 SS 有特异性。在 SS 中的 ANA 的靶抗原尚未阐明,但是其中斑点型 ANA 最常见的靶抗原是 SSA 和 SSB。现在检测 SSA 和 SSB 抗体的方法主要有欧盟点印迹法和免疫印迹法,还有对流免疫扩散法。对流免疫扩散法阳性率低,而且无法区分 60kD 和 52kD 的抗 SSA 抗体,但是它是最特异的抗 SSA 和抗 SSB 抗体的检测方法。免疫印迹法检测抗 SSA,可以有 60kD 和 52kD;有文献认为,52kD 主要见于 SS,而 60kD 主要见于 SLE;免疫印迹法检测抗 SSB 抗体,可以有 45kD、47kD 和 48kD。欧盟公司的自身抗体诊断试剂是得到广泛国际认可的试剂,其点印迹方法检测抗 SSA 和 SSB 抗体,同样存在无法区分抗体亚组分的缺陷,临床使用中应注意结合临床判断抗体的价值和意义。

此外,SS 患者还可以有一些 SS 靶组织抗原的抗体。抗 α-胞衬蛋白抗体是 2000 年左右发现的 SS 相对特异性抗体,当时认为是 SS 特异性抗体。随后的研究发现,原发性 SS 和继发性 SS、类风湿关节炎、SLE 等疾病都可以出现抗 α-胞衬蛋白抗体,其阳性率依次为 73%、40%、29.5%、19.5%,所以其并非 SS 特异性抗体。其后有学者提出抗 β-胞衬蛋白抗体可能是 SS 特异性抗体,但是国内外对其研究尚少,尚难定论其在 SS 诊断中的价值。近年来,有一些文献发现,抗毒蕈碱 M$_3$ 受体是 SS 的特异性抗体,有文献使用转染了人 M$_3$ 受体蛋白的细胞系作为底物,采用间接免疫荧光法检测抗 M$_3$ 抗体,发现抗 M$_3$ 受体抗体是 Ss 特异性抗体,特异性达到 95% 以上。但是抗 M$_3$ 抗体检测中重要问题是其重复性较差。最近还有文献提出 M$_3$ 抗体的线性表位抗体是 SS 的特异性抗体,特异性达到 95%;笔者实验室的初步试验表明,抗 M$_3$ 抗体特异性没有文献报道的那么高,约为 85%。不同实验室结果差异的原因可能与患者的种族、诊断标准、试剂来源等有关。还有一些器官特异性抗体,如抗泪液中蛋白 lipocalin 的抗体,文献报道是 SS 的特异性抗体,但是仅仅是小样本研究,尚待进一步证实。国内报道抗腮腺导管抗体在 SS 诊断中有一定价值,值得进一步研究。但是一般说来,器官特异性抗原的抗体在系统性自身免疫性疾病中往往不是特异性抗体,可能与局部器官损害有关。还有学者报道,并发肾小管酸中毒的 SS 患者常出现抗碳酸脱氢酶抗体。

(2)生化检查:SS 约 30% 可以出现间质性肾炎、远端肾小管酸中毒(Ⅰ型),轻症患者不出现血 pH 降低,而尿酸化功能障碍,尿 pH 升高,多大于 6;血 pH 增高仅见于重症患者,呈酸中毒;还可以出现尿液浓缩功能障碍,尿比重降低。SS 患者由于远端肾小管泌氢障碍,远端小管腔内外 H$^+$ 梯度缺陷,H$^+$ 泵缺陷、远端小管的 Na$^+$-H$^+$ 交换障碍,使 H$^+$-K$^+$ 交换增加,尿钾排出增多,出现低钾血症;由于 Na$^+$-H$^+$ 交换障碍,Ca^{2+} 被动用作为基盐造成尿钙丢失过多,血钙浓度降低,刺激甲状旁腺分泌,而 PTH 又可以抑制肾小管对磷的重吸收,出现低钙低磷血症,容易产生骨矿化障碍,导致软骨病发生;由于尿钙排出增加及尿中枸橼酸浓度下降,可以导致钙盐在肾脏的沉积而出现结石或者肾的钙化。

对于轻症肾小管酸中毒,可以经由氯化铵负荷试验而检出。可以采用三日法:口服氯化铵 0.1 g/(kg·d),连用 3 天。第 4 日测定患者 CO$_2$CP 及尿液、血液 pH。阳性标准为血 pH 及 CO$_2$CP 下降,而尿 pH>5.5。也可以采用一次法,一次服用氯化铵 0.1 g/kg,服药后 3~8 小时内每小时测定尿标本 pH,>5.5 为阳性反应。应该注意,氯化铵负荷试验不能用于有明显酸中毒的患者,对患有肝病,特别是肝功能不良者,易诱发肝性脑病,应该改用氯化钙负荷试验。

三、类风湿关节炎

类风湿关节炎(rheumatoid arthritis,RA)是一种经典的自身免疫介导的慢性炎症性关节病变,它可以造成对称性、破坏性小关节为主的关节炎症,最终造成关节变形和残疾。其关节炎病理的显著特点是滑膜关节炎;而其关节外病理特点是血管炎。类风湿关节炎的危险因素包括女性、高龄和阳性家族史。

类风湿关节炎在欧洲和北美洲白种人中的患病率是 0.5%~1%;而中国患病率在 0.33% 左右,日本大约为 0.2%;非洲的患病率则更低;美国印第安纳人群中的患病率为 5.3%~6.8%。多数学者认为,类风湿关节炎是在一定的遗传背景基础上,在某些未知感染等环境因素作用下致病。

1.病因与发病机制 类风湿关节炎发病和 HLA-DRB1 特定的亚型有关,如 HLA-DRB10401、0405、0404 等。对其发病机制的一般看法是,致病抗原被抗原提呈细胞表面的 HLA-DR 分子呈递,结合 T 细胞受体,形成 HLA-抗原-T 细胞受体三分子复合物而激活 T 细胞,从而活化下游的细胞因子,导致类风湿关节炎发病。近年的研究表明,B 细胞在类风湿关节炎发病中也有重要作用,它不仅产生致病性自身抗体,也有呈递抗原、促进 T 细胞活化的作用,清除 B 细胞对类风湿关节炎有治疗作用也支持这一观点。

2.临床表现

(1)关节系统:RA 患者可以有多发性、对称性关节肿胀、疼痛,患者典型的关节表现包括近端指间关节的纺锤样软组织肿胀;掌指关节半脱位;手指尺侧偏斜;PIP 过伸、远端指间关节 DIP 过屈的天鹅颈畸形;PIP 过屈、DIP 过伸的纽扣花样畸形。

(2)其他系统:RA 患者可以出现皮肤、眼、肺、肾、神经系统等多系统受累。

3.实验室检查 RA 的实验室检查包括疾病活动性指标及疾病特异性抗体检测。

(1)RA 的疾病活动性指标:包括 ESR(血沉)、CRP(C-反应蛋白)、血清淀粉样蛋白 A(SAA)、IL-6 等。

(2)RA 相关的自身抗体

1)类风湿因子(RF):RA 的诊断标准需要类风湿因子(RF)。RF 是抗正常人免疫球蛋白 IgG Fc 段的抗体,它分为 IgM 型、IgG 型和 IgA 型。RF 是抗人 IgG 分子 Fc 片段上抗原决定簇的特异性抗体。为抗 IgG 的自身抗体,与变性 IgG、热聚合 IgG 和 IC 都有较强的亲和力,主要为 19S 的 IgM,也可见 7S 的 IgG 及 IgA。可分为 IgM-RF、IgG-RF 和 IgA-RF 等。一般说的 RF 是指 IgM-RF。如同时存在两种类型的 RF,一般仅见于 RA。高滴度的 IgA-RF 常与关节外表现有关。类风湿因子能与人或动物的变性 IgG 结合,而不与正常 IgG 发生凝集反应。

检测:最初是用致敏绵羊红细胞凝集试验(Rose-Waaler 法),目前最常采用 IgG 吸附的胶乳颗粒凝集试验、比浊法,但此法的灵敏度和特异度均不高,而且只能检出血清中的 IgM 型 RF。IgG 型和 IgA 型 RF 则需要用放射免疫法(RIA)或 ELISA 法等检测。RA 中 RF 的灵敏度为 70%左右,特异度为 88.5%左右。持续高滴度 RF 常提示 RA 疾病活动,且骨侵蚀发生率高,常可伴有皮下结节或血管炎等全身并发症,提示预后不佳。

2)AKA(抗角蛋白抗体):1979 年 Young 等发现 RA 血清中有一种能与鼠食管角质层反应的抗体,并对 RA 具有特异性,命名为 AKA。1989 年 Vincent 等提出应将 AKA 更名为抗角质层抗体更为恰当。AKA 可以在 RA 发病以前若干年出现,所以有早期诊断价值。

检测:取 Wistar 大鼠食管中下 1/3 段做冰冻切片,厚 4 μm,加 1:20 稀释血清,湿盒内 37℃孵育 30 分钟,PBS 漂洗,吹干,加 1:20 稀释的荧光素标记羊抗人 IgG,37℃孵育 30 分钟,漂洗,荧光显微镜下观察。结果以角质层出现规则的线状或板层状荧光为阳性。AKA 在 RA 中的阳性率为 41.3%,特异度为 97.8%。

3)APF(抗核周因子):是 1964 年 Nienhuis 在 RA 血清中发现的一种抗人颊黏膜细胞质内角质蛋白颗粒抗体,荧光显微镜下在胞质内呈一个或多个大小不等的圆形或椭圆形颗粒,其对 RA 的特异度随血清稀释倍数的增加而增加。

检测:刮取人颊黏膜细胞混匀,PBS 洗涤 3 次后涂片,每片 400~1000 个细胞,加 1:10 稀释血清,室温下孵育 90 分钟,PBS 漂洗,加 1:20 稀释的荧光素标记羊抗人 IgG,室温孵育 30 分钟,洗 3 次。以 1:1 含 0.5 μg/mL 溴化乙啶甘油/PBS 液封固进行核复染色,荧光显微镜下观察结果。核周胞质中出现圆形或椭圆形荧光颗粒者为阳性。APF 可以在 RA 发病前出现,所以有早期诊断价值。APF 阳性率为 50.0%,特异度为 95.7%。但是其缺点是难以标准化。

4)抗 Sa 抗体:抗 Sa 抗体可出现于 RA 未确诊前。检测:从新鲜的人胎盘组织提取纯化 Sa 抗原,将抗原行 SDS-PAGE 电泳,电泳后将抗原转印至硝酸纤维素膜上,先后加血清、辣根过氧化物酶标记的羊抗人 IgG 抗体和底物液显色。凡在蛋白质分子量为 50 000 和(或) 55 000 区带出现条带者为阳性。抗 Sa 抗体的灵敏度和特异度分别为 48.7%、90%。2004 年,有学者证实,抗 Sa 抗体的靶抗原是瓜氨酸化的波形蛋白。

5)抗环状瓜氨酸多肽抗体(CCP):采用环状瓜氨酸肽为抗原,用 ELISA 法检测类风湿关节炎的抗环状瓜氨酸肽抗体(anti-CCP),灵敏度和特异度均较用直链线性瓜氨酸肽为抗原有明显提高。抗环状瓜氨酸抗体在类风湿关节炎的敏感度为 75%~87.6%,特异度更可达到 94%~99%,且在 70% 的发病 1 年内类风湿关节炎患者血清中可检测到抗环状瓜氨酸抗体的存在,同时抗环状瓜氨酸抗体阳性也可以用来预测 RA 的关节破坏。环状瓜氨酸肽能通过人工大量合成高纯度成品,可以满足各种试验要求,抗环状瓜氨酸肽抗体用 ELISA 法检测,实验结果更客观、准确,易于质控。Anti-CCP 具有与 APF、AKA 一样的早期诊断 RA、评估病情及预后的价值。

6)异质性胞核核糖核蛋白(RA33/36)检测:用 Ehrlich 腹腔积液癌细胞提取的抗原检测抗 RA 33/36 抗体。可以使用免疫印迹法检测,凡在蛋白质分子量为 33 000 和(或)36 000 区带出现条带者为阳性。也可以采用酶联免疫吸附法进行检测。抗 RA33/36 抗体在 RA 的灵敏度为 35%~45%,特异度为 87%。

四、系统性血管炎

系统性血管炎是以血管坏死和炎症为主要病理特征的一组疾病,其临床表现多样,因受累血管类型、部位、大小及病理特点等不同而各异。

1.病因与病理　系统性血管炎目前病因不明,研究认为主要为感染原对血管的直接损害和免疫异常介导的炎症反应所致。例如病原微生物对血管的直接损伤、病理性免疫复合物形成、补体激活与炎症反应、抗体的直接致病作用、肿瘤细胞介导的免疫损伤等,均参与了该类疾病的发生发展。

2.临床表现　系统性血管炎可以累及体内各种血管,故而临床表现复杂多样,容易误诊漏诊。确诊需根据临床表现、实验室检查、病理活检资料及影像学资料等综合判断,以确定血管炎的类型及病变范围。如出现无法解释的下列情况时,应考虑血管炎的可能:①多系统损害;②进行性肾脏损害,蛋白尿、血尿或血肌酐、尿素氮进行性升高;③肺部受累,出现游移性或固定性阴影/空洞;④合并周围神经病变;⑤不明原因的发热;⑥缺血性或淤血性症状;⑦紫癜样皮疹或网状青斑;⑧结节性坏死性皮疹;⑨无脉或血压增高;⑩不明原因合并耳鼻喉或眼部病变;不同类型血管炎各有其不同的临床特征。

3.实验室检查　系统性血管炎的检查主要包括一般实验室检查、血清炎症指标检测、血清自身抗体检测、脏器功能检查、影像学检查(包括血管造影)及活体组织检查等方面。

(1)一般实验室检查:血常规检查中白细胞及血小板正常或轻度增高,根据病程及病情不同,可有不同程度的贫血。尿常规检查因不同类型血管炎中肾脏受累的程度和类型而不同,ANCA 相关性血管炎往往出现肾脏受累,尿常规提示蛋白尿、血尿和(或)白细胞尿,肾功能受累时也可出现不同类型的蛋白管型或细胞管型。便常规检测无特异性,便隐血提示继发性消化道出血、消化道黏膜病变或肠系膜血管病变可能。

(2)血清炎症指标检测:炎症指标的增高见于多数血管炎病情活动期,包括血沉、C-反应蛋白等,也可见到血清纤维蛋白原、补体等炎症分子非特异性增高。

(3)血清自身抗体检测:已成为部分原发性系统性血管炎的血清特征,有利于疾病诊断、病情活动度判断及估计预后,且不同抗体型别对不同类型血管炎也有一定的提示作用。其中抗中性粒细胞胞质抗体(anti-neutrophil cytoplasmic an-tibodies,ANCA)及抗内皮细胞抗体(anti-endothelial cell anti-bodies,AECA)是近年研究中被认为是最重要的血管炎相关自身抗体。前者多见于韦格纳肉芽肿、显微镜下多血管炎、变应性肉芽肿性血管炎,故这三类小血管受累为主的血管炎目前又通称为 ANCA 相关性血管炎。后者可见于大、中、小血管受累的各类血管炎,其中以川崎病阳性率最高。

1)抗中性粒细胞胞质抗体:目前 ANCA 已成为系统性血管炎的敏感血清学诊断工具,是研究系统性血管炎的热门课题。1985 年发现 ANCA 为诊断部分原发性系统性血管炎的敏感且特异的指标。以乙醇固定的中性粒细胞为底物的间接免疫荧光法(IIF)检测发现,其胞质内特异性荧光着染,称为胞质性 ANCA(cANCA),其靶抗原主要为丝氨酸蛋白酶 3(PR3),同时发现与 cANCA 胞质着染型别不同的荧光染色图形,主要表现为环绕于中性粒细胞核周的着染图形,被称为核周型 ANCA(pANCA),主要靶抗原为髓过氧化物酶(MPO)。目前对ANCA 的研究日益增多,证实 ANCA 为一个包含众多靶抗原的自身抗体谱,除 PRs 及 MPO外、弹性蛋白、乳铁蛋白、组织蛋白酶 G、杀菌/通透性增高蛋白(BPI)、天杀青素、溶酶体、β-葡萄糖醛酸酶、α-烯醇化酶、防御素及人溶酶体相关膜蛋白等,它们生理功能各异,且不同靶抗原荧光着染型别也不同,目前将不同于 cANCA 及 pANCA 型别的 ANCA 称为不典型 AN-CA(xANCA)。

目前临床上用于检测 ANCA 的方法主要有 2 种,间接免疫荧光法(IIF)是最原始也是最常用的方法,但是不能区分上述各种特异性抗原,临床上常作为筛选检测。酶联免疫吸附试验(ELISA)作为确证试验进一步区分 ANCA 不同特异性靶抗原,常用直接法或夹心法检测。ANCA 不同型别在疾病诊治中的临床意义一直都是研究的热点。

2)抗内皮细胞抗体:AECA 有 IgG、IgM 及 IgA 多种亚型,目前临床上多以检测 IgM 型为主。AECA有多种检测方法,采用人脐内皮细胞作为底物,可用ELISA法、免疫荧光法、流式细胞仪、免疫印迹法及补体介导的细胞毒试验等检测,目前常用ELISA法。但是由于其疾病特异性较差,对于血管炎诊治的临床意义稍逊于ANCA检测。

3)其他自身抗体:另外系统性血管炎还可在血清中出现其他类型自身抗体,但较少见,如抗核抗体、抗心磷脂抗体,后者提示可能合并抗磷脂综合征,近期报道系统性血管炎合并抗磷脂抗体的患者出现多发性单神经炎的病例报告。

（4）组织活检:是确诊各种类型血管炎最确切及重要的依据。常根据受累血管及脏器不同行不同部位的组织活检。

五、抗磷脂综合征

抗磷脂综合征(antiphospholipid syndrome,APS)是一种以反复动脉、静脉血栓形成、习惯性流产和(或)血小板减少及抗磷脂抗体[主要为抗心磷脂抗体(ACL)和狼疮抗凝物(LA)]阳性为主要特征的自身免疫性疾病。临床上将单独出现的APS称为原发性抗磷脂综合征(primary antiphospholipid syndrome,PAPS),而伴发于系统性红斑狼疮(SLE)或其他自身免疫性疾病、肿瘤、感染等疾病者称为继发性抗磷脂综合征(secondary antiphospholipid syndrome,SAPS)。APS多见于成年人,儿童亦可出现。因流产是本病的一个突出表现,故女性发病明显高于男性,60%~80%的PAPS患者是女性。APS有家庭聚集现象,但与此相关的HLA基因型尚不清楚。

1.病因与发病机制　在实验动物模型中,用病毒多肽、细菌多肽和异质性 β_2 糖蛋白 I (β_2-GPI)进行主动或被动免疫,均可诱发多克隆的APL、LA及和APS相关的临床事件。目前推测感染诱导病理性抗磷脂抗体的产生,但仍缺乏直接证据。

由于高滴度APL在无症状患者可持续多年,因此推测血栓形成与即刻的血管损伤或内皮细胞激活有关。在体外,APL促进白细胞黏附到内皮细胞上;在体内,APL可导致胚胎吸收,增加创伤诱导的实验性动脉血栓的体积和持续时间。APL与胎盘中的天然抗凝物——附加因子V(胎盘抗凝蛋白I)竞争磷脂,使胎盘内血栓形成。蛋白C、蛋白S及抗凝血酶Ⅲ先天性缺乏或因子V基因突变可以增加APL阳性患者血栓形成的危险。

2.临床表现　APS的主要表现是反复静脉或动脉血栓形成所致的各种临床症状,以及习惯性流产、早产、死胎等病态妊娠的发生。

（1）血栓形成及其表现:APS血管性血栓形成的临床表现,取决于受累血管的种类、部位和大小,缺血性脑卒中是动脉血栓最常见的表现,静脉血栓形成以下肢深静脉血栓和肺栓塞最常见,还可表现为肾静脉、下腔静脉、肝静脉、视网膜和颅内静脉窦(矢状窦、海绵窦等)血栓形成。微血管受累可出现肾衰竭和皮肤梗死。

（2）习惯性流产:习惯流产和胎死宫内是APS的主要特征之一,以妊娠10周后最多,但也可见于妊娠早期。

3.实验室检查

（1）一般实验室检查:APS中血小板多为轻中度减少,北京协和医院资料提示重度血小板减少亦不少见。APS患者出现肾小球血栓形成时可有血尿和蛋白尿,严重时可有肾功能改变。血补体减低、红细胞管型尿和脓尿提示狼疮肾炎。如果肝脏出现血栓形成,可以出现转氨酶升高。急性期患者ESR和CPR可以出现不同程度的升高。

（2）有诊断意义的自身抗体：APL 的结合抗原是磷脂结合蛋白 β_2GPI，而不是磷脂本身。β_2GPI 又称载脂蛋白 H，血浆浓度为 200ng/mL。当 β_2GPI 与带负电荷的表面结合时，发生构象改变，暴露出隐蔽抗原；或者 β_2GPI 分子聚集，使抗原密度增高，从而具有抗原活性。β_2GPI 的抗原性和磷脂结合位点需要第 5 功能区的八肽和二硫键。

1）抗心磷脂抗体（ACL）：ACL 是目前最常检测的 APL，常见 IgG 型和 IgM 型，而单独的 IgA 型很少见。目前多应用标准化的酶联免疫吸附法（ELISA）定量或半定量测定 ACL。国外大多数实验室检测结果：正常值：IgG 型<16GPL（G=IgG；PL=phospholipid）u/mL，IgM 型<5MPL u/mL；低滴度阳性范围：17~40GPL 或 MPL u/mL；高滴度阳性范围：>80GPL u/mL 或>40MPL u/mL。国内多用阴性（−）、低滴度（+）、中等滴度（++）及高滴度阳性（+++~++++）来表示 ACL 的实验结果。ELISA 法检测的 ACL 对诊断 APS 灵敏度较高，特异度相对低，常作为筛选试验。有条件可以进一步检测 IgG 抗体亚型，其中高滴度 IgG2 ACL 提示病情严重，预后差。

2）狼疮抗凝物（LA）：因首先在 SLE 患者中发现，且在体外具有抗凝作用而得名。实际上约半数 LA 阳性患者无 SLE；LA 在体内与血栓形成密切相关，而罕有出血倾向。

LA 是一组能延长凝血时间的抗体，抑制磷脂依赖的凝血反应。LA 是一种 IgG 型或 IgM 型免疫球蛋白，在体外能干扰并延长各种磷脂依赖的凝血试验。LA 有异质性，没有一种试验能测定全部的 LA。检测 LA 的筛选试验有活化的部分凝血活酶时间、白陶土凝血时间及 Russell 蛇毒凝血时间等。鉴定 LA 需要 4 步处理过程：①磷脂依赖的凝血筛选试验延长；②加入正常缺乏血小板的血浆不能纠正上述筛选试验中延长的凝血时间；③加入过量磷脂可以缩短或纠正上述筛选试验中延长的凝血时间；④排除其他凝血疾患，如因子Ⅷ抑制剂或肝素。但是，有时应用商品化试剂盒，当混合试验（待测血浆与正常血浆 1∶1 或 4∶1 混合）不正常，即报告 LA 阳性，尚没有研究评价其正确性。LA 对诊断 APS 有较高的特异度，北京协和医院的资料还提示 LA 与血栓形成的相关性大于 ACL。

近年国内外对抗 β_2GPI 抗体研究很多，其检验方法逐渐标准化，而且大多数学者认为 ELISA 检测的抗 β_2GP1 抗体与 APS 临床事件的相关性更强，但其在 APS 发病中的意义仍有待进一步阐明。因此临床上对于高度怀疑 APS 而 ACL 和 LA 阴性者，应检查 β_2GPI。抗磷脂酰丝氨酸和抗磷脂酰乙醇胺抗体的检测试验亦未标准化。另外，抗凝血酶原、凝血酶调节蛋白及其他凝血蛋白的抗体有时与 APL 伴随出现，一些患者还可有抗内皮细胞抗体。自身抗体介导的高凝状态可能是以相似临床模式为特点的一组疾病。

此外，对静脉血栓闭塞患者应视情况检测蛋白 C、蛋白 S、抗凝血酶Ⅲ和因子 V 和凝血酶原基因突变等。对反复动脉血栓形成者应检测血浆同型半胱氨酸。

（3）其他实验室抗体检查：抗磷脂综合征患者可有 ANA 和抗 ds-DNA 抗体阳性。因为新生儿狼疮是所有自身免疫性疾病的一个潜在的并发症，APS 妊娠期妇女应常规检测抗 Ro/SSA 和抗 La/SSB 抗体。

（4）活组织病理检查：皮肤、肾脏或其他组织活检显示非炎症性血管闭塞。炎症性血管炎提示合并 SLE 或其他结缔组织疾病。

六、系统性硬化

系统性硬化（systemic sclerosis，SSc）是以皮肤硬化、纤维化为特征的系统性结缔组织疾病,除皮肤受累外,还可出现消化道、肺、肾、心等内脏器官受累。

SSc确切患病率不清,美国南加州的一项随机社区流行病学调查估计,患病率为(19~75)/10万,但如果包括那些不符合诊断标准,但具有确切SSc特性的一些患者,患病率可能高20倍。SSc见于世界各区域、各种族,高发年龄为30~50岁,男女比为1∶(3~4),许多病例呈散发性。

1.病因与发病机制　病因与发病机制不甚明了,可能是外源性因素,如一些化学物质(硅石粉尘、硅胶植入物、环氧树脂、芳香烃化合物)、食物、药物(博来霉素、L-色氨酸)作用于机体免疫系统,导致淋巴细胞活化,释放淋巴因子,产生自身抗体,通过免疫复合物、抗体依赖性细胞介导细胞毒作用,淋巴因子活化杀伤细胞等多种机制损伤内皮细胞,导致内源性血管舒张介质(一氧化氮)和血管收缩活性介质(内皮素)失衡而微血管舒缩不稳定,微血管结构破坏,内皮下抗原暴露,进而血小板活化,血小板衍生生长因子、淋巴因子直接作用于成纤维细胞,或通过激活组织中的单核细胞、肥大细胞分泌细胞因子,作用于成纤维细胞,使其增生合成大量细胞外基质,在皮肤和其他组织器官过量沉积。

2.临床表现

(1)一般表现:疲乏、无力、体重下降等慢性疾病特征,发热少见。

(2)雷诺现象:寒冷或情绪等因素而诱发的双手、鼻尖等部位苍白、发绀、潮红三相反应。

(3)皮肤表现:几乎所有SSc患者皮肤均受累,从手指开始,前臂、面部、前胸、躯体等部位逐渐受累。

(4)骨关节肌肉:早期可出现关节肿痛,后期由于关节表面皮肤硬化,导致关节挛缩、活动受限。

(5)消化道:主要为食管运动障碍和食管下段括约肌功能受损。

(6)肺:肺受累以肺间质纤维化和肺动脉高压多见,表现为进行性活动性呼吸困难、胸痛和干咳。

(7)肾:肾受累表现为蛋白尿(常<0.5 g/24h)、氮质血症及肾性高血压。

(8)内分泌及外分泌:25%的患者伴有甲状腺功能减退。20%~30%的患者并发口干、眼干症状。

3.实验室检查

(1)一般实验室检查:血常规可有缺铁性贫血、嗜酸性粒细胞增多,部分患者白细胞减少;尿常规可有尿蛋白或镜下血尿、管型尿。病情活动期血沉增快。

(2)蛋白电泳和补体:蛋白电泳示球蛋白增高,有高 γ-球蛋白血症;补体水平一般正常。

(3)自身抗体:在自身免疫性疾病中,SSc的自身抗体谱仅次于系统性红斑狼疮,大部分属于抗核抗体范畴。

1)抗核抗体(anti-nuclear antibody,ANA):以 Hep-2 细胞为底片,ANA 阳性率达95%,荧光图多为核仁型、着丝点型和斑点型。其中着丝点型很有特征,表示抗着丝点抗体(anti-centromere antibody,ACA);核仁型抗体对应抗原为 RNA 聚合酶Ⅲ、U3RNP、核仁4-6S RNA 等。

2)抗 ENA 抗体:不同抗 ENA 抗体在各种结缔组织疾病中的阳性率有明显差异,部分有很高的特异度。抗 Scl-70 抗体对弥散性皮肤 SSc 特异,阳性率为30%~70%。抗 RNP 抗体(抗 UIRNP 抗体)见于20%的 SSc 患者。其他少见的抗 ENA 抗体包括抗 PM/Scl 抗体、抗 Ku 抗体、抗 Jo-1 抗体、抗 SSA 抗体、抗 SSB 抗体等。

3）其他自身抗体：类风湿因子见于30%的SSc患者。

（4）甲襞微循环显微镜检查：SSc微循环结构异常具有特征性，表现为毛细血管袢动静脉支粗糙扩张、毛细血管袢顶部增宽、血流缓慢，部分区域毛细血管袢环消失。

（5）组织病理：皮肤主要为真皮间质水肿，真皮上层小血管周围淋巴细胞浸润；硬化期，真皮及皮下组织胶原纤维肿胀增生、纤维化，血管内膜增生，血管壁水肿、增厚，管腔狭窄；后期表皮及附属器官萎缩。肺、食管等器官组织主要为间质纤维化；肾主要为血管结构异常、血管内膜增生、管腔狭窄。

七、多发性肌炎和皮肌炎

炎性肌病是一组异质性疾病，根据病情进展速度分为亚急性、急性、慢性肌肉疾病。它们的共同体征是不同程度的肌无力和肌肉炎症。根据其独特的临床、组织病理学、免疫学和社会学特征可以分为皮肌炎（dermatomyositis，DM）、多发性肌炎（polymyositis，PM）和包涵体肌炎（inclusion-body myositis，IBM）。

DM既可以累及儿童，也可以累及成人，女性比男性更多见。PM多见于18岁之后。IBM更多见于50岁之后的男性。炎性肌病的患病率为每10万人群中有0.6~1个患者。总的来说，DM最常见。IBM是大于50岁的炎性肌病中最常见的。在儿童中，DM最常见，但是儿童PM往往病情严重。

1.病因与发病机制　某些基因和疾病相关，如DRB1 * 0301与PM和IBM相关，HLA DQA10501与幼年皮肌炎相关，肿瘤坏死因子TNF308A基因多态性与DM的光过敏有关。

炎性肌病的发病机制是在一定的遗传易感性基础上，某些病毒感染作为诱因，诱使发病。DM中浸润肌肉的炎症细胞主要是B淋巴细胞和$CD4^+T$细胞。而在多发性肌炎和包涵体肌炎中，主要是$CD8^+T$细胞攻击MHC I类抗原阳性的肌纤维。

2.临床表现　PM和DM患者都有不同程度的肌肉无力，进展比较缓慢，早期累及股四头肌和踝背屈肌导致经常摔跤，是散发性IBM的常见特点。颈伸肌群受累可以导致抬头困难（垂头）。严重患者可以出现吞咽障碍伴间断呛咳、呼吸肌无力。

（1）皮肌炎：DM常出现特征性皮疹，手指背侧和侧面变得粗糙，伴有有裂缝的水平线。在儿童患者，DM表现类似成人，只是肌外累及更常见。儿童DM的常见表现是易激惹、面部发红、易疲劳，有不同程度的近端肌无力。

（2）多发性肌炎：多发性肌炎是慢性进展性亚急性肌病，常累及成人，很少累及儿童。PM表现类似于很多其他肌病，是一个排除性诊断。

3.实验室检查

（1）生化检查：炎性肌病的常见生化异常包括一些非特异性指标异常及肌病特异性指标异常。最敏感的肌酶是肌酸磷酸激酶，活动性肌炎中水平升高可以达到50倍。天冬氨酸和丙氨酸氨基转移酶、乳酸脱氢酶醛缩酶水平也可以升高。虽然肌酸磷酸激酶水平和疾病活动性平行，在某些皮肌炎患者中其水平可以正常。在多发性肌炎患者中，肌酸磷酸激酶水平往往是增高的。轻度白细胞和血小板升高也提示病情活动。

（2）肌电图：肌电图表现为自发性纤颤波增加、复杂重复放电和阳性尖锐波。自发运动单元包含短程低幅多相单元。虽然没有特异性，但这些特点有助于证实活动性肌病。存在自发性放电可以鉴别活动性肌病和皮质激素诱发性肌病，除非两者并存。

（3）肌活检病理：炎性肌病的肌活检常见的病理改变是Ⅰ型和Ⅱ型肌纤维的坏死、再生、肌束周围肌萎缩和血管周围炎症。

（4）自身抗体检查：针对细胞核和胞质抗原、参与蛋白合成（抗合成酶）或者翻译转运（抗信号识别颗粒）的核糖核蛋白的自身抗体，可见于20%的炎性肌病患者。这些抗体是有用的临床标记，因为它们常常和间质性肺病相关。抗组氨酰信使RNA合成酶的抗体、抗J0-1抗体，占所有抗合成酶抗体的80%，似乎特异性提示以下疾病亚型，此疾病亚型包括肌炎、非侵蚀性关节炎和雷诺现象。这些自身抗体在PM和DM发病机制中的重要性和特异性尚未阐明，因为它们不是组织或者疾病亚型特异的，它们仅仅见于不到25%的患者，而且它们确实见于没有肌炎的间质性肺炎患者中。有报道称，抗信号识别颗粒抗体是伴有心肌累及的侵袭性疾病和治疗反应较差疾病的标记抗体，但没有得到证实。其他自身抗体，包括抗Mi-2抗体、抗PM-Scl抗体，可见于DM合并系统性硬化症者，抗KL-6抗体和间质性肺病相关。

这些抗体的常用检测方法包括对流免疫扩散法、免疫印迹法、欧盟点印迹法、酶联免疫吸附法。对流免疫扩散法是最特异的方法，但是灵敏度相对低，而且对检测人员的培训、试剂、设备的要求较高。免疫印迹法是相对灵敏的方法，但是特异度相对低。欧盟点印迹法与之类似。酶联免疫吸附法则是最灵敏的方法，但是对于试剂的纯度要求比较高，检测需要的设备较少，易于在基层医院普及。

八、混合性结缔组织疾病

混合性结缔组织疾病（mixed connective tissue disease，MCTD）是一种临床上有系统性红斑狼疮（SLE）、系统性硬化（SSc）、多发性肌炎/皮肌炎（PM/DM）及类风湿关节炎（RA）等疾病特征，血清中有极高滴度的斑点型抗核抗体（ANA）和抗UIRNP（snRNP）抗体的临床综合征。

1.病因与发病机制　该病病因与发病机制尚不明确，与体液免疫和细胞免疫功能异常、环境因素、病毒感染及遗传背景等多因素有关。MCTD发病年龄为4~80岁，大多数患者在30~40岁出现症状，平均年龄为37岁，女性多见，约占80%。我国发病率不明，但并不少见。

2.临床表现　患者可表现出组成本疾病的各个结缔组织疾病（SLE、SSc、PM/DM或RA）的任何临床症状，然而MCTD具有的多种临床表现并非同时出现，重叠的特征可以相继出现，不同的患者表现亦不尽相同。典型的临床表现是多关节炎、雷诺现象、手指肿胀或硬化、肺部炎性改变、肌痛和肌无力、食管功能障碍、淋巴结肿大、脱发、颧部皮疹及浆膜炎等。

（1）关节：几乎所有患者都有关节疼痛和发僵。

（2）皮肤黏膜：大多数患者在病程中出现皮肤黏膜病变。雷诺现象伴手指肿胀、变粗、全手水肿有时是MCTD患者最常见和最早的表现。

（3）肌肉病变：肌痛是MCTD的常见症状。

（4）心：心脏的三层结构均可受累。

（5）肺：劳力性呼吸困难是常见症状。肺功能损害表现为限制性通气功能障碍及弥散功能障碍。

（6）肾：MCTD患者有肾损害。高滴度的抗UIRNP抗体对弥散性肾小球肾炎的进展有相对保护作用。

（7）胃肠道：胃肠道受累是有 SSc 表现的 MCTD 患者的主要特征，发病率为 60%~80%。

（8）神经系统：中枢神经系统病变并不是本病显著的临床特征，最常见的表现是三叉神经病。

（9）血管：中小血管内膜轻度增生和中层肥厚是本病特征性的血管病变。

（10）血液系统：75% 的患者有贫血和白细胞减少，以淋巴细胞系为主。

（11）其他：发热、淋巴结肿大、肝脾大、干燥综合征等。

3.实验室检查　大部分患者抗 UIRNP 抗体早期即可出现，并贯穿病程始终。抗体滴度可以波动，但和病情活动无关。约 30% 的患者 RF 和抗 RA33 抗体阳性。15% 的患者抗心磷脂抗体和狼疮抗凝物阳性，但其抗心磷脂抗体是非 β_2-GPI 依赖性的。此外，抗单链 DNA 抗体、抗组蛋白抗体、抗内皮细胞抗体也可呈阳性。抗内皮细胞抗体可能与患者肺动脉高压的发生发展、血管闭塞有关。

有研究发现，MCTD 患者的抗凋亡 U1-70K 抗体在抗 UIRNP 抗体中尤为重要。有学者认为，抗 hnRNP-A2 抗体（抗异质的核内核糖核蛋白抗体 A2）也是 MCTD 的特异性抗体。HLA-DR4 与 MCTD 相关联，这亦有别于 SLE 和 SSc。抗 TSI-RNA 抗体可能与 MCTD 的狼疮样表现有关。

第二节　消化系统自身免疫性疾病

一、自身免疫性胃炎

自身免疫性胃炎的描述，最早可以追溯到 1849 年 Thomas Addison 发现恶性贫血（pernicious anemia，PA）。Thomas 发现这类胃炎患者均存在巨细胞性贫血，缺乏维生素 B_{12}（钴胺素）和内因子，予维生素 B_{12} 治疗有效，考虑其胃黏膜损伤可能与营养缺乏相关。1940 年后，因行经口胃黏膜活检或死后尸检的普及，恶性贫血与胃炎及黏膜萎缩关联得以明确。20 世纪后期，随着技术的进步，人们先后发现了针对内因子和胃壁细胞的自身抗体，才进一步明确了萎缩性胃炎与自身免疫之间的关系。

1973 年，Strickland 等根据胃炎血清免疫学检查及胃内病变的分布，将慢性萎缩性胃炎分为 A 型（自身免疫型）与 B 型（细菌引起）两个独立的类型。一般常说的自身免疫型胃炎即指 A 型慢性萎缩性胃炎。

1.病因与发病机制　自身免疫性胃炎北欧多见（2006 年荷兰初级医疗中心血清学证明的萎缩性胃体炎约为 3.4%），我国只有少数病例报道。可同时伴有其他自身免疫性疾病，如桥本甲状腺炎、1 型糖尿病等（此三者同时发生时为自身免疫性疾病 3 型）。患者血清中往往存在自身抗体，如壁细胞抗体（parietal cell anti-body，PCA）和内因子抗体（intrinsic factor antibody，IFA）。PCA 存在于血液及胃液中，其相应抗原为壁细胞分泌小管微绒毛上的质子泵 H^+/K^+-ATP 酶。其亦见于一些不伴恶性贫血的萎缩性胃炎和极少数健康人，在其他自身免疫性疾病中 PCA 的阳性率也较高。主要导致胃壁细胞总数减少，胃酸分泌减少或缺乏。

内因子由胃壁细胞分泌，食物中的维生素 B_{12} 必须与内因子结合才在末端回肠吸收。IFA 存在于患者血清及胃液中，使内因子缺乏，引起维生素 B_{12} 吸收不良，与恶性贫血发病有关，仅见于 A 型慢性萎缩性胃炎伴恶性贫血患者。

恶性贫血具有遗传背景,家庭成员中萎缩性胃炎、低酸或无酸、维生素 B_{12} 吸收不良的患病率及 PCA、IFA 检测阳性率均较高。

近年还发现 Hp 感染患者中也存在自身免疫反应,其血清抗体能与宿主胃黏膜上皮起交叉反应,其机制主要与 Hp 抗原模拟有关,不过欧洲学者通过地区流行病学调查认为 Hp 感染导致免疫性胃炎的比例可以忽略不计。

另外有报道胃 H^+/K^+-ATP 酶特异性 Th_1 T 细胞的激活在自身免疫性/萎缩性胃炎的发生中起至关重要的作用。通过实验动物模型的建立,目前也提出自身免疫性疾病的产生,除了机体产生具有抗某一特异性抗原的抗体外,去除产生免疫细胞的器官也是原因之一。

2.临床表现　一般消化道症状较少,体征多不明显,有时可有上腹轻压痛。恶性贫血患者常有疲软、舌炎及轻微黄疸。

3.实验室检查

(1)胃液分析:自身免疫性胃炎患者胃酸降低,重度者可无酸。

(2)血清胃泌素分析:正常者<100ng/L。胃体黏膜萎缩时可中度升高,伴有恶性贫血者显著升高,可达 1000ng/L 或以上。

(3)自身抗体:血清 PCA 常呈阳性,IFA 阳性率比 PCA 低,但如胃液中检查出 IFA,对诊断恶性贫血帮助较大。

(4)血清维生素 B_{12} 浓度及维生素 B_{12} 吸收试验:正常人空腹血清维生素 B_{12} 浓度为 300~900ng/L,<200ng/L 肯定存在血清维生素 B_{12} 缺乏。Schilling 试验能检测维生素 B_{12} 的吸收情况,维生素 B_{12} 缺乏和内因子缺乏所致的吸收障碍有助于恶性贫血的诊断。

二、自身免疫性肝炎

自身免疫性肝炎(autoimmune hepatitis,AIH)是一种较少见的原因不明的慢性进展性肝脏疾病,以高丙种球蛋白血症、血清自身抗体阳性及组织学表现为界面性肝炎为特征性表现。确诊需除外其他慢性肝病,包括肝豆状核变性、慢性病毒性肝炎、药物性肝病、非酒精性脂肪肝及其他自身免疫性肝病,如原发性胆汁性肝硬化、原发性硬化性胆管炎等。若未予有效治疗,可逐渐进展为肝硬化,最终导致肝功能失代偿。目前 AIH 常用的治疗方案为糖皮质激素单用或联合硫唑嘌呤,其有效应答率超过 80%,有效改善了 AIH 的预后。

1.病因与发病机制　AIH 的发病机制尚不明确,可能与多种因素的共同作用有关,包括遗传基础、诱发因素、多种抗原决定簇的暴露、免疫细胞的激活、效应细胞的扩增等。研究显示,AIH 的易感等位基因位于 DRB1 基因上。不同种族有不同的易感等位基因型,在北美及北欧白种患者为 DRB1 * 030 及 DRBI * 0401,在墨西哥、日本及阿根廷患者为 DRB1 * 0404 及 DRBI * 0405。AIH 的诱发因素包括感染、药物、毒素等。感染因素主要为病毒,包括麻疹病毒、肝炎病毒、巨细胞病毒、EB 病毒等,其中 AIH 与肝炎病毒关系更为密切;药物因素包括酚丁、甲基多巴、呋喃妥因、双氯芬酸、干扰素、米诺环素(美满霉素)、阿托伐他汀等,另据报道,中草药包括总状升麻、大柴胡汤等亦与 AIH 的发病有关。但上述诱发因素与 AIH 的起病在时间上并无明确的相关性。

2.临床表现　AIH 大多数隐袭起病,大部分患者临床症状及体征不典型,部分患者甚至首诊时即已出现肝硬化症状。乏力是最常见的症状,其他常见症状包括食欲缺乏、上腹部不适或疼痛、多肌痛等。肝大是最常见的体征,其他体征包括黄疸、脾大等。部分患者无明显的临床症状和体征,只是在生化检查中发现肝功能异常后才被诊断为 AIH。少数患者表现为急性、亚急性甚至暴发性发作。40%~50%的患者伴发其他自身免疫性疾病,其中以自身免疫性甲状腺炎、Grave 病及类风湿关节炎最为常见。已经进展至肝硬化的患者亦可并发肝细胞癌,但发病率较低。

3.实验室检查

(1)生化指标:生化检查方面,最常见为血清转氨酶升高;高胆红素血症亦常见(83%),但一般小于 3 倍正常值;碱性磷酸酶升高常见,但一般小于 2 倍正常值,大于 2 倍正常值者仅占 33%左右;高丙种球蛋白血症为多克隆性,以 IgG 水平升高为主。

(2)免疫学指标:AIH 患者血清中可检测到多种自身抗体,包括抗核抗体(ANA)、抗平滑肌抗体(SMA)、抗肝肾微粒体抗体(抗 LKMI)、抗可溶性肝抗原/肝胰抗体(抗 SLA/LP)、核周型抗中性粒细胞胞质抗体(pANCA)、抗去唾液酸糖蛋白受体抗体(抗 ASGPR)、抗肝特异性胞质抗体(抗 LCl)、抗肌动蛋白抗体等。根据血清自身抗体谱,将 AIH 分为 2 个亚型。

1)1 型 AIH:标志性抗体为 ANA 和 SMA,但两者均非 AIH 的特异性抗体,其诊断价值远不如 AMA 在 PBC 诊断中的价值;与之相比,抗肌动蛋白抗体对 1 型 AIH 的诊断特异性更高;另外,其他自身抗体,包括 pANCA、抗 SLA/LP 亦有助于 1 型 AIH 的诊断。抗体阳性的标准取决于检测方法,一般将滴度≥1:80 确定为阳性,但在儿童患者,低滴度阳性亦有意义。

2)2 型 AIH:标志性抗体是抗 LKM1 和抗 LC1,在诊断与鉴别诊断中起着非常重要的作用。抗 LKM1 的靶抗原为 CYP2D6(P450IID6),一种药物代谢酶,在少数丙型病毒性肝炎患者血清中亦可出现。

(3)病理学:AIH 的病理学表现以界面性肝炎为主要特征,但并非特异性表现。严重者可出现桥接样坏死、肝细胞玫瑰花结样改变、结节状再生等组织学改变。如同时合并汇管区小叶间胆管的异常,如胆管炎、胆汁淤积等,则提示重叠综合征的诊断(AIH 合并 PBC 或 PSC)。随着疾病的进展,肝细胞持续坏死,肝脏出现进行性纤维化,最终发展为肝硬化。

三、原发性胆汁性肝硬化

原发性胆汁性肝硬化(primary biliary cirrhosis,PBC)是一种慢性进行性胆汁淤积性肝脏疾病,其发病率为 40/100 万~400/100 万,北欧地区发病率最高,国内尚无明确的发病率统计。主要受累人群为中年女性,占 90%,发病高峰在 50 岁左右,25 岁以下发病者少见。

1.病因与发病机制　其病因尚不明确,可能为在一定遗传背景下,由于持续性感染(细菌、病毒、真菌等)、环境毒理因素或毒物作用等,导致免疫调节紊乱或自身免疫反应,最终导致胆管损伤。其组织病理学特点为汇管区炎症及免疫介导的肝内胆管的破坏,最终导致肝纤维化、肝硬化及肝衰竭。

2.临床表现　50%~60%的患者在诊断时并无症状,但其中大多数在 2~4 年会进展至出现明显的临床表现。乏力和皮肤瘙痒是最常见的症状。乏力可见于 60%以上的患者,其严重程度与肝病的严重程度无关,亦无确切有效的治疗方法。皮肤瘙痒常发生在黄疸出现之前数月至数年,可为局灶性或弥散性,通常夜间明显,接触毛织品、其他织物或高温可使症状加重。部分患者有可以自行缓解的右上腹不适。长期胆汁淤积使胆汁酸分泌和排泄减少,致脂肪和脂溶性维生素吸收障碍,可出现脂肪泻、皮肤粗糙和夜盲症(维生素 A 缺乏)、骨软化和骨质疏松(维生素 D 缺乏)、出血倾向(维生素 K 缺乏)等症状。疾病晚期可出现腹腔积液、水肿、食管静脉曲张等门脉高压表现。部分患者伴有其他自身免疫性疾病,如干燥综合征、系统性硬化症、类风湿关节炎、甲状腺炎等。PBC患者肝胆系统恶性肿瘤的发病率增高,但并不像其他导致肝硬化的原因那样高。

体征往往与疾病的分期有关,无症状患者查体无异常发现,随着疾病的进展,可出现皮肤色素沉着、蜘蛛痣、瘙痒和搔抓引起的表皮脱落、黄色瘤、黄疸、腹腔积液、水肿等表现。近70%的患者有肝大,约35%的患者可有脾大。

3.实验室检查

(1)免疫学指标

1)抗线粒体抗体(anti-mitochondrial antibodies,AMA):诊断PBC的灵敏度为95%,特异度为98%。在线粒体膜上共存在9种自身抗原(M1~M9),其中M2为位于线粒体内膜的丙酮酸脱氢酶复合物的E2亚基,M2亚型AMA诊断PBC的特异度最高。AMA的滴度水平及抗原亚型和PBC的临床病情无关,在临床症状出现之前数年即可呈阳性,应用药物治疗或肝脏移植成功后,血清AMA亦不消失。有极少数患者(<5%)临床表现、生化及组织学均符合PBC的诊断,但AMA检测阴性,称为AMA阴性的PBC,其自然病程与AMA阳性的PBC患者并没有显著差异。

2)抗核抗原抗体:包括抗核心蛋白gp210抗体、抗核心蛋白p62抗体等。最常见的核型表现为核周型和核点型,这两种核型对PBC的诊断特异度很高。核心蛋白gp210是210kD的跨膜糖蛋白,参与核心复合体成分的黏附。AMA阳性的PBC患者中约20%抗gp210抗体阳性,AMA阴性的患者中该抗体阳性率可达50%。抗gp210抗体诊断PBC的特异度达99%,并且可作为PBC患者的预后指标,阳性提示预后不良。抗p62抗体是PBC的另一特异性抗体,在PBC患者中阳性率约为25%。

3)其他自身抗体:除上述特异性抗体外,PBC患者还可出现抗平滑肌抗体、抗核抗体、抗甲状腺抗体、抗DNA抗体等。

4)免疫球蛋白:不论AMA阳性与否,几乎所有PBC患者均有血清IgM水平的升高。

(2)生化指标:大多数PBC患者的血清生化指标呈胆汁淤积性改变。在疾病的早期及无症状期即可出现ALP升高,且通常是最为明显的实验室异常。GGT和γGT的升高与之平行。血清ALT和AST水平多正常或仅轻度升高,一般不超过正常值上限的5倍。如果血清ALT和AST水平明显升高,则需进一步检查以除外合并其他原因所致的肝病。在疾病的较晚期可出现胆红素(以结合胆红素升高为主)、胆汁酸的升高及血脂异常等。

四、原发性硬化性胆管炎

原发性硬化性胆管炎(primary sclerosing cholangitis,PSC)是一种病因不明的慢性胆汁淤积综合征。在西方国家其发病率为6/10万~8/10万,男性患者多见,约占70%。约80%的PSC患者合并炎症性肠病,其中绝大部分为溃疡性结肠炎(约占90%)。相反,炎症性肠病患者合并PSC的情况并不多见,发生率仅为1.2%~5.6%。该病的发病率随地域及种族的不同而存在差异,国内尚无流行病学统计资料。

1.病因与发病机制 PSC的病因与发病机制尚不明确。目前较公认的观点是在遗传易感的基础上,环境因素诱发了免疫应答的异常,从而导致胆管上皮或同时累及结肠上皮的慢性炎症,最终导致胆汁淤积。感染和毒素是否致病尚存在争议。

2.临床表现　PSC 的发病年龄多在 25~45 岁,亦有新生儿及高龄者发病的报道。男性多见,男女比例为(1.5~2)∶1。PSC 多起病隐匿,20%~44%的患者可无症状,或因溃疡性结肠炎筛查肝功能异常而诊断,或因碱性磷酸酶升高行 ERCP 而诊断。最常见的临床症状为黄疸、皮肤瘙痒及右上腹痛。体重下降及乏力亦较常见,多与厌食及小肠吸收不良有关。但对于病情稳定的患者,短期内体重下降应警惕恶性肿瘤,如胆管癌等。因 PSC 发展至胆管癌的概率高于普通人群,为 10%~30%,其发生胰腺癌和结肠癌的概率亦高于普通人群。少数患者(约 10%)可有寒战、高热、右上腹痛、黄疸及肝功能损害等细菌性胆管炎的表现。随着病情的进展,可出现终末期肝病的表现。

在病程早期,体格检查可能表现为正常。随着病情的进展,可以出现黄疸、肝脾大及肝掌、蜘蛛痣等终末期肝病的体征。

3.实验室检查　PSC 患者典型的生化指标异常为 ALP 升高,GGT 及 5′-核苷酸酶也可相应升高。ALT 及 AST 水平通常也会升高,但很少超过 3~4 倍正常值。胆红素水平可正常,随着病情的进展而升高,以结合胆红素升高为主。晚期患者可以有白蛋白减低及 PT 延长。

PSC 患者血清中免疫球蛋白水平通常升高,以 IgM 升高为主。65%~84%的患者 ANCA阳性,35%的患者抗内皮细胞抗体(anti-endothelial cell antibody,AECA)(为提示血管损害的标志物)阳性,其他常见的抗体包括抗心磷脂抗体及 ANA。AMA 通常阴性。

五、慢性自身免疫性胰腺炎

自身免疫性胰腺炎(autoimmune pancreatitis,AIP)是由自身免疫介导,以胰腺肿大、胰管不规则狭窄为特征的一种特殊类型的慢性胰腺炎。1961 年 Sarles 等首次提出原发性硬化性胰腺炎的概念,1995 年 Yoshida 等正式提出自身免疫性胰腺炎的命名,Ito 等于 1997 年提出AIP 的诊断标准。随着研究和认识的深入,自身免疫性胰腺炎已经成为慢性胰腺炎的一个独立分型。

1.病因与发病机制　AIP 患者常伴有高 γ-球蛋白血症、血清 IgG 及 IgG4 水平升高,支持其发病机制与自身免疫因素相关。AIP 可与其他自身免疫性疾病共存,常见的有干燥综合征、原发性硬化性胆管炎、原发性胆汁性肝硬化,还有溃疡性结肠炎与系统性红斑狼疮等。这一现象提示胰腺与其他外分泌腺可能存在共同的靶抗原。AIP 患者常可检测到抗核抗体、类风湿因子、抗乳铁蛋白抗体及抗碳酸脱水酶 Ⅱ(anti-carbonic anhydrase Ⅱ,ACA Ⅱ)抗体。乳铁蛋白和 ACA Ⅱ分布在胰腺、唾液腺、胆管和远端肾小管等外分泌器官的上皮细胞中。动物实验提示,乳铁蛋白和 ACA Ⅱ可能为 AIP 的靶抗原。

AIP 活检可见胰腺导管周围大量 CD4⁺、CD8⁺T 淋巴细胞浸润,它们分泌多种细胞因子,增强局部炎症反应,破坏导管上皮细胞和导管内胰岛前体细胞,从而影响胰腺内、外分泌功能。根据 CD4⁺T 细胞产生的细胞因子不同,进一步分为 Th₁细胞及 Th₂细胞。Th₁细胞可产生 IL-2、TNF-α、INF-γ,介导细胞免疫,激活巨噬细胞吞噬反应及细胞毒性反应。转基因鼠AIP 动物模型提示 CD4-Th1 细胞与鼠 AIP 的早期发病有关。Th₂细胞产生 IL-4、IL-5、IL-6、IL-10,促进体液免疫及变态反应,可能与疾病进展,尤其是局部 B 细胞的活化有关。

遗传学方面,在日本人群中 DRB10405 DRB10401 单倍体基因型与 AIP 有关。

AIP 的病理特点为胰腺弥散性肿大,伴淋巴细胞和浆细胞浸润的纤维化。胰腺组织病理学见胰腺弥散性淋巴、浆细胞浸润,腺泡萎缩,组织间隙纤维化,并可累及腹膜后胰周组织;由于导管周围伴淋巴浆细胞浸润的纤维化而致胰腺导管壁增厚、狭窄;胰腺钙化和假囊肿少见。当炎症病变主要累及胰头时,胆总管壁和胆囊壁呈弥散性增厚,伴显著纤维化和淋巴浆细胞浸润。不同管径的胰腺静脉闭塞性静脉炎可累及门静脉,伴静脉壁及其周围的淋巴浆细胞浸润和纤维组织增生。局部和腹腔淋巴结肿大(直径>2 cm),且有明显的滤泡增生和密集的浆细胞浸润。胰岛周围可有纤维组织包裹,β 细胞数量减少,胰岛周围及其内部无或有 CD8$^+$T 淋巴细胞为主的炎症细胞浸润。

2.临床表现　AIP 起病隐匿,患者症状一般比较轻微,缺乏典型的胰腺炎特点。可以有轻度的上腹痛或上腹部不适,伴或不伴有恶心、呕吐、食欲减退、乏力、体重减轻等非特异性症状。部分患者因体检发现胰腺肿大而就诊。因胆总管胰腺段狭窄所致的胆汁淤积性黄疸是 AIP 的特征性表现,近 1/3 的患者黄疸呈波动性,部分患者甚至以胆汁淤积性黄疸为首发症状。AIP 容易合并糖尿病而引起高血糖。体格检查可以发现皮肤巩膜黄染、上腹部轻压痛,少数患者可有浅表淋巴结肿大,部分患者可无阳性体征。

3.实验室检查

(1)血常规嗜酸性粒细胞比例及总数升高。

(2)血淀粉酶升高多数患者血清淀粉酶轻度升高,升高达正常值 3 倍以上者少见。

(3)肝功能表现为胆汁淤积性肝功能异常。

(4)血糖升高。

(5)高 γ-球蛋白血症、血清 IgG 及 IgG4 水平升高。

(6)抗碳酸脱水酶Ⅱ(ACAⅡ)抗体、抗乳铁蛋白抗体、抗核抗体、抗线粒体抗体等多种自身抗体阳性。

(7)部分患者可以有肿瘤标志物 CEA、CA199 升高。

其中,血清 γ-球蛋白升高,IgG 及 IgG4 水平升高,自身抗体阳性对 AIP 具有重要的诊断价值。

六、炎症性肠病

炎症性肠病分为溃疡性结肠炎(ulcerative colitis,UC)和克罗恩病(Crohn´s disease,CD)。

(一)溃疡性结肠炎

UC 又称慢性非特异性溃疡性结肠炎,是原因不清的大肠黏膜的慢性炎症和溃疡性病变,主要累及直肠黏膜、乙状结肠黏膜,也可逆行向上扩展至左半结肠、右半结肠,甚至全结肠和末端回肠。

1.临床表现　起病多缓慢、隐匿,往往发病数周甚至数月才就诊;少数可急性起病,常误诊为急性肠道感染性疾病(如急性细菌性痢疾)。多数患者(60%~70%)病程反复发作,发作间期症状可缓解;少数患者(5%~10%)首次发作后病情长期缓解,可持续 10 年之久,这类患者一般都属轻型。也有少数患者(5%~15%)症状持续,病情活动而不缓解。部分患者在发作间期可因饮食不节、劳累、感染、精神刺激等而诱发或加重临床症状。

2.临床分型与分期

(1)根据病变范围分型

1)溃疡性直肠炎(E1):仅累及直肠(炎症范围的远端达到直乙交界处)。

2)左侧溃疡性结肠炎(E2)(亦称远端溃疡性结肠炎):病变范围局限于结直肠至脾区。

3)广泛的溃疡性结肠炎(E3)(亦称全结肠炎):病变范围延及脾区。

无论从用药频率、住院率或结肠切除术来衡量,结肠炎累及的范围反映了病变的活动性和严重性。UC 结直肠癌的发生与病变累及范围相关。

(2)根据严重程度分型　按照疾病的活动度/严重度,UC 可大致分为 4 型。

1)临床缓解期 UC(S0):无症状的 UC。

2)轻度 UC(S1):根据 Truelove 和 Witts 对疾病活动度的经典描述,此型定义为每日血便≤4 次,无发热,脉搏<90 次/分,血红蛋白≥105 g/L 和血沉<30 mm/h。

3)中度 UC(S2):Truelove 和 Witts 对此型定义为介于轻型和重型之间的状态。

4)重度 UC(S3):传统的定义为每天至少 6 次血便,脉搏≥90 次/分,体温≥37.5℃,血红蛋白<105 g/L 和血沉≥30 mm/h。

(3)根据病程经过分型

1)初发型:指无既往史而首次发作者。症状轻重不等,可转变为慢性复发型和慢性持续型。

2)慢性复发型:临床上最常见。症状较轻,治疗后常有长短不等的缓解期,与发作期交替发生。可转为慢性持续型。有时可被误诊为肠易激综合征。

3)慢性持续型:首次发作后症状持续,亦可出现肠外症状,可有急性加重。与慢性复发型相比,本型结肠受累较广泛,结肠病变倾向于进行性,并发症也较多。

4)急性暴发型:少见。多发生于青少年,急性起病,全身和局部症状均严重,体温可高达40℃以上,水样泻可多至每日 20~30 次,便血量较多,并伴有恶心、呕吐、腹胀、心率增快、脉搏细数、多汗、贫血等全身中毒症状。易合并急性中毒性巨结肠,出现脱水、电解质和酸碱平衡紊乱、消瘦、低蛋白血症;亦易发生肠穿孔,多为数个部位的小穿孔,常引起急性弥散性腹膜炎;还可并发败血症等。本型预后差。

(4)特殊情况:IBD 相关的原发性硬化性胆管炎:5% 的 UC 患者有硬化性胆管炎(PSC),70%~80% 的硬化性胆管炎患者合并 IBD,而且主要为结肠受累。肠道病变通常十分轻微,而且起病隐匿。几个研究发现合并 PSC 的 IBD 患者比单纯的 UC 患者更易发生"直肠赦免的广泛性结肠炎"和无其他克罗恩病典型表现(如肉芽肿、跳跃分布、瘘管或狭窄)的"倒灌性回肠炎",且较易出现盲袋炎,同时其肿瘤发生的风险较未合并者高,不同的临床病理学特征和预后提示 UC 合并 PSC 可能是区别于 CD 和 UC 的另一表型。

3.实验室检查

(1)血常规检查

1)贫血:病情严重程度不同,贫血严重程度也不同,原因考虑为慢性出血、铁及其他造血物质缺乏、某些治疗药物(如 SASP)引起溶血、与慢性炎症有关的骨髓造血抑制等。另外,尽管肾功能可能正常,EPO 分泌不足在 IBD 贫血的形成中亦起着重要作用。

2)白细胞计数:大多数患者正常。中重型患者可有轻度升高,有时以中性粒细胞增高为主,严重者可出现核左移及中毒颗粒。

3)血小板:血小板计数可升高,重型患者可大于 $400×10^9$/L。

(2)粪便检查

1)粪便常规:肉眼观以糊状黏液脓血便为最常见,重者粪质极少,少数患者以血便为主,伴有少量黏液或无黏液。镜检可见大量红细胞、脓细胞,还可见嗜酸性粒细胞;急性发作期粪便涂片常见大量多核的巨噬细胞。

2)病原学检查:目的是除外感染性结肠炎,是本病诊断的一个重要步骤。①细菌培养:应反复多次检查,常规培养可排除痢疾杆菌和沙门菌感染。有条件者应进行特殊培养,以排除弯曲菌属、难辨梭状芽孢杆菌和耶尔森菌感染。部分还应进行淋球菌或衣原体的特殊培养;②溶组织内阿米巴滋养体检查:尤其是血性黏液便,反复多次检查,镜检时注意取新鲜粪便,同时注意保温;③粪便集卵:留取每次的全部粪便,进行集卵和孵化,以除外慢性血吸虫病及其他寄生虫感染;④病毒学检查:本病急性发作时,应尽可能用电镜或免疫电镜在粪便中找病毒颗粒,或用免疫学方法找病毒特异性抗原,以排除病毒机会性感染。

(3)炎性指标:CRP及血沉是代表急性炎症反应的标准实验室指标。CRP半衰期短,仅19小时,可以显示炎症活动的连续性变化,高水平的CRP提示疾病活动或合并细菌感染,CRP水平可用于指导治疗和随访。ESR精确度较低,随疾病活动而升高,但与结肠病变的相关性优于与回肠病变的相关性,其他实验室指标(α-酸性蛋白酶、IL-6、sIL-2R、肠渗透率)都有类似作用,但这些参数都缺乏特异性,不足以与肠道感染鉴别。

(4)免疫学检查:60%~70%的UC患者抗中性粒细胞核周胞质抗体(pANCA)呈阳性,约40%的CD患者也可呈阳性,循证医学发现,结合pANCA和抗酿酒酵母抗体(ASCA)有利于鉴别CD和UC。很多研究认为UC活动度与ANCA阳性与否及滴度没有关系,因此监测ANCA对疾病活动及复发的判断没有价值。

(二)克罗恩病

克罗恩病是一种病因尚不十分清楚的胃肠道慢性炎症性肉芽肿性疾病。病变多见于末段回肠和邻近结肠,但从口腔至肛门各段消化道均可受累,呈节段性或跳跃式分布。临床上以腹痛、腹泻、腹块、瘘管形成和肠梗阻为特点,可伴有发热、营养障碍等全身表现,以及关节、皮肤、眼、口腔黏膜、肝等肠外损害。本病有终生复发倾向,重症患者迁延不愈,预后不良。

1.临床表现　起病大多隐匿、进展缓慢,从发病至确诊往往需数月至数年。病程呈慢性,长短不等的活动期与缓解期交替,有终生复发倾向。少数急性起病,可表现为急腹症,酷似急性阑尾炎或急性肠梗阻。本病临床表现在不同病例差异较大,多与病变部位、病期及并发症有关。

(1)消化道表现

1)腹痛:以右下腹及耻骨上区多见,多数呈慢性间歇性疼痛,可为隐痛、钝痛或痉挛性阵痛,伴肠鸣音活跃或亢进。常于进餐时或餐后加重,排便或肛门排气后缓解。有时酷似急性阑尾炎,呈持续性右下腹痛,伴明显压痛和反跳痛。

2)腹泻:每日腹泻2~5次或更多,粪质呈糊状或半流体,亦可为黏液便,常伴有肛门出血,脓血便少见。如结肠受累,可有血便,伴黏液或脓液,有直肠肛门病变时可有里急后重感。如小肠有广泛累及,可有脂肪泻,粪便量多,味臭、油腻。腹泻先是间歇性发作,病程后期可转为持续性,亦可有大便习惯改变,如便秘、腹泻与便秘交替。

3)腹部包块:病程进入亚急性期时可出现肠壁增厚、肠腔狭窄、肠粘连及不完全性肠梗阻,腹部可触及质地柔软、膨胀的肠襻包块。慢性期可出现肠管僵直或形成假瘤征,则肿块质地较硬。肠系膜淋巴结肿大、内瘘形成或局部脓肿形成时亦可出现腹部包块,其边缘一般不清楚,质地中等,压痛明显,粘连多而固定,多位于右下腹部。

4)便血:病变仅侵犯小肠时一般无便血。结肠受累时侵及血管可引起便血。本病血便发生率低于 UC,且出血量一般不多。

5)瘘管形成:是 CD 的临床特征之一,是与 UC 相鉴别的依据。CD 透壁性炎症穿透肠壁全层至浆膜层,与肠外组织和器官相通,即形成瘘管。其发生率国外为 26%~48%,国内较低,为 9.15%。瘘可分为内瘘和外瘘,瘘管形成后,部分患者可无症状,肠道间内瘘形成可导致腹泻加重、营养不良及全身情况恶化。肠瘘通向的组织与器官因粪便污染可引起继发性感染,如膀胱感染、腹腔脓肿。本病为慢性穿透性过程,病变肠道浆膜常与周围组织发生粘连,故游离穿孔较少见,国外游离穿孔发生率为 1%~2%,但一旦发生引起急性弥散性腹膜炎,可危及生命。

6)肛门直肠周围病变:包括肛门直肠周围瘘管、脓肿形成及肛裂,约占 CD 患者的 1/3,尤其多见于结肠受累者。

7)消化道其他部位受累表现:可累及食管、胃、十二指肠,引起相应症状,如吞咽困难、吞咽疼痛、胃灼热、上腹痛、恶心、呕吐等。

8)其他症状:如食欲减退、厌食油腻、腹胀等。恶心、呕吐可为晚期或并发肠梗阻的症状。

(2)全身表现:CD 全身表现较 UC 多见且明显,多见于中重度患者。

1)发热:较常见,由炎症病变和继发感染所致。一般为低至中度发热,病变广泛或继发感染者可有高热,并伴有明显的畏寒或寒战、多汗、心率增快等全身中毒症状。缓解期体温可正常。

2)消瘦:较常见,与厌食、慢性腹泻、炎症消耗、吸收不良或蛋白质丢失有关。

3)贫血:多为轻至中度贫血,少数可为重度贫血。与营养不良、慢性胃肠道失血有关。

4)其他:低蛋白血症、乏力、水肿。儿童或少年期可影响生长发育。女性患者可有闭经,男性患者有性功能减退。

(3)肠外表现:本病可有全身多个系统损害,可伴有一系列肠外表现,包括杵状指(趾)、关节炎、结节性红斑、坏疽性脓皮病、口腔黏膜溃疡、虹膜睫状体炎、葡萄膜炎、小胆管周围炎、硬化性胆管炎、慢性活动性肝炎等,淀粉样变性或血栓栓塞性疾病亦偶有所见。

(4)并发症:肠梗阻最常见,由于肠壁纤维化、肠狭窄及肠粘连导致。其次是腹腔内脓肿,偶可并发急性穿孔或大量便血。直肠或结肠黏膜受累者可发生癌变。肠外并发症有胆石症,是胆盐肠内吸收障碍引起;可有尿路结石,可能与脂肪吸收不良,使肠内草酸盐吸收过多有关。脂肪肝亦常见,与营养不良及毒素作用等因素有关。

2.临床分型

(1)维也纳 CD 分型:按发病年龄(age of onset,A)、病变部位(disease location,L)和疾病行为(disease behaviour,B)将 CD 分为 24 种亚型(表 11-1)。

表 11-1 CD 蒙特利尔分型概要

诊断年龄(A)	
A1 16 岁或更早	
A2 17~40 岁	
A3 40 岁以上	
病变部位(L)	上消化道(L4)
L1 末端回肠	L1+L4 回肠+上消化道
L2 结肠	L2+L4 结肠+上消化道
L3 回结肠	L3+L4 回结肠+上消化道
L4 上消化道	
疾病行为(B)	肛周病变(P)
B1*非狭窄,非穿透型	B1p 非狭窄,非穿透型+肛周病变
B2 狭窄型	B2p 狭窄型+肛周病变
B3 穿透型	B3p 穿透型+肛周病变

注:* B1,应视为一种过渡的分型,直到诊断后再随访观察一段时期。这段时期的长短可能因研究不同而有所变化(例如笔者建议为 5~10 年),但应该被明确规定以便确定 B1 的分型

(2)按疾病活动度分型:欧洲共识将临床疾病按活动度分为轻度、中度和重度。多数临床试验以克罗恩病活动指数 CDAD>220 定义为活动性病变,联合 CRP>10 mg/L 更为可靠。CDA1<150 作为临床缓解的指标。CD 活动度分级见表 11-2。

表 11-2 CD 活动度分级

轻度 CDAI(150~220)	中度 CDAI(220~450)	重度 CDAI>450
例如:可步行,饮食正常,体重减轻<10%。无肠梗阻、发热、脱水、腹部包块或触痛。CRP 通常高于正常值上限	例如:反复呕吐或体重减轻>10%。按轻度治疗无效,或触及包块。无明显梗阻,CRP 高于正常上限	例如:恶病质(BMI<18),或有明显梗阻或脓肿。经加强治疗后症状持续。CRP 明显升高

3.实验室检查

(1)血液学检查:贫血常见;活动期白细胞计数增高,并发脓肿时可明显升高,以中性粒细胞为主。血小板计数可升高。

(2)粪便检查:粪便呈糊状或稀水样,镜检一般无红细胞、白细胞及黏液。隐血试验常为阳性,病原学检查为阴性。

(3)炎症指标:血沉明显加快,CRP 与 CD 活动性密切相关,可先是炎症活动性连续性变化,研究表明,CRP 升高的患者复发率高于 CRP 正常的患者,CRP>20 mg/L 和 ESR>15 mm/h,可作为复发的预测指标。异常升高的 CRP 提示合并细菌感染(如脓肿)。其他如 α_2-球蛋白、α_1-糖蛋白亦可预测复发风险。粪便标志物,如钙蛋白、乳铁蛋白或肿瘤坏死因子与肠面溃疡范围和炎症程度相关,可能对回肠结肠的炎症的存在和随后的临床复发有很高的预测价值。

（4）免疫学检查：ASCA 对 CD 有较高的特异度，但灵敏度不强，ASCA 阳性也可见于白塞综合征、原发性硬化性胆管炎、自身免疫性肝炎和乳糜泻等，这些疾病的患者 ASCA 阳性率可达 43%。CD 患者 ASCA 表达水平较稳定，与疾病严重程度、病程无关。最近 Targan 检测了 CD 患者针对几种特异性微生物抗原的免疫反应，OmpC 为大肠埃希菌外膜的穿孔素 C；12 为一段与荧光假单胞菌相关的细菌 DNA 片段，CD 患者中，55% 呈抗 OmpC 阳性，50% 呈抗 12 阳性。最近 Lodes 等发现，将对结肠炎 C3H/HeJBir 鞭毛蛋白产生反应的 T 细胞转输给免疫缺陷小鼠后能诱导小鼠结肠炎的发生。CBir 鞭毛蛋白血清学反应阳性的 CD 患者为 50%，而 UC 患者和正常人分别为 6% 和 8%。

第三节　血液系统自身免疫性疾病

一、自身免疫性溶血性贫血

自身免疫性溶血性贫血（autoimmune hemolytic anemia，AIHA），是指各种原因刺激产生抗自身红细胞抗体，导致红细胞破坏，寿命缩短的一种较常见的难根治的贫血，临床特点有贫血、黄疸、网织红细胞增高和直接抗人球蛋白试验即 Coombs 试验阳性。根据自身红细胞抗体作用于红细胞所需的温度可分为 3 大类：温抗体型、冷抗体和温冷双抗体型。

1.病因与发病机制　根据病因可分为两类。

（1）特发性：约占所有病例的半数，发病原因不明。大多年龄较大，女性较多。

（2）继发性：与其他疾病同时存在或先后存在，约占 AIHA 的 55%。多种疾病均能并发自身免疫性溶血性贫血，其中最多见的是慢性淋巴细胞白血病、各种恶性淋巴瘤、全身性红斑狼疮和某些病毒感染。药物中以甲基多巴、嘌呤类似物（氟达拉滨和克拉屈滨）引发为多见。其他如非淋巴系统的肿瘤、良性肿瘤、囊肿、溃疡性结肠炎等较为少见。外伤、外科手术、妊娠可以是激发因素。在婴幼儿中感染引起者较为多见。在老年人中则以慢性淋巴细胞白血病较为多见。由于引起 AIHA 的病因很多都能引起免疫性异常，而且 AIHA 可作为淋巴增生性疾病或系统性红斑狼疮的首发表现。为此，经多方检查诊为原发性 AIHA 者应密切随访。

2.临床表现　本病临床表现多样化，轻重不一。一般起病缓慢，数月后才发现有贫血，表现为全身虚弱及头晕。以发热和溶血为起始症状者相对较少。急性型多发生于小儿，特别是伴有病毒感染者，偶见于成人患者；起病急骤，有寒战、高热、腰背痛、呕吐、腹泻。溶血性贫血严重时，可有休克及神经系统表现，如头痛、烦躁，甚至昏迷。皮肤黏膜苍白、黄疸见于 1/3 的患者。半数以上有脾大，一般为轻中度肿大、质较硬，无压痛。原发性病例中 1/3 有中度肝大，肝质地硬，但无压痛。部分患者有淋巴结肿大。温抗体型 AIHA 患者中约 26% 既无肝脾大，也无淋巴结肿大。温抗体性自身免疫性溶血性贫血发病以女性为多见，尤其是原发性者。从婴儿至老年都可累及，有报道 73% 系 40 岁以上女性患者。邢莉民等对近十年来温冷双抗体型 AIHA 患者进行分析，多发生于女性，同 20 世纪 80 年代相比，在同期的 AIHA 中所占比例有所增加（分别为 22.1% 和 17.6%），发病率高于国外报道（分别为 22.1% 和 7.0%），发病年龄小于国外报道。

3.实验室检查　查 AIHA 的一般检查主要用于确定被检查者是否贫血、是否溶血、有无自身免疫迹象或其他原发病。

(1)血常规:贫血或伴有血小板、白细胞数下降,网织红细胞计数升高(再生障碍性贫血危象时可明显降低)。

(2)骨髓:多呈增生性贫血(红系以中幼红为主)骨髓象;再生障碍性贫血危象时可呈再生障碍性贫血的骨髓改变。

(3)抗人球蛋白(Coombs)试验:直接抗人球蛋白试验(DAT)是测定结合在红细胞表面不完全抗体和(或)补体较敏感的方法,为诊断AIHA较特异的实验室指标。抗人球蛋白抗体是完全抗体,可与红细胞表面多个不完全抗体的Fc段结合,起搭桥作用而使致敏红细胞发生凝集现象。由于免疫血清的不同,可分为抗IgG、抗补体C3和抗IgG+C3三种亚型。

(4)酶(胰蛋白酶、木瓜蛋白酶等)处理红细胞凝集试验:方法是酶处理的Rh基因型O型红细胞与患者血清孵育,发生凝集反应为阳性结果。

(5)冷热溶血试验:模拟患者发病的体外试验,将患者的血液置于冰箱中一些时候,再置于室温中。

(6)血浆或血清:高血红蛋白血症和(或)高胆红素血症。

(7)尿:高尿胆原或高游离血红蛋白或高含铁血黄素。

(8)免疫指标:丙种球蛋白量可升高,C3水平可下降,可出现抗O、血沉、类风湿因子、抗核抗体、抗DNA抗体等指标的异常。

(9)其他:包括心、肺、肝、肾功能等检查,不同原发病可能在不同脏器有不同表现。

二、特发性血小板减少性紫癜

特发性血小板减少性紫癜(idiopathic thrombocytopenic purpura,ITP)是一类临床上较为常见的出血性疾病,其特点是皮肤黏膜出血、血小板数量减少及寿命缩短,骨髓巨核细胞数正常或增多并伴有成熟障碍。大多数患者血液中可检出抗血小板抗体,但缺乏明确的外源性致病因子,因此又称为特发性自身免疫性血小板减少性紫癜。

1.病因与发病机制　目前ITP确切的发病机制尚不清楚,目前主要存在三个方面的研究内容。

(1)细胞和体液免疫异常:调节性T细胞是一种$CD4^+CD25^+$并具有免疫抑制功能的T细胞亚群,该细胞能抑制自身反应性T、B细胞的活化和增生及自身抗体的产生。ITP患者可能体内由于缺乏调节性T细胞,从而使自身免疫反应不能被有效抑制。近年来发现细胞毒性T细胞(CTL)和自然杀伤性(NK)细胞通过诱导细胞凋亡,从而在自身免疫性疾病中扮演重要的角色,CTL的血小板破坏作用可能是慢性ITP发病中的一个重要的机制。

(2)近年来,有学者提出ITP患者血小板和巨核细胞也存在异常,提示ITP不仅表现为血小板数量减少,同时存在功能障碍,并且与免疫功能紊乱有一定关系。研究发现,ITP患者骨髓巨核细胞存在多种形态和超微结构异常,如空泡形成、线粒体增大等。采用流式细胞术等研究发现,血小板表面分子CD45、CD14、HLA-DR等表达异常。细胞内颗粒也有报道存在P-选择素和糖蛋白异位表达的异常。有研究发现,ITP患者血小板表面表达CD62P增加,血浆可溶性CD62P升高或正常,提示ITP存在血小板活化,而大量暴露的CD62P可能引起自身反应性T细胞的活化,自身抗体的产生有可能激活血小板。ITP患者体内血小板黏附和聚集功能降低,说明血小板功能降低。

（3）感染：人类疱疹病毒 6 型、巨细胞病毒、EB 病毒、EB 肝炎病毒、幽门螺杆菌等,刺激B 细胞活化增生,产生能与正常组织发生交叉反应的自身抗体,即抗血小板抗体和血小板相关抗体 IgG,从而导致血小板的破坏。

2.临床表现　根据发病机制、诱发因素、临床表现,ITP 分急性和慢性两种,在疾病早期两者很难鉴别,但治疗效果及转归迥然不同。

（1）急性 ITP:多见于儿童,春冬两季易发病,多数有病毒感染史,为自限性疾病。一般认为是急性病毒感染后的一种天然免疫反应,一旦病源清除,疾病在 6~12 个月痊愈。表现为突然发生的皮肤出血,以四肢远端居多,小至针尖状,大者可呈片状瘀斑;黏膜出血常见为鼻出血、牙龈出血。重症者可以出现湿性出血（躯干部位）、口腔血疱、胃肠道出血（便血、咯血）、关节出血、月经增多（已经发育的年长女孩）,甚至会出现危及生命的颅内出血。出血程度与血小板计数有关,颅内出血多发生在血小板计数<20×10⁹/L 时。还有些少见的出血,比如结膜出血等,体检时要给予注意。

（2）慢性 ITP:多见于成人,男女之比约为 1:3,一般认为属自身免疫性疾病的一种。起病较缓,以皮肤黏膜出血为主。常呈持续性或反复性发作。出血程度随血小板数目不同而有所变化,一般来讲要轻于急性 ITP,有时甚至在体检血常规异常时才被发现。本病病死率为 1%,多数是因颅内出血而死亡。

无论急性还是慢性 ITP,体检时脾一般不大,个别反复发作者可有轻度脾大,这时更要注意做好排除诊断。

3.实验室检查

（1）血小板:①急性型血小板多在 20×10⁹/L 以下,慢性型常在 50×10⁹/L 左右;②血小板平均体积偏大,易见大型血小板;③出血时间延长,血块回缩不良;④血小板功能一般正常。

（2）骨髓象:①急性型骨髓巨核细胞数量轻度增加或正常,慢性型骨髓巨核细胞显著增加;②巨核细胞发育成熟障碍,急性型者尤为明显,表现为巨核细胞体积变小,胞质内颗粒减少,幼稚巨核细胞增加;③有血小板形成的巨核细胞显著减少（<30%）;④红系及粒系、单核系正常。

（3）血小板相关抗体（PAIg）及血小板相关补体（PAC3）:80% 以上的 ITP 患者 PAIg 及PAC3 阳性,主要抗体成分为 IgG,亦可为 IgM、IgA,偶有 2 种以上抗体同时出现。

（4）血小板生存时间:90% 以上的患者血小板生存时间明显缩短。

（5）其他:可有程度不等的正常细胞或小细胞低色素性贫血。少数可发现溶血的证据（Evans 综合征）。血浆中血小板 GPIb 裂解片段检测有助于本病与血小板生成障碍性血小板减少症鉴别。

三、特发性粒细胞减少症

循环血液中的白细胞计数<4.0×10⁹/L 时称为白细胞减少。由于中性粒细胞在白细胞中占绝大部分（50%~70%）,所以白细胞减少在大多数情况下是因为中性粒细胞减少所致。当周围血中的中性粒细胞绝对计数<2.0×10⁹/L 时为轻型粒细胞减少,凡粒细胞绝对数值成人<1.5×10⁹/L,便称为粒细胞减少症。在临床上,中性粒细胞减少症和粒细胞减少症同义,如果白细胞计数<2.0×10⁹/L,中性粒细胞绝对计数（ANC）≤0.5×10⁹/L,甚或消失、发病急、症状重,就称为粒细胞缺乏症。引起粒细胞减少症的因素很多,包括原发性和继发性。原发

性粒细胞减少包括:婴儿遗传性粒细胞缺乏症、同种免疫性粒细胞减少症、周期性中性粒细胞减少症、慢性特发性中性粒细胞减少症、中性粒细胞减少伴胰腺功能不全、无效粒细胞生成、先天性代谢性缺陷病伴粒细胞减少、先天性白细胞颗粒异常综合征等。这部分病例通常无病因可查,属特发类型,本部分主要对这一类型的疾病进行总结。

1.病因与发病机制　原发性粒细胞减少的病因多为先天性、遗传性、家族性。其中慢性特发性中性粒细胞减少症是一组原因不明的中性粒细胞减少综合征,国内尚无统一的诊断标准,临床主要靠排他性诊断。国外 Papadaki 等检测慢性特发性中性粒细胞减少症患者血清炎性细胞因子后提出,由于体内不明原因低程度的炎症反应,造血负性调节因子增加,内皮细胞活化,致使白细胞生成减少,黏附和移出血管外加速。慢性隐性感染和抗原刺激反应等常导致骨髓成熟障碍,且多伴有浆细胞及组织细胞增生。

2.临床表现　中性粒细胞是人体抵御病原微生物的第一道防线,因而粒细胞减少的临床症状主要是易有反复的感染。患者发生感染的危险性与中性粒细胞计数多少、减少的速率及其他免疫系统受损的程度直接相关。有的粒细胞缺乏症患者单核细胞明显增多,可起重要的补偿作用,从而减轻感染的危险。肺、泌尿系、口腔部和皮肤是最常见的感染部位,黏膜可有坏死性溃疡。由于介导炎症反应的粒细胞缺乏,所以感染的局部表现可不明显,如严重的肺炎在胸部 X 线片上仅见轻微浸润,亦无脓痰;严重的皮肤感染部形成脓液;肾盂肾炎不出现脓尿等。感染迅速播散,发展为败血症,若不及时救治,病死率极高。原发性自身免疫性粒细胞减少通常发生在新生儿,发病率约为 1/10 万。尽管在发病时有严重的粒细胞缺乏[$(5\sim10)\times10^5/L$],但是通常感染症状不是很严重,并且 95% 的病例在 2~3 岁时会自愈。

3.实验室检查　主要用于排除被检查者是否有其他原发疾病等。

(1)血常规:白细胞减少、中性粒细胞减少、淋巴细胞百分率相对增加。根据中性粒细胞减少的程度可分为轻度、中度和重度。

(2)骨髓:多呈增生性贫血(红系以中幼红为主)骨髓象;再生障碍性贫血危象时可呈再生障碍性贫血的骨髓改变。

(3)骨髓粒细胞贮备功能检测:氢化可的松试验:通过静脉注射氢化可的松,观察中性粒细胞变化,可测定骨髓粒细胞储备功能,对特发性和药物性粒细胞减少进行鉴别。

(4)粒细胞边缘池功能检测:用肾上腺皮质激素后可使骨髓粒细胞释放,以了解骨髓贮备粒细胞的量及释放功能。皮下注射 0.1% 肾上腺素 0.1~0.3 mL 后,粒细胞增加至原来水平的 2 倍或达到正常范围,提示"假性粒细胞减少症"。

(5)白细胞凝集素或中性粒细胞抗体检测:免疫性粒细胞减少者的粒细胞表面和血清中可测得粒细胞抗体,通常采用粒细胞凝集试验或粒细胞免疫荧光试验。中性粒细胞抗原 NA1 和 NA2 是粒细胞表面 FcγⅢ受体上的糖蛋白,对 NA 研究证实抗 NA 抗原的抗体与粒细胞水平成反比。但多次输血者或经产妇亦可呈阳性。

(6)体外骨髓细胞培养:骨髓 CFU-GM 培养基粒细胞集落刺激活性测定可鉴别细胞缺陷或体液因素异常。

四、恶性贫血

恶性贫血是巨幼细胞贫血的一种。本症的特点是呈大红细胞性贫血,骨髓内出现巨幼红细胞系列,并且细胞形态的巨型改变也见于粒细胞、巨核细胞系列,甚至某些增生体细胞。

该巨幼细胞亦在骨髓内破坏,出现无效性红细胞生成。好发于北欧斯堪的纳维亚人,我国罕见。可分为特发性恶性贫血和证候性恶性贫血(胃切除后恶性贫血、妊娠恶性贫血等)。

1.病因与发病机制　维生素 B_{12} 属水溶性微量元素。人类不能合成维生素 B_{12},只能从动物食物中获得。食物中维生素 B_{12} 的吸收需要与胃底部黏膜壁细胞分泌的内因子结合。这种内因子-维生素 B_{12} 复合物能防止维生素 B_{12} 在回肠被肠酶破坏或被某些细菌夺取,使维生素 B_{12} 运输至回肠黏膜微小绒毛处(有一种特殊的维生素 B_{12} 受器),被肠黏膜上皮细胞所吸收,而内因子不被吸收。内因子是由分泌胃酸的同一胃黏膜壁细胞所分泌,所以它的分泌与胃酸分泌是相平行的。

恶性贫血的发生原因是维生素 B_{12} 的缺乏,其中特发性恶性贫血是由于患者体内免疫紊乱,产生抗壁细胞或内因子抗体,后者可以和内因子——维生素 B_{12} 复合体或内因子结合,阻止维生素 B_{12} 与内因子结合,使内因子失去活性,导致维生素 B_{12} 吸收障碍。

证候性恶性贫血是由于维生素 B_{12} 摄取量不足、吸收障碍、利用障碍,或需要量增多而引起。如缺乏维生素 B_{12}、叶酸的饮食;40 岁以上的人因胃黏膜萎缩,造成维生素 B_{12} 吸收不良;全素食造成维生素 B_{12} 摄取不足;消化道手术后(胃、回肠或胰腺病变或切除),会因内因子的分泌不足而导致维生素 B_{12} 吸收不良;营养不良者、洗肾患者、早产儿、以羊乳为主食者、空肠切除者、妊娠妇女、慢性溶血症患者、慢性乙醇中毒者等可能存在体内叶酸缺乏;服用化疗药、抗癫痫药、避孕药等影响维生素 B_{12} 的吸收。

维生素 B_{12} 的功能是多样的。在人类的组织中,有两种生化反应需要维生素 B_{12} 的参与:①从高半胱氨酸合成甲硫氨酸的反应,产生的四氢叶酸与 DNA 的合成有关;②甲基丙二酸辅酶 A 转变为琥珀酸辅酶 A,产生的琥珀酸辅酶 A 与血红素的合成有关。维生素 B_{12} 缺乏时,影响上述 2 种生化反应的正常进行,四氢叶酸、琥珀酸辅酶 A 减少,DNA 和血红素合成障碍而导致巨幼细胞贫血。

成年型恶性贫血多数发生在 40 岁以上,发病率随年龄而增高。90%左右的患者血清中有壁细胞抗体,60%的患者血清及胃液中找到内因子抗体,有的可找到甲状腺抗体,恶性贫血可见于甲状腺功能亢进、慢性淋巴细胞性甲状腺炎、类风湿关节炎等,胃镜检查可见胃黏膜显著萎缩,有大量淋巴、浆细胞的炎症浸润。慢性萎缩性胃炎一般分 A 型和 B 型两种。A 型发病与免疫因素有关,血清胃壁细胞抗体阳性;B 型发病与免疫机制无关,故血清胃壁细胞抗体阴性。通常认为恶性贫血是 A 型慢性萎缩性胃炎的终末期表现。

有少数幼年型恶性贫血,后者可能和内因子先天性缺乏或异常及回肠黏膜受体缺陷有关。这些患儿循环中存在内因子抗体,但壁细胞抗体只有一半病例可以检测到。本病和遗传也有一定关系,患者家族中患病率比一般人群高 20 倍。70%～95%的病例可发生脊髓后侧索联合变性和周围神经病变,也可先于贫血出现。

2.临床表现　DNA 和血红素合成障碍引起巨幼细胞贫血、白细胞减少、血小板减少,产生乏力、头晕、易倦等贫血表现。部分有全血细胞减少,尤其老年患者,易被误诊为再生障碍性贫血、骨髓增生异常综合征。缺乏维生素 B_{12} 引起如食欲减退、腹胀、腹泻及舌炎等消化道症状,以舌炎最为突出,舌质红、舌乳头萎缩、表面光滑,俗称"牛肉舌",伴疼痛。常伴神经系统表现,如乏力、手足麻木、感觉障碍、行走困难等周围神经炎,亚急性或慢性脊髓后侧索联合变性表现,如无欲、嗜睡或精神错乱。维生素 B_{12} 缺乏尚可影响中性粒细胞的功能。

3.实验室检查

(1)血液检查:红细胞与血红蛋白不成比例下降,红细胞下降的程度超过血红蛋白,常呈大细胞正色素性贫血。平均红细胞容积在 110~140fl,平均红细胞血红蛋白浓度为 30%~35%。由于大红细胞较多,平均血红蛋白量多增高至 33~38 pg,但如同时缺铁,则可以较低。血片中红细胞大小不匀很明显,但以大者居多,正常者和小者亦有;形状很不规则,很多细胞呈卵圆形或各种不规则形。白细胞计数常减少至(3~4)×10⁹/L。中性粒细胞分叶增多,4叶以上者多见。血小板计数减少,血小板可变大或形状不规则。

(2)骨髓检查:骨髓有核细胞增生活跃,呈巨幼细胞性增生。粒、红比值明显下降。最突出的变化为巨幼红细胞的出现,幼红细胞比例常大于 40%。可以见到较多畸形的有丝分裂。粒系细胞和巨核细胞也都有巨幼样变化。需要注意的是这类细胞在用维生素 B_{12} 治疗 24 小时后即可消失。

(3)生化检查:血清维生素 B_{12} 浓度明显降低。测定方法常用微生物法及放射免疫法,后者的敏感度和特异度均高于前者,且测定方便。正常值为 200~900 pg/mL,低于 100 pg/mL 诊断为缺乏。血清铁浓度及转铁蛋白饱和度均增高,治疗后很快降低。血清乳酸脱氢酶(LDH)常增高,血清触珠蛋白浓度降低。

(4)维生素 B_{12} 吸收试验(Schilling 试验):空腹口服⁵⁷Co 标记的维生素 B_{12} 0.5 μg,2 小时后肌内注射未标记的维生素 B_{12} 1 mg。收集 24 小时尿,测定排出的放射性⁵⁷钴。正常人应超过 7%,低于 7% 表示维生素 B_{12} 吸收不良,恶性贫血常在 4% 以下。如吸收不良,间隔 5 天重复上述试验,且同时口服 60 mg 内因子,如排泄转为正常,则证实为内因子缺乏,否则为肠道吸收不良。如给患者服用抗生素后吸收有改善,提示为肠道菌群过度繁殖,与宿主竞争维生素 B_{12} 所致。

(5)甲基丙二酸:维生素 B_{12} 缺乏使甲基丙二酰 CoA 转变为琥珀酰 CoA 受阻,使体内甲基丙二酸量增多并从尿中大量排出。

(6)自身抗体测定:血清壁细胞抗体可采用间接免疫荧光法测定。取经过处理的健康大白鼠胃体组织黏膜腺体做抗原标本,用兔抗人 γ-球蛋白或 IgG 标记的异硫氰酸盐荧光素做荧光抗体。正常人阴性,阳性主要见于恶性贫血(90%~100%)和 A 型萎缩性胃炎(B 型阴性)。甲状腺疾病、糖尿病、肾上腺皮质功能减退症及缺铁性贫血亦常阳性。

(7)胃液分析:显示游离盐酸消失,即使在注射组胺或倍他唑后亦不出现。胃液分泌量及所含酶均减少。

第四节　循环系统自身免疫性疾病

一、自身免疫性心肌炎

心肌炎是以心肌细胞坏死、纤维化和心肌组织内炎症细胞浸润为特征的临床常见病。1995 年世界健康联盟/国际心血管学会和联盟将心肌炎分为 3 类:特发性、自身免疫性和感染性。其中以柯萨奇病毒 B 组和埃可病毒感染所致的病毒性心肌炎在临床上最为多见。在病毒清除后的迁延期或慢性期,机体产生抗心肌组织成分的自身抗体,并且心肌组织内出现大量以单个核细胞为主的炎症细胞浸润,病毒感染后期表现为针对心肌细胞的自身免疫反应,这种感染后心肌持续的免疫损伤就称为自身免疫性心肌炎。

1.病因与发病机制　动物模型显示早期(1周内)可见病毒性心肌细胞损害,随后(1~7周)出现单核细胞浸润和慢性炎症。心肌炎启动和持续免疫应答的可能机制是分子模拟,即外来抗原与人体某些组织有着相似的抗原决定簇,由外来抗原激发人体产生的抗体,可以与这些组织产生交叉免疫反应而介导免疫损伤。40%的心肌炎患者可检测到抗心肌组织的自身抗体,许多临床和实验表明,心肌炎和扩张型心肌病均可检测到抗心肌肌凝蛋白、抗心肌多肽自身抗体(抗 ANT 抗体)和抗 β 肾上腺素受体的抗体。

2.临床表现

(1)症状:起病前 1~4 周有上呼吸道和消化道感染病史,暴发性和隐匿性起病者,前驱感染史可不明显。乏力、活动耐力下降、面色苍白、心悸、心前区不适和胸痛为常见症状。重症患者出现充血性心力衰竭和心源性休克时可有呼吸急促、呼吸困难、四肢发凉和厥冷等。有三度房室传导阻滞时,可出现意识丧失和阿斯综合征。

(2)体征:心脏可增大;窦性心动过速,与体温和运动没有明确的关系;第一心音低钝,偶可闻及第三心音。出现充血性心力衰竭时,有心脏增大、肺底部可闻及细湿啰音,心动过速、奔马律、呼吸急促和发绀等;出现心源性休克时,有脉搏细弱、血压下降和面色青灰等。病毒性心肌炎心力衰竭和心源性休克除心肌泵功能本身衰竭外,也可继发于合并的心律失常导致的血流动力学改变。

3.实验室检查

(1)常规检测、血清酶学:白细胞可轻度增高,但核左移不明显;血沉可增快;活动期可有 AST、LDH、CK、CK-MB 增高。此外,血浆肌红蛋白、肌钙蛋白、心肌肌凝蛋白轻链亦可增高,其程度常与病变程度呈正相关。

(2)免疫学检测:往往会发现 T 细胞减少,补体 C3 及 CH50 降低,NK 细胞活性下降,IFN-α 效价增高,IFN-γ 效价降低;抗核抗体、抗心肌抗体、类风湿因子阳性率高于正常。

二、动脉粥样硬化

动脉粥样硬化(atherosclerosis,AS),是动脉硬化中最重要的一个类型,基本损害是动脉内膜局部呈斑块状增厚,病变主要累及主动脉、冠状动脉、脑动脉、肾动脉和其他重要脏器与四肢的动脉,最终导致管腔狭窄甚至完全堵塞,使这些重要器官缺血缺氧、功能障碍以致机体死亡。多见于 40 岁以上男性及绝经期女性。

1.病因与发病机制　病因不明,可能与高血压、高脂血症、糖尿病、吸烟、肥胖等因素有关。

本病病因未完全明确,目前认为本病是多种因素作用于不同环节所致,这些因素称为易患因素或危险因素。主要有:①年龄:多见于 40 岁以上的中老年人,49 岁以后进展较快,但青壮年亦可有早期病变;②性别:男性多见,男女比例为 2:1,女性常见于绝经期之后;③高脂血症:血总胆固醇、低密度脂蛋白(LDL)、三酰甘油、极低密度脂蛋白(VLDL)、载脂蛋白 B100、脂蛋白(α)[Lp(α)]增高,高密度脂蛋白(HDL)、载脂蛋白 A Ⅰ 和 A Ⅱ 降低,均属易患因素;④高血压:冠状动脉粥样硬化患者 60%~70% 有高血压,高血压患冠状动脉粥样硬化者较血压正常者高 4 倍,且无论收缩压或舒张压增高都重要;⑤吸烟:吸烟增加冠状动脉粥样硬化的发病率和病死率达 2~6 倍,且与每日吸烟支数成正比;⑥糖尿病:糖尿病患者动脉粥样硬化的发病率较无糖尿病患者高 2 倍,冠状动脉粥样硬化患者中糖耐量减退颇常见。

较次要的有职业、饮食、肥胖、A型性格、微量元素摄入、遗传。近年有人认为巨细胞病毒感染、炎症也可能与本病有关。

AS的发病机制至今尚未明确。人们先后提出脂质浸润学说、动脉平滑肌细胞增生学说、血栓源性学说、损伤反应学说等假说。近年,炎症学说的提出和建立为AS的研究指明了方向。微生物的感染可能是炎症反应的始发因素。氧化型低密度脂蛋白是炎症过程潜在的诱导剂。高血压、糖尿病、吸烟、肥胖等是AS形成的重要危险因素。在AS患者血浆中检测到抗LDL抗体和LDL-抗LDL免疫复合物,免疫细胞是AS斑块的主要成分,而单核-巨噬细胞在AS损伤的启动和发展中起重要作用,有多种证据表明体液免疫和细胞免疫在AS发生、发展中并存。

2.临床表现 通常在动脉出现严重狭窄或突然阻塞以前,动脉粥样硬化不会出现症状。粥样硬化形成的部位决定了所发生的症状;因此症状可以是心脏、大脑、肾脏或全身其他部位病变的反映。

当粥样硬化导致动脉严重狭窄时,该血管供血区域组织不能获得足够的富氧血液供应。动脉狭窄的第一个症状可能是当供血不能够满足组织需要时出现的疼痛或痉挛。例如,运动时心脏供血不足导致胸痛(心绞痛)的发生;或散步时由于下肢供血不足而出现下肢痉挛性疼痛(间歇性跛行)。典型情况下,这些症状是逐渐发生的,这反映了粥样斑块导致动脉血管的狭窄逐渐加重的过程。然而,当发生粥样硬化斑块破裂时症状发生或加重可以突然出现。

3.实验室检查 患者常有血胆固醇、三酰甘油增高,高密度脂蛋白减低,脂蛋白电泳图形异常,多数患者表现为第Ⅲ型或第Ⅳ型高脂血症。多数患者血糖和HbA1c升高,与糖尿病并存。由于炎症和感染在AS发病中的重要性得到了更深入的认识,一些血清标志物为判断AS的严重程度、预后等提供了实验室指标,包括CRP、CRP的单核苷酸变异、纤维蛋白原、D-二聚体、脑钠肽等。与动脉粥样硬化相关的抗原或抗体如下。

(1)氧化的低密度脂蛋白(OXLDL):在动脉粥样硬化的发生、发展中起多方面的作用,其一是作为抗原引发动脉粥样硬化的免疫反应。动脉粥样硬化斑块部位的$CD4^+T$细胞可对OXLDL产生免疫反应,并有实验证明是Ⅱ型组织相容性抗原(HLA)决定的方式。OXLDL的代谢产物——溶血磷脂酰胆碱也具有免疫原性,与OXLDL共同参与内皮细胞损伤并促使该细胞释放黏附分子,产生免疫炎症反应。在动脉粥样硬化患者和实验动物血清中可以检测到OXLDL抗体。

(2)热激蛋白(HSP):动脉粥样硬化与其他多种自身免疫及炎症疾病一样,与HSP产生的抗体所引起的免疫反应有关。已经有几种HSP被发现存在于动脉粥样硬化损伤斑块中。HSP在细胞受损伤时合成增加并促进T细胞依赖的抗体产生。有实验证明,用HSP60免疫高胆固醇饮食的兔子后其动脉粥样硬化程度加重,并有实验观察到动脉粥样硬化的严重程度与HSP60抗体含量相关。

(3)$β_2$-糖蛋白Ib($β_2$-GPI):除了血小板之外,内皮细胞也可以表达$β_2$-GPI。诸多炎症反应,包括动脉粥样硬化都可以产生$β_2$-GPI抗体。$β_2$-GPI的致病机制仍不清楚,可能与其具有黏附磷脂分子的能力有关。

(4)磷脂抗体:包括心磷脂抗体,与复发性血栓形成及动脉粥样硬化加速进展有关。不同的磷脂抗体可以识别 β_2-GPI 或者氧化磷脂,介导针对细胞膜的免疫反应。

(5)病毒和细菌蛋白:有研究认为动脉粥样硬化的形成与病毒,如单纯疱疹病毒、巨细胞病毒等,以及细菌,如衣原体、幽门螺杆菌(Hp)等感染有关,因而认为动脉粥样硬化是一种感染性疾病。在动脉粥样硬化处的动脉壁上发现了主要感染人类的 I 型单纯疱疹病毒抗原和巨细胞病毒抗原,并发现其主要被动脉粥样硬化斑块上的 CD8[+]T 细胞识别。

三、扩张型心肌病

扩张型心肌病(dilated cardiomyopathy,DCM)是一种以心腔[左心室和(或)右心室]扩大、心肌收缩功能障碍为主要特征的原因不明的心肌疾病,也是除冠心病和高血压以外导致心力衰竭的主要病因之一。其临床表现以进行性心力衰竭、心律失常、血栓栓塞,甚至猝死为基本特征,可见于病程中任何阶段,至今尚无特异性治疗方法,预后极差,5 年生存率不及50%。大多数病例可查出抗心内膜的自身抗体,其发病学意义尚不清楚。发病年龄为 20～50 岁,男性多于女性。患者多因两侧心力衰竭而就医。多数患者常因心力衰竭进行性加重而死亡或因心律失常而发生猝死。

1.病因与发病机制　扩张型心肌病以左心室或双心室扩张伴收缩功能障碍为特征,可以是特发性、家族性/遗传性、病毒性和(或)免疫性,病因不明,可能与下列因素有关。

(1)病毒性:近年来病毒性心肌炎增多,尤其柯萨奇病毒对心肌具有侵袭性,心肌炎后心肌纤维化、心肌肥大,最后形成心肌病。

(2)免疫异常:扩张型心肌病可有免疫调节异常,包括对心肌细胞的体液和细胞自动免疫的异常反应,自身清除细胞活性下降及异常的抑制细胞活性。目前很重视将免疫介导的损伤作为扩张型心肌病的病因与发病机制。实验证明,抗心肌自身抗体都是心肌原发性损伤后的自身抗原的继发性产物。自身抗体又引起并持续加重心肌损害,促进心室重构。有的学者甚至提出扩张型心肌病就是由于自身抗体或感染启动性因素侵犯自身免疫所致的进行性心肌损害的结果。心脏 G 蛋白偶联受体家族中的 β_1 肾上腺素能受体与 M_2 胆碱能受体是调节心脏活动的主要受体。近几年发现在扩张型心肌病患者血清中存在抗 β_1 与 M_2 受体的自身抗体,提出自身免疫异常可能与心肌病的发病有关。

(3)遗传因素:目前研究发现本病与组织相容性抗原有关,患者 HLA-B$_{27}$、HLA$_2$、HLA DR、HLA DQ$_4$ 各位点增加,而 HLA DR$_{w6}$ 位点则减少,通过家族调查和超声心动图对扩张型心肌病患者家族筛查证实,25%～50%的患者为家族性,常染色体显性遗传是最常见的遗传方式。

(4)内分泌异常、心肌能量代谢紊乱、微血管痉挛等因素也可能引起心肌细胞坏死而导致扩张型心肌病。

(5)营养不良:门脉性肝硬化并发本病者多于一般人群,生活贫困的居民发病率较高,提示本病与营养有关,机体某些必需氨基酸或微量元素的缺乏,可能是发病因素之一。

2.临床表现　各年龄组均可发病,但以中老年居多,起病缓慢,常以无明显原因的充血性心力衰竭、心律失常、动脉栓塞、猝死为主要临床特征。早期症状轻,当病情发展到一定阶段,表现为充血性心力衰竭,一般先出现左心衰竭,表现为活动后心悸、气短、疲倦无力,渐渐发生夜间阵发性呼吸困难、端坐呼吸,甚至肺水肿。出现右心衰竭症状时,多已进入病程后期,患者出现肝脏增大、有压痛、肝区胀痛、下肢水肿及多浆膜腔积液等。各种心律失常都可发生,为首见或主要表现,并有多种心律失常合并存在而构成比较复杂的心律失常。患者可以反复发生心律失常,有时甚至是顽固的心律失常。高度房室传导阻滞、心室颤动、窦房阻滞或暂停可导致阿斯综合征,成为致死原因之一。扩张型心肌病发生栓塞较常见,约占18%,扩张型心肌病亦可发生猝死,与心律失常及栓塞有关。病程早期很少表现出心脏病体征,当病情发展到一定阶段,表现为充血性心力衰竭体征。

3.实验室检查

(1)生化检查:肌钙蛋白是一种检测心肌损伤的简单、有效的特异的方法,可用于患者的随诊,不受观察者主观影响。有研究表明,随诊中血清肌钙蛋白T(CTnT)浓度持续升高者左心室舒张末内径增大、LVEF降低,发生心脏事件的比例显著升高、生存率降低,提示血清CTnT浓度持续升高预示DCM患者预后不良。脑钠肽是慢性心力衰竭的敏感指标,可用于判断病情严重程度和疗效观察。

(2)自身抗体检查:采用ELISA法检测抗$β_1$肾上腺素能受体与抗M_2胆碱能受体的自身抗体,可作为DCM的辅助诊断指标。

第五节 神经系统自身免疫性疾病

一、重症肌无力

重症肌无力(myasthenia gravis,MG)是乙酰胆碱受体抗体(AChR-Ab)介导的、细胞免疫依赖的及补体参与的一种神经-肌肉接头(NMJ)处传递障碍的自身免疫性疾病。病变主要累及NMJ突触后膜上乙酰胆碱受体(acetyl-choline receptor,AChR)。临床特征为部分或全身骨骼肌易于疲劳,呈波动性肌无力,常具有活动后加重、休息后减轻和晨轻暮重等特点。

1.病因与发病机制 Patrick和Lindstrom应用从电鳗电器官提取纯化的AChR作为抗原,与福氏完全佐剂免疫家兔而成功地制成了MG的动物模型,即实验性自身免疫性重症肌无力(EAMG),为MG的免疫学说提供了有力的证据。在EAMG模型Lewis大鼠血清中可测到AChR-Ab,用免疫荧光法检测EAMG的Lewis大鼠突触后膜,发现AChR数目大量减少,证明MG的发病机制可能为体内产生的AChR-Ab,在补体参与下与AChR发生应答,足够的循环抗体能使80%的肌肉AChR达到饱和,经由补体介导的细胞膜溶解作用使AChR大量破坏,导致突触后膜传递障碍而产生肌无力。

MG患者中胸腺几乎都有异常,10%~15%的MG患者合并胸腺瘤,约70%的患者有胸腺肥大、淋巴滤泡增生。正常的胸腺是T细胞成熟的场所,T细胞可介导免疫耐受以免发生自身免疫反应,而AChR-Ab由B细胞在增生的胸腺中产生。在胸腺中已检测到AChR亚单位的mRNA,在正常和增生的胸腺中都能发现"肌样细胞",具有横纹并载有AChR,因此推测在一些特定遗传素质的个体中,由于病毒或其他非特异性因子感染胸腺后,导致"肌样细胞"表面AChR构型发生变化,刺激机体的免疫系统,产生AChR-Ab,并与AChR抗原肽序列(抗原决定簇)结合而引起自身免疫。胸腺激素在正常情况下促进T辅助细胞的分化,但长期过量合成可引起自身免疫反应,可能发生MG;另外,终板AChR抗原免疫原性的改变也是可能的诱发因素。

2.临床表现

(1)女性多于男性,任何年龄组均可发病。家族性病例少见。感染、精神创伤、过度疲劳、妊娠、分娩等可为诱因。

(2)本病大多起病隐匿,首发症状多为一侧或双侧眼外肌麻痹。

(3)主要临床特征是受累肌肉呈病态疲劳,连续收缩后发生严重无力,甚至瘫痪,经短期休息后又可好转;有较规律的晨轻暮重波动性变化。

(4)呼吸肌、膈肌受累可出现咳嗽无力、呼吸困难,重症可因呼吸麻痹或继发吸入性肺炎而死亡。心肌偶可受累,常引起突然死亡。

(5)患者如急骤发生延髓支配肌肉和呼吸肌严重无力以致不能维持换气功能,即为危象。发生危象后如不及时抢救可危及患者生命,危象是 MG 患者死亡的常见原因。

3.实验室检查

(1)血、尿和脑脊液常规检查:均正常。胸部 CT 可发现胸腺瘤,常见于年龄大于 40 岁的患者。

(2)电生理检查:可见特征性异常,3Hz 或 5Hz 重复电刺激时,约 90% 的全身型 MG 患者出现衰减反应;微小终板电位降低。单纤维肌电图显示颤抖增宽或阻滞,阻滞数目在 MG 肌肉中增加。

(3)重症肌无力的血清抗体:至少 74% 的全身型和 54% 的眼肌型 MG 患者有(AChR)血清抗体。

全身型 MG 患者肌肉 AChR-Ab 检测阳性率为 85%~90%。一般无假阳性。一些眼肌型、胸腺瘤切除后缓解期患者,甚至有严重症状者可能测不出抗体,抗体滴度与临床症状不一致,临床完全缓解的患者其抗体滴度可能很高。

多数患者可测到肌肉特异性受体酪氨酸激酶(MuSK)抗体。达 50% 的 AChR 抗体血清反应阴性的患者可检测到抗 MuSK 抗体。

肌纤蛋白(如肌凝蛋白、肌球蛋白、肌动蛋白)抗体可见于 85% 的胸腺瘤患者,是某些胸腺瘤最早的表现。1/3 此类抗体(StrAbs)阳性的胸腺瘤患者没有 MG 表现,1/3 没有胸腺瘤的 MG 患者存在这些抗体。在年长患者和比较严重时出现率高。StrAbs 很少出现在 AChR-Ab 阴性的患者,限制了其在诊断方面的应用。StrAbs 的主要临床价值是预测胸腺瘤。50 岁前发病的 StrAbs 升高的 MG 患者 60% 有胸腺瘤。抗核抗体、类风湿因子、甲状腺抗体也较正常者多见。

二、多发性硬化

多发性硬化(multiple sclerosis,MS)是以中枢神经系统白质脱髓鞘病变为特点的自身免疫性疾病,可能是遗传易感个体与环境因素作用而发生的自身免疫过程。由于其发病率较高、呈慢性病程和具有年轻人易患病倾向,成为最重要的神经系统疾病之一。目前,我国尚无 MS 流行病学调查资料,但近 40 年有关 MS 的病例报道日渐增多,专家已经倾向于认为 MS 在我国并非少见,但估计我国属于低发病区,与日本相似。

1.病因与发病机制

(1)病毒感染与自身免疫反应:MS 的确切病因与发病机制迄今不明。目前认为 MS 可能是 CNS 病毒感染引起的自身免疫性疾病,分子模拟学说可解释 MS 的发病机制。

　　MS 作为自身免疫性疾病而被人们认同的经典实验是用髓鞘素抗原,如 MBP 或含脂质蛋白(PLP)免疫 Lewis 大鼠,可造成 MS 的实验动物模型,即实验性自身免疫性脑脊髓炎(experimental autoimmune encephalomyelitis,EAE)。而且 EAE 可以通过 MBP 致敏的细胞系被动转移,即将 EAE 大鼠识别 MBP 多肽片段的激活 T 细胞转输给正常大鼠,正常大鼠也可发生 EAE,证明 MS 是 T 细胞介导的自身免疫性疾病。在 MS 病灶的小静脉周围可发现大量辅助性 T 细胞($CD4^+$),已证实巨噬细胞和星形细胞的主要组织相容性复合体 Ⅱ 类分子(MHC Ⅱ 类)呈递的抗原可与 T 细胞受体发生反应,并刺激 T 细胞增生,引起一连串相关的细胞反应,包括 β 细胞和巨噬细胞的活化及细胞因子的分泌。

　　(2)遗传因素:MS 的遗传易感性可能是多基因产物相互作用的结果,MS 具有明显的家族性倾向。

　　(3)环境因素:MS 的发病率与高纬度寒冷地区有关。

　　2.病理　MS 脱髓鞘病变可累及大脑半球、视神经、脊髓、脑干和小脑,以白质受累为主,病灶位于脑室周围是 MS 特征性的病理表现,在室管膜下静脉分布区,毗邻侧脑室体和前角。

　　(1)大体标本:脑和脊髓的冠状切面可见较多分散的脱髓鞘病灶,呈粉灰色,大小不一,形态各异,直径为 1~20 mm,最大可达整个脑叶白质,以半卵圆中心、内囊、脑室周围,尤其侧脑室前角最多见。急性期斑块境界欠清,呈暗灰色或深红色,可见局限性轻度肿胀;慢性期陈旧斑块呈浅灰色,境界清楚。我国急性病例脱髓鞘病灶多为软化坏死灶,呈海绵状,形成空洞,与欧美典型硬化斑不同。

　　(2)镜下所见:急性期髓鞘崩解和脱失,轴突相对完好,轻度少突胶质细胞变性和增生,血管周围可见单个核细胞、淋巴细胞和浆细胞浸润,偶见多核白细胞,炎症细胞浸润常围绕小静脉周围形成血管套,并可见格子细胞和吞噬细胞。早期新鲜病灶只有脱髓鞘而缺乏炎症细胞反应,病灶外观染色较淡,边界不清楚,称为影斑;病变晚期可有轴突崩解,神经细胞减少,代之以神经胶质形成的硬化斑。

　　3.临床表现　多发性硬化病变在空间上的多发性(即散在分布于 CNS 的多数病灶)及其在时间上的多发性(即病程中的缓解复发),构成了 MS 临床经过及其症状和体征的主要特点。

　　(1)患者出现神经症状前的数周或数月多有疲劳、体重减轻、肌肉和关节隐痛等。

　　(2)我国 MS 病例多为急性或亚急性起病,病程中复发、缓解是本病的重要特点。通常每复发一次均会残留部分症状和体征,逐渐积累而使病情加重。

　　(3)首发症状多为一个或多个肢体无力或麻木,或两者兼有;单眼或双眼视力减退或失明、复视、痉挛性或共济失调性下肢轻瘫、Lhermitte 征。

　　(4)MS 的体征多于症状,包括肢体瘫痪、视力障碍、眼球震颤和眼肌麻痹及其他脑神经受累。

　　4.实验室检查

　　(1)脑脊液检查:为 MS 临床诊断提供的重要证据有可能是其他方法无法取代的。

　　1)MS 患者 CSF-MNC 正常或轻度增高,一般在 $15×10^6/L$ 以内;约 1/3 的急性期或恶化病例可有轻到中度增多,但通常不超过 $50×10^6/L$,如超过此值则应考虑为其他疾病而不是 MS。约 40% 的 MS 患者 CSF、蛋白轻度增高。

　　2)检测 IgG 鞘内合成:①检测 CSF-IgG 指数:约 70% 以上的 MS 患者 IgG 指数增高。CSF-IgG 指数表示为:[CSF-IgG/S(血清)-IgG]/LCSF-Alb(白蛋白)/S-Alb。IgG 指数>0.7

提示有 CNS 内的 IgG 合成及 MS 可能。测定这组指标也可计算 CNS 24 小时 IgG 合成率,其意义与 IgG 指数相似;②CSF 寡克隆 IgG 显带:MS 患者 CSF 中 IgG 是 CNS 内合成的,是诊断 MS 的 CSF 免疫学常规检查。采用琼脂糖等电聚焦和免疫印迹技术,并用双抗体过氧化物酶标记及亲和素-生物素放大系统,可使 OB 阳性检出率达 95% 以上。应注意检测 CSF 和血浆必须并行,只有 CSF 中存在寡克隆 IgG 显带而血浆中缺如才支持 MS 的诊断。还需强调,CSF-OB 并非 MS 的特异性改变,Lyme 病、神经梅毒、亚急性硬化性全脑炎(SSPE)、人类免疫缺陷病毒(HIV)感染和多种结缔组织疾病患者 CSF 也可检出 CSF-OB。

3)MS 患者 CSF 可检出 MBP、PLP、MAG 和 MOG 等抗体或抗体生成细胞数明显增多。

(2)诱发电位检查:包括视觉诱发电位(VEP)、脑干听觉诱发电位(BAEP)和体感诱发电位(SEP),据报道 50%~90% 的 MS 患者以上试验有一项或多项异常。

三、急性炎症性脱髓鞘性多发性神经病

急性炎症性脱髓鞘性多发性神经病,又称吉兰-巴雷综合征(Guillain-Barre syndrome,GBS),是以周围神经和神经根的脱髓鞘及小血管周围淋巴细胞及巨噬细胞的炎症反应为病理特点的自身免疫性疾病。

1.病因与发病机制

GBS 患者病前多有非特异性病毒感染或疫苗接种史,最常见为空肠弯曲菌(CJ),约占 30%,此外还有巨细胞病毒(CMV)、EB 病毒、肺炎支原体、乙型肝炎病毒(HBV)和人类免疫缺陷病毒(HIV)等。以腹泻为前驱感染的 GBS 患者 CJ 感染率可高达 85%,CJ 感染常与急性运动轴索型神经病有关。

分子模拟机制认为,GBS 的发病是由于病原体某些组分与周围神经组分相似,机体免疫系统发生错误的识别,产生自身免疫性 T 细胞和自身抗体,并针对周围神经组分发生免疫应答,引起周围神经髓鞘脱失。周围神经髓鞘抗原如下。

(1)P2 蛋白:常作为诱发实验性自身免疫性神经炎的抗原。

(2)P1 蛋白:用 P1 免疫动物可同时诱发实验性自身免疫性神经炎和实验性自身免疫性脑脊髓炎(EAE)。

(3)P0 蛋白:致神经炎作用较弱。

(4)髓鞘结合糖蛋白(MAG):分布于神经元和轴索的质膜上,尤其在 Ranvier 结及其周围髓鞘,抗原性较弱。

(5)微管蛋白:具有维持神经组织结构、促进神经生长和再生及细胞器转运的功能。

(6)神经节苷脂(GM):在人类神经系统主要有 4 类神经节苷脂,每一种神经节苷脂都含有相同的含四个糖的链,但唾液酸的数目不同。GM1 含 1 个唾液酸,GD1a、GD1b 含 2 个唾液酸,GT1a 含 3 个唾液酸。GM1 可能在免疫介导的周围神经病中起作用。

2.临床表现

(1)GBS 的临床表现

1)多数患者可追溯到病前 1~4 周有胃肠道或呼吸道感染症状或有疫苗接种史。

2)多为急性或亚急性起病,部分患者在 1~2 天迅速加重,出现四肢完全性瘫痪及呼吸肌麻痹。

3)发病时多有肢体感觉异常,如烧灼感、麻木、刺痛和不适感,可先于瘫痪或与之同时出现。

4）有的患者以脑神经麻痹为首发症状，双侧周围性面瘫最常见，其次是延髓麻痹。

5）自主神经症状常见皮肤潮红、出汗增多、手足肿胀及营养障碍。

6）所有类型 GBS 均为单相病程。

（2）GBS 的临床分型：Griffin 等根据临床、病理及电生理表现将 GBS 分成以下类型。

1）经典吉兰-巴雷综合征：AIDP。

2）急性运动轴索型神经病（AMAN）：为纯运动型。

3）急性运动感觉轴索型神经病（AMSAN）：发病与 AMAN 相似。

4）Fisher 综合征：被认为是 GBS 的变异型。

5）不能分类的 GBS：包括全自主神经功能不全和复发型 GBS 等变异型。

3.实验室检查

（1）腰椎穿刺脑脊液：蛋白细胞分离，即蛋白含量增高而细胞数正常，是本病的特征之一。起病之初，蛋白含量正常，病后第 3 周蛋白增高最明显，少数病例 CSF 细胞数可达（20～30）$\times 10^6$/L。约 20% 的病例在整个病程中脑脊液中蛋白一直正常，无蛋白细胞分离现象，尤其见于轴索损害为主的病例。此外，脑脊液和血液的免疫常有异常，脑脊液中可见寡克隆区带，24 小时 IgG 合成率增高。

（2）严重病例可出现心电图异常，以窦性心动过速和 T 波改变最常见，如 T 波低平，QRS 波电压增高，可能是自主神经功能异常所致。

（3）神经传导速度（NCV）和 EMG 检查：对 GBS 的诊断及确定原发性脱髓鞘很重要。发病早期可能仅有 F 波或 H 反射延迟或消失，F 波改变常代表神经近端或神经根损害，对 GBS 的诊断有重要意义。脱髓鞘电生理特征是 NCV 减慢、远端潜伏期延长、波幅正常或轻度异常。轴索损害以远端波幅减低，甚至不能引出为特征，但严重的脱髓鞘病变也可表现为波幅异常，几周后可恢复。NCV 减慢可在疾病早期出现，并可持续到疾病恢复之后，远端潜伏期延长有时较 NCV 减慢更多见。由于病变的节段性及斑点状特点，运动 NCV 可能在某一神经正常，而在另一神经异常，因此异常率与检查的神经数目有关，应早期做多根神经检查。

（4）腓肠神经活检：发现脱髓鞘及炎症细胞浸润可提示 GBS，但腓肠神经是感觉神经，GBS 以运动神经受累为主，因此活检结果仅可作为诊断参考。

（5）相关的自身抗体检测：血清和脑脊液中可以检测到多种髓鞘抗原的抗体，如抗神经节苷脂抗体、抗硫脂抗体、抗微管蛋白抗体等。血清抗神经节苷脂抗体检测在 GBS 的诊断中有重要意义。抗 GM1 抗体、抗 GM1b 抗体、抗 GQ1b 抗体、抗 GD1a 抗体、抗 GaLNAc-GD1a 抗体均可在轴索型 GBS 中检测到。高滴度 GMI IgG 抗体支持 GBS 的诊断，相对特异的为抗 GD1a IgG 抗体。抗 GQ1b 抗体与 MFS 关系肯定，可在大多数 MFS 患者血清内检测到，特异度较高，在 MFS 急性期此抗体增高，缓解后其滴度明显下降，对 MFS 的患者具有重要的辅助诊断价值。

1）抗神经节苷脂抗体：各种亚型存在不同的抗糖脂抗体。20% 的 AIDP 患者有巨细胞病毒感染，感染者 GM2 阳性率约为 20%。CJ 感染后的 AMAN 患者血清中发现高滴度的抗 GM1-IgG 抗体，多有轴索损伤。抗 GM1b 抗体阳性的病例，特别是 IgG 型阳性者，病前多有 CJ 感染，呈暴发性病程，有严重的远端肢体无力，恢复很慢，脑神经和感觉神经受累少见。

2）抗硫脂抗体：25% 的 GBS 患者的血清中有高滴度的 IgG 和 IgM 型抗 SGPG 抗体。硫脂阳性的患者大多有感觉障碍。

第十二章　免疫缺陷病的免疫学检测

由于机体对各种各样抗原刺激的免疫应答不足或缺乏免疫应答而导致的一系列疾病称为免疫缺陷病(immunodeficiency disease,ID)。免疫缺陷病按其病因分为两大类,由遗传因素或先天免疫系统发育不良导致的免疫功能障碍引起的疾病称为原发性免疫缺陷病(primary immunodeficiency disease,PID);由恶性肿瘤、感染,代谢性疾病、营养不良和其他疾病等诱发因素导致的免疫功能障碍引起的疾病称为继发性或获得性免疫缺陷病(secondary or acquired immunodeficiency disease,SID or AIDS)。PID按其累及的免疫成分分为体液免疫缺陷(B细胞)、细胞免疫缺陷(T细胞)、联合免疫缺陷(T、B细胞)、吞噬细胞功能缺陷和补体缺陷5类。SID依其免疫功能受损类型可分为继发性T细胞功能缺陷、继发性低丙种球蛋白血症、继发性吞噬细胞功能缺陷和继发性补体缺陷4类。

第一节　原发性抗体缺陷病

X连锁无丙种球蛋白血症(X-linked agammaglobulinemia,X-LA),又称Bruton无丙种球蛋白血症,是最早发现的人类原发性免疫缺陷病(PID)。1952年,Bruton报道了1例在4年半内连续发生19次败血症的男孩,其中10次分离出肺炎双球菌。该患儿经血白蛋白电泳检查,结果未见丙种球蛋白电泳条带显示,予人丙种球蛋白注射治疗后,蛋白电泳图像上显现出丙种球蛋白的存在,并可持续6周左右。以后每月注射丙种球蛋白治疗,患儿在14个月内未再发生败血症。从此,人们开始认识了原发性免疫缺陷病。

原发性B细胞免疫缺陷病是指由于B细胞发育缺陷或B细胞对T细胞传递的信号无法产生有效的应答所致的抗体生成障碍,占原发性免疫缺陷病的50%以上。患者外周血T细胞数正常,B细胞可减少或缺陷,体内Ig水平降低或缺失,主要临床特征为反复化脓性感染。关于Ig缺陷,成人血清中IgG低于5000 mg/L为低丙种球蛋白血症,低于2000 mg/L为无丙种球蛋白血症。

本组疾病包括X连锁无丙种球蛋白血症、常见变异型免疫缺陷病、婴儿暂时性低丙种球蛋白血症、选择性IgA缺陷、选择性IgG亚类缺陷、Ig重链缺失和κ链缺陷等疾病。分为3种临床类型:①全部Ig缺失或极度降低,如Burton型丙种球蛋白缺乏症;②部分缺失,如选择性IgA缺乏症;③Ig正常,但在抗原刺激后无免疫应答。本节主要介绍Burton型丙种球蛋白缺乏症和选择性IgA缺乏症。

一、X连锁无丙种球蛋白血症

1.发病机制　X-LA为X连锁隐性遗传,其缺陷仅限于B细胞系统及其功能。致病基因已经成功克隆,共包含19个外显子,长度约37.5kb,所编码的蛋白属于酪氨酸激酶家族,称为BTK。研究证明,BTK为重要的细胞内信号蛋白,可通过多信号途径调控B细胞的生存和功能性反应。发生于BTK任何亚区上的突变均可导致其功能障碍,使原始B细胞向前B细胞的分化过程阻滞,成熟B细胞的寿命缩短。前B细胞虽VDJ重排及μ链产生正常,但轻链基因的重排和表达有缺陷,因此前 B 细胞不能成熟为 sIgM 阳性 B 细胞。患儿 T 细胞的成熟、数目及功能基本正常。已证明,该病并非由 X 染色体上单一基因的缺陷所致,而是多基因异常的结果。

BTK 属于非受体酪氨酸蛋白激酶,该类激酶广泛参与细胞信号传导,影响细胞的存活、增生和分化,BTK 是 B 细胞发育成熟的关键因素。正常人除 T 细胞和浆细胞外,均有 BTK 的表达,而 BTK 基因突变只影响 B 细胞的数量,这说明 BTK 在 B 细胞的生长发育过程中起着至关重要的作用。

2.临床表现

(1)感染:患儿的临床症状通常于出生 6 个月以后出现,此时母体给予的免疫球蛋白大多消耗,随后患儿发生反复化脓性感染。常见的有中耳炎、支气管炎、肺炎、脑膜炎、脓皮病、皮炎、鼻窦炎、败血症,偶见关节炎和吸收不良。常见致病菌为肺炎双球菌、流感嗜血杆菌、金黄色葡萄球菌及假单胞菌。其他菌属感染,如沙门菌、弯曲杆菌及支原体所致肺炎均有报道。约 30% 的 X-LA 患者有皮肤感染,如蜂窝织炎、疖或脓皮病。约 74% 的 X-LA 患者在确诊前患上呼吸道感染,2/3 以上的患者患下呼吸道感染和(或)胃肠道感染。

细胞免疫功能正常,X-LA 患者抗病毒的能力尚可,普遍对病毒不易感,但对肠道病毒,如埃可病毒、柯萨奇病毒、脊髓灰质炎病毒易感。

(2)伴生长激素缺乏:1980 年 Fleisher 等报道一家系无丙种球蛋白血症伴生长激素缺乏(X-LA/IGHD)的 X 连锁隐性遗传性疾病,此后也相继有类似报道,推测无丙种球蛋白血症伴生长激素缺乏为 X-LA 独特的临床表现,而非偶然发生。

(3)X-LA 伴中性粒细胞减少:1996 年国外学者报道 50 例 X-LA 中有 13 例(26%)曾伴中性粒细胞减少,其中 12 例在急性起病时即伴有中性粒细胞减少,这些患者多在 1 岁前确诊,多无家族史,6 例伴有葡萄球菌或假单胞菌败血症,中性粒细胞减少持续时间不定,多在 1 周以上。

(4)其他表现:约 20% 的 X-LA 儿童有慢性关节炎,部分为化脓菌所致而表现为典型的化脓性关节炎,亦有肠道病毒及支原体所致关节炎的报道,但绝大多数关节炎的性质为非化脓性,称为风湿样关节炎,常累及大关节,导致关节水肿而疼痛、活动受限。通常无关节受损表现,血沉正常,类风湿因子和抗核抗体正常,规律的丙种球蛋白替代治疗和萘普生口服可显著改善症状。

与其他免疫缺陷病相比,患者发生恶性肿瘤的机会相对较少。其他少见表现包括脱发、肾小球肾炎、蛋白丢失性肠病、双糖酶缺乏性吸收不良及淀粉样变性等。

少数患者可能在儿童期发病,表现为其他症状,如结膜炎、龋齿、吸收不良、肠道贾第鞭毛虫感染和生长发育迟缓。

3.实验室检查　由于 X-LA 患儿出现急慢性症状之前预防性应用静脉注射免疫球蛋白(IVIG)是最有效的,故早期诊断非常重要。X-LA 诊断的筛查试验有血清总免疫球蛋白检测和特异性抗体滴度检测。进一步检测试验有预防接种后抗体检测、B 细胞流式细胞术测定、体外刺激抗体产生检测、Btk 分析检测等。

(1)血清总免疫球蛋白<2.5 g/L,IgG<2.0 g/L,其他免疫球蛋白缺少或极低,细胞免疫功能正常,是诊断本病的要点。6 个月前患儿因为从母体获得 IgG,检测血 IgG 没有价值。在 5~9 个月时,来自母体的 Ig 基本消失,此时大多数正常婴儿的 Ig 降至最低点,IgG<3.0 g/L,

IgA 和 IgM<0.2 g/L,造成诊断的困难。如不能确诊,应每隔 3 个月复测 1 次,正常婴儿的各种 Ig 均见上升,而本病患儿则仍处于低水平。

(2)X-LA 患儿血液循环中缺乏成熟 B 细胞,可通过流式细胞术测定脐血中 CD19+和(或)CD20+B 细胞数目。此法对 6 个月前婴儿的诊断尤其重要。1995 年,WHO 免疫缺陷病研究小组也确定循环 B 细胞明显减少或缺乏是诊断 X-LA 的要素之一。另外,循环 B 淋巴细胞是鉴别 X-LA 和其他原发性免疫缺陷病,如暂时性低丙种球蛋白血症、常见变异型免疫缺陷病的重要指标,它还可以区分重症感染、化疗和某些免疫抑制剂使用后的继发性免疫低下,以及肿瘤与蛋白丢失造成的 IgG 水平低下。WHO 免疫缺陷病研究小组推荐使用流式细胞术检测成熟 B 细胞表面分化抗原19(CD19),通过 CD19 的百分比衡量循环 B 淋巴细胞数量。该小组认为:X-LA 的 CD19 通常<0.5%,但由于试验上的误差,可能略微高于此值。近年来,基因序列分析也发现突变的 X-LA 中 CD19 均<1%。

(3)Btk 蛋白和基因分析是 X-LA 的确诊试验。80%~90%临床诊断为 X-LA 的患者依靠 BTK 突变检测确诊为 X-LA。1994 年,国际上成立了 BTK 基因突变分析小组,并建立了 BTK 基因突变数据库,为 X-LA 的基因诊断提供了便利的条件。Btk 的蛋白表达可用 Facs 或免疫印迹试验来分析。Facs 或免疫印迹试验可用来筛查 BTK 基因突变的存在,然后用 SSCP 或 DNA 直接测序,进行基因突变分析。此外,Facs 检测 BTK 还可以发现 BTK 基因突变携带者。

(4)预防接种后抗体和同种血细胞凝集素的检测:接种灭活疫苗后无或产生较弱的抗体;或注入新抗原,可发现由于无抗体产生或抗体合成受抑而导致的抗原清除延迟,血中缺乏同种血细胞凝集素或效价很低。

(5)外周血淋巴细胞数正常,其中 T 细胞的百分比上升。T/B 细胞比值上升。

(6)其他检查:淋巴结及扁桃体活检缺乏生发中心和浆细胞。外周血单个核细胞用丝裂原或抗 CD40 或细胞因子刺激产生抗体减少或缺如。骨髓涂片找不到浆细胞。

二、选择性 IgA 缺乏症

选择性 IgA 缺乏症是指血清 IgA<0.05 g/L,而 IgG 和 IgM 含量正常;它是免疫缺陷病中最常见的类型。

1.发病机制 在群体中发病率北美和欧洲为 0.05%~2.8%和 1/400,中国或日本约为 1/18 000。本症多为散发,部分家族呈现常染色体隐性遗传,且累及数代人。部分患者存在 18 号染色体的畸变。对我国不同地区 6 个民族的流行病学调查显示,本病有民族和地区差异。患者基因组免疫球蛋白 α 恒定区基因一般无异常;B 细胞不能分化为分泌 IgA 的浆细胞,可能是某些环境因素使易感者出现 B 细胞分化障碍、基因表达异常或免疫球蛋白类别转换障碍所致。

2.临床表现 大多数患者无症状,偶尔于检查时发现。有些患者出现间歇发作的鼻窦与呼吸道感染;如发生支气管哮喘一般较重。少数患者伴有 IgG2 减低,由于 IgG2 能对某些多糖类抗原产生较多的抗体,故这些患者容易反复发生鼻窦和肺部感染,甚至引致阻塞性肺疾病。有些患者有胃肠道症状,如慢性腹泻、吸收不良综合征和肠道绒毛萎缩。感染也可发生在泌尿道。致病原与其他类型的抗体缺陷基本相同,贾第鞭毛虫感染不多见。由于胃肠道及呼吸道缺少分泌型 IgA,食物性抗原被吸收入血,容易发生过敏反应。患者接触血浆

IgA 或 γ-球蛋白后会产生抗 IgA 抗体,以后如再输血或接触球蛋白便引起过敏反应。此外,类风湿关节炎、系统性红斑狼疮、甲状腺炎与恶性贫血等自身免疫性疾病发病率增高。少数 IgA 缺乏症能自发缓解。

3.实验室检查　选择性 IgA 缺乏症患者血清中 IgA<0.05 g/L,分泌液中 IgA 水平显著降低,其他免疫球蛋白正常;少数患者 IgE 和 IgG2 也减低。外周血 B 细胞计数正常。细胞免疫功能正常。患者还会产生抗甲状腺球蛋白、胃壁细胞、平滑肌,胶原和食物抗原的抗体。抗牛血白蛋白抗体的阳性率也增高,如采用牛抗血清检测 IgA 会掩盖 IgA 缺乏。因此,宜改用其他抗血清(如兔)进行测定,比较可靠。

第二节　原发性 T 细胞免疫缺陷病

原发性 T 细胞免疫缺陷病涉及 T 细胞发生、分化和功能障碍的遗传性缺陷。真正单一的 T 细胞免疫缺陷病少见,多数 T 细胞免疫缺陷者伴有体液免疫功能缺陷。患者血清免疫球蛋白虽可正常,但机体不能针对抗原刺激产生特异性抗体。原发性 T 细胞缺陷患者容易感染,主要是那些侵袭到宿主细胞内的微生物感染,包括支原体、沙门菌属、李斯特菌属、弓形虫、真菌和病毒,甚至典型的非致病性微生物,如分枝杆菌属的疫苗型也可使缺乏 T 细胞的患者发生致死性感染。其他机会性感染,例如卡氏肺囊虫和隐孢子虫也可导致严重的黏膜感染,慢性感染和吸收不良会使患儿生长发育发生障碍。在 T 细胞免疫缺陷患者中,过敏、自身免疫和淋巴瘤远较正常人多见。

原发性 T 细胞免疫缺陷病包括先天性胸腺发育障碍、T 细胞特异性免疫缺陷症、慢性皮肤黏膜念珠菌病等,本节主要介绍先天性胸腺发育障碍和慢性皮肤黏膜念珠菌病。

一、先天性胸腺发育障碍或 Di George 综合征

先天性胸腺发育障碍或 Di George 综合征或称为 Ⅲ～Ⅳ 咽囊综合征,其特点为胸腺缺如或发育不良,导致 T 细胞功能缺陷,伴有甲状旁腺功能减退及其他先天畸形。

1.发病机制　本病无明显的遗传学背景。在胚胎期 6～8 周,第 Ⅲ～Ⅳ 咽囊发育为胸腺和甲状旁腺,在这一时期的发育障碍会影响胸腺和甲状腺的形成。胸腺的不发育导致 T 细胞成熟缺陷,外周血内无 T 细胞或极少,淋巴细胞对多克隆激活剂(如 PHA 或 ConA)无增生反应,迟发型变态反应皮肤试验为阴性。本病的病因并不十分清楚,患儿的母亲多有嗜酒史,推测本病的发生可能与乙醇中毒有关。少数患者为 22q11 缺陷。

2.临床表现　最常见的初发症状为出生后 24 小时内出现低钙性搐搦症,且常规治疗无效。患儿常有特征性面容:眼距宽、下额小、耳郭切迹、耳部低位、鱼形嘴、短人中及鼻裂。可伴有先天性心脏病,患者若存活至新生儿期,则发生各种复发性或慢性病毒、真菌、细菌或原虫感染。常有肺炎、黏膜白念珠菌感染、腹泻和生长发育不良。接种卡介苗及麻疹等减毒疫苗可发生严重的不良反应甚至死亡,对移植不出现排斥反应。有时可见 T 细胞免疫功能自发性改善,可能属于部分性胸腺发育不良。

3.实验室检查　实验室检查可见细胞免疫功能全面低下。常用的筛选试验有流式细胞术分析 T 细胞及其亚群和皮肤试验。实验室检查主要包括以下内容。

(1)皮肤试验:皮肤试验显示有迟发型超敏反应(DTH),表明受试者 T 细胞免疫功能存

在。皮肤试验常用的抗原有结核菌素、白念珠菌菌液、链激酶—链道酶（SK-SD 双链酶）、人用植物血凝素（PHA）及白喉、破伤风疫苗等。由于个体差异、试剂质量、操作误差等原因，应几种抗原同时进行试验，凡 3 种以上抗原皮试阳性者为正常，少于 2 种或 48 小时反应直径小于 10 mm，提示细胞免疫缺陷或反应性降低。但是有些正常个体可由于特定的病毒感染而出现暂时的 DTH 受抑制。此外，DTH 阳性的产生需要预致敏和对某抗原敏感，而婴幼儿有可能由于对抗原暴露不够，出现对某抗原的 DTH 阴性。

（2）T 细胞及其亚群的检测：T 细胞在外周血细胞中占 60%~80%，当 T 细胞绝对值低于 $1.2×10^9$/L 时，提示有细胞免疫缺陷的可能，这是最直接、简便的检查方法。T 细胞按功能的差异可分为 Th 细胞、Ts 细胞和 Tc 细胞。可应用单克隆抗体进行分类，CD3 为成熟 T 细胞，$CD4^+$ 为 Th 细胞，$CD8^+$ 为 Ts 细胞。

（3）E 玫瑰花结试验：E 受体为 T 细胞表面的特有标志，E 玫瑰花结试验的结果可代表 T 细胞数量的变化。E 玫瑰花结试验现改用 CD2 测定代替。

（4）T 细胞体外免疫功能检测：体外试验方法包括淋巴细胞对抗原或有丝分裂原的增生试验、细胞毒试验及其分泌产物功能的测定。①淋巴细胞增生反应试验：应用 PHA 等激活物质，可在形态上观察到淋巴细胞转化为原淋巴细胞，计算淋巴细胞转化率。也可用放射性核素标记，测定淋巴细胞内渗入的 ^{3}H-TdR 的放射量，判断淋巴细胞的转化程度；②细胞因子的检测：激活的 T 细胞可以合成和分泌许多细胞因子，如 IL-2、IL-4、TNF 等，可通过检测这些细胞因子来判断 T 细胞的功能。

（5）钙磷检测：血钙减少，血磷增高，尿钙为 0。

二、慢性皮肤黏膜念珠菌病

慢性皮肤黏膜念珠菌病是一种少见的慢性复发性念珠菌感染，本病的特点为皮肤和黏膜有念珠菌感染，可伴有内分泌腺病，对念珠菌的迟发型变态反应皮肤试验呈阴性。

1.发病机制　本病是由常染色体隐性基因遗传，是对念珠菌的选择性细胞免疫缺陷，导致慢性念珠菌感染。某些患者可产生自身抗体，造成特发性内分泌病变。

2.临床表现　男女均可罹患，多从幼年起病。最初症状为慢性念珠菌感染，常伴有内分泌及免疫异常、缺铁性贫血及维生素缺乏，亦可在念珠菌感染数年或数十年后才出现内分泌腺病。念珠菌感染主要侵犯黏膜、皮肤、指甲或阴道，多发于头皮、颜面及四肢。皮损初起为丘疹、红斑，上附鳞屑，逐渐形成肉芽增生性斑块或疣状结节，表面覆盖蛎壳状污褐色痂，黏着不易去除，周围有暗红色炎症浸润，掌跖损害呈弥散性角质增厚。皮损可呈手套、袜套状分布，并有肉芽肿形成。黏膜损害表现为口角糜烂、口腔黏膜白斑，偶可累及咽喉、食管黏膜，影响吞咽。指甲、阴部亦可受累。甲状旁腺功能减退为最常见的内分泌腺病，其次为艾迪生病，也有糖尿病、恶性贫血、卵巢功能减退、肺纤维化和角膜结膜炎。偶尔可见急慢性肝炎、肺部纤维化、卵巢衰竭、ACTH 缺乏及角膜结膜炎。

3.实验室检查　该病患者一般细胞和体液免疫功能正常，淋巴细胞、T 细胞计数正常，对 PHA 和混合淋巴细胞的增生反应正常。主要特点为对念珠菌抗原的迟发型变态反应皮肤试验、淋转和白细胞移动抑制试验均无反应。对念珠菌的抗体形成正常。内分泌功能检查可发现异常，低血钙、高血磷、甲状旁腺激素和 17-羟皮质酮水平低下，并伴有内分泌腺的自身抗体。

第三节 原发性吞噬细胞功能缺陷病

吞噬细胞系统包括血液和组织中的各种吞噬细胞,主要包括单核-巨噬细胞和中性粒细胞。吞噬功能是机体防御感染的第一道防线,吞噬细胞参与机体重要的非特异性防御机制,在清除入侵病原体中起着十分重要的作用。原发性吞噬细胞缺陷主要是指单核细胞和中性粒细胞功能缺陷,既可表现为吞噬细胞数量的减少,也可表现为细胞功能的缺陷,主要包括:①原发性中性粒细胞减少症;②吞噬细胞趋化和(或)黏附功能障碍,如白细胞黏附缺陷、牙周炎综合征、纤毛不动综合征、甘露糖苷增多症等;③吞噬和杀伤活性障碍,如慢性肉芽肿、葡萄糖-6-磷酸脱氢酶缺乏;④单核吞噬细胞的特殊异常。吞噬功能缺陷将导致机体对病原微生物(主要是细菌)的易感性增高,常发生各种化脓菌感染,即使是致病力极低的致病菌,如表皮葡萄球菌、沙雷菌、铜绿假单胞菌等也可引起感染。在所有原发性免疫缺陷病中,原发性吞噬功能缺陷所占比例较少,低至5%~10%。

一、慢性肉芽肿病

原发性吞噬细胞功能缺陷多见于中性粒细胞,常见疾病即慢性肉芽肿病(chronic granulomatous disease,CGD)。CGD是以皮肤、肺及淋巴结广泛肉芽肿性损害为特点的遗传性粒细胞杀菌功能缺陷病。

1.发病机制 多数患者为男性,X连锁隐性遗传,在X染色体短臂的Xp21.1位点(gp91phox,CYBB基因)有基因缺失;亦有常染色体隐性遗传者,其基因缺失位于染色体16q24、7q11.23、1q25(p47phox、p67phox、p22phox),两性均可发病。本病的缺陷在于患者的中性粒细胞和单核细胞中与产生活性氧有关的酶系异常,导致氧依赖性杀菌功能减弱,以致不易杀死各种过氧化氢酶阳性的细菌及真菌。在正常情况下,细菌进入细胞后迅速耗氧,释放出超氧阴离子,将细菌杀死。细菌内超氧阴离子的产生是由于NADPH-氧化酶系统激活的结果。在这一酶系中,有一种中性粒细胞特异的蛋白质,称为中性粒细胞的细胞色素b,对酶激活过程很重要。性联CGD与中性粒细胞的细胞色素b基因异常有关。CGD患者可因此基因的缺失、切断、突变或转录水平异常所致。所以当本病患者感染的为过氧化氢酶阳性细菌时,细菌被吞噬后非但不能被杀灭,反而寄生在细胞内,免受胞外杀菌物质的杀灭而得以长期存活、繁殖并随吞噬细胞向远处多个器官组织播散。肉芽肿是对化脓性感染的一种反应,常有色素性类脂组织细胞浸润和包绕。

2.临床表现 几乎都发生在男孩,大多在2岁前发病,也可到十几岁才开始发病。特点是皮肤、肺和淋巴结反复发生感染。致病菌往往为过氧化氢酶产生菌,如金黄色葡萄球菌、沙雷菌、大肠埃希菌和假单胞菌,引起化脓性淋巴结炎、鼻炎、结膜炎、肺炎和慢性皮炎,肝脓肿及骨髓炎也较常见。胃壁局限性肉芽肿可致胃窦狭窄。此外,尚可引起视网膜损害、慢性腹泻、肛周脓肿和脑脓肿等。常有显著的淋巴结肿大、肝脾大、深部脓肿和肺炎。病儿一般发育延迟。

3.实验室检查 实验室筛查试验为血细胞计数和分类及白细胞形态学检查。进一步可进行氧化酶功能分析(如NBT还原试验)、吞噬和杀伤试验及gp91phox免疫印迹和基因突变分析。

（1）粒细胞四唑氮盐（NBT）还原试验：NBT 是 CGD 最简单、常用和廉价的诊断指标。结果用阳性细胞的百分率表示。正常人外周血内中性粒细胞的 NBT 还原试验阳性率为 7%～15%，CGD 患儿 NBT 还原试验阳性率显著降低，甚至为 0。

（2）吞噬和杀伤试验：可检测吞噬细胞的吞噬率和杀菌率。慢性肉芽肿患者有正常的吞噬功能，由于吞噬细胞缺少过氧化物酶而无法杀菌。吞噬细胞未成熟的 Chediak-Higashi 综合征和多发性骨髓瘤等情况其吞噬功能降低。

（3）免疫印迹和基因突变分析：gp91phox、p47phox、p67phox、p22phox 免疫印迹和基因突变分析是 CGD 的确诊试验，有助于早期诊断、症状前诊断及产前诊断，对开展遗传咨询有重要意义。检测方法可用 CCA、FISH、RT-PCR/SSCP、比较基因组分析或 DNA 测序。

（4）其他：白细胞计数因感染而可能增高。另常有贫血，骨髓涂片可见深蓝色组织细胞。由于慢性感染可导致高丙种球蛋白血症和补体水平升高，但 T 细胞和 B 细胞免疫功能正常。还可用化学发光试验或流式细胞仪检测患者中性粒细胞活性氧。

二、白细胞黏附缺陷

白细胞黏附缺陷（leukocyte adhesion deficiency，LAD）较为罕见，患者的白细胞黏附相关的功能缺陷，如与内皮细胞的附着、中性粒细胞的聚集和趋化、吞噬功能，中性粒细胞、NK 细胞和 T 细胞介导的细胞毒作用等。

1.发病机制　本病为常染色体隐性遗传，定位于染色体 21q22.3。本病的基本分子生物学基础为 CD18 合成缺陷。有不少报告介绍一种反复细菌感染的患者，其血中中性粒细胞移动明显减少，并有出生后脐带延迟脱落。发现这些患者的中性粒细胞有缺陷，不能与很多自然的和人工的物体表面黏附，也不能与调理过的物体相互作用。这是由于细胞不能表达白细胞整合素 CD11/CD18 复合物，包括淋巴细胞功能相关性抗原 LFA-1（CD11a/CD18）、Mac-1（CD11b/CD18）和 P150、P95（CD11c/CD18），它们由各自的 α 链而区分，但 β 链（CD18）是共同的。这些分子对中性粒细胞和其他吞噬细胞的黏附依赖功能起着决定性作用。

2.临床表现　LAD 患者经常患有坏死性皮肤和软组织感染，创口愈合困难，并有严重的牙龈炎和（或）牙周炎。疾病表现可轻可重，决定于糖蛋白在表面的表达，且已见到几种变异。本病有两种表型，即轻型和重型。轻型患者有 2%～8% 的 3 种 αβ（CD11/CD18）复合体表达，并有严重的牙龈炎，但严重感染和皮肤病变不常见。重型几乎没有复合体表达，有反复的、严重的、危及生命的全身感染。由于黏附缺陷，LAD 中性粒细胞不能移动，因而大多数 LAD 患者的中性粒细胞一旦从骨髓中释出后就一直停留在循环池中。此外，这些细胞不能像正常人的细胞那样从血液循环通过口腔或肠腔漏出，导致白细胞总数下降。LAD 患者反复感染的病原体主要是革兰阳性和阴性细菌，有时还有真菌，反复、严重的病毒感染则少见。这可解释吞噬细胞功能较表达 LFA-1 的淋巴细胞更受影响。然而，体内的 T 细胞依赖抗体反应和试管内的 T 细胞细胞毒试验也普遍受抑；PMN 和 NK 细胞的抗体依赖性细胞毒性也如此。

3.实验室检查

（1）吞噬细胞数量的检测：白细胞总数极端增多，即使在没有活动性感染时也存在，几乎是 LAD 的一致征象。可以经常见到周围血中粒细胞计数在 15×10^9～70×10^9/L，而在感染时可高达 100×10^9/L。

（2）黏附分子检测：用单克隆抗体检测细胞表面黏附分子，如用流式细胞仪检测 CD18、CD116、CD11c、CD621 等，可对黏附分子进行定量测定，可用于诊断白细胞黏附缺陷。

（3）基因突变分析。

三、单核吞噬细胞的特殊异常

单核吞噬细胞的特殊异常包括贮积症、抑制性单核-巨噬细胞和 Fc 受体功能缺陷。

各种代谢性贮积症均伴有溶酶体酶缺陷，有资料提示抗原呈递和表达缺陷。巨噬细胞吞噬了造血细胞破坏产物，如髓系白血病的白细胞颗粒和镰状细胞贫血的红细胞，从而干扰了其细胞内杀菌。

在一些疾病，如淋巴网状恶性肿瘤时，见到抑制性巨噬细胞，它们能抑制 T 细胞对刺激原产生的增生反应。在霍奇金淋巴瘤和血管免疫母细胞性淋巴结肿中见到免疫球蛋白合成受巨噬细胞抑制。这些巨噬细胞的抑制作用是由于前列腺素产生过多之故。

人巨噬细胞上有 3 类 FcR，即 FcR I（CD64）、FcR II（CD32）和 FcR（CD16）。而在新鲜的循环单核细胞上只有 FcR I 和 FcR II 两类。单核吞噬细胞系统细胞通过 FcR 去识别和消除裹有 IgG 的细胞、微生物和免疫复合物，并介导抗体依赖性细胞的细胞毒作用（ADCC）。在艾滋病、各种肿瘤、再生障碍性贫血和家族性噬红细胞性淋巴组织细胞增生症时见到单核细胞介导的 ADCC 障碍，与其 FcR 功能缺陷有关。

第四节　原发性联合免疫缺陷病

联合免疫缺陷病是 T 和 B 细胞均缺乏和功能障碍，可因原发性淋巴细胞发育异常或伴随其他先天性疾病发生。该组疾病主要包括重症联合免疫缺陷病（severe combined immunodeficiency disease，SCID）、腺苷酸脱氨酶缺陷、Wiskott-Aldrich 综合征、共济失调-毛细血管扩张症（ataxia-telangiectasia，AT）、Nezelof 综合征、骨髓网状组织发育不良等。此类疾病发病机制复杂、临床表现各异、治疗效果不佳，特别 SCID 预后最差。本节主要介绍重症联合免疫缺陷病和共济失调毛细血管扩张症。

一、重症联合免疫缺陷病

重症联合免疫缺陷病（SCID）是因干细胞分化缺陷而表现 T、B 细胞减少，体液和细胞免疫均缺陷。出生 6 个月起发病，对各种类型感染均易感。如不给予造血干细胞移植则常于幼年夭折。本病的发病率为 50000～100000 个活产婴儿中有 1 例。发病原因为一系列的分子学缺陷，主要特征为细胞免疫和体液免疫异常，故所有类型 SCID 的临床表现相似。

1. 发病机制　本病的发病机制大体有以下几种。

（1）普通 γ 链或 JAK3 异常：引起 SCID 的分子生物学缺陷中最常见的是 X 连锁形式（X-SCID），它由 γC 缺陷引起。编码酪氨酸激酶 JAK3（Janus 相关激酶 3）基因的常染色体隐性缺陷可以引起相似的临床和免疫表现，但十分罕见。γC 是 IL-4、IL-7、IL-9 和 IL-15 等细胞因子受体复合物的必要组成部分，细胞因子刺激该受体复合物将导致受体亚单位的杂化二聚体和 JKA3 分子磷酸化。不同细胞因子的特殊功能可以解释 X-SCID 和 JAK3 SCID 两种疾病的免疫学特征。

（2）嘌呤代谢异常：大约 20% 的 SCID 病例由腺苷脱氨酶（ADA）的常染色体隐性遗传引

起,该酶对于 DNA 断裂后的腺嘌呤和脱氧腺嘌呤的降解是需要的。ADA SCID 特征为 T 细胞和 B 细胞下降,而 NK 细胞数目变化不定。许多不同的机制参与了 T、B 细胞的异常发育。ADA 不足导致了脱氧腺苷和脱氧三磷酸腺苷的堆积。升高的脱氧腺苷直接使腺苷高半胱氨酸酶失活,而后者是正常甲基化反应所需要的。据报道,脱氧腺苷还能诱导未成熟胸腺细胞染色体的断裂和细胞的凋亡。另外,升高的脱氧腺苷抑制核糖核苷酸还原酶,它是正常 DNA 合成所必需的。

另一种罕见的嘌呤代谢紊乱由嘌呤核苷磷酸化酶(PNP)缺乏所致。同 ADA 一样,这种酶在所有组织中表达,对维持嘌呤去磷酸化产量(解毒形成尿酸)和补充核苷酸浓度的平衡是必需的。PNP 缺乏导致了许多嘌呤底物的堆积,最重要的是脱氧鸟苷三磷酸(dGTP)。和 ADA 不足时的脱氧腺苷三磷酸相似,dGTP 通过抑制核糖核酸还原酶也显示有淋巴毒效应。

(3)V(D)J 基因重排异常:功能性 B、T 细胞受体复合物的多样性通过 V(D)J 基因重排产生。两个重排激活基因,即 RAG1 和 RAG2 启动重排。随后多种分子,如 XRCC4、DNA 连接酶Ⅵ、Ku70、Ku80 和 DNA 依赖性蛋白激酶(DNA-PKcs)的催化亚单位参与基因重新连接。鼠模型证明这些分子的任意缺陷都能引起 T-B-SCID 的表现型。在人类 SCID,一部分 T-B-NK+患者被证明有 RAG1 或 RAG2 基因的缺陷。体外研究证实这两个基因突变产生的突变 RAG 蛋白缺乏 V(D)J 重排活性,说明在这类患者重排事件不能被起始,T、B 细胞受体复合物不能被装配。大多数该类患者没有发现 RAG 基因缺陷。说明还有其他的基因缺陷也许起作用。

(4)MHCⅡ类缺陷:主要组织相容性复合体(MHC)Ⅱ类缺陷为常染色体隐性遗传,它由转录 MHCⅡ类基因所必需的转录激活因子缺陷引起,其特征为 T、B 细胞数目正常,但功能低下,即 T+B+SCID。患者所有骨髓来源的细胞不表达 MHCⅡ类抗原(DR、DP、DQ)和 HLA-DM。

(5)其他基因缺陷:许多其他较罕见的缺陷已被鉴定。TCR 复合物组成部分 CD3ε 和 CD3γ 的异常至今在 4 例患者被报道过,这些患者的表现型较经典的 SCID 患者轻微,通过流式细胞分析 TCR-CD3 复合体的中位荧光强度可以指导诊断。ZAP-70 蛋白(连接于 CD3 复合体的 ξ 链)上的突变导致选择性的 CD8+T 淋巴细胞减少,因此认为这一分子在 CD8+T 细胞的胸腺阳性选择中是必需的。蛋白酪氨酸激酶 Lek 的缺陷性表达可以引起严重的 CD4+淋巴细胞减少,该酶参与了近端 TCR 的信号转导。

2.临床表现　各种类型 SCID 的临床表现比较一致,其特点为早年发生感染,主要是呼吸道和肠道感染。除 ADA 缺陷患者更早些出现感染外,患者都是经常、反复感染,并导致小儿生长发育障碍和营养不良。感染原除常见的细菌外,一些并不常见的机会性感染病原体,如卡氏肺囊虫和曲霉菌属也能引起感染。此外,细胞内微生物,如李斯特菌属和肺炎军团病菌属可引起破坏性疾病;疱疹病毒也可引起破坏性疾病。EB 病毒感染在 B 细胞(+)SCID 病中能引起不能控制的 B 淋巴细胞异常增生,与免疫抑制的器官移植患者相似。活疫苗能引起危及生命的感染,病变广泛累及肝、脾和肺。体检可见胸腺发育不良,几乎无胸腺细胞,无 Hassall 小体。患者没有淋巴结,尤其是腹股沟处淋巴结不可扪及。扁桃体不能见到,胸部 X 线片未见胸腺阴影。

SCID 患者还会发生非感染性疾病,主要为移植物排斥宿主病(GVHD)。这是由于患者不能排斥异体细胞,异体细胞可能有 2 个来源,即母体淋巴细胞和移植物。ADA 缺陷患者中没有母体淋巴细胞,可能是因为受到了脱氧腺苷中毒之故。母体 T 细胞数目自十至几千不等,多数患者没有临床征象;30%～40% 的患者有轻微的症状、体征,如红斑伴皮肤 T 细胞浸润、嗜酸性粒细胞增多和肝酶值增高伴门脉周围 T 细胞浸润。对 SCID 患者来说,周围血液中有一些母体 T 细胞存在应及早发现,因为如果移植了来自非母体或未经药物处理的骨髓,那么植入的 T 细胞在移植后 10～12 天后会对母体细胞产生细胞毒性作用,从而产生 GVHD。相反,生后通过输血或血液制品而接种了同种异体淋巴细胞往往会发生致死性急性 GVHD 综合征,表现为广泛的坏死性红皮病、肠黏膜剥蚀和胆道上皮破坏,有些骨髓基质细胞也有病变。此种 GVHD 综合征可发生在 2～4 周,且常对最有效的免疫抑制剂耐药。预防方法是将全部血液制品经过放射处理。如无骨髓移植,SCID 患者几乎都会在周岁内死亡,幸存者少见。

85%～90% 的 ADA 缺乏患者在第 1 年内出现严重的临床表现。然而,也有一定的临床和免疫表型异质性,15%～20% 的患者在 1～8 岁时才被诊断。这些患者中的一部分感染较轻,和淋巴细胞异常及代谢紊乱程度较轻相一致。PNP 缺乏时的免疫缺陷是多形式的,但 T 细胞功能受影响最严重。神经学缺陷是常见的,主要和运动功能低下相关,中枢性瘫痪、痉挛性麻痹、共济失调性双瘫都有报道。

RAG 基因突变引起的 Omenn 综合征是 SCID 的一种形式。它有一个特征性的临床和免疫表型。患者以特征性的 SCID 感染并发症为临床表现,同时有红皮病斑疹伴淋巴结病和肝脾病变(这一临床表现在移植了母亲淋巴细胞的 SCID 患者中也可见到)。通常嗜酸性粒细胞和 IgE 相应升高,但其他免疫球蛋白的浓度变异较大。循环 B 淋巴细胞数通常低下或缺乏,但 T 细胞是可以检测到的,且显示一被激活的表型。

3.实验室检查　在基因缺陷鉴定以前,SCID 诊断以家族史、临床及免疫学特征为基础。

(1)最基本的实验室检测为淋巴细胞计数、分型和功能分析。淋巴细胞计数减少,淋巴细胞常 $<10\times10^6/L$,是 SCID 诊断的重要线索;淋巴细胞分型是重要的确证试验,淋巴细胞亚群的绝对计数用途要比百分比意义大,每一表现型模式提示一种特异诊断。B 细胞和 NK 细胞的存在与否意味着特异的分子缺陷(JAK3 SCID,又称 T-B$^+$NK-SCID),并与骨髓移植的预后有关;TCR 类型检测和淋巴细胞活化(CD3/HLA-DR$^+$,CD45RA/RO 比值)检测能够提供更多的信息,TCR 和 CD45RO+细胞数高提示为 Omenn 综合征,HLA-DR 表达的缺如提示为 MHCⅡ类缺陷 SCID。淋巴细胞功能分析可见患者淋巴细胞对有丝分裂原或同种异体细胞缺乏反应性;缺乏 ADCC 作用及 NK 细胞功能。

(2)SCID 患者免疫球蛋白水平通常非常低,多数情况下所有免疫球蛋白类型都降低。但对 6 个月以下的婴儿免疫球蛋白检测意义不大。同种凝集素的缺乏是一项重要的参考指标。

(3)X-SCID 明确诊断采用 γC 基因分析。以突变 γC 或 JAK3 蛋白表达方式和功能为基础的更快速的诊断现在也可以用于患病婴儿。65%～90% 的 X-SCID 儿童在单核细胞表面有了 γC 的异常表达,故可以用流式细胞术分析外周血单个核细胞以进行分子生物学诊断。AR-SCID 明确诊断采用 JAK3 基因分析,也可直接用抗磷酸化酪氨酸磷化残基的单克隆抗体来显示 JAK3 的活性,在蛋白水平上检测这一信号传导途径的异常。

(4)可通过分析洗涤红细胞的 dATP 浓度和 ADA 活性诊断 ADA SCID。在正常个体的红细胞,dATP 浓度检查不到,在 ADA 缺乏患者显著升高。患者红细胞 ADA 的催化活性不到正常人的 1%。也可以用基因分析检测突变。

（5）PNP 缺乏性 SCID 的诊断基于洗涤红细胞 PNP 酶活性分析和细胞内 dGTP 浓度检测。在 PNP 缺乏患者细胞内 dGTP 浓度显著升高,PNP 催化活性缺如。也可以用基因分析检测突变。

（6）对 Omenn 综合征和 T-B-SCID 的分子生物学诊断依赖于检测 RAG 基因的突变。因为外周血突变细胞不表达 RAG 基因,而骨髓中的淋巴祖细胞数目又太少,所以常规的蛋白表达分析是不可能的。

（7）MHC Ⅱ类缺陷诊断可通过流式细胞术分析外周血淋巴细胞 MHC Ⅱ类分子的表达。也可以进行更详细的基因缺陷分析。

二、共济失调-毛细血管扩张症

共济失调-毛细血管扩张症(ataxia-telangiectasia,AT),是一种罕见的常染色体隐性遗传性疾病,1941 年由 Louis-Bar 首次报道,发病率为 1/100 000~1/40 000。临床主要表现为进行性发展的小脑性共济失调、眼球结膜和面部皮肤的毛细血管扩张、反复发作的呼吸道感染;同时还具有对射线的杀伤作用异常敏感、染色体不稳定性、易患恶性肿瘤、免疫缺陷和抗射线的 DNA 复制合成等特征。

1.发病机制　共济失调毛细血管扩张症涉及神经、血管、内分泌和免疫系统的缺陷,由常染色体隐性基因遗传。1988 年 Gatti 等将 AT 致病基因 ATM(AT mutated)定位于人染色体 11q22-23。随后经多位学者的努力,ATM 基因的定位范围逐渐缩小,并于 1995 年 Savitsky 和 Uziel 等人克隆并报道了 ATM 基因。ATM 基因编码一种细胞核内的蛋白激酶,通过磷酸化不同细胞周期的不同靶蛋白来调控细胞周期检控点,并且在信号传导、DNA 损伤修复、凋亡、染色体稳定性方面具有重要作用。AT 患者由于 ATM 的突变,缺乏 DNA 双链断裂损伤的修复、不能激活正常的检控点、端粒维持的缺乏等而导致染色体不稳定性及辐射敏感性。这些特征暗示了其对肿瘤的易感性,构成了 AT 患者肿瘤高发生率的基础。

2.临床表现　该病的 4 大临床特征是恶性肿瘤的高发生率、婴幼儿期开始出现的进行性小脑共济失调、眼球结膜和皮肤毛细血管扩张、免疫缺陷所致的反复感染。AT 患者及家庭对恶性病具有高灵敏度,乳腺癌发病增加 5 倍,癌症总的危险性通常增加 3.5 倍或更高。尸解表明 49%的病例有恶性肿瘤,最常见的是淋巴网状内皮肿瘤,特别是淋巴瘤和淋巴性白血病,在 15 岁以下尤为突出。头部磁共振(MRI)检查一般可见小脑萎缩改变。多数患者有明显的细胞遗传学异常,染色体不稳定、畸变率升高、放射敏感性增高,故也将其归入染色体不稳定综合征。

患者 12~14 个月开始出现症状,亦可迟至 4~6 岁才出现,首先是小脑共济失调征象,表现为行走时头与躯干摇摆。婴儿期出现的眼球震颤到儿童期可发展为眼肌麻痹。3~6 岁,亦可早在 2 岁,或迟至 8~9 岁开始出现典型的眼与皮肤毛细血管扩张表现。皮肤与毛发过早衰老形成面具脸和灰白发。病程呈进行性,随年龄的增长,神经系统症状和免疫缺陷也随之加剧。神经系统表现除共济失调外,还有舞蹈病、手足徐动症样症状、不配合的凝视、锥体外系和后索受损的症状。毛细血管扩张症首先在眼球结膜出现,以后出现在鼻梁、耳朵、肘前窝处。患儿常发生呼吸系统反复细菌和病毒感染,常死于支气管扩张及呼吸衰竭。患儿还可有生长发育迟缓及内分泌异常。有的患者可发生抗胰岛素的糖尿病。常并发淋巴网状系统恶性肿瘤,亦可为其他肿瘤。

3.实验室检查　共济失调-毛细血管扩张症是一种临床表型和发病机制均很复杂的遗传性疾病,根据临床表现和免疫学检查可确诊。需与选择性 IgA 缺乏症鉴别。

(1)T 细胞、B 细胞免疫功能有不同程度的异常。可有淋巴细胞减少,对有丝分裂原的淋巴细胞转化试验低反应或正常,迟发型变态反应皮肤试验阴性;CD4$^+$降低,CD8$^+$升高,对特异性抗原反应性减低,同种异体移植排斥延迟。B 细胞计数和 NK 细胞活性正常。患者血清 IgA 减少或缺乏,IgA2 减少,循环抗 IgA 抗体阳性,总 IgG 正常,IgG2 和 IgG4 下降,IgE 减少或消失。

(2)ATM 基因突变分析是诊断该病的金标准,且有助于早期诊断、症状前诊断及产前诊断,对开展遗传咨询有重要意义。检测方法可用 CCA、FISH、RT-PCR/SSCP、比较基因组分析或 DNA 测序。

(3)DNA 辐射敏感性分析。

(4)血清甲胎蛋白增高,肝功能异常,有自身抗体,包括对脑和胸腺的细胞毒抗体。尿内17-酮类固醇减少而滤泡刺激激素增加。

第十三章 微生物学检验技术

第一节 细菌检验技术

随着现代医学技术的发展,各学科相互交叉和渗透,细菌检验基本技术已深入到细胞、分子和基因水平,许多新技术、新方法已在临床微生物实验室得到广泛应用。临床微生物学实验室的基本任务之一是利用细菌检验基本技术,准确、快速地检验和鉴定临床标本中的病原微生物,为临床对感染性疾病诊断、治疗、流行病学调查等提供科学依据

一、细菌形态学检查

细菌形态学检查是将细菌检验标本涂片、置光学显微镜下观察细菌的染色反应性、形态、大小、排列方式与某些特殊结构或细菌液体培养物生活状态下的运动方式。某些细菌感染性疾病通过形态学检查可得到初步诊断,即可作为开始抗感染治疗的依据;而大多则需要进一步做细菌培养和鉴定才能确诊。包括不染色标本直接显微镜检查和染色标本显微镜检查。

1.不染色标本的动力检查 常用的方法有压滴法和悬滴法,主要用于检查生活状态下细菌的动力及运动状况。有动力细菌,普通光学显微镜观察可看到细菌自一处移至另一处,有明显的方向性位移;无动力细菌,受水分子撞击细菌呈现原地颤动而无明显的位置改变;由于细菌和周围介质的光折射率相似,故观察时需控制进入显微镜的光通量,使细菌和暗的背景有明显反差;如用暗视野显微镜或相差显微镜观察,则效果更好;螺旋体由于菌体纤细、透明,需用暗视野显微镜观察其形态和活动状态。

(1)压滴法:将标本涂布于滴有 0.9%氯化钠溶液的载玻片上,加盖玻片,旋下聚光器减少光强度,用 40×物镜观察。可用于检测细菌动力和特异性抗血清反应(如肺炎链球菌和流感嗜血杆菌的荚膜肿胀实验)。

(2)悬滴法:将被检物(液体状)放置于盖玻片中央,盖玻片四角涂以石蜡-凡士林混合物,翻转凹玻片压住盖玻片上,凹孔中央正对盖玻片的被检物,再小心将玻片翻回正面,于 40×物镜下观察。该技术聚焦能达到水滴较深视野,可用于细菌动力观察。

(3)毛细管法:应用虹吸原理使毛细管吸取菌悬液后,两端用火焰熔封,固定于载玻片,置高倍镜(或暗视野)下观察。主要用于厌氧菌动力观察。

2.染色标本显微镜检查 细菌标本经染色后,除能清楚看到细菌的形态、大小、排列方式外,还可根据染色反应将细菌进行分类,临床上常用的染色方法有革兰染色、抗酸染色和荧光染色。

(1)细菌革兰染色与显微镜油镜检查:革兰染色是 1884 年由 Christian Gram 发明的染色反应。将标本涂片、干燥固定,用结晶紫初染,再用碘液媒染,随后加乙醇脱色,最后加石炭酸复红复染。将染色完毕的载玻片置显微镜油镜视野中观察,可见染成红色的细菌(称革兰阴性菌)和染成紫色的细菌(称革兰阳性菌),并清晰可见细菌的形态,有球状、杆状、分枝

状、弧状和螺旋状等不同。

细菌革兰染色反应性和细菌基本形态的观察是鉴别细菌最基本方法。所有的细菌都被分成两大类,革兰阳性或革兰阴性。染色性不同即表示细菌的细胞壁结构不同,其抗原构成不同,毒素致病物质不同和治疗用药不同。而细菌形态又是鉴别细菌种的一个重要表型特征,它不仅可以确认标本中的细菌存在与否,又可提示分离培养检出菌的所用培养基和培养条件,为进一步的培养提供依据。

(2)分枝杆菌属细菌抗酸染色与显微镜油镜检查:抗酸染色是1881年由Ziehl和Neelsen发明,又称萋-纳染色。标本涂片干燥固定后,苯酚复红染液滴满在涂片上,并于载玻片下方以弱火加热至出现蒸气,持续3~5分钟后水洗;用3%盐酸乙醇脱色,直至涂片无红色染液脱下后,再用吕氏亚甲蓝复染1~3分钟,用油镜检查染色完毕的涂片,看见蓝色背景上的红色细菌即为抗酸染色阳性的分枝杆菌。

抗酸染色是分枝杆菌鉴别染色法,在痰液、脑脊液或胸腹腔积液中找到抗酸菌具有重要的诊断意义,根据视野中查见的抗酸菌数目以+~++++等级判别,同时再辅以一些生化反应(耐热触酶试验、硝酸盐还原试验、脲酶等试验)可鉴定出分枝杆菌的种。

(3)细菌特殊结构染色与显微镜油镜检查

1)鞭毛染色细菌鞭毛为细菌的运动器官,鞭毛染色后于显微镜下可观察到菌体上有无鞭毛,并能区分鞭毛的数量及位置(周鞭毛、端鞭毛和极鞭毛),在细菌鉴定特别是非发酵菌的鉴定中十分重要。

2)荚膜染色荚膜是细菌细胞壁外面的一层黏液性物质。荚膜对染料的亲和力弱,不易显色,通常采用负染色法,即菌体和背景着色而荚膜不着色。因此在菌体周围出现一个透明圈。由于荚膜含水量在90%以上,染色时一般不用热固定,以防荚膜皱缩变形。荚膜染色法用于有荚膜细菌如肺炎链球菌、流感嗜血杆菌、炭疽芽孢杆菌及产气荚膜梭菌的鉴定。

3)其他特殊染色法:特殊染色方法包括异染颗粒染色、芽孢染色、墨汁负染色等。例如疑为白喉棒状杆菌感染时,进行涂片检查,除证实为革兰阳性典型棒状杆菌外,还须用异染颗粒染色法,镜检发现异染颗粒,方可初步报告"检出形似白喉棒状杆菌",为临床早期诊断白喉提供依据。

通过芽孢、荚膜和鞭毛的特殊染色后,在显微镜油镜检查下,上述特殊结构清晰可见,对帮助鉴别细菌有着重要意义。芽孢的形态及在菌体所处的位置可帮助鉴别细菌,例如,破伤风芽孢梭菌的芽孢为正圆形,位于芽孢的顶端,形如鼓槌。荚膜结构也能帮助鉴别细菌,如肺炎链球菌和肺炎克雷伯菌在菌体的外围均有一层黏液物质的荚膜组成,鞭毛的数目和位置也是鉴别细菌的另一特殊结构,如肠杆菌科细菌的鞭毛为周毛菌,霍乱弧菌为单极单毛菌等。

二、细菌分离与培养

细菌培养与分离是将检验标本划线分离接种于培养基上并置于合适生长环境进行孵育获得细菌纯种的过程。目的是检出病原菌,并进一步鉴定菌种和做药敏试验,为临床细菌感染性疾病的诊断和治疗提供依据。

1.培养基的制备　培养基是供细菌生长用的,用人工方法将多种营养物质根据细菌的需要组合成的混合营养基质。

（1）培养基的基本成分及其作用

1）营养物质：细菌生长繁殖需要一定的营养物质，营养物质可提供合成菌体的原料、细菌生长繁殖所需要的能量、激活细菌酶的活性和调节渗透压等主要作用。微生物需要的营养物质主要有氮源、碳源、无机盐、水和生长因子。制备时常用下列物质。①蛋白胨：由蛋白质（如酪蛋白、纤维蛋白等）经酶或酸碱水解而获得的一种多肽和氨基酸组成的水溶性混合物，是培养基中最常用的成分之一，主要供给细菌的氮源，合成菌体蛋白质、酶类等，另外还具有缓冲作用；②肉浸液及牛肉膏：用新鲜牛肉（陈脂肪、筋膜和肌腱等）加定量水浸泡煮沸而制成的肉汤，肉浸液中包括含氮和非含氮的两类浸出物，还有一些生长因子；③糖（醇）类：含有细菌所需的碳源，制备培养基常用的有单糖（如葡萄糖、阿拉伯胶糖等）、双糖（如乳糖、蔗糖等）、多糖（如菊糖、淀粉等）、醇类（甘露醇、卫矛醇、侧金盏花醇）等，除提供细菌碳源和能量之外，主要用来根据不同细菌对糖（醇）类利用能力不同鉴别细菌；④血液：除增加培养基中的蛋白质、多种氨基酸、糖类及无机盐类等营养成分外，且能提供辅酶（如V因子）、血红蛋白（X因子）等特殊生长因子。此外，血液在培养基中还可以检测细菌的溶血作用；⑤鸡蛋与动物血清：对营养要求高的细菌是必需的营养成分，可用于制备某些特殊的培养基（如结核分枝杆菌或白喉棒状杆菌的培养基等）。此外，血清和鸡蛋还具备凝固剂的作用，使培养基凝固成固体培养基，便于观察细菌菌落的生长情况；⑥无机盐类：细菌需要各种无机盐类以提供细菌生长的各种元素，它们作为菌体构成成分与酶的组成部分维持着酶的活性，参与能量的储存和转运，调节菌体内外的渗透压，某些元素与细菌的生长繁殖和致病作用密切相关；⑦生长因子：许多细菌生长还需要一些自身不能合成的生长因子，包括 B 族维生素及某些氨基酸、嘌呤、嘧啶等，少数细菌还需要特殊的生长因子，如流感嗜血杆菌需要 X 因子（高铁血红素）、N 因子（辅酶）。

2）水分：细菌所需营养物质必须先溶于水，营养的吸收与代谢均需要水才能进行。制备培养基常用不含杂质的蒸馏水或离子交换水，若以自来水、井水等天然水配置培养基，应先煮沸，使部分盐类沉淀过滤后方可使用。

3）凝固物质：配置固体培养基的凝固物质应具备以下特征：本身不能被细菌利用；在微生物生长温度范围内保持固体状态，凝固点的温度对微生物无害；不因消毒灭菌而破坏，透明度好，黏着力强。目前认为最合适的凝固剂是琼脂。

4）抑制剂：在制备某些培养基时需加入一定种类的抑制剂，以抑制非检出菌的生长或减少其生长，有利于检出菌（目的菌）的生长，这类培养基通常称为选择培养基。抑制剂的种类很多，不同的培养基可采用不同的抑制剂。常用的有胆盐、煌绿、玫瑰红酸、亚硫酸钠等可抑制革兰阳性菌生长；其他如亚硫酸盐、亚硒酸盐、四硫磺酸盐、叠氮钠及多种抗生素等，都已经在临床细菌、真菌、病毒等检验中作为抑制剂应用。

5）指示剂：为了了解和观察细菌是否利用分解糖类、氨基酸等物质，常在某些培养基中加入一定种类的指示剂，如酚红、溴甲酚紫、中性红、中国蓝、甲基红及酸性复红等都是常用的酸碱指示剂。亚甲蓝和刃天青是常用的氧化还原指示剂。此外，一些新的氧化还原指示剂如四氮唑盐类等，已广泛用于细菌快速培养和鉴定及快速细菌药物敏感性试验等方面。

（2）按培养基的用途分类

1）基础培养基：只含有细菌生长所需的基本营养成分，如普通肉汤、普通琼脂平板等。

2）营养培养基：在基础培养基的基础上再加入葡萄糖、血液，血清等，供营养要求较高的细菌生长繁殖需要,如血液琼脂培养基、血清肉汤培养基等。

3)鉴别培养基:利用细菌分解蛋白质和糖的能力及其代谢产物的不同,在培养基中加入某些指示剂和底物,通过判断指示物的变化了解各种细菌的生化反应,从而鉴别和鉴定细菌。

4)选择培养基:是在培养基中加入某种化学物质,使之抑制某些细菌生长,而利于另一些细菌的生长,从而使后者从含有杂菌的标本中分离出。如麦康凯琼脂培养基(MaC)、SS培养基、中国蓝琼脂培养基等。

5)特殊培养基:如厌氧培养基和细菌L型培养基等。

(3)按培养基的性状分类

1)液体培养基:肉汤培养基属常用的液体培养基,其成分为:在肉浸液中加入1%蛋白胨和0.5%氯化钠,调节适当的pH(一般为7.4),灭菌后即成。常用于增菌培养,也用于接种纯种细菌观察细菌生长表现。

2)固体培养基:在液体培养基中加入1.5%~2.0%的琼脂,凝固成固体培养基,一般制成平板,用于做生物的分离纯化、鉴定及药敏试验等。固体培养基在试管中可制成斜面用于菌种的短期保存。

3)半固体培养基:在液体培养基中加入0.3%~0.5%琼脂,即成半固体培养基。多用于观察细菌的动力、保存菌种等,可根据细菌的营养要求加入特殊营养成分。

上述三种不同物理性状培养基区分主要取决于培养基有无凝固剂或凝固剂量的多少。

(4)常用培养基

1)营养琼脂:营养琼脂培养基中含有氮源、碳源和微量无机盐,适宜细菌生长繁殖。主要供细菌培养、菌株纯化及传种使用。

2)血琼脂培养基:羊血或兔血等是细菌生长繁殖的良好营养物质。在45~50℃的基础培养基中加入血液可以完好保存血液中某些不耐热的生长因子,同时血细胞不被破坏。若将氯化钠浓度提高到0.85%,可使血平皿在35℃中培养18~24小时后色泽仍然鲜艳。血琼脂培养基主要是供一般病原菌的分离培养、溶血性鉴定及保存菌种用。

3)巧克力琼脂培养基:流感嗜血杆菌生长依赖血液中的X因子、V因子,当培养基加热至80~90℃时,可使血液中的红细胞破裂释放出X因子、V因子,以利于嗜血杆菌的生长培养。巧克力培养基主要用于嗜血杆菌的分离培养,亦可用于奈瑟菌的增生培养。

虽然培养基的种类较多,但制备过程和步骤基本一致,大致的配制程序为:称量、调整培养基的pH、过滤、分装、灭菌、质量检查和保存。

2.无菌技术　无菌技术是防止微生物进入物品和机体,同时防止被检物中可能存在的病原微生物污染周围环境及工作人员的规范化操作技术。

为避免在接种过程中污染和环境中的细菌污染培养物,一般细菌的接种应在特定的接种环境中进行。接种环境主要包括生物安全柜、无菌室和接种罩。目前绝大部分实验室都采用生物安全柜进行标本的接种。

生物安全柜是通过高效过滤膜过滤的垂直单向气流,向工作台面提供100级的洁净层流,对操作样品进行保护;同时外排风机提供适当的排风量回收工作台面的全部空气,并在工作窗前端产生负压,保护操作人员的安全,气流以设定速度从正面操作面进入生物安全柜,进入安全柜的气体70%通过送气过滤器过滤后在生物安全柜内循环,30%通过排气过滤器过滤后排出生物安全柜。

国家卫生和计划生育委员会(原卫生部)制定的《人间传染的病原微生物名录》明确规定了各种病原体操作的防护要求,其中所列细菌、放线菌、衣原体、支原体、立克次体、螺旋体样本的病原菌分离纯化、药物敏感性试验、生化鉴定、免疫学实验、PCR 核酸提取、涂片、显微观察等初步检测活动均可在 BSL2 实验室进行。各种材料的操作,在相应级别的生物安全水平实验室进行。检验过程中发现高致病性病原体时,应按《人间传染的病原微生物名录》及相关法规要求处理,或送到相应级别的生物安全实验室。

细菌广泛地分布自然界、人或动物的皮肤、黏膜、排泄物和室内外的空气及尘埃中,这些微生物随时可能污染实验室的环境、实验材料和实验物品等,影响实验结果的分析和鉴定,甚至导致错误的判断。微生物学检验的标本主要来自患者,有些标本具有传染性,如果没有严格的无菌观念,不严格执行微生物学实验室的操作规则,有可能导致实验室感染或医院感染。因此,微生物学工作者必须具有严格的无菌观念和熟练地掌握无菌操作技术,在进行微生物学检验工作的过程中,无论标本的采集或细菌培养等,均需严格执行无菌操作技术,防止杂菌污染和病原菌的扩散,以保证微生物学检验的质量。

3.接种技术 接种技术贯穿分离培养全过程,目的是获得单个菌落或纯培养。接种技术需注意无菌操作,标识清楚。近年出现的自动化接种系统在接种技术的标准化、规范化,无菌技术及提高工作效率等方面取得了很大进步。

(1)接种工具:接种环和接种针是细菌学实验必需的工具;为了达到无菌技术要求而建立的细菌接种场所有接种罩、无菌工作台、无菌室、生物安全柜等。

(2)细菌的分离接种法

1)平板划线分离接种法:使标本中混杂的多种细菌在培养基表面分散生长,形成各自菌落,便于观察菌落特征与挑取单个菌落进行纯培养。根据划线的方式可分为分区划线法、连续划线法,棋盘格划线法等。

2)斜面接种法:主要用于已获得的单个菌落的移种、纯种培养细菌、保存菌种及用于某些生化鉴定试验,由于目的不同,接种方法略有差异。用于纯培养及保存菌种的斜面接种法是将接种环(针)灭菌,挑取单个菌落从培养基底向上划一条直线,再从底部开始向上划曲线接种,尽可能密而均匀;或者直接自下而上划曲线接种,生化鉴定培养基斜面接种是用接种针,挑取带鉴定细菌的菌落,一般应取菌落的顶端,先用接种针插入斜面正中垂直刺入底部,抽出后在斜面上由下至上划曲线接种即可。

3)液体接种法:用于各种液体培养基如肉汤、蛋白胨水、糖发酵管等的接种。用接种环挑取单个菌落,倾斜液体培养基,在液面与管壁交界处研磨接种物(以试管直立后液体淹没接种物为准)。此接种法应避免接种环与液体过多接触,更不应在液体中混匀、搅拌,以免形成气溶胶,造成实验室污染。

4)穿刺接种法:多用于半固体培养基或双糖铁、明胶等具有高层的培养基接种。半固体培养基的穿刺接种可用于观察细菌的动力,接种时用接种针挑取菌落,由培养基中央垂直刺入至距管底约 0.5 cm 处,在沿穿刺线退出接种针;双糖铁等有底层及斜面之分的培养基,穿刺底层部分,退出接种针后再以连续"Z"字形(似"蛇形")自斜面底端向上划线。

5)倾注平板接种法:本法用于兼性厌氧菌或厌氧菌的稀释定量培养和饮水、饮料、牛乳和尿液等标本的活细菌计数。取纯培养的稀释液或原标本 1 mL 至无菌培养皿内,再将已融化并冷到 45~50℃的琼脂 15~20 mL 倾注入该无菌培养皿内,混匀,待凝固后置 37℃培养,长出菌落后进行菌落计数,以求出每毫升标本中所含菌数。

计数时应选取菌落数在 30~300 的平板,若有两个稀释度均在 30~300 时,按国家标准方法要求应以二者比值决定,比值≤2 取平均数,比值>2 则取较小数字(有的规定不考虑其比值大小,均以平均数报告)。若所存稀释度均不在计数区间,如均>300,则取最高稀释度的平均菌落数乘以稀释倍数报告之,如均<30,则以最低稀释度的平均菌落数乘以稀释倍数报告之。如菌落数有的>300,有的又<30,但均不在 30~300,则应以最接近 300 或 30 的平均菌落数乘以稀释倍数报告之。如所有稀释度均无菌落生长,则应按<1 乘以最低稀释倍数报告之,有的规定对上述几种情况计算出的菌落数按估算值报告。

6)涂布接种法:本法用于纸片药物敏感试验和生物制品菌苗的生产。将一定量或适量的菌液加入到琼脂培养基表面,然后用灭菌的 L 型玻璃棒或棉拭子于不同的角度反复涂布,被接种液均匀分布于琼脂表面,然后贴上药敏纸片,或直接培养,本法经培养后细菌形成菌苔。

4.细菌培养

(1)普通培养:是指需氧菌或兼性厌氧菌等在普通大气条件下的培养方法,又称需氧培养法,将已接种好的平板、斜面、液体培养基置于 35℃孵箱中,在普通大气条件下培养 18~24 小时,一般需氧菌或兼性厌氧菌即可在培养基中生长,但标本中菌量很少或难以生长的细菌(如结核分枝杆菌)需培养 3~7 天甚至 1 个月才能生长。若用明胶培养基培养细菌,其目的在于观察细菌能否液化明胶,则应在 22℃培养。

(2)二氧化碳培养:某些细菌如脑膜炎奈瑟菌、布鲁菌属等在初次分离时需在 5%~10% 二氧化碳环境中才能良好生长,二氧化碳培养方法有二氧化碳培养箱、烛缸法和化学法。

(3)厌氧培养法:常用方法有厌氧罐法、气袋法和厌氧手套箱与需氧菌共生厌氧法等。前两种方法比较简便,不需特殊设备,适用于临床使用,如血培养厌氧瓶报阳后一般采用气袋法进行进一步的厌氧菌培养。后一种方法设备昂贵而复杂,但效果最佳。大多数次氧菌的初代培养生长较慢,故厌氧培养在 37℃至少应培养 48 小时,如疑为放线菌则应延长 72~96 小时。

(4)微需氧培养:微需氧菌在大气中及绝对无氧环境中均不能生长,在含有 5%~6%氧气、5%~10%二氧化碳和 85%氮气左右的气体环境中才可生长,将标本接种到培养基上,置于上述气体环境中,37℃进行培养即微需氧培养法。

5.细菌生长现象的观察

(1)分离培养基上菌落的生长现象

1)菌落特征观察:包括大小、形状、突起、边缘、颜色、表面、透明度、黏度、溶血现象和色素等,以助细菌的鉴别。描写菌落大小直径以毫米(mm)计算;形状用点滴状、圆形、丝状、不规则、根状等;菌落表面用扁平、隆起、凸起、枕状、脐状等;颜色以白色、黄色、黑色、淡黄色等;透明度以不透明、半透明、透明等;黏度用奶油状、黏液状等描述。

根据细菌菌落表面特征不同,可将菌落分为三型:光滑型(S 型)菌落、粗糙型(R 型)菌落与黏液型(M 型)菌落。

2)血琼脂上的溶血:α 溶血,又称草绿色溶血,红细胞不完全溶血,菌落周围血培养基变为绿色环状。β 溶血,又称完全溶血,由于红细胞的溶解,菌落周围形成一个完全清晰透明的环。γ溶血,即不溶血,红细胞没有溶血,菌落周围的培养基没有变化。双环溶血,在菌落周围完全溶解的透明环外有一个部分溶血的第二圆环。

3)气味:通过某些细菌在平皿培养基上代谢活动会产生特殊的气味,有助于细菌的鉴定。如铜绿假单胞菌(生姜气味)、变形杆菌(巧克力烧焦气味)、厌氧梭菌(腐败的恶臭味)、放线菌(泥土味)等

4)色素:①脂溶性色素:使菌落本身出现颜色改变,如金黄色葡萄球菌的金黄色色素;②水溶性色素:使菌落周围的培养基出现颜色变化,如铜绿假单胞菌的绿色色素。

(2)细菌在液体培养基中的生长现象:有三种生长现象,即大多数细菌的混浊生长;少数链状排列的细菌如链球菌、炭疽芽孢杆菌的沉淀生长;专性需氧菌如枯草芽孢杆菌、结核分枝杆菌和铜绿假单胞菌的菌膜生长(表面生长)。

(3)细菌在半固体培养基中的生长现象:半固体培养基用于观察细菌的动力,有鞭毛的细菌除了在穿刺接种的穿刺线上生长外,在穿刺线的两侧均可见羽毛状或云雾状混浊生长,为动力阳性。无鞭毛的细菌只沿穿刺线呈明显的线状生长,为动力试验阴性。将接种细菌的半固体管放在自然光或白炽光下观察即可。

三、细菌鉴定

细菌鉴定是指通过一系列的方法,将临床标本中分离的未知的细菌归属到一定的种属,并赋予细菌名称的过程。其目的是对细菌感染性疾病的病原学做出正确的诊断,及时发现细菌感染性疾病的暴发流行、高致病性细菌和新型细菌引起的感染,也可以对重复感染和慢性感染的病因进行研究,有利于流行病学监测和国际学术交流。随着科学技术的进步,细菌鉴定技术也不断发展,从最初的观察细菌形态的显微镜技术,发展到检测细菌代谢产物的生化反应技术、检测细菌抗原的免疫血清学技术、检测细菌遗传物质的分子生物学技术、色谱技术和质谱技术等。21世纪初,最引人关注的细菌鉴定技术为16S rRNA测序鉴定技术和基质辅助激光解吸电离飞行时间质谱鉴定技术。

1.形态观察　显微镜下观察细菌形状、大小、排列、染色特性。最好选择24小时内生长的培养物进行染色。

2.生长特性　细菌在分离培养基中的生长速度、需氧性或厌氧性,选择性培养基或疾病培养基上的肾脏状况及菌落形态,可作为快速鉴定或进一步鉴定的线索。

3.生化反应　通过观察细菌在特定培养基中生长及所产生的特殊代谢产物进行鉴定。商品化的半自动、自动鉴定系统或套组试剂具有规范、快速、简单、方便的优点。临床常用的细菌生化反应如下。

(1)糖(醇)发酵试验:在固体或液体培养基中加入糖类和指示剂,某些细菌能分解某些糖产酸和产气,使指示剂的颜色发生改变,并产生气泡;有的细菌分解某些糖类只产酸不产气,仅可见指示剂颜色改变;还有的细菌因缺乏某些分解酶,不能分解某些糖类,指示剂颜色不发生改变。根据葡萄糖发酵试验可以对细菌进行初步分类,能通过无氧酵解利用葡萄糖的称为发酵型细菌;而必须通过有氧氧化分解葡萄糖的细菌称为氧化型细菌,不分解葡萄糖的细菌为产碱型细菌,后两者又统称为非发酵菌。

(2)V-P试验:多数细菌能分解葡萄糖产生丙酮酸,丙酮酸的分解产物因细菌而异。某些细菌可使两分子丙酮酸脱羧后,缩合成一分子乙酰甲基甲醇,在碱性环境中(如在培养基

中加入 40%KOH 时),乙酰甲基甲醇可被空气中的氧气氧化成二乙酰,后者又与蛋白胨培养基中精氨酸所含的胍基作用,生成一种红色化合物,为 V-P 试验阳性。

(3)甲基红(MR)试验:很多细菌分解葡萄糖后生成丙酮酸,丙酮酸再被分解成甲酸、乙酸、乳酸等。因产生酸类物质较多,培养基最后的 pH 降至 4.5 或更低,使甲基红试剂呈现红色,为甲基红试验阳性;但有些细菌能使两分子丙酮酸变成一分子中性的乙酰甲基甲醇,产生酸类物质较少,培养物最后的 pH 在 5.4 以上,使甲基红指示剂呈黄色,为甲基红试验阴性。

(4)枸橼酸盐利用试验:在培养基中加入柠檬酸钠作为碳的唯一来源,加入磷酸二氢铵作为氮的唯一来源,并加入溴麝香草酚蓝作为指示剂。可利用枸橼酸盐作为碳的唯一来源的细菌,能在培养基上生长繁殖,并使柠檬酸钠转变为碳酸盐,培养基由原来的酸性变成碱性,使含溴麝香草酚蓝指示剂的培养基由绿色变为深蓝色,为枸橼酸盐利用试验阳性。

(5)丙二酸盐利用试验:在培养基中加入丙二酸盐作为碳的唯一来源,加入硫酸铵作为氮的唯一来源,并加入溴麝香草酚蓝作为指示剂。如果细菌能利用丙二酸盐作为碳的唯一来源,在培养基上能够生长繁殖,使培养基变为碱性,溴麝香草酚蓝指示剂呈深蓝色,为丙二酸盐利用试验阳性。

(6)硝酸盐还原试验 有些细菌能将硝酸盐还原为亚硝酸盐,与试剂中醋酸作用生成亚硝酸,亚硝酸又与试剂中的对氨基苯磺酸作用生成重氮苯磺酸,后者再与试剂中的 α_1-萘胺结合成为红色的 α-萘胺偶氮苯磺酸,呈红色为硝酸盐还原试验阳性。若不呈红色,加入少许锌粉,如变为红色为阴性,表示硝酸盐未被细菌还原,如仍不变为红色,为阳性,表示培养基中的硝酸盐已被细菌还原为亚硝酸盐进而分解为氨和氮。

(7)吲哚(靛基质)试验:有些细菌含有色氨酸酶,能分解培养基中的色氨酸而生成吲哚,后者与吲哚试剂(对二甲基氨基苯甲醛)作用后形成红色的玫瑰吲哚,此为吲哚试验阳性。

(8)硫化氢生成试验:在培养基中加入醋酸铅、硫酸亚铁、氯化亚铁或枸橼酸铁等成分,有些细菌能分解蛋白质中含硫的氨基酸(胱氨酸和半胱氨酸等)而产生硫化氢、氨和脂肪酸。硫化氢遇重金属盐类(如铅盐、铁盐等)则形成黑色的硫化铅或硫化铁沉着物,为硫化氢试验阳性。

(9)尿素分解试验:某些细菌产生脲酶,能分解培养基中的尿素而生成氨,使培养基变碱性,使酚红指示剂呈红色,为尿素试验阳性。

(10)明胶液化试验:某些细菌能产生胶原酶,使明胶分解为氨基酸,失去凝固能力,使半固体的明胶培养基变为流动液体状态,为明胶液化试验阳性。

(11)氧化酶试验:氧化酶(细胞色素氧化酶)是细胞色素呼吸酶系统的最终呼吸酶。具有氧化酶的细菌,首先使细胞色素 C 氧化,再由氧化型细胞色素 C 使对苯二胺氧化,生成有色的醌类化合物,产生红色反应。

(12)触酶试验:某些细菌(葡萄球菌与微球菌)能催化过氧化氢生成水与新生态氧,继而形成分子氧,出现气泡,为触酶试验阳性。某些细菌(链球菌及肺炎链球菌)不能催化过氧化氢生成新生态氧,为触酶试验阴性。

(13)苯丙氨酸脱氨酶试验:某些细菌具有苯丙氨酸脱氨酶,可使苯丙氨酸脱氨生成苯丙酮酸,加入氯化铁试剂后形成绿色化合物,为苯丙氨酸脱氨酶试验阳性。

（14）氨基酸脱羧酶试验：某些细菌具有氨基酸脱羧酶，能分解氨基酸使其脱羧生成胺和二氧化碳，使培养基变碱指示剂变色，为阳性。

（15）精氨酸双水解试验：常用于肠杆菌科及假单胞菌属鉴定。精氨酸经两次水解后，生成鸟氨酸、氨及二氧化碳。鸟氨酸又在脱羧酶的作用下生成腐氨。氨及腐氨均为碱性物质，故可使培养基变碱，使指示剂变色，为阳性。

（16）血浆凝固酶试验：某些细菌（如金黄色葡萄球菌）能产生血浆凝固酶，使人、动物新鲜血浆中的纤维蛋白原变成纤维蛋白，而使血浆发生凝固，为血浆凝固酶试验阳性。

（17）耐热核酸酶试验：用于检测细菌能含产生耐热核酸酶的特性。某些致病菌（如金黄色葡萄球菌）可以产生耐热的核酸酶（通常100℃15分钟不被破坏），故可利用检测细菌的耐热核酸酶进行辅助诊断。

（18）七叶苷水解试验：某些细菌可将七叶苷分解成葡萄糖和七叶素，七叶素与培养基中枸橼酸铁的二价铁离子反应，生成黑色的化合物，使培养基呈黑色。

（19）淀粉水解试验：某些细菌能产生淀粉酶将淀粉水解成糖类，在培养基上滴加碘液时，可在菌落周围出现透明区，为阳性。

（20）葡萄糖酸盐氧化试验：某些细菌可氧化葡萄糖酸钾，生成 α-酮基葡萄糖酸。α-酮基葡萄糖酸是一种还原性物质，可与班氏试剂起反应，出现棕色或砖红色的氧化亚铜沉淀。

（21）DNA 酶试验：某些细菌产生 DNA 酶，可使长链 DNA 水解成寡核苷酸链。因为长链 DNA 可被酸沉淀，寡核苷酸则溶于酸，所以、与在 DNA 琼脂平板上加入酸后，在细菌菌落周围出现透明环，为 DNA 酶阳性。

（22）CAMP 试验：B 群链球菌（无乳链球菌）能产生 CAMP 因子，此种物质可促进葡萄球菌的 β 溶血素溶解红细胞的活性，使培养基划线处出现矢形（半月形）的加强透明溶血区。

（23）胆汁溶菌试验：胆汁或胆盐具有表面活性，可快速激活自溶酶，加速了肺炎链球菌本身自溶过程，促使肺炎链球菌在短时间内发生自溶，为胆汁溶菌试验阳性。

（24）氰化钾抑制试验：在培养基中加入一定浓度的氰化钾，某些细菌可被氰化钾抑制不能生长，为氰化钾抑制试验阳性；生长不受其影响细菌为氰化钾抑制试验阴性。

（25）Optochin 敏感试验：Optochin 可干扰肺炎链球菌叶酸生物合成，抑制该菌生长，在 Optochin 纸片周围出现抑菌菌，为阳性；几乎所有的肺炎链球菌都对 Optochin 敏感，而其他链球菌对 Optochin 耐药，为阴性。

（26）新生霉素敏感试验：金黄色葡萄球菌和表皮葡萄球菌可被低浓度新生霉素所抑制，在纸片周围出现抑菌圈，为阳性；而腐生葡萄球菌则表现为耐药，为阴性。

（27）杆菌肽敏感试验：A 群链球菌对杆菌肽几乎是 100% 敏感，而其他群链球菌对杆菌肽通常耐药，故此实验可对 A 群链球菌与非 A 群链球菌进行鉴别。

（28）O/129 抑菌试验：O/129（2,4 二氨基-6,7-二异丙基蝶啶）能抑制弧菌属、发光杆菌属和邻单胞菌属细菌生长，在纸片周围出现抑菌圈，为阳性；而气单胞菌属和假单胞菌属细菌则耐药，为阴性。

4.自动细菌鉴定系统　　自动细菌鉴定系统是由孵育箱、扫描仪和计算机等部件组成的仪器，能够自动完成对鉴定板的孵育、定时扫描、数据读取和结果判断等程序，并将待测细菌鉴定到种的分析系统。

根据其组成和功能可分为半自动和全自动细菌鉴定分析系统两类。半自动仪器一般由计算机和读数器两部分组成,鉴定反应板在机外孵育后,一次性上机读取结果,由计算机进行分析和处理,并报告细菌鉴定结果;全自动仪器半自动仪器的主要区别是增加了机内孵育、动态扫描观察,有的仪器还配有自动接种器。

鉴定系统包括鉴定卡、接种器、培养和动态监测系统、数据处理和分析系统等,其原理及功能简述如下。

(1)鉴定卡(板):置有一组生化试验的板条。一般根据鉴定细菌的种类进行分类命名,如革兰阳性菌鉴定卡、革兰阴性菌鉴定卡、弧菌鉴定卡、厌氧菌鉴定卡、酵母菌鉴定卡、需氧芽孢杆菌鉴定卡、奈瑟菌鉴定卡等。使用者首选根据细菌的形态、革兰染色性、氧化酶、葡萄糖发酵等基本试验将细菌初步分类,再正确选择相应的鉴定卡。

(2)菌液接种器:可分为真空接种器和活塞接种器,以真空接种器较为常用。使用者将被鉴定的细菌按要求配置成菌悬液,并与鉴定卡连接,放入仪器的真空接种室中,即可由仪器完成接种过程。

(3)培养和动态监测系统:将接种细菌的鉴定卡(板)放入孵箱/读数器中进行培养和动态监测。一般在鉴定卡(板)上设置有生长对照孔和终点阈值,系统每隔一定时间对卡片上的每一反应孔进行读数,并与生长对照孔比较。当生长对照孔到达终点阈值时,可获得细菌最终生化反应结果。动态监测可以保证利用细菌最佳生长时间段的生化反应特征作为鉴定依据,比传统的统一放 24 小时观察结果更加准确、报告更加快捷。

(4)数据处理和分析系统:是整个系统的中枢,始终保持与孵箱/读数器、打印机的联络,控制孵箱温度,自动定时读数,自动将读数器的电信号转换成数码,并与已储存的数据库相比较,做出菌种鉴定;通过计算鉴定百分率(ID)和典型性参数(T),给出鉴定结果可信度的评价。

5.血清学鉴定　血清学鉴定是采用含有已知特异性抗体的免疫血清(诊断血清)与纯培养细菌抗原反应,以确定病原菌的种或型。经血清学试验才能报告的细菌包括沙门菌、志贺菌、霍乱弧菌、肠炎弧菌、大肠埃希菌 O157∶H7、肺炎军团菌。临床常用下列方法。

(1)凝集试验

1)玻片法凝集试验:用于细菌菌种鉴定和分型。取已知型别的抗血清 1 滴滴在玻片的一端,用接种环取细菌混匀成悬液,另取 0.9%氯化钠溶液 1 滴滴在载玻片另一端,用接种环取细菌混匀成悬液,轻轻摇晃玻片,如果加入抗血清出现凝集颗粒,而对照侧仍然均匀混浊,则凝集阳性。

2)胶乳凝集法:在胶乳颗粒上包被已知的抗血清,与未知细菌抗原结合产生凝集,以鉴定细菌,如肺炎链球菌的快速胶乳凝集试验、链球菌胶乳凝集分型试验等。

3)协同凝集试验:金黄色葡萄球菌 A 蛋白能与 IgG 抗体的 Fc 端结合,将已知的抗体与金黄色葡萄球菌连接与相应的抗原反应时会产生金黄色葡萄球菌的凝集现象。

(2)荚膜肿胀试验:有荚膜的细菌如肺炎链球菌等,当与相应的抗血清反应时荚膜将明显增宽,在显微镜下可见在细菌作为有边界清晰的厚薄不等的环状物,而对照侧无,此试验结果则为荚膜肿胀试验阳性。

(3)免疫荧光技术

1)直接法:将已知抗血清与荧光素结合,制成荧光抗体,将待检标本涂布于玻片上,用甲醇或丙酮固定,然后加荧光抗体,37℃孵育 30 分钟后充分洗涤,除去未结合的荧光抗体,在荧光显微镜下观察以检测未知细菌抗原。

2)间接法:将已知抗体与未知细菌抗原反应,再加入荧光抗 IgG 抗体,与待测抗原结合的已知抗体结合从而产生荧光,在荧光显微镜下观察。

3)其他方法:酶联免疫吸附试验、放射免疫、发光免疫测定等技术在测定细菌抗原中已广泛应用。需要注意的是,应先经生化反应获得鉴定结果后,再进行血清学试验。应挑选血琼脂平板、巧克力琼脂平板等营养培养基而非选择性培养基上的菌落,否则将出现错误结果。

6.分子生物学鉴定技术 与传统的表现型方法检测相比,基因型鉴定更具特异性。常用的技术有核酸杂交、核酸扩增技术和生物芯片技术。21 世纪初,16S rRNA 基因测序鉴定技术成为最引人关注的细菌鉴定技术。

16S rRNA 基因测序鉴定技术细菌是通过设计一对引物,以 16S rRNA 基因为靶分子在适当条件下进行 PCR 扩增,对得到扩增后的 16S rRNA 基因片段进行测序,将序列与基因库中的片段比对,便得知未知菌与基因库中其他菌的相似性,从而完成对细菌的鉴定;细菌 16S rRNA 基因序列由互相交错排列的保守区和可变区组成,该基因有高度的保守性,反映了生物物种间的亲缘关系,其特征性核苷酸序列则是不同分类级别生物(如科、属、种)鉴定的分子基础;以 16S rRNA 基因测序为基础的细菌鉴定和分型方法是目前认为最客观、准确且具有较好重复性的方法。

7.质谱技术 21 世纪初,基质辅助激光解吸电离飞行时间质谱鉴定技术和 16S rRNA 基因测序鉴定技术一样成为最引人关注的细菌鉴定技术。质谱技术是利用特定离子源将待测样品中各组分发生电离,形成高速运动的离子,离子进入质量分析器后,在电场或磁场作用下,根据质荷比不同而进行分离,用检测器记录各离子流的相对强度,形成质谱图用于分析。常用的质谱仪有基质辅助激光解吸离子化-飞行时间质谱、电喷雾-飞行时间质谱等。

基质辅助激光解吸电离飞行时间质谱鉴定技术是通过建立各种细菌具有种属特征的化学物质,如脂肪酸、蛋白质、核酸、糖类等特征指纹图谱库,将临床分离的单个细菌菌落经简单的前处理后,直接上机检测,所获得的质谱图可立即与数据库进行比较,得出鉴定结果。

第二节 真菌检验技术

真菌检验是指从送检的各种标本中,通过标本直接显微镜检查、培养鉴定、真菌抗原测定与分子生物学检测技术检出真菌或其结构与组成成分,并对所检测到的真菌进行药物敏感性试验。目前,真菌感染的实验检查疗法主要包括常规检查法和特殊检查法两类。常规检查法主要包括形态学检查(直接镜检与染色镜检)、培养检查、组织病理学检查。特殊检查主要包括血清学方法、分子生物学方法。

一、真菌形态学检查

真菌形态学检查是将疑似真菌感染患者标本涂片、染色或不染色,在显微镜下观察真菌细胞形状、孢子与菌丝,是简单、常用真菌检验技术,也是真菌感染病原学检测的主要方法,常用的方法有标本不染色显微镜真菌检查和染色显微镜真菌检查。无菌部位标本发现真菌结构成分可确定感染,非无菌部位存在定植真菌,不能判断是否感染,需要结合真菌培养结果和临床情况综合判断。常用的方法有标本不染色显微镜真菌检查和染色显微镜真菌检查。

1.不染色标本显微镜真菌检查　将标本置于玻片上,加封固液(载浮液),加盖玻片棒压紧,驱赶出气泡。在较暗的光线下于低倍镜下观察寻找菌丝和孢子,再转成高倍镜观察菌丝和孢子形态,检出菌丝和孢子,确定发生真菌感染。根据标本不同选用下述一种载浮液。

(1)氢氧化钾溶液:适用于角质层较厚、致密难以透明的标本,如指甲、毛发、皮肤鳞屑等,标本置于载玻片上,加 1 滴 10%~20% KOH 液,加盖玻片并微微加热,使标本组织溶解透明,在显微镜下可观察到真菌的孢子和菌丝。

(2)0.9%氯化钠溶液:将 0.9%氯化钠溶液作为载浮液,在盖玻片四周用凡士林封闭防止水分蒸发,将涂片 37℃孵育,显微镜镜下观察出芽现象。

(3)墨汁:取 1 滴印度墨汁或优质中国墨汁置于载玻片上,与被检标本(如脑脊液)混合,盖上盖玻片于显微镜下观察圆形或卵圆形有芽生孢子酵母细胞与细胞外一层胶质样荚膜。对于临床标本中新生隐球菌的检查。墨汁染色背景为黑色,酵母细胞菌体和荚膜不着色,透亮,极易观察。

(4)水合氯醛-苯酚-乳酸封固液:该液透明力较强,只限于不透明的标本。

2.标本染色显微镜真菌检查　为了更清楚地观察真菌菌丝和孢子形态,标本需染色后再观察。常用的染色方法有乳酸酚棉蓝染色、钙荧光白染色、墨汁负染色、瑞氏染色、荧光染色等。观察皮肤癣菌的菌丝和孢子结构,常用乳酚棉蓝染色;对骨髓和外周血中的荚膜组织胞质菌,须用瑞氏染色或吉姆萨染色后镜检;检测患者脑脊液标本中的新生隐球菌,须作墨汁负染色后检查。

二、真菌分离与培养

将临床检验标本划线分离接种或插种于真菌培养基上,并置于合适生长环境进行孵育获得其菌纯种的过程称为真菌分离与培养,其目的是检出真菌,并进一步鉴定菌种和做药敏试验,为临床真菌感染病诊断和治疗提供依据。

1.培养基　常用的真菌培养基的营养物质往往只提供真菌生长需要最低营养成分,以利于限制细菌生长而促进真菌生长繁殖,提高真菌分离率,至今仍无一种适合所有真菌生长的培养基,培养基的选择是临床真菌检验的重任务,常用培养基有下述几种。

(1)沙氏葡萄糖琼脂:含蛋白胨与葡萄糖、pH 为 5.6 培养基。埃蒙斯改良沙氏葡萄糖琼脂将原来的配方通过减少葡萄糖浓度为 2%,调节 pH 接近 6.9~7.0,并添加各种抗生素组合包括放线菌酮、氯霉素、庆大霉素、环丙沙星、青霉素和(或)链霉素,达到抑制某些真菌,革兰阳性菌和革兰阴性菌以制备各种选择培养基。如培养基中加庆大霉素素 40~50 μg/mL、氯霉素 50 μg/mL 可抑制大多数污染细菌;为抑制污染真菌可加入放线菌酮 500 μg/mL,但培养新生隐球菌和曲霉菌时不宜加入放线菌酮。该培养基也可被制备成液体培养基。

(2)沙氏脑心浸液培养:是一种通用于所有真菌的分离培养基,由沙氏培养基与脑心浸液组合,可以适合对大多数真菌包括双相性真菌酵母阶段的生长。加入羊血可供营养真菌如荚膜组织胞质菌生长,通过加入氯霉素、放线菌酮、青霉素和(或)链霉素可制备成选择培养基。

(3)马铃薯葡萄糖琼脂:促进分生孢子生长的培养基,也可用于促进皮肤癣菌色素形成。

不同菌种皮肤癣菌在此培养基上产不同色素,如红色毛癣菌产红色、犬小孢子菌产黄色等。常用于玻片小培养技术,可以镜下观察真菌形态学特征,培养基中马铃薯与葡萄糖提供真菌良好生长所需的营养物质,加入的酒石酸降低了 pH 从而抑制细菌生长。在该培养基中添加放线菌酮和氯霉素可制备成选择性培养基。

(4)皮肤癣菌试验培养基:用于皮肤癣菌筛选。皮(甲)屑与毛发标本接种该培养基,随着皮肤癣菌生长,1 周内培养基由黄色转变为红色。培养基中大豆蛋白胨提供营养,放线菌酮抑制腐生霉菌,氯霉素抑制革兰阳性菌和庆大霉素抑制革兰阴性菌,镜下很容易鉴别皮肤癣菌的形态特征。

(5)溴甲酚紫乳固体葡萄糖琼脂:堆于皮肤癣菌在溴甲酚紫乳固体葡萄糖琼脂上的生长产生碱性物质,通过指示剂的反应鉴别皮肤癣菌。

(6)玉米粉葡萄糖(或吐温)琼脂:能促进红色毛癣菌产生深红色色素;玉米浸出液提供酵母生长基本营养物质,用吐温 80 取代葡萄糖可促进白念珠菌厚壁孢子及假菌丝形成,若用玻片小培养、置于微需氧环境可促进厚壁孢子形成。

(7)尿素琼脂:培养基中尿素与酚红为检测产生脲酶的生化反应底物与指示剂。用于鉴别隐球菌、毛孢子菌属与红酵母菌属。

(8)察氏琼脂:曲霉属常用的鉴别培养基。培养基含蔗糖与硝酸钠等,蔗糖为唯一碳源,硝酸钠则为唯一氮源。可以利用硝酸钠作为氮源的细菌或真菌,都可以生长在这种培养基上。肉眼及低倍镜观察察氏琼脂上生长的曲霉菌落,记录菌落形状、大小、颜色和纹饰等;颜色的描述往往要借助于色谱。

(9)念珠菌显色培养基:是临床检验酵母菌重要选择鉴别培养基,蛋白胨和葡萄糖提供营养;氯霉素抑制细菌生长。加入氟康唑可选择出耐氟康唑酵母菌,如克柔念珠菌。经过 37℃24～48 小时的培养,根据菌落颜色可初步提示不同种的念珠菌。

2.接种与培养方法

(1)常规培养:试管培养法或大培养法。

1)试管培养法:在大管径试管中装入真菌培养基,制成斜面。挑取少量标本,接种于试管的斜面中下部,将标本浅埋入培养基,用胶塞封口。放置恒温 27℃±1℃培养,某些双相型真菌需要同时放置 35℃±1℃培养。试管培养法使用方便、不易污染,但展示面积不够,不能完全显示菌落的全部形态。

2)大培养法:用培养皿或大型培养瓶装入培养基,接种标本培养后菌落较大,易于观察。该法容易污染,不适合培养球孢子菌、组织胞质菌等传染性强的真菌。

(2)真菌小培养:小培养法是观察真菌结构及生长发育的最佳方法,它避免了挑取菌落制备涂片时破坏了真菌原有结构(孢子和菌丝的形态特征、位置,大小和排列),尤其是产孢结构,影响菌鉴定种的正确性。根据高倍镜观察孢子和菌丝的形态特征、位置、大小和排列,尤其是产孢结构以正确鉴定菌种。小培养法有很多种,常用方法有下述几种。

1)小型盖片直接培养法:按常规疗法接种标本在试管或平皿上取无菌 11 mm×11 mm 大小的盖玻片,加薄层培养基。将此盖玻片有培养基的面朝向接种处插入琼脂,在适当环境培养后,肉眼可见有菌生长时取出盖玻片,有菌面朝下直接覆盖在加有封固液的载玻片上,显微镜下观察。

2)琼脂方块培养法:在无菌平皿中放入无菌的 U 形或 V 形玻璃棒(或其他支持物),加适量无菌水或含水棉球。取 1 片无菌载玻片放于玻棒上,从平板培养基上取 4~5 mm 厚、5 mm×5 mm 大小的琼脂块置于载玻片上。在琼脂块的四周接种标本,然再加盖无滴盖玻片。在适宜环境中培养,肉眼发现有菌生长,提起盖玻片,移去琼脂块,分别将盖玻片和载玻片制片,显微镜观察。

3)玻片法:在灭菌的玻片上滴加少许培养基,凝固后接种标本,加灭菌的盖玻片,放入适合的培养皿,于合适的温度培养箱中培养。为保持湿度,培养皿中放置数个盐水棉球,肉眼观察到有菌生长,即可取出在显微镜下观察。

3.培养结果观察　观察培养物宜在培养基上孵育多长时间常与真菌种类有关,酵母型真菌于孵育 2~5 天多被检出;皮肤癣菌是 1 周内检测;暗色真菌和双相性真菌可能需要 2~4 周。4 周后无真菌生长可报阴性。实验室多在孵育第一周每天观察 1 次,第二周共观察 3 次,第三周共观察 2 次,第四周结束时观察 1 次。观察真菌生长的培养物宜在生物安全柜内进行。

(1)菌落肉眼观察:主要包括以下几方面。

1)生长速度:菌落在 7~10 天出现行,为快速生长;3 周只有少许,生长为慢速。菌落生长的快慢与菌种、培养条件有关。

2)菌落大小:以毫米(mm)或厘米(cm)记录菌落直径。菌落大小与菌种、生长速度、培养时间长短有关

3)表面形态:菌落表面可为平滑、凸起或凹陷、皱褶等,有的菌落表面可出现沟纹,如脑回状、放射状或同心圆状。

4)菌落性质:可分为酵母型、酵母样型和丝状菌落。酵母型菌落外观光滑、质地柔软、呈乳酪样,与细菌菌落相似,如隐球菌酵母样型菌落与酵母型菌落相似,但形成假菌丝,伸入培养基中,如假丝酵母菌。丝状菌落是多细胞真菌的菌落形态,呈棉絮状、绒毛状或粉末状,根据菌种的不同,菌落性质多变,是鉴定的重要依据。

5)菌落颜色:菌落随菌种不同表现出不同的颜色。丝状菌落的表面和底层颜色也可不同。表面和底层均需观察。

6)菌落边缘:有些菌种整齐如刀切,有些呈羽毛状,随菌种不同而异。

7)菌落底部:有些菌落会陷入琼脂中,有时甚至致培养基开裂。

(2)菌落镜下观察:高倍镜观察孢子和菌丝的形态特征、位置、大小和排列。小培养法是观察真菌结构及生长发育的最佳方法,它避免了挑取菌落制备涂片时破坏了真菌原有结构(孢子和菌丝的形态特征、位置、大小和排列),尤其是产孢结构,影响菌种鉴定正确性。

三、真菌鉴定

真菌鉴定是对真菌进行分离培养后的纯培养物根据菌落的特征、镜下形态和结构确定菌种的过程。必要时可通过生化反应、鉴别试验、分子生物学、动物接种等方法明确菌种。真菌鉴定的意义有:①对培养的真菌进行正确的分类;②进行真菌药物灵敏度检测;③开展流行病学调查。

对常见致病真菌要掌握的鉴定原则是首先区分酵母菌和真菌,如果初代培养基上培养出酵母样菌落,在鉴定前应进行分离纯化。在去除细菌和其他真菌污染、区分混合感染后,对纯菌落进行鉴定,真菌的鉴定较为复杂,传统鉴定方法主要依据分生孢子的个体发生过程

结合其他特征来进行鉴定。初代培养后根据形态学特征一般可鉴定到属的水平,再依据不同真菌的鉴定要求,采用标准培养基和培养条件进一步完成菌种鉴定。

1.形态学鉴定 用表型特征对真菌进行分类鉴定,仍然是目前临床实验室普遍应用的方法。对致病真菌的鉴定,需要选择合适的培养基进行培养后,再借助光学显微镜,或加上荧光显微镜,电子显微镜和细胞化学等各种染色法观察形态特点。

(1)菌落形态:观察区别不同的菌落特征是致病真菌的形态学鉴定的第一步。对丝状型(真菌)菌落通常采用形态学鉴定为主,而酵母型菌落(酵母菌)常需采用形态和生理生化相结合的手段。观察真菌菌落时应注意菌落大小、形态、色素、颜色和质地等。

1)酵母菌鉴定:酵母菌在琼脂培养基(如酵母浸膏琼脂)中,25℃培养2~5天后出现圆丘状、边缘完整的特征性菌落,菌落呈奶油状、具有光泽(或轻度光泽或无光泽)、表面光滑、湿润,菌落颜色通常为白色、奶油色、粉红色或橙红色,继续培养,有些菌落变皱、发干、易碎,类似于细菌菌落,甲板琼脂中酵母菌菌落表面呈现星状排列。用显微镜观察未经染色或用革兰碘液或亚甲蓝染色的菌体涂片,通常会发现单细胞的球形、椭圆形、卵圆形或圆柱形微生物。这些菌以二分裂或芽殖的形式进行无性繁殖。在用载玻片培养时可见假菌丝体或菌丝体。

2)真菌鉴定:真菌培养时常因不同的培养基而在生理和形态方面表现出极大的差异,故描述菌种时应注明鉴定培养基。鉴定时先肉眼观察平板上生长的单个菌落,注意其颜色、质地等,然后再用显微镜由低倍镜、高倍镜至油镜观察。

(2)显微镜检查:为在镜下清晰观察真菌结构,必须用分离针挑出一部分菌落进行观察,小培养、覆盖培养、透明胶带法等均是常用的方法(详见本章第二节真菌分离与培养)。用透明胶带粘曲菌落表面置于镜下观察的透明胶带法,是一种不破坏分生孢子结构的快捷方法。常用乳酸酚苯胺蓝(LPCB,棉蓝)对挑取的部分菌落进行染色,操作必须在生物安全柜中进行。显微镜观察时注意菌丝形态,分生孢子梗形态、着生位置,单生或丛生或束状,分生孢子类型,子实体的有无及形态等。

2.生化鉴定 某些真菌除根据菌落的形态及显微镜下形态鉴定外,有时尚需配合生化反应,其多用于酵母菌的鉴定。对糖类的利用能力是酵母菌鉴定的主要手段。生化鉴定有标准鉴定、显色鉴定、手工生化鉴定和自动生化鉴定系统。目前已有商品化的检测系统,也可用于丝状真菌的辅助鉴定。

(1)标准鉴定与自动生化鉴定:前者是按传统双歧表流程鉴定(包括糖固化试验、糖发酵试验、酚氧化酶试验、脲酶试验、硝酸钾同化试验、脂肪酸需求试验);生化鉴定系统根据不同菌种糖发酵和糖同化作用及脲酶、硝酸钾利用、酚氧化酶试验等而设计的。

糖(葡萄糖、麦芽糖、蔗糖、乳糖、半乳糖、海藻糖)发酵指对某种糖发酵产生二氧化碳和乙醇,有气体产生的指示发酵,培养基的pH可能不会改变;糖(蜜二糖、纤维二糖、肌糖、木糖、棉籽糖、半乳糖醇)同化指在有氧环境中对作为唯一碳源的特定一种糖的糖类的利用能力。

(2)念珠菌显色鉴定:对于酵母样真菌首选念珠菌显色培养基,提供酵母菌生长的营养物质、抑制细菌生长的抗菌物质和用于检测标本中特定真菌的特异性酶的产色底物。一般分离念珠菌属菌株先用显色培养基根据菌落颜色鉴定白念珠菌、热带念珠菌、光滑念珠菌和克柔念珠菌。不能用显色培养基鉴定的菌株用沙氏葡萄糖琼脂分离纯化,再用编码生化鉴定系统进一步鉴定。

3.分子生物学鉴定 应用分子生物学技术从遗传和进化角度阐明真菌菌种之间和种间内在关系,已普遍应用于真菌现代鉴定之中。常用的分子生物学鉴定方法包括:真菌 DNA 碱基组成(G+C mol%)、限制性片段长度多态性(RFLP)、随机扩增多态性 DNA、Southern 印迹、脉冲场凝胶电泳(PFGE)、rDNA 序列测定等。

(1)多聚酶链式反应(PCR):根据真菌的保守序列设计通用引物,用常规 PCR 方法进行扩增。应用某种的特异性引物 PCR 扩增可鉴定感染真菌的种。

(2)聚合酶链反应-限制性片段多态性分析:又称限制性内切酶分析,选择合适内切酶,对所有真菌均能显示任何分类水平上的多态性和特异性。由于单种限制性内切酶不能区分所有真菌,需要几种内切酶的联合使用,耗时费力。

(3)随机引物扩增 DNA 多态性技术:适于未知靶 DNA 序列的情况下进行,特别适用于分子生物学特征不明确或不了解基因组 DNA 序列的真菌,因此被广泛用于酵母菌和丝状真菌的鉴定和流行病学研究。

(4)DNA 序列分析:已成为致病真菌鉴定的重要手段。目前应用最多的为 rDNA 序列、几丁质合成酶、细胞色素 P_{450} L1A1 基因、细胞色素氧化酶 C 和细胞色素 B 等基因序列。

(5)单链构象多态性分析:由于使用了基因位点特异的引物,故检测到的等位基因除可用于鉴定,还可通过测序了解各多态性的分子基础。此外,单链构象多态性分析法还可用于真菌的基因分型等。

(6)基因探针技术:基因探针的特异性使实验结果很少受到非特异性因素的影响,也适用于临床真菌检验和鉴定。

(7)基因芯片技术:将不同属种真菌的特异性 DBA 标记后制成 DNA 芯片,将致病真菌 DNA 与 DNA 芯片杂交就可得到属种特异性图谱,通过这种图谱的比较和分析,就可得出致病菌的 DNA 信息,进而可对其进行鉴定。

4.质谱鉴定技术 质谱技术有多种,基因蛋白质组学的基质辅助激光解吸电离飞行时间质谱技术(MALDI-TOF-MS)近年来得到了极大的发展,对鉴定真菌菌种的灵敏度高、准确性高及分辨率高等特点。新一代技术,已应用于酵母菌与丝状真菌的鉴定。

该技术操作流程包括以下步骤,即选择未知真菌、取真菌点 MALDI 靶、产生 MALDI-TOF 特征峰、Biotyper 数据解析、获得鉴定物种。在用 MALDI-TOF 质谱测定时,质谱图用 MALDI-TOF 质谱仪以线性正性模式用最大频率(20~200Hz,依赖于仪器)采集。对 MALDI-TOF-MS 采集的质谱图,需要相对应的软件进行分析,才能解读图谱所蕴含的生物学信息,从而进行真菌的鉴定和分类。

质谱鉴定技术可完成以下三方面的工作:①对于一系列已知真菌,可获得 MALDI-TOF-MS 数据库,即建立已知真菌的标准蛋白质组指纹质谱数据库;②对于未知真菌,则制备未鉴定真菌样品,利用 MALDI-TOF-MS 获得质谱数据,再采用提供的软件包,将获得的质谱数据与已知真菌的标准蛋白质组指纹质谱数据库进行比较,以鉴定具有相同或相似质谱数据的已知真菌,再建立未知真菌的标准蛋白质组指纹质谱数据库;③采用提供的软件包工具,可以利用已建立的已知和未知真菌标准的蛋白质组指纹质谱数据库用于临床未知样品的鉴定。

5.其他培养鉴定法

(1)厚壁孢子形成试验:玉米粉吐温琼脂可促进白念珠菌厚壁孢子及假菌丝形成。湿片镜检示有酵母细胞时,可同时制备玉米粉吐温琼脂玻片小培养、置于微需氧环境孵育,白念珠菌与都柏林念珠菌形成厚壁孢子;应注意假菌丝的大小和形状及沿着假菌丝芽生孢子。

(2)芽管形成试验:芽管形成试验是鉴定白念珠菌的常用快速检测方法,不是所有的白念珠菌分离株芽管形成试验均为阳性。用细菌接种环挑取生长在沙氏葡萄糖琼脂或血琼脂培养基30℃孵育24~48小时念珠菌培养物,置于含胎牛血清基质中,37℃孵育不超过3小时,宜孵育2~3小时,显微镜观察是否有芽管形成。注意不要把热带念珠菌的带有收缩缢痕的孢子误认为芽管。白念珠菌与都柏林念珠菌都能形成芽管。

(3)酚氧化酶试验:新型隐球菌与格特隐球菌在咖啡酸琼脂与"鸟食"琼脂25℃后孵育2~5天菌落呈深褐色,是检测隐球菌胞内产生特异性酚氧化酶的方法。该方法特异度高,适用于新型隐球菌多个变种、多个血清型、脲酶阴性菌株及无荚膜变异株。

(4)脲酶试验:产生脲酶酵母菌在尿素琼脂培养基中孵育24~72小时,水解尿素产生氨导致pH升高,酚红指示剂颜色从黄色变化到粉红色、红色。本试验是检测酵母菌产生脲酶能力的试验,可快速鉴别时脲酶试验阳性的担子菌门无性型酵母菌(隐球菌属、马拉色菌属和毛孢子菌属)及脲酶试验阴性囊菌门酵母菌(念珠菌属、酿酒酵母、芽生裂殖酵母属、毕氏酵母属)。

(5)硝酸盐测试:类似于碳同化试验。测定酵母菌对硝酸盐作为唯一氮源时的利用能力,常用于隐球菌属、红酵母属、毕赤酵母属、毛孢子菌属、念珠菌属的鉴别。

(6)酵母菌胞外酶快速鉴定:利用检测特定的可以分2个或3个可能的相似物种。如依赖于检测两种酶脯氨酸氨基肽酶和β-半乳糖苷,而不是单一的酶,其结果可正确鉴别芽管形成试验阳性的白念珠菌与都柏林念珠菌。白念珠菌具有N-乙酰-β-D半乳糖苷酶和脯氨酸氨肽酶,如用适当底物检测,此两酶同时阳性,即可确定。都柏林念珠菌只具有D-乙酰-β-D半乳糖苷酶。克柔念珠菌具有酸性磷酸酶,热带念珠菌具有吡咯磷酸酶,光滑、近平滑念珠菌具有β-D半乳糖苷酶,新型隐球菌具酚氧化酶,均可用适当呈色底物快速完成鉴定。

(7)特殊培养基诱导产孢试验:皮肤癣菌菌种鉴定主要依靠培养的菌落特征、显微镜下孢子和菌丝的形态及生理生化试验,其中关键在于促进皮肤癣菌产生孢子便于观察。对于难以产孢的菌种需要采用特殊培养基诱导产孢。如:对于怀疑毛癣菌属可以采用燕麦培养基诱导产孢,镜检可见细长、薄壁、棒状大分生孢子葡萄状或梨状小分生孢子,螺旋状、球拍状、鹿角状或结节状菌丝;表皮癣菌属镜检可见卵圆形或粗大的棒状(杵状)薄壁大分生孢子,球拍状菌丝,无小分生孢子 在陈旧培养物中可见厚壁孢子怀疑小孢子菌属可以采用米饭培养基诱导产孢,镜检可见厚壁纺锤形大分生孢子卵圆形小分生孢子,梳状、结节状和球拍状的菌丝。

(8)双相型真菌菌丝相和酵母相互相转换鉴定试验:双相型真菌在沙氏葡萄糖琼脂上,25℃培养生长缓慢,呈菌丝相菌落;在BHI上,37℃培养产生酵母样菌落;具有鉴定菌种意义的特征性结构是:菌丝相时的菌丝、菌落中央、背面呈色,显微镜下所见菌丝、分生孢子梗、小分生孢子、大分生孢子形态;酵母样菌落呈色、表面质地,镜检所见短菌丝或芽管等形态。

第三节 病毒检验技术

随着临床病毒学研究的深入,发现多数感染性疾病是由病毒引起的,已证实对人有致病性的病毒达 500 余种,给人类健康带来极大危害,故能在病毒感染早期做出病原学诊断已成为临床实验室的任务和责任。病毒检测技术近十年来进展迅速,已由传统的病毒分离、显微镜检查和经典血清学诊断,发展到现代免疫学检测技术、核酸杂交、PCR 和基因芯片等更加敏感、特异和简便的检测方法。

一、病毒形态学检查

病毒形态学检查是用光学显微镜或电镜观察病毒感染的细胞及组织发生的特征性改变或直接观察病毒颗粒。某些病毒病通过形态学检查可得到初步诊断,而大多需要进一步鉴定才能确诊。

1.显微镜技术　由于病毒体积微小,一般介于 20～250nm,因此,除大型病毒(200～300nm),如痘病毒在光学显微镜下勉强可见外,多数病毒需借助电子显微镜才能观察到。光学显微镜一般用于观察有些病毒在宿主细胞增生后于细胞核内或细胞质内出现的包涵体,对病毒感染的诊断有一定价值。

包涵体的观察需要进行细胞染色。常用的染色液有吉姆萨和苏木精-伊红两种。一般是在细胞质中复制、装配的病毒(常见 RNA 病毒)产生质内包涵体,在细胞核中复制、装配的病毒(常见 DNA 病毒)产生核内包涵体。

(1)胞质内包涵体:狂犬病毒、呼吸道合胞病毒感染后,包涵体常出现在细胞质内。①狂犬病毒在易感的动物体内增生,可取大脑组织海马回部位作病理切片,经吉姆萨或 HE 染色后,在胞质内可见典型的椭圆形或圆形,边缘清晰的嗜酸性包涵体,又称内基小体,在诊断上具有意义;②呼吸道合胞病毒的包涵体为轻度嗜酸性,可见于常规的细胞培养中,一般临床标本也可见。

(2)胞核内包涵体:巨细胞病毒、单纯疱疹病毒、水痘-带状疱疹病毒和腺病毒等可产生核内包涵体。①巨细胞病毒感染的宿主细胞其细胞核周围绕有一轮(晕)的大型嗜酸性包涵体,被此病毒感染的先天性患儿,约 50%尿沉渣中可检出明显的核内包涵体的巨细胞,同样巨细胞包涵体也可出现在泪液、唾液、乳汁中的细胞内;②单纯疱疹病毒、水痘-带状疱疹病毒感染细胞后在细胞核内均可出现嗜酸性包涵体和巨核细胞,两者之间难以借助包涵体鉴别;③腺病毒感染后在细胞核内形成嗜酸性包涵体,在早期感染后包涵体呈嗜酸性,逐渐成熟后变成嗜碱性,并充填于核内。

(3)胞质内和胞核内包涵体:麻疹病毒感染细胞后既可在胞质内又可在胞核内形成包涵体。在感染的前驱期,遍及全身淋巴组织内出现多达 100 个核的多核巨大细胞,在这些细胞中包涵体少见,但在黏膜上皮细胞,如呼吸道黏膜上皮细胞,受感染的细胞大多有包涵体。

2.电镜技术　电镜技术用于病毒性疾病的快速诊断,是现行的诊断疾病的重要方法之一。此外,电镜技术也是发现鉴定新的病毒及研究病毒引起的组织和细胞病理变化等不可缺少的重要手段。电镜技术检查可分为以下两种。

(1)电镜直接检查:含有高浓度病毒颗粒(≥10^7/mL)的样品,可直接在电镜下观察病毒颗粒大小、形态结构及在组织细胞中的位置。若要获取病毒形态学特征的准确信息,除了电镜本身的分辨率外,电镜观察的标本制作技术十分关键。

1)负染色技术:由 Horne 和 Wildy 于 1959 年提出,是以重金属盐染液中的金属(钾或钠)原子作为电子染料,浸染病毒悬液标本,将密度较低的含病毒标本包绕而形成明显的图像反差,电子光束能通过低密度的病毒颗粒而不能通过金属背景,即背景发暗,而病毒颗粒发亮,从而凸显病毒的大小、形态和结构,故称为负染色技术。在病毒学检验和研究中,常用磷钨酸盐负染色技术。

负染色技术具有高度反差、分辨力高、操作简便、不要求高纯度的标本制备等优点,染色本身也不改变标本的生物活性,不因染色而造成标本变形,只需将标本粗提浓缩后直接滴到有膜铜网上,滴上染液,干后即可进行电镜观察。但本方法要求标本中病毒含量较高(≥$10^7/mL$),而且病毒需要游离于组织液或细胞液中,被检的病毒最好有自身的形态特征,适用于腺病毒、轮状病毒、HAV、HBV、HSV 和 CMV 等检查。

2)超薄切片电镜技术:超薄切片要求切下的组织非常薄,厚度在 10~100nm。如一个组织细胞经超薄切片可切成几十片甚至上百片,然后用电镜进行观察。超薄切片和一般病理切片的制作基本相似,即标本经过固定(锇酸或戊二醛固定)、包埋、切片和染色(铀或铅复染)等一系列操作程序,但与一般病理切片相比,其操作要求更加严格口

超薄切片电镜技术可观察到组织细胞的超微结构和细胞中病毒颗粒及病毒在细胞内的生物合成和装配过程,还可观察到病毒的形态大小,排列特点及由于病毒的作用引起细胞的超微病理变化,对分离的病毒鉴定有很大帮助。但该技术需具有特殊技能人员操作,而且制作周期较长,操作复杂,限制了其临床应用。

(2)免疫电镜:病毒是极微小的个体,直接电镜观察时如果标本中病毒浓度较低,病毒颗粒形态特点则较难确切辨认。为了提高辨认的准确性,可用免疫电镜技术进行观察,即将病毒与特异性抗体结合,在电镜下即可清晰观察凝聚的病毒颗粒,从而提高病毒的检出率和特异性。利用本技术发现和鉴定了许多病毒,如 HAV、轮状病毒、脊髓灰质炎病毒及乙型肝炎患者血清中的 HBsA 等。

1)抗原抗体作用的直接电镜观察:此方法简单,将病毒标本制成悬液,加入特异性抗体混匀,使标本中病毒颗粒凝集成团,再用电镜观察,可提高病毒检出率,比电镜直接检查法更特异、更敏感。如在脊髓灰质炎病毒的检查中,比直接电镜检查敏感 100 倍。但所用抗体效价必须高,抗原抗体比例要适合,标本中病毒颗粒需达到一定数量。

2)酶标记或胶体金标记免疫电镜技术:酶标记是以酶为抗原抗体反应的标志物,与相应底物作用后形成不溶性产物,在电镜下形成电子散射力极强的终末产物。常用于免疫电镜标记的酶有:辣根过氧化物酶和碱性磷酸酶。胶体金标记是以胶体金作为抗原抗体示踪物,当胶体金的直径为 0.8 nm 或 1.0nm 时,其穿透组织细胞能力增强而不影响观察结果。超小的胶体金经银增强系统处理后,分辨效果更佳,目前已被广泛应用于各种电镜检查。

二、病毒培养

病毒培养方法有细胞培养、鸡胚培养和动物接种,其中细胞培养又包括传统细胞培养、离心增强快速细胞培养和遗传改造细胞培养等。

1.传统细胞培养　病毒在合适细胞系与适宜生长条件下能够在细胞中复制增生,是病毒分离培养中最常用的方法。根据细胞来源、染色体特性及传代次数等细胞可分为:①原代细胞:是来源于组织并首次体外培养的细胞,原代细胞对病毒灵敏度高,但来源困难,不易保存,且一般只能传代 1~2 次,如猴肾细胞、鸡胚细胞;②二倍体细胞系:指体外传代 20~50 次后仍能保持二倍染色体数量细胞,二倍体细胞随着传代次数增加会出现老化和衰亡,如人胚

肺成纤维细胞;③连续细胞系:指由肿瘤细胞或二倍体细胞突变异化而来能在体外无限分裂的传代细胞,连续细胞系对病毒灵敏度稳定,易于获取和保存,广泛用于病毒分离,如 Hela 细胞和 Hep-2 细胞等。根据培养细胞的生长方式,又可将细胞培养分为单层细胞培养和悬浮细胞培养。

病毒细胞培养的一般操作方法如下:①选用病毒敏感的细胞系,用细胞培养瓶将细胞培养至密度为 75%~90%;②用无菌的移液管吸取适量临床标本置于细胞培养瓶中,温和摇动数次,放于 37℃5%二氧化碳培养箱中吸附 1~2 小时;③吸出接种物,用无菌移液管吸取无血清细胞培养液清洗细胞 2 次,然后向细胞培养瓶中加入病毒生长液,放置于 33~37℃培养基培养,每日观察细胞病变情况;④当 75%~100%细胞出现病变时收获病毒液时,先温和摇动细胞瓶数次,然后用无菌移液管吸取病毒液置于无菌离心管中,在-70℃冰箱冻融 1~2 次,再低速(1000×g)离心 5 分钟,弃沉淀收集上层病毒液;⑤收获的病毒液进行后续相关病毒鉴定试验。

2.离心增强快速细胞培养 又称飞片离心培养,是在传统细胞培养基础上衍生出来的一种病毒快速分离培养方法,其原理是在飞片培养管中加入玻片,玻片上覆有单层灵敏度细胞,将标本加入飞片培养管并离心,此离心步骤极大地增强了标本中病毒与玻片上细胞的吸附侵入,故能显著缩短病毒培养时间。离心增强快速细胞培养主要用于细胞病毒、肠道病毒、单纯疱疹病毒、水痘-带状疱疹病毒、腮腺炎病毒及呼吸道病毒如甲型流感病毒、乙型流感病毒、呼吸道合胞病毒、人副流感病毒、偏肺病毒和腺病毒的快速检测。离心增强快速细胞培养的敏感率高于传统细胞培养,且检测病毒所需时间短(能在 16~72 小时检出病毒)。已有提供覆有不同种单层细胞的商品化色片培养管全套材料,适合临床应用。

离心增强快速细胞培养的操作方法为:①在色片培养管内置放一玻片,培养管内细胞生长时会在玻片上缀有单层细胞,也可购买在玻片上已经授有细胞的商品化飞片培养管;②将标本接种下飞片培养管内,随后将飞片培养管低速(700×g)离心 40 分钟,再加入适量病毒生长液,置于 35~37℃ 5%CO₂孵箱培养;③16~72 小时后取出玻片,以使用荧光标记的病毒单克隆抗体染色或酶染色法对玻片上的病毒进行检测。

3.遗传改造细胞培养 是用遗传工程改造的细胞系对特定病毒进行培养遗传改造细胞培养始于 HSV 的检测,其原理是将 HSV UL97 基因的启动子与大肠埃希菌半乳糖苷酶 lac Z 基因相连,稳定转染幼仓鼠肾细胞系(如 BHK-21),当 HSV 感染细胞时,HSV 的 VP16 蛋白和 ICOO 蛋白能特异性地与 UL97 启动子结合而诱导半乳糖苷酶的表达,加入此酶的底物 X-Gal 后,可在细胞中形成蓝色产物,从而指示细胞中 HSV 的存在。该系统已经商品化,即酶联病毒诱导系统,该系统的优点包括:①耗时短,16~25 即可得到结果;②蓝色指示信号可见,在普通显微镜下观察即可;③可自动化。缺点是适用的病毒种类较少。

4.鸡胚培养 鸡胚对多种病毒如痘类病毒、疱疹报道和黏液病毒等敏感,按病毒种类的不同接种于鸡胚不同部位鸡胚培养是较早采用病毒分离培养技术,目前除用于分离流感病毒外,其他病毒的分离基本被细胞培养所取代。流感病毒易在鸡胚羊膜与绒毛尿囊膜上皮细胞内增生,接种标本于孵化 9~12 天鸡胚羊膜腔与尿囊腔内,35℃温箱孵育 2~3 天后,增生的流感病毒被释放在羊水与尿囊液中。流感病毒鸡胚培养的操作方法简述如下:①用照卵灯检测鸡胚,标记出鸡胚的气室与尿囊的界限、胚胎的位置;②用 70%~75%乙醇消毒鸡胚卵壳表面,在气室端钻孔;③用注射器吸取处理过的临床标本,分别注入羊膜腔与尿囊腔,用蜡或者消毒过的医用胶布封口;④35℃孵育 2~3 天后收获鸡胚尿囊液和羊水,做病毒鉴定试验。

5.动物接种　动物接种是按病毒亲嗜性不同选择敏感动物及接种部位,是最早采用的病毒分离技术。由于动物对很多人类病毒不敏感或感染后症状不明显,目前除用于狂犬病病毒和乙型脑炎病毒的分离外,已很少用于其他病毒的分离。以狂犬病病毒分离为例说明动物接种分离的一般程序:①标本液经 0.22 μm 微孔滤膜过滤后备用;②取滤液接种 2~4 日龄昆明乳鼠颅内,每个标本接种一窝乳鼠(6~9 只),每只标本接种量为 15~30 μL;③注射过的乳鼠放置在具有高效滤过装置的负压隔离器中,每日观察记录小鼠的存活情况或发病症状,注射 5 天以后死亡的小鼠必须留存;④用免疫荧光试验检验、酶联免疫吸附试验或核酸检测法检测其脑组织是否为狂犬病病毒阳性;⑤如果没有乳鼠死亡情况,则于标本接种后第 21 天全部处死,以免疫荧光试验检验、酶联免疫吸附试验或核酸检测法检查鼠脑携带狂犬病病毒的情况。

三、病毒鉴定

红细胞凝集试验、中和试验、审斑形成试验、补体结合试验、血凝抑制试验与分子生物学鉴定技术等均是病毒鉴定的方法。将含有病毒的标本经培养分离后,需根据病毒的不同特性选择相应的鉴定方法。

1.形态学鉴定　可通过光学显微镜观察病毒增生形成的细胞质内或细胞核内包涵体,也可通过电镜和免疫电镜对病毒颗粒形态进行直接观察鉴定。

2.培养细胞中病毒增生指标鉴定

(1)细胞病变效应(cytopathic effect,CPE):大多数病毒在敏感细胞内增生后会引起细胞出现特有的细胞病变,称为 CPE,在显微镜下表现为细胞圆缩、溶解、融合、脱落,以及细胞内颗粒增多、形成包涵体等。不同病毒的 CPE 特征不同,如腺病毒和肠道病毒等引起细胞圆缩、团聚或呈葡萄串状;副黏病毒、巨细胞病毒和呼吸道合胞病毒等可引起细胞融合,形成多核巨细胞;单纯疱疹病毒、狂犬病病毒和麻疹病毒等可使细胞出现胞质或核内包涵体。但有包膜病毒(如流感病毒)以出芽方式释放子代病毒,可不出现 CPE,此类病毒可用其他方法进行鉴定。

(2)红细胞吸附:含有血凝素的病毒感染,敏感细胞后,血凝素会出现于感染细胞膜表面,这种细胞具有吸附个别种类脊椎动物(如鸡、豚鼠和猴等)红细胞的能力,此现象称为红细胞吸附这是鉴定正黏病毒和部分副黏病毒增生的间接指标:如流感病毒感染细胞后不会出现明显 CPE,但会出现红细胞吸附现象。

(3)干扰作用:某些病毒感染细胞后不出现 CPE,但可干扰在其后感染同一细胞的另一种病毒的正常增生,从而阻抑后者产生特有的 CPE,此现象称为干扰作用。此方法可用于风疹病毒的间接鉴定。风疹病毒在感染猴肾细胞后不产生 CPE,但可抑制随后接种的埃可病毒 11 型出现 CPE。

(4)细胞代谢的改变:病毒感染细胞的结果可使培养液的 pH 改变,说明细胞的代谢在病毒感染后发生了变化。这种培养环境的生化改变也可作为判断病毒增生的指标。

3.病毒感染性测定和病毒数量测定

(1)血凝试验:又称红细胞凝集试验。含有血凝素的病毒接种鸡胚或感染细胞后,收集鸡胚组织液或细胞培养液,再向其中加入动物红细胞后可出现红细胞凝集,将含有病毒的组织液或培养液做梯度稀释后,以出现血凝反应的最高稀释度作为血凝效价,可对病毒数量进行半定量测定。血凝试验的操作步骤如下:①将圆底96孔板横向放置(垂直方向称列、平行方向称行),标记好待检病毒的实验室编号及加样顺序;②孔内加入PBS后再加入待检病毒液,使每行各孔病毒液浓度呈倍比稀释,每行最后一孔不加病毒液而加入豚鼠红细胞悬液作为红细胞对照;③然后每孔加入1(红细胞、鸡红细胞或豚鼠红细胞)悬液,轻弹板子使红细胞与病毒充分混合;④室温孵育30~60分钟,观察红细胞凝集现象并记录结果,以出现完全凝集的病毒液最高稀释度为红细胞凝集终点,其稀释度的倒数即为病毒的血凝效价。

(2)中和试验:病毒在体内或细胞培养中被特异性抗体中和而失去感染性的一种试验,这是比较可靠的病毒诊断方法。用不同浓度的中和抗体进行中和、试验,可根据抗体效价对病毒数量进行半定量测定,反过来用已知滴度的病毒也可以判定中和抗体效价。中和试验的主要操作步骤以流感病毒抗体的检测为例简述如下:①制备流感病毒并检测病毒滴度;②将已知滴度的流感病毒以相同量分别加入到96孔板中;③将待测的血清中和抗体做倍比稀释,分别加入到96孔板中,轻弹板子使血清与病毒充分混合,于37℃作用1小时,阴性对照为未感染流感病毒者血清,阳性对照为确认已感染流感病毒患者血清;④将血清与病毒混合液加入到MDCK细胞中,放于37℃5%二氧化碳培养箱中吸附1~2小时;⑤吸出血清与病毒混合液,用无菌移液管吸取无血清细胞培养液清洗细胞2次,然后向细胞培养瓶中加入病毒生长液,放置于37℃培养箱培养,每日观察细胞病变情况;⑥当阳性、阴性、正常细胞等对照组全部正常时,才能进行判定,被检血清孔出现100%细胞病变效应判为阴性,50%以上细胞出现保护者为阳性;⑦固定病毒稀释血清中和试验的结果计算,是计算出能保护50%细胞不产生细胞病变的血清稀释度,该稀释度即为该份血清的中和抗体效价。

(3)空斑形成试验:将适当稀释浓度的病毒液定量接种于敏感的单层细胞中,经一定时间培养后,有感染性的病毒经适当浓度接种敏感的单层细胞并培养后,由于散在的单个病毒的增生使局部单层细胞脱落,形成肉眼可见的空斑,一个空斑即一个空斑形成单位(plaque forming unit, PFU),计数培养细胞中空斑数可推算出标本中活病毒的数量,通常以PFU/mL标识。该计数常用于病毒浓度的精确定量。空斑形成试验一般操作步骤如下:①选长满单层细胞的6孔板,倒掉培养基;②将待测的病毒悬液按倍比进行稀释,按每孔0.2 mL量接种稀释的病毒悬液,空白对照组加培养液每孔0.2 mL;③放于37℃5%二氧化碳培养箱中吸附1~2小时,且每隔15分钟摇动一次;④吸出接种病毒液,铺上45℃含0.5%琼脂糖的病毒维持液覆盖细胞层,按每孔2 mL加入,置室温30分钟以上;⑤琼脂凝固后将6孔板倒置放于37℃5%二氧化碳培养箱中培养2~7天;⑥向每孔中加入2 mL甲醛固定20分钟,然后甩下琼脂糖覆盖层,用水将孔内残渣轻轻冲洗干净,再用1%结晶紫覆盖底层,使6孔板中的细胞着色10分钟,用水轻轻冲洗,即可观察细胞空斑数并计算病毒含量,计算公式为PFU/mL=(稀释倍数×空斑数)/接种病毒液体积

(4)50%组织细胞感染量(50% tissue culture infectious dose, TCID$_{50}$)测定:将待测病毒液进行倍比稀释后,分别接种单层细胞,经培养后观察CPF等指标,以能感染50%细胞的最高稀释度的病毒量为终点,经统计学方法计算TCID$_{50}$可获得比较准确的病毒感染性滴度。TCID$_{50}$测定的一般步骤为:①选长满单层细胞的96孔板,倒掉培养基;②将待测的病毒液按倍比进行稀释,将稀释好的病毒接种到96孔板中,每一稀释度接种一纵排,共8孔,每孔接

种 0.1 mL,空白对照组加培养液 0.1 mL/孔;③放于 37℃5%二氧化碳培养箱中吸附 1~2 小时;④吸出接种病毒液,按 0.1 mL/孔加入病毒维持液,放于 37℃5%二氧化碳培养箱中培养 2~7 天;⑤逐日观察并记录结果,按 Reed-Mench 两氏法或 Karber 法计算 $TCID_{50}$;Reed-Muench 两氏法的计算方法,距离比例=(高于 50%病变率的百分数-50)/(高于 50%病变率的百分数-低于 50%病变率的百分数)=(91.6-50)/(91.6-40)=0.8,1 g $TCID_{50}$=距离比例×稀释度对数之间的差+高于 50%病变率的稀释度的对数=0.8×(-1)+(-3)=-3.8,$TCID_{50}$=$10^{-3.8}$/0.1 mL。含义是将该病毒稀释 $10^{3.8}$ 倍后取 0.1 mL 可使 50%的细胞发生病变;1 g $TCID_{50}$=最高稀释度的对数-稀释度对数之间的差×(阳性孔比率总和-0.5)=1-1×(3.375-0.5)=-3.875,$TCID_{50}$=$10^{-3.875}$/0.1 mL,含义是将该病毒稀释 $10^{3.875}$ 倍后取 0.1 mL 可使 50%的细胞发生病变。

(5)感染复数(multiplicity of infection,MOI)测定:MOI 是病毒数量与感染细胞数的比值,此概念源自感染细菌的噬菌体的定量,指感染单一细菌细胞的噬菌体平均数。如 1 mL 浓度为 10^4PFU/mL 的病毒感染 10^4 个细胞时,MOI=10^4/10^4=1;若病毒感染增生数天后浓度变为 10^5PFU/mL,此时 MOI=10^5/10^4=10,说明病毒增生了 10 倍。MOI 测定是病毒感染性定量的常用方法。

4.血清学鉴定

(1)补体结合试验:是用免疫溶血机制做指示系统,来检测另一待检系统中抗体的试验。补体无特异性,可以与任何抗原抗体复合物结合而被激活,但是不能被单独的抗原或抗体所激活。参与补体结合反应的 5 种成分可以分为 3 个系统:一个是待检系统,包括已知抗原、待检血清;第二个是指示系统,包括绵羊红细胞和溶血素(抗绵羊红细胞的抗体);第三个是补体系统,含有外源性的补体,通常是豚鼠血清。将指示系统中的绵羊红细胞和溶血素混合后,溶血素能与绵羊红细胞表面的抗原结合形成抗原-抗体复合物,再加入补体系统中的补体,补体可结合到此抗原-抗体复合物上并在绵羊红细胞膜上形成攻膜复合物,导致红细胞膜破裂出现溶血。在补体结合试验中,待检系统与指示系统会争夺补体系统,试验要按一定操作顺序进行:①首先将患者待检血清与某已知病毒抗原结合,该已知病毒为此患者的疑似感染病原,再向其中加入限量补体,如果患者血清中含有该病毒抗原的抗体,则会形成抗原-抗体复合物,此抗原-抗体复合物会结合所有补体;②向上述反应体系中加入指示系统中的绵羊红细胞和溶血素,由于反应液中已没有游离的补体而不会出血溶血,此结果判定为补体结合试验阳性。如果患者血清中不存针对此已知病毒抗原的抗体,则在反应液中会有游离的补体存在,当加入指示系统中的绵羊红细胞和溶血素时会出现溶血,此结果判定为补体结合试验阴性。补体结合试验中将待检系统的待测抗体做倍比稀释可作定量检测,试验中以 50%不溶血为判断终点。补体结合试验目前主要用于呼吸道病毒和虫媒病毒感染的检测和定量分析。

(2)血凝抑制试验:含有血凝素的病毒与其血凝素特异性抗体作用后,可抑制组织病毒的血凝素与红细胞结合,称为血凝抑制试验。本方法主要用于病毒血清学鉴定、流行病学调查和病毒型别的鉴定等。血凝抑制试验的操作步骤如下:①将圆底 96 孔板横向放置(垂直方向称列、平行方向称行),标记好待检病毒的实验室编号、病毒参比抗血清及待鉴定的病毒液;②向孔内加入 PBS 后再加入处理好病毒参比抗血清,使每列各孔病毒参比抗血清浓度呈倍比稀释,留取不加病毒参比抗血清的 PBS 阴性对照孔;③各孔加入 4 个凝集单位的待检病毒液,PBS 阴性对照孔不加待检病毒液(抗原),混匀,至室温孵育 15~30 分钟;④然后每孔加入 1%红细胞悬液至室温孵育 30~60 分钟,观察红细胞凝集抑制试验结果;⑤另取另一块 96 孔板,同样做参比抗原与参比血清对照。红细胞凝集抑制效价是指抑制红细胞凝集出现时血清的最高稀释度的倒数,当待检病毒红细胞凝集抑制效价≥20 才可以算为阳性;待检病毒与参比血清有交叉抑制,但对一种参比血清抑制效价大于另一种参比血清 4 倍以上时,可以判定为此种病毒。

(3)凝胶免疫扩散试验:本试验是在半固体(琼脂糖、明胶或果胶等)中测定抗原抗体的沉淀反应方法简便、特异度和灵敏度均较高,而且又衍生出对流免疫电泳和火箭电泳等更为敏感的检测技术。此方法用于乙型肝炎病毒和乙型脑炎病毒等感染的检测:凝胶免疫扩散试验的一般步骤为:①制备含 1%琼脂糖和 8% NaCl 的 0.1M 磷酸缓冲盐(pH7.2)的琼脂板,在琼脂板上按 7 孔一组的梅花圆形打孔,孔径为 4 mm,孔距为 3 mm;②将已知病毒抗原加入到中心孔,在周边孔加入待检患者血清,阳性对照为向周边孔中加入阳性血清,加样完毕后室温静置 10 分钟,将平板倒置放入湿盒,放于 37℃5%二氧化碳培养箱中培养 3 天左右,分别在 24 小时、48 小时、72 小时观察并记录结果;③当阳性血清孔与抗原孔之间出现一条清晰的白色沉淀线时,则阳性对照组正常可进行判读;④当被检孔与抗原孔之间出现清晰致密的沉淀线,并与阳性血清的沉淀线末端相吻合,则被检血清标本判为阳性;当被检孔与抗原孔之间不出现沉淀线且阳性血清沉淀线直向被检孔,则被检血清标本判为阴性。

5.分子生物学鉴定技术 指应用分子生物学技术对培养分离的病毒进行核酸检测,其方法主要包括核酸杂交、核酸扩增、基因芯片和测序技术等。

第十四章　临床微生物标本的检验

第一节　血液及骨髓标本

正常人体内的血流中是无病原微生物的。当病原微生物通过各种途径进入血流,并通过血流造成全身播散,引起各种临床症状称为血流感染。由细菌或真菌引起的血流感染主要是菌血症和脓毒血症。若细菌仅短暂入血,而无临床明显的毒血症状则称为菌血症;由各种病原微生物(细菌或真菌)和毒素侵入血流所引起骤发寒战、高热、心动过速、呼吸急促、皮疹、肝脾大和精神神志改变等一系列严重临床症状,严重者可引起休克、弥散性血管内凝血和多脏器衰竭的称为脓毒血症。由病毒感染所引起的血流感染称为病毒血症,由真菌侵入所引起的血流感染称为真菌血症。近年来,随着创伤性诊疗技术的广泛开展,以及广谱抗生素、激素的广泛应用,血流感染的发病率有逐年增高趋势。血流感染病死率高,危害严重。因此,血流感染的控制越来越受到人们的关注。

一、常见病原微生物

很多细菌、真菌及病毒可以侵入血流,引起血流感染,形成菌血症、真菌血症及病毒血症。以往引起菌血症的细菌通常指通过黏膜感染的沙门菌属,近年来随着各种操作技术的开展及抗感染药物的应用,通过伤口等侵入血流的细菌或菌群失调导致的内源性感染增多,感染的病原菌种类也不断变化,肠杆菌科细菌、非发酵菌、凝固酶阴性葡萄球菌、金黄色葡萄球菌、肠球菌属和真菌引起的血流感染发病率均增加。

厌氧菌血流感染常为复数菌感染,其中大多数感染由厌氧革兰阴性杆菌所致,尤其产黑色素普雷沃菌引起的感染多见,消化链球菌、梭菌引起的血流感染亦较常见。

真菌血症常见的病原体有白念珠菌、光滑念珠菌、近平滑念珠菌、热带念珠菌等。

一些持续感染的病毒如 HBV、HCV 等可引起病毒血症,病毒血症通常发生在病毒感染的急性期、潜伏感染的病毒的活动期等。引起血流感染的常见微生物见表 14-1。

表 14-1　血液及骨髓标本的常见微生物

细菌			真菌	病毒
金黄色葡萄球菌	铜绿假单胞菌	产单核李斯特菌	白念珠菌	HCV
凝固酶阴性葡萄球菌	鲍曼不动杆菌	布鲁菌	光滑念珠菌	HBV
化脓链球菌	大肠埃希菌	耶尔森菌	近平滑念珠菌	HCMV
肺炎链球菌	肺炎克雷伯菌	产黑色素普雷沃菌	热带念珠菌	HIV
脑膜炎奈瑟菌	流感嗜血杆菌	消化链球菌		
粪肠球菌	沙门菌属	梭菌		

二、血液标本的细菌学检验

1.标本采集

(1)血培养的指征:当患者发热(≥38℃)或低体温(≤36℃)时;或外周血白细胞计数超过$10×10^9/L$(特别是存在核左移时);或绝对粒细胞减少(成熟中性粒细胞计数少于$1×10^9/L$);或合并有明显感染症状体征、伴有感染病灶存在时,就应该采血进行血培养。对于怀疑有败血症的患者应尽早进行血培养。

(2)血液标本的采集

1)采血时间:理想的血培养应该是在患者接受抗生素治疗之前进行。应尽可能在患者寒战或发热前采集血液标本用于培养。

2)采血部位:应行经皮外周静脉穿刺采血。应严格消毒穿刺部位的皮肤,常使用1%~2%的碘酊及70%乙醇进行皮肤消毒处理。高度怀疑有细菌感染,多次血培养阴性,不能明确感染来源时,可考虑采取骨髓标本,骨髓标本由医师采集。通过静脉留置针采血污染率高于静脉穿刺采血,因此不应采用。

3)采血份数:对每名患者应至少从不同部位采集血培养2~3份,这样可以提高检测的阳性率。对原因不明的发热,如隐性脓肿、肠热症、布氏病,应先从不同部位采血2~3份,如果培养24~48小时后结果为阴性,再从不同部位采至少2份血培养。对怀疑亚急性感染性心内膜炎的患者,应间隔1小时,连续采集3份血培养。要同时使用需氧和厌氧培养瓶,分别注入。

4)采血量:通常采血量应是培养基的1/5或1/10。成人患者每次最好采集10~15 mL血液注入一个血培养瓶。对于新生儿及1岁以下体重低于4kg的儿童患者,一次抽血0.5~1.5 mL,对于1~6岁儿童,按每年龄增加1岁,抽血量增加1 mL计算。最好使用儿童专用血培养瓶。

5)血培养瓶的使用:接种前先用70%乙醇消毒瓶塞。每部位抽出的血液分别注入需氧瓶和厌氧瓶各一瓶,同时接种厌氧培养瓶的目的是除了供厌氧菌生长外,许多兼性厌氧菌在厌氧培养瓶中生长迅速,可以比需氧培养瓶更早出现阳性报警情况。对于在进行血培养时已经开始接受抗生素治疗的患者,应使用含树脂或活性炭等能中和或吸附多种抗菌药物和其他可能抑制细菌生长的物质的培养瓶。含有聚茴香磺酸钠的培养瓶对某些细菌如脑膜炎奈瑟菌、淋病奈瑟菌、厌氧消化链球菌有抑制作用,不能用于对此类细菌的培养。目前还没有任何一种培养基能检测出血液中所有可能的致病菌,因此对于不同的可疑致病菌应采用不同的培养基。

6)运送及处理:无论是否已注入血液标本,血液培养瓶均不应冷藏或冷冻保存。已注入了血液标本的血培养瓶应立即送到实验室。

2.检验方法

(1)手工法:将血液标本接种至增菌肉汤中,37℃孵育,每日肉眼观察一次,有生长迹象时涂片镜检和转种平板,无生长迹象则继续孵育。一般在孵育12~18小时和7天后各进行一次育种至血平板。怀疑亚急性细菌性心内膜炎时,继续培养至3周以上。对于育种后仍无细菌生长的报告阴性。人工观察灵敏度低、不能实时监测,每天观察一次会延误检出时间,且容易污染,造成假阳性。

双相血培养瓶是在肉汤培养瓶中加一层琼脂平面,培养后一旦有细菌生长,即可在琼脂平面上形成菌落,可直接取菌落进行鉴定和药敏实验。优点是不需转种平板,便于观察和及时发现阳性结果。

(2)全自动法:近年来,自动化连续瓶外检测的血培养仪已逐渐在国内推广使用。全自动血培养仪的检测原理是:微生物在生长过程中消耗培养基内的营养物质产生的 CO_2,通过 CO_2 感应器反映瓶内 CO_2 浓度变化,以此来判断瓶内有无微生物生长。各种血培养仪相应配置了标准需氧/厌氧培养瓶、有中和抗菌药物的树脂的需氧/厌氧瓶、儿童瓶、真菌培养瓶、分枝杆菌培养瓶等多种培养瓶。细菌培养生长曲线、结果等均可在联机的计算机上显示出来。

全自动血培养仪的优点在于:①持续摇动培养;②连续非侵入性的自动检测培养瓶中微生物的生长情况,比人工观察可提早发现微生物的存在;③检测效率高。在开始使用连续监测的自动化血培养仪时,通常要求 5 天培养未发现细菌生长,经盲种确认无菌生长,方可报告培养阴性。怀疑特殊细菌感染应延长时间。

(3)阳性血培养的处理及报告

1)血培养仪报警阳性:一旦血培养仪报警阳性,就应该立即取出阳性瓶进行取样进行涂片、革兰染色、镜检。镜检结果应该及时报告临床医师,以便临床医师调整治疗方案。报告形式应该包括革兰染色情况和微生物的镜下形态,如:革兰阳性球菌,成对排列;或革兰阳性球菌,呈链状排列,甚至应该更为具体说明是呈长链还是短链。当仪器报警阳性但涂片革兰染色镜检结果为阴性时,可以考虑使用吖啶橙或钙荧光白染色。

2)阳性血培养:对阳性血培养瓶取样涂片、染色、镜检的同时应至少转种5%羊血平板和巧克力平板等两种培养基进行培养。接种后置于温度35~37℃或在含5%~10%二氧化碳孵箱中孵育至少48小时,每天观察有无菌落生长。如果厌氧瓶阳性,还应加种厌氧血平板,在厌氧条件下孵育48~72小时,并进行耐氧试验以确认厌氧菌。必要时,根据涂片镜检结果,加种麦康凯培养基、中国蓝培养基等。

对于镜检怀疑为葡萄球菌属或肠球菌属时,考虑到耐药性检测,可以在接种普通培养基的同时,加种万古霉素和甲氧西林耐药筛选平板。

有些分枝杆菌在普通培养基中生长迅速,镜检为革兰阳性杆菌,或者染色效果不好,常常被误认为是棒状杆菌,所以有必要用快速抗酸染色进行排查。

涂片镜检和转种培养后,原阳性血培养瓶不要丢弃,应室温保存,以备初次转种无微生物生长时再次转种。

3)菌种鉴定:根据分离细菌的特征进行鉴定至种,必要时进行分型。

4)涂片为单种细菌:涂片证实为单种细菌时,可直接取血培养瓶中的培养液进行药敏试验,以快速取得初步药敏结果,为临床医师提供早期开展抗菌治疗的参考。待细菌鉴定后再进行确切的药敏试验结果,供临床修正用药。

(4)几种特殊类型感染的检测

1)导管相关性血流感染:静脉插管是常用的医疗手段,在插管时和插管维持期间,病原菌易定植于导管表面,随血流播散可形成严重的全身性感染。在 ICU 病房内携带中心静脉导管超过 48 小时,出现原因不明的发热或低血压的患者,儿童患者出现低体温者均应怀疑导管相关性血流感染,应及时进行血液细菌培养。

血培养法:在拔管前通过导管和外周静脉分别取血进行血培养。

拔除静脉插管的检测方法:无菌方法取拔出的静脉导管患者体内端约 5 cm 长的导管,用无菌小镊子在血平板表明来回滚动 4 次,将血平板置 35℃培养,在 24 小时、48 小时、72 小时和 96 小时分别观察平板上的生长情况,并进行菌落计数;或者将导管置肉汤中震摇,取定量肉汤接种,进行菌落计数。导管涂片检查的意义不大。

结果报告:通过导管和外周静脉采取的两瓶血培养,前者报警时间比后者早 2 小时,鉴定为同种细菌,则提示为导管相关性血流感染;如果两者报警时间差<2 小时,鉴定为同种细菌,仍提示为导管相关性血流感染。导管培养有大于 15cfu 的细菌生长,应报告具体的菌名和数量;少于 15cfu 应报告重要的病原菌名称及数量;如果有多种皮肤表面常驻菌生长,则报告总菌落数及多种细菌生长;阴性结果报告"培养 4 天无细菌生长"。

2)多重病原菌引起的血流感染:有 5%～10% 的血流感染由多种微生物同时引起。在儿童中多重病原菌引起的菌血症可达到 10%。在免疫缺陷患者中接近 30%。合并有铜绿假单胞菌的多重菌血症致死率很高,并常见于老年患者。但不论是否合并其他微生物的感染,一旦在血培养中检出如铜绿假单胞菌、金黄色葡萄球菌、大肠埃希菌时都需要仔细鉴定并进行药敏试验。当有潜在的致病菌如凝固酶阴性葡萄球菌、芽孢杆菌、革兰阳性厌氧杆菌或短小棒状杆菌合并其他微生物检出时,应结合临床表现及血培养阳性份数确定是否为假阳性。

(5)特殊微生物的分离培养:某些微生物,如嗜泡沫嗜血杆菌、伴放线杆菌、人心杆菌、啮蚀艾肯菌、金杆菌和布氏杆菌生长缓慢,通常需要更长的孵育时间。而应用全自动血培养系统基本都能在常规的程序和培养时间内检出。但是如果高度怀疑有血流感染,而 5 天内仪器未报警,应适当延长孵育时间。肺炎军团菌、分枝杆菌、脑膜炎奈瑟菌及淋病奈瑟菌在加有 SPS 的培养基中不能生长,应考虑使用其他方法如溶解离心法等技术。

(6)内毒素测定:革兰阴性细菌感染时可在血液中释放内毒素,可以通过鲎试验检测血液中内毒素的量,来辅助诊断。

三、血液标本的真菌学检验

1.标本采集　与细菌学的采集方法基本一致,由于侵袭性真菌感染的临床表现缺乏特异性,因此对于符合中华医学会的侵袭性真菌感染的诊断标准的患者均应尽早采集标本进行病原学检查。

2.检测方法

(1)分离培养和鉴定:疑似阳性的培养瓶应进行涂片革兰染色检查,发现有真菌孢子应立即报告临床。同时移种沙氏琼脂,置 37℃和 25℃进行孵育 24～48 小时后观察菌落形态。将分离的真菌进行特异性的代谢试验,包括糖固化和糖发酵试验。

(2)显色培养基:报警阳性的培养瓶接种酵母菌显色培养基可以在 24 小时得到大致的菌株鉴定结果,缩短报告时间。

(3)血清学中真菌胞壁或胞内成分的检测

1)β-葡聚糖:可特异性激活自鲎变形细胞溶解产物提取的 G 因子,从而旁路激活鲎试验,此过程称为 G 试验。β-葡聚糖广泛存在于真菌细胞壁中,占其干燥重量的 80%～90%。当真菌进入人体血液或深部组织后,经吞噬细胞的吞噬、消化等处理后,β-葡聚糖可从胞壁中释放出来,从而使血液及尿、脑脊液、腹腔积液、胸腔积液等其他体液中含量增高。当真菌在体内含量减少时,机体免疫可迅速清除之。而在浅部真菌感染中,β-葡聚糖未被释放出来,故其在体液中的量不增高。不同的真菌,β-葡聚糖水平也不同。如假丝酵母菌感染者血清平均值为 755 pg/mL;曲霉感染者为 1103 pg/mL;镰刀霉感染者为 1652 pg/mL;接合菌(毛霉、根霉)细胞壁不产 β-葡聚糖,感染的患者血清中为 0;隐球菌细胞壁外有荚膜包裹,因此不易检测到细胞壁上的抗原。由于深部真菌感染的严重程度常常与血浆多糖的升高水平一致,故可将 G 试验应用于深部真菌感染的诊断。

2)烯醇化酶:又称为 2-磷酸-D-甘油盐水解酶,是糖酵解所必需的胞内酶。白念珠菌中含量丰富。白念珠菌深部感染时大量释放烯醇化酶,而寄生在浅表部位的白念珠菌一般不会释放该酶,该酶在体内清除较快。具有很强的抗原性,也可通过监测患者血清中抗烯醇化酶抗体及抗体滴度的动态变化辅助诊断。

(4)分子生物学手段:应用 PCR 技术针对 18S rRNA、ITS、P450、SS rRNA、gp43 和 26SITS 等目的片段进行检测。

四、血液标本的病毒学检验

1.标本采集　尽早采集 5 mL 抗凝静脉血。

2.检测方法

(1)病毒分离与鉴定:根据可疑病毒种类选择敏感的细胞株进行分离。

(2)分子生物学检测:采用 PCR 技术或实时荧光定量 PCR 技术对 DNA 病毒的特定基因进行扩增,可实行定性和定量诊断;采用反转录 PCR 技术对 RNA 病毒的特定基因进行扩增进行诊断。

(3)抗原抗体检测:采用 ELISA 及免疫荧光等技术检测病毒抗原及抗体。

五、结果解释及报告

1.阳性血培养　血液及骨髓标本不直接进行涂片检查,但当仪器报警阳性或血培养瓶内有细菌生长信号时,涂片染色镜检的结果是临床微生物学检测的重要危急值,实验室应将此结果即刻通知临床医护人员。

当对所转种的病原菌完成了鉴定及标准化的药敏试验后,实验室发出最终报告。报告的内容应包括鉴定到种的微生物名称、培养瓶在仪器中的孵育时间、血培养瓶的类型、患者送检血培养的份数及阳性份数。同时还应加入一些相关信息:如瓶子放入仪器前延误的时间、培养瓶中注入的血液量。

2.阴性培养标本　如培养一定时间后(如 5 天或 7 天)仍无微生物生长,仪器未予报警,则应取出培养瓶,经育种后证实无细菌生长,报告"培养 5 天(7 天),未见细菌生长"。

3.血培养的假阳性问题　目前尚缺乏菌血症诊断的"金标准",因此区分真正的致病菌和污染菌有时是很难的。皮肤除菌(消毒)、静脉穿刺过程中的无菌操作是避免污染的重要环节。常见的污染菌有凝固酶阴性葡萄球菌、芽孢杆菌属(除外炭疽杆菌)、棒状杆菌属、丙酸杆菌属、草绿色链球菌、气球菌、微球菌等。这些菌在一定条件下仍能引起严重的感染,因此如从 2 份或 2 份以上血培养中分离到同一种细菌,也应结合临床表现,做出是否为病原菌的诊断。尤其是凝固酶阴性葡萄球菌既存在于人体皮肤,也可以在侵入性医疗装置上形成生物被膜,因此既是血培养最常见的污染菌,也是首要的导管相关性败血症的病原菌。

如果怀疑为污染菌,可向临床报告为:"该菌株可能为采样时皮肤污染微生物。如果需要进一步检测请与微生物科联系"。对于怀疑为污染的菌株,应该保存该患者所有的分离菌株以备后续的血培养中再次分离出该菌时进行进一步研究;在这种情况下,应该对前后的分离菌株都进行详细的鉴定和药敏试验。

第二节　脑脊液标本

脑脊液是中枢神经系统感染病原学检测的常用标本。脑脊液是存在于脑室及蛛网膜下隙内的一种无色透明液体,约70%由脑室的脉络丛主动分泌和超滤的联合过程形成;约30%由大脑和脊髓的细胞间隙形成。形成的脑脊液经第三、第四脑室进入小脑延髓池,分布于蛛网膜下隙。一般而言,中枢神经系统的周围不仅有坚固的骨骼保护,还有特殊的毛细血管循环供养,因此微生物难以侵入,但脑和脊髓一旦受到感染则后果严重,患者即使免于死亡,也可能遗留神经性损伤。细菌、真菌及病毒均可引起中枢神经系统感染。快速的鉴别诊断与早期治疗有助于降低疾病的病死率和致残率。

一、常见病原微生物

脑脊液标本常见的病原微生物见表14-2。

表14-2　脑脊液标本中常见病原微生物

细菌	病毒	真菌
脑膜炎奈瑟菌	单纯疱疹病毒	白念珠菌
肺炎链球菌	水痘-带状疱疹病毒	新型隐球菌
葡萄球菌属细菌	乙型脑炎病毒	曲霉菌
流感嗜血杆菌	柯萨奇病毒	
无乳链球菌	埃可病毒	
布鲁菌	新型肠道病毒70、71	
大肠埃希菌	腮腺炎病毒	
黄杆菌属细菌	麻疹病毒	
产单核细胞李斯特菌	淋巴细胞脉络丛脑膜炎病毒	
结核分枝杆菌	狂犬病毒	
星形诺卡菌	朊病毒	
苍白密螺旋体		

二、脑脊液标本细菌学、真菌学检验

1.标本采集

(1)采集方法:一般采用腰椎穿刺术无菌采集脑脊液标本,用聚维酮碘进行局部皮肤消毒,在第三、四腰椎或第四、五腰椎间隙插入带有管芯针的空针,进针至蛛网膜间隙,拔去管芯针,收集脑脊液5~10 mL,分装于3支无菌小瓶中立即送检。取第二支或最混浊的1支做微生物学检查。特殊情况下可采用小脑延髓池或脑室穿刺术。

(2)采集量:脑脊液量应≥5 mL。

(3)注意事项:要立即送检、检验,一般不能超过1小时。因放置过久,其性质可能发生改变,影响检验结果;避免凝固和混入血液;做脑脊液培养时应同时采集患者血液标本进行血培养;培养脑膜炎奈瑟菌、流感嗜血杆菌等苛养菌时,标本应在35℃条件下保温送检,不可置于冰箱保存。

2.检验方法

(1)直接显微镜检查:脑脊液标本的直接显微镜检查对临床诊断和检验具有重要意义。首先应观察脑脊液的外观,除结核性脑膜炎和无菌性脑膜炎外,其他细菌引起的化脓性脑膜炎的脑脊液都明显混浊,抗菌药物治疗后可轻微混浊或无色透明,根据不同染色方法的形态特征初步报告。

1)革兰染色:革兰染色显微镜检查是脑脊液微生物学检验第一步,混浊或呈脓性的脑脊液可直接涂片染色镜检,无色透明的脑脊液应3000 r/min离心10~15分钟后,取沉淀涂片革兰染色镜检,根据细菌形态和染色特性可初步提示感染细菌的种类。未经治疗的急性细菌性脑膜炎患者,经革兰染色80%左右可观察到细菌,若患者检查前已接受过抗生素治疗,则观察到细菌的比例下降为60%。

2)抗酸染色或金胺"O"染色:脑脊液标本3000 r/min离心30分钟,取沉着物涂片,抗酸染色或金胺"O"荧光染色镜检。在油镜下仔细检查整个涂片或观察至少300个视野,在蓝色背景下找红色杆菌,或荧光显微镜检查在黑色背景中找亮黄色菌体。结核性脑膜炎患者脑脊液标本蛋白含量显著升高,取该标本5~10 mL离心取沉淀,进行抗酸染色镜检,可提高阳性率。

3)墨汁染色:脑脊液标本3000 r/min离心10~15分钟,取沉着物做墨汁负染色,显微镜下观察黑色背景中有无透亮的菌体和宽厚荚膜。

直接涂片染色不易见假念珠菌及曲霉菌的菌丝与孢子。

(2)分离培养与鉴定:主要适用于脑膜炎奈瑟菌、链球菌、葡萄球菌、大肠埃希菌、流感嗜血杆菌等的分离培养,同时应重视真菌和厌氧菌的培养。血平板和巧克力平板是最基本培养基。巧克力平板需放入二氧化碳环境中,有利于检出脑膜炎奈瑟菌、肺炎链球菌及流感嗜血杆菌等。为了分离鉴别革兰阴性杆菌可接种中国蓝平板。如果培养及时,一般需氧培养的阳性率约为80%。若培养之前使用过抗生素,则病原菌较难培养出来。在脑脊液培养中还应注意防止污染。

1)疑似为化脓性球菌感染者:将脑脊液标本于接种巧克力平板和血平板,5%~10%CO_2环境下35℃培养18~24小时,挑取可疑菌落涂片染色镜检,进一步采用全自动鉴定系统、MALDI-TOF-MS质谱系统或生化、血清学试验等进行鉴定。

2)疑似为嗜血杆菌感染者:将脑脊液标本接种于巧克力平板和血平板,5%~10%CO_2环境下35℃培养18~24小时,根据菌落形态、菌体形态及各种嗜血杆菌对生长因子的不同需求,进一步做生化试验、血清学试验等鉴定。

3)疑似为结核性脑膜炎患者:将脑脊液标本接种于罗氏培养基5%~10%CO_2环境下35℃培养,第一周每三日观察一次,以后每周观察一次,直至第八周。将脑脊液标本接种于BD 960分枝杆菌液体培养系统或血培养分枝杆菌培养瓶能提高阳性率并加快阳性检出时间。将疑似菌落做抗酸染色确认、免疫学及核酸检测。结核分枝杆菌生长缓慢,培养时间长,需观察6~8周仍无菌落生长可报告阴性。结核分枝杆菌培养第一次灵敏度约为50%,连续多次培养能提高阳性率。

4)其他细菌感染:依照常规细菌学鉴定程序,选择接种增菌培养基、血平板及麦康凯平板,观察菌落形态并进行鉴定和血清学试验。

5)疑似真菌感染:可将脑脊液接种抗生素的沙氏培养基及血琼脂培养基上,分别在室温及35℃培养2~3天,观察菌落特点,进一步采用全自动鉴定系统、MALDI-TOF-MS质谱系统或生化、血清学试验等进行鉴定。

脑脊液标本直接涂片为阳性结果,可采用脑脊液离心沉着物直接做药敏试验,并将结果报告给临床。培养阳性的标本需做药物敏感性试验。

(3)免疫学检测

1)神经性梅毒的检测:神经性梅毒的诊断首选脑脊液密螺旋体荧光抗体吸收试验(FTA-ABC),其敏感度、特异度均很高。次选性病研究实验玻片试验(VDRL),其灵敏度较差,而特异度较高。如果患者脑脊液测定FTA-ABC阳性而VDRL试验阴性时,应结合患者神经系统体征加以综合判断。

2)结核性脑膜炎的检测:中枢神经系统受到结核菌抗原刺激时能产生特异性抗结核抗体。目前认为最为简便、灵敏度又高的是EUSA法。用此法测定结核性脑膜炎患者血清及脑脊液中抗结核菌纯化蛋白衍生物或抗结核分枝杆菌抗原成分等特异性IgG抗体,如果脑脊液中抗体水平也高于自身血清,这对结核性脑膜炎的诊断及鉴别有价值。

(4)核酸检测:PCR法可快速检测脑脊液中结核分枝杆菌,是目前最敏感的方法,但影响因素很多,也可能因污染而出现假阳性,因此应结合临床情况及其他检查做出判断。

三、脑脊液标本病毒学检验

1.标本采集 依临床资料和有关资料判断可能感染的病毒,并以此决定采集何种标本为宜,如病毒性脑膜炎和脑炎,一般多采集脑脊液。如疑似单纯疱疹病毒感染,宜采集脑组织标本;虫媒病毒感染应采集血液和脑组织。做病毒检验的脑脊液标本应放置冰块送检,可在4℃放置72小时。

2.检验方法 脑脊液标本病毒学检验包括直接显微镜检查、病毒的分离培养、核酸检测及病理检查等。

(1)直接显微镜检查

1)光镜:敏感细胞被病毒感染后会出现CPE,表现为细胞内颗粒增多、回缩、聚集或融合,有的可形成包涵体,最后出现细胞溶解、脱落、死亡等。不同病毒的CPE特征不同,可据此判断感染病毒的种类。

2)电镜和免疫电镜:电镜不仅能观察病毒的形态特征,还可测量病毒的大小。含有高滴度病毒标本,可直接在电镜下观察病毒颗粒,低浓度病毒标本应用免疫电镜技术观察。

(2)分离培养:培养出病毒可确诊,但此项检测费时、费力、要求技术条件高,医院临床实验室很少开展。常用的病毒分离方法包括动物接种、鸡胚培养及组织细胞培养。

(3)核酸检测:用基因扩增技术检测脑脊液中各种病毒核酸,有极高的灵敏度和特异度,用于早期诊断。

(4)病理检查:可对脑组织标本进行培养、病理学及电镜检查,如有条件还应做免疫荧光或免疫过氧化物酶染色检查。

四、结果解释及报告

正常脑脊液是无菌的,如发现有病原菌,通常提示存在感染。应将脑脊液直接涂片结果和阳性培养结果作为危急值立刻通知临床医护人员。

1.细菌学、真菌学检验

(1)涂片报告:脑脊液直接涂片、染色及镜下观察后,根据细菌形态特征,报告"找到革兰阳性或阴性球菌或杆菌",若发现以下特殊形态者,可初步判断并报告病原菌的种类:①革兰染色阴性、凹面相对的球菌,位于细胞内或细胞外,可报告"找到革兰阴性双球菌,形似脑膜炎奈瑟菌";②革兰染色阳性球菌、菌体周围有明显荚膜,排列呈矛头状或单个或短链状,可报告"找到革兰阳性双球菌,形似肺炎链球菌";③革兰染色阴性、多形性、菌体大小不一,有杆状或丝状的细菌,可报告"找到革兰阴性杆菌,形似流感嗜血杆菌";④革兰染色阳性小杆菌,规则、单独或呈 V 形排列,出现于大量单核细胞之间者,可报告"找到革兰阳性杆菌,形似产单核李斯特菌";⑤抗酸染色阳性、杆状,单个或呈点状或聚集,可报告"找到抗酸杆菌";⑥墨汁染色,在黑色背景中,见到菌体周围有透明的荚膜,似一晕轮,或见到出芽的酵母菌,可报告"找到隐球菌"。新型隐球菌,特别是荚膜狭窄者易与白细胞相混淆,可用 0.1%甲苯胺蓝染色法加以区别:新型隐球菌的菌体呈红色圆球状,荚膜不着色,白细胞染色成深蓝色。

(2)阳性培养报告:根据鉴定结果,发出确定报告。对金黄色葡萄球菌、肺炎链球菌、肠杆菌科细菌、非发酵革兰阴性杆菌和肠球菌进行药敏试验。对产单核李斯特菌,无乳链球菌和脑膜炎奈瑟菌一般不做药敏试验。

(3)阴性培养报告:细菌培养孵育至少 72 小时,血培养瓶在自动化仪器中至少放 5 天,若在罗-琴培养基上培养结核分枝杆菌,应培养 8 周。如无菌落生长,可报告"培养×天无细菌(或真菌或结核分枝杆菌)生长"。

2.病毒学检验

(1)直接显微镜检查报告:在脑组织活检标本中可发现病毒或嗜酸性包涵体。不同病毒的 CPE 特征不同,依临床资料和有关资料判断可能感染的病毒,可据此判断感染病毒的种类。发现以下特殊形态者,可初步判断并报告病原体的种类:检测 Negri 小体诊断为狂犬病病毒感染;找到核内嗜酸性包涵体,包涵体周围有一晕圈。其结果呈小管状和小球状结构,小球状的病毒粒子偶尔也见于细胞质内,可诊断为亚急性硬化性全脑炎。有条件的实验室可以开展电镜和免疫电镜检测。电镜不仅能观察病毒的形态特征,还可测量病毒的大小。如直接荧光抗体法(DFA)用于检测脑组织中狂犬病抗原。亚急性硬化性全脑炎患者脑组织荧光素标记抗体方法检测有麻疹抗原存在。

(2)免疫学检查:包括免疫荧光法、ELISA 等用于发病初期患者血液和脑脊液中的病毒抗原或抗体。如怀疑乙脑患者检测患者血液和脑脊液中乙脑病毒抗原检测具有早期诊断的意义。HSV 引起的脑炎难以诊断,快速诊断检测脑脊液中 HSV 抗原具有早期诊断的意义。也可以检测脑脊液中 HSV-IgG 可诊断为慢性 HSV 脑炎。值得注意的是由于 IgG 的产生需要几周的时间,因此对于病毒的早期诊断和治疗其意义不大。埃可病毒可从粪便、咽拭子及脑脊液中获得用人或猴肾细胞分离病毒,应用中和试验或血细胞凝集抑制试验进行病毒分型。肠道病毒 70、71 感染神经系统后难以分离,只有依靠血清学试验方法进行诊断。

第三节 体液标本

体液标本是指除血液、骨髓和脑脊液以外的心包液、关节液、胸腔积液、腹腔积液、羊膜液及后穹隆穿刺液。健康个体的体液是无菌的,采集体液标本应严格遵循无菌操作,避免体表正常菌群的污染。

一、常见病原微生物

体液标本常见病原微生物来自机体不同的组织器官,体液微生物诊断方法及标本的采集因感染部位不同而异,一种微生物可引起不同的组织器官病变,一个器官亦可由不同的微生物引起感染。即同一份标本可能检获有不同的病原微生物,不同的标本亦可检获相同的病原微生物。临床常见病原微生物见表 14-3。

表 14-3 临床感染体液标本常见微生物

革兰阳性细菌	革兰阴性细菌	真菌
金黄色葡萄球菌	大肠埃希菌	白念珠菌
A 群链球菌	产气肠杆菌	近平滑念珠菌
肺炎链球菌	肺炎克雷伯菌	热带念珠菌
草绿色链球菌	产碱杆菌	都柏林念珠菌
肠球菌	铜绿假单胞菌	
厌氧链球菌	不动杆菌	
星形诺卡菌	嗜血杆菌	
红斑丹毒丝菌	枸橼酸杆菌	
结核分枝杆菌		

二、标本采集与检验方法

1.标本采集与运送 人体体表及与体表相通的腔道正常情况下寄居大量微生物,故标本采集必须严格无菌操作,首先用碘酊或氯己定消毒皮肤,经皮穿刺或外科手术获取标本,尽可能取得足够多的样本,避免拭子蘸取后送检。一是要注明标本类型,如"胸腔积液""腹腔积液"或"关节液",而不能写成"穿刺液"。尽量不使用外科引流液进行细菌学检查,因引流过程中标本可能受污染影响到标本质量。二是穿刺获得的体液标本可直接注入血培养瓶,为提高病原体的检出率,可同时采用需氧瓶和厌氧瓶,特别是羊膜液和后穹隆穿刺液应进行厌氧培养。送检的体液标本应在 1 mL 以上,15 分钟内运送至实验室,标本在室温保存不能超过 24 小时。三是心包穿刺液及需要进行真菌培养的标本应保存于 4℃ 且不超过 24 小时。对于肠道穿孔的腹腔液体标本可经穿刺取样。羊膜液和后穹隆穿刺液应当在厌氧条件下转运,推荐使用厌氧培养瓶床边接种标本。

2.检验方法

(1)涂片与染色:脓性、血性体液,可直接制备均匀的薄涂片,根据不同细菌选择作革兰染色和(或)抗酸染色镜检。清亮的体液标本需用细胞离心机离心后制成涂片,或取大于 1 mL 的液体在普通离心机经 3000 r/min 离心 15 分钟后,去除上层液体,剩余约 1 mL 液体,充分混匀后制备涂片。羊膜液和后穹隆穿刺液直接涂片革兰染色镜检,其他体液标本应该使用细胞离心机离心后涂片镜检。

(2)分离培养与鉴定:根据检验流程,应针对不同器官部位采集的标本,选择不同的培养基及培养方法。

1)培养基选择:为了提高细菌培养阳性率,建议清亮的体液标本用肉汤增菌培养基或血培养瓶(同时采用需氧瓶和厌氧瓶)35℃进行增菌培养或自动化血培养仪中培养。对明显脓性的体液标本,可直接接种于血平板及厌氧血平板,分别置需氧环境和厌氧环境孵育,培养普通细菌和厌氧菌;巧克力平板用于培养嗜血杆菌;中国蓝或麦康凯平板用于分离肠杆菌科及非发酵菌;沙氏平板用于分离真菌;罗-琴培养基用于分离结核分枝杆菌。腹腔穿刺液要进行肠杆菌科、肠球菌、厌氧菌和白念珠菌的培养。

2)培养条件和时间:每天观察增菌培养基有无细菌生长不少于 5 天。对于接种血培养瓶体液标本,在仪器报警后,立即转种至需氧、厌氧平板或巧克力平板上,必要时在 CO_2 环境中孵育。接种平板于 35℃孵育 18~24 小时后进行细菌鉴定、药物敏感试验,报告结果。

三、结果解释及报告

体液标本应是无菌的,检出细菌对临床感染性疾病的病原学诊断很重要。因此体液中发现细菌应尽快向临床报告。

1.涂片结果　将涂片染色后,根据镜检到的细菌形态和染色性报告"找到革兰阳性或阴性球菌或杆菌",若发现以下特殊形态者,可初步判断并报告病原菌的种类:①革兰染色阳性、排列呈矛头状,可报告"找到革兰阳性双球菌,形似肺炎链球菌";②抗酸染色阳性,可报告"找到抗酸染色阳性细菌"或"找到抗酸弱抗酸性的细菌";③革兰染色阳性(着色不均匀)、圆形或卵圆形菌体或孢子及假菌丝,可报告"找到革兰阳性圆形或卵圆形菌体或孢子,形似念珠菌"。胸腔积液和腹腔积液的涂片可见单一菌种,也可见到 2 种或 2 种以上混合菌。

2.培养结果　无菌生长的平板应继续孵育至 48 小时,增菌培养基或血培养瓶持续孵育至少 5 天,经转种证实仍无细菌生长者,方可报告阴性。如临床怀疑诺卡菌,平板应持续孵育 7 天,培养结核分枝杆菌用罗-琴培养基孵育 8 周后,仍无细菌生长,可报告"培养×天无菌生长"。阳性培养需报告最终细菌鉴定和药敏试验的结果。

如果怀疑为污染菌,可向临床报告为:"该菌株可能为采样时皮肤污染微生物。如果需要进一步检测请与微生物科联系"。对于怀疑为污染的菌株,应该保存该患者所有的分离菌株以备后续的血培养中再次分离出该菌时进一步研究;在这种情况下,应该对前后的分离菌株都进行详细的鉴定和药敏试验。

第四节　尿道标本

尿路感染是指因患者泌尿系梗阻与反流、妊娠、糖尿病或泌尿系先天畸形等原因,导致细菌、真菌和滴虫等直接侵犯尿路黏膜或组织引起的尿路炎症,通常伴随菌尿和脓尿。根据感染部位,尿路感染可分为上尿路感染(肾盂肾炎)和下尿路感染(膀胱炎与尿道炎)。引起尿路感染的细菌通常是由患者自身的阴道前庭或尿道口的常居菌发生移位,通过上行性途径进入膀胱或肾脏所致,女性尿路感染发生率是男性的 10 倍。采集临床怀疑为尿路感染

（泌尿系统感染）的尿道分泌物、尿液等标本，进行病原生物学检测，以确定感染病的发生、性质与部位。

一、常见病原微生物

引起尿道感染的病原体种类很多，多数患者为单一病原体感染，偶尔也可见一种以上病原体感染。当同一份尿液标本同时检出 3 种及以上细菌时，标本污染的可能性较大，需重新留样进行检查。尿道感染临床标本常见病原体见表 14-4。

表 14-4　尿路感染临床标本的常见病原微生物

细菌			真菌	病毒
大肠埃希菌	粪肠球菌	结核分枝杆菌	白念珠菌	少见
奇异变形杆菌	阴沟肠杆菌	厌氧菌		
产气肠杆菌	屎肠球菌	凝固酶阴性葡萄球菌		
肺炎克雷伯菌	金黄色葡萄球菌	支原体		
铜绿假单胞菌	淋病奈瑟菌	衣原体		

二、标本采集与检验方法

1. 标本采集

（1）尿道分泌物：患者排尿 1 小时后采集。男性患者先用 0.9% 氯化钠溶液清洗尿道口，无菌采集从尿道口溢出的脓性分泌物，或用无菌尿道拭子轻轻置于尿道内 2~4 cm 旋转拭子停留 20 秒，取出分泌物立即送检；如无脓液溢出，可通过按摩，促使分泌物溢出后再采集标本。女性患者清洗尿道口后，从阴道内压迫尿道或向前按摩，使分泌物溢出后采集标本；如无肉眼可见的分泌物，可用无菌拭子置于尿道内 2~4 cm 旋转拭子停留 20 秒，取出分泌物立即送检。沙眼衣原体是在宿主细胞内繁殖，采集标本时应尽可能多地采集上皮细胞。

（2）尿液标本：留尿前，尽量不要摄入液体稀释尿液使细菌计数偏低；为降低结果的假阴性率，用于培养的尿液标本，尽量在使用抗菌药物前采集晨尿或在膀胱内停留 4 小时以上的尿液。留取的尿液标本置于无菌、大口、加盖、密封的运送瓶中，尽快（2 小时内）送检。

1）中段尿标本采集：通常留取晨起第一次尿液的中段尿（此时尿液在膀胱内储存 4 小时以上），并嘱咐患者睡前少饮水。中段尿采集很容易受到会阴部细菌污染，应由医护人员采集或在医护人员指导下由患者正确留取。男性患者用肥皂水清洗会阴部，翻上包皮，除去包皮垢，清洗龟头，再用清水冲洗尿道口周围；女性患者用肥皂水清洗会阴部，用手分开大阴唇，仔细清洗，再用清水清洗尿道口周围。无菌纱布擦干后开始排尿，让尿流不间停，留取中段尿 5~20 mL 置于专用无菌加盖容器中，立即送检。婴幼儿尿道标本的采集需在医护人员指导下，先消毒婴幼儿的会阴部，并使用小儿专用尿袋采集尿液。

2）导尿管直接导尿：对患者会阴部进行消毒后，由专业医务人员将无菌导尿管直接经尿道插入膀胱，将开始流出的 15 mL 尿液丢弃后再留取标本。此法可减少尿道细菌污染，更准确地反映膀胱感染情况。但极容易将尿道细菌带入膀胱，增加医源性感染的危险。

3）滞留导尿管集尿：对滞留导管的患者，应先用 70% 乙醇消毒导管口，夹住导管口 10~20 分钟，用无菌注射器抽取 5~10 mL 尿液，置于无菌容器中立即送检。切记，尿袋内的尿液及导尿管不能用于培养。

4)膀胱穿刺尿:此法多用于婴幼儿、中段尿检查结果不确定及怀疑厌氧菌感染的患者=用无菌注射器从耻骨上经皮肤消毒穿入膀胱抽取尿液。此方法有一定痛苦,医护人员应先告知患者及家属有关注意事项,然后由医护人员进行采集。

尿液是细菌生长的良好环境,放置时间过长会导致感染菌与杂菌的过度生长,影响结果的准确性。因此,尿液标本采集后应立即送检,2小时内接种(夏季保存时间应适当缩短或冷藏保存),4℃冷藏保存时间不得超过8小时。切记,淋病奈瑟菌培养时标本不能冷藏保存。

(3)尿导管标本:将尿导管周围皮肤消毒后拔管,用无菌剪剪下导管尖端5 cm,置于无菌容器中立即送检。

2.检验方法

(1)尿液菌落计数:引起尿路感染的细菌通常是由患者自身的常居菌所致。正常人体内,膀胱尿液应该是无菌的,但膀胱尿液经尿道排出时,往往受到尿道中常居菌的污染而混有少量细菌,当中段尿细菌数$<10^3$ cfu/mL时一般认为无临床意义,中段尿细菌数$\geq 10^5$ cfu/mL则认为尿路发生了感染。因此,尿液细菌计数是判断常居菌引发尿路感染的良好实验依据(而其他致病菌如结核分枝杆菌、淋病奈瑟菌等引发的尿路感染无须细菌计数)。

1)直接计数法:将尿液混匀后取10 μL涂布在玻片上进行革兰染色,用油镜观察,如每视野有1个以上的细菌则尿液中的细菌数为$\geq 10^5$ cfu/mL。根据其形态染色特点,可初步报告"查见类似革兰×性×菌",并进一步行分离和鉴定予以证实。

2)定量接种法:该法是尿液细菌计数最常用的方法。用接种环或加样枪取混匀但未离心的尿液置于血平板一侧,用接种环从上到下划线到平板的1/3处,然后与此线垂直方向左右连续划线,后2/3稀疏划线(线与线间不重叠)。若接种1 μL的尿液生长1个菌落相当于1000 cfu/mL;若接种10 μL的尿液生长1个菌落相当于100 cfu/mL。当生长细菌大于100个菌落时,则结果分别报告为$>10^5$ cfu/mL(接种1 μL尿液)或$>10^4$ cfu/mL(接种10 μL尿液)。

3)倾注培养法:取0.1 mL尿液标本与9.9 mL0.9%氯化钠溶液稀释混匀后,取1 mL置于无菌平皿中,随后加入溶化冷却至50℃的普通琼脂培养基,立即混匀,待凝固后将培养皿置35℃培养中培养18~24小时,计数平板上生长的菌落数。

每毫升尿液中的细菌数=平板上生长的菌落数×10×10

(2)直接显微镜检查:取尿液(直接或离心沉淀)或尿道分泌物、涂片、染色,经显微镜检查。针对尿道感染的不同病原体,采用不同的染色方法进行染色。

1)常居菌、淋病奈瑟菌、厌氧菌、白念珠菌感染检测:采用革兰染色法。

2)钩端螺旋体检测:取患者发病1周后的尿液(酸性尿者应在取尿前一晚服小苏打2~4 g,使尿呈中性或弱碱性)离心取沉着物一滴于载玻片上,加盖玻片,作暗视野显微镜检查或用Fontana镀银染色法染色后用普通光学显微镜观察,也可用直接免疫荧光法检查。

3)结核分枝杆菌检测:采用抗酸染色或金胺"O"荧光染色进行检查。用接种环取离心沉淀(3000 r/min,20分钟)的尿沉着物作厚涂片,干燥固定后做抗酸染色或金胺"O"荧光染色。前者用油镜观察,在蓝色背景中结核分枝杆菌为红色杆菌;后者用荧光显微镜观察,在黑色背景中为亮黄色杆菌。

(3)分离培养与鉴定

1)接种于普通细菌培养基:将尿道分泌物、尿液标本接种于血平板和中国蓝或麦康凯培养基,35℃孵育 18~24 小时,观察有无菌落生长,根据菌落特征、涂片革兰染色进一步选择生化反应进行鉴定。如为革兰阴性杆菌、氧化酶试验(-)、触酶试验(+)、硝酸盐还原试验(+),初步判断为肠杆菌科细菌。后续接种于 KIA 与 MIU 培养基进行肠杆菌科内的细菌鉴别。临床怀疑结核分枝杆菌感染的患者应连续 3 天留取第一次晨尿进行结核分枝杆菌的检测。

2)接种于淋病奈瑟菌选择培养基:培养基常用巧克力琼脂培养基、改良的 T-M 培养基、NYC 等,接种标本后置于 35℃5%CO₂ 的潮湿环境中培养,18~48 小时后观察菌落性状。

3)接种于沙氏培养基:25~30℃孵育 18~24 小时观察,若有光滑、奶油色菌落出现,经革兰染色后镜检,见真菌孢子,按真菌检查程序进行鉴定。

4)接种至钩端螺旋体 Korthof 培养基:取患者发病后 2 周的中段尿,离心取沉淀接种于 2~4 管 Korthof 培养基内培养。

5)接种于厌氧培养基:用耻骨上膀胱穿刺尿液进行培养,无菌操作将尿液接种于厌氧培养瓶,最后做出菌种鉴定。

(4)显色培养基快速检测

1)大肠埃希菌/肺炎克雷伯菌/奇异变形杆菌显色培养基:用于快速检测尿道感染常见致病菌。接种培养 24 小时,大肠埃希菌菌落显红色;肺炎克雷伯菌菌落显蓝灰色;奇异变形杆菌菌落显褐色。

2)念珠菌显色培养基:在念珠菌显色培养基上生长的念珠菌菌落呈现不同颜色和不同形态。

(5)PCR 检测法:PCR 是聚合酶链式反应的简称,其原理是在相应 EP 管中将待测的结核分枝杆菌特异目的基因在相应的反应体系中和适当的条件下很短的时间内扩增,大大提高了基因诊断的灵敏度和缩短检测时间。尿液结核分枝杆菌 PCR 检查一般采用 24 小时浓缩尿液,该方法相较其他检查方法,操作简单、快速及时、阳性率高、特异性好。

三、结果解释及报告

尿路感染绝大多数是由革兰阴性菌感染引起,其中最常见的尿路感染病原菌是大肠埃希菌(血清分型可达 140 余种)。致尿路感染的大肠埃希菌与患者粪便中的大肠埃希菌为同一种菌型,多见于无症状菌尿或无并发症的尿路感染;变形杆菌、产气肠杆菌、肺炎克雷伯菌、铜绿假单胞菌、粪链球菌等常见于再感染、留置导尿管、有并发症的尿路感染患者;白念珠菌、新型隐球菌感染多见于糖尿病及使用糖皮质激素和免疫抑制剂的患者及肾移植后;金黄色葡萄球菌多见于皮肤创伤及吸毒者引起的菌血症和败血症;病毒、支原体感染虽属少见,但近年来有逐渐增多趋向。多种细菌感染见于留置导尿管、神经源性膀胱、结石、先天性畸形和阴道,肠道、尿道瘘等。少数尿路感染患者,在同份尿道标本中分离到 2 种细菌,且均为病原菌。若同份标本中检到 3 种或 3 种以上不同的细菌,应认为该标本被细菌污染。中段尿培养必须进行菌落计数,根据尿中一般细菌的多少来判断是否感染。

1.尿液中细菌的计数　不同采集方法尿液标本细菌计数的结果解释见表 14-5。

表 14-5 不同采集方法尿液标本细菌计数的结果解释

标本来源	菌落/($cfu \cdot mL^{-1}$)	结果解释
中段尿	革兰阴性杆菌≥10^5	可判断为感染,报告"每毫升尿液中细菌数为××"并须进一步进行菌种鉴定和药敏试验
	革兰阳性球菌≥10^4	
	革兰阴性杆菌≤10^3	可判断为污染,报告"普通需氧菌培养48小时无细菌生长"
	革兰阴性杆菌$10^4 \sim 10^5$	可判断为有污染或治疗有效,应与临床联系并复查
导尿	≥10^3	可判断为感染,报告"每毫升尿液中的细菌数为××"并须进一步进行菌种鉴定和药敏试验
膀胱穿刺	无须计数	可判断为感染,所有细菌应做菌种鉴定和药敏试验

对于普通常居菌,如平板上有细菌生长,计数平板菌落后,再计算每毫升尿液中细菌数,报告:"××菌,××cfu/mL";如培养48小时无细菌生长,报告"培养48小时无细菌生长"。

淋病奈瑟菌、结核分枝杆菌、真菌等无须菌落计数,涂片结果阳性,并经过菌种鉴定和药敏试验后,可报告"经过×天××培养,标本中检出××菌"。

2.直接显微镜检查 检测常居菌引起的尿路感染时,如观察到不同形态的细菌与大量鳞状上皮细胞,则提示标本可能有污染。每油镜视野有1个以上的细菌则尿液中的细菌数为≥10^5cfu/mL。根据其形态染色特点,可初步报告"查见类似革兰×性×菌",并进一步行分离和鉴定予以证实。

将尿道分泌物或尿沉淀涂片做革兰染色镜检,若发现有革兰阴性肾形双球菌,存在于中性粒细胞内外,则可报告"查见细胞内(外)革兰阴性双球菌,胞内菌占××%";若发现革兰阳性卵圆形的芽生孢子和管状的假菌丝,可报告检出"念珠菌",可疑为真菌性尿路感染;若做暗视野检查或用Fontana镀银染色法染色后结果观察阳性,则可初步疑为钩端螺旋体感染,并进一步行分离和鉴定予以证实;如抗酸染色或金胺"O"荧光染色结果阳性,则可初步疑为抗酸杆菌感染。

3.分离培养与鉴定 将标本接种于不同的培养基上,经菌落形态、染色特征、生化特征、质谱技术、血清学试验及核酸检测对感染菌进行鉴定,从而分别诊断相应的病原菌引起的泌尿道感染。

4.念珠菌显色培养基快速鉴定法 尿液中白念珠菌和其他念珠菌的显色培养基(CHRO-Magar)快速鉴定法:如菌落为绿色或翠绿色,提示可能为白念珠菌感染;如菌落为粉红色或淡紫色,边缘模糊且有微毛,提示可能为克柔念珠菌感染;如菌落为蓝灰色或铁灰色,提示可能为热带念珠菌感染;如整个菌落为紫红色,提示可能为光滑念珠菌感染;如菌落为白色,提示可能为其他念珠菌感染。

第十五章 感染性疾病的微生物检验

第一节 结核分枝杆菌复合群

一、分类

结核分枝杆菌复合群主要包括结核分枝杆菌、牛分枝杆菌、牛分枝杆菌 BCG、非洲分枝杆菌、田鼠分枝杆菌和坎纳分枝杆菌,它们都可以引起人类结核,但以结核分枝杆菌最常见。这类细菌都属于慢生长菌,菌落不产生色素。在临床微生物实验室中,区分这些分枝杆菌既复杂又无显著的医学意义,故一般仅基于流行病学调查或涉及公共健康原因才进行分枝杆菌上述种的鉴别。

二、临床意义

结核分枝杆菌复合群中,非洲分枝杆菌、田鼠分枝杆菌和坎纳分枝杆菌三种菌在中国很罕见,其中非洲分枝杆菌主要引起热带非洲人类的结核感染,田鼠分枝杆菌引起免疫缺陷个体的结核感染。最常见引起人类结核感染的为结核分枝杆菌,该菌可侵犯全身各器官,但以通过呼吸道感染引起的肺结核最常见。我国是世界上结核病高负担国家之一,近年来,随着艾滋病发病率的增加、耐药性结核分枝杆菌的出现、吸毒人群的增多及免疫抑制剂的应用等,结核病已成为威胁人类健康的全球性的严重的公共卫生问题。

人体暴露于结核分枝杆菌后能否发展为结核病主要取决于机体的细胞免疫反应、接触的细菌数量及菌株的毒力。结核分枝杆菌不产生内毒素、外毒素和侵袭性酶类,其致病性可能与细菌在机体细胞内大量繁殖引起的炎症、菌体成分和代谢物质的毒性及机体对菌体成分产生的免疫损伤有关。

结核分枝杆菌的致病物质与其菌体成分如荚膜、脂质和蛋白质有关。结核分枝杆菌被吞噬细胞吞噬后,荚膜可抑制细胞中吞噬体与溶酶体融合,使结核分枝杆菌能在吞噬细胞中存活。该菌的毒力与其细胞壁所含的脂质成分及含量密切相关,其中以糖脂更为重要。①索状因子:存在于结核分枝杆菌细胞壁的一种糖脂,能使该菌在液体培养基中融合生长成索状。主要毒性是损伤细胞线粒体膜,影响细胞的呼吸、抑制粒细胞的游走和引起慢性肉芽肿;②磷脂:能促进单核细胞增生,并使炎症灶中的巨噬细胞转变为类上皮细胞,从而形成结核结节;③硫酸脑苷脂:存在于细胞壁,能抑制溶酶体与吞噬体的结合,有助于病菌在吞噬细胞内长期存活;④蜡质 D:肽糖脂与分枝菌酸的复合物,具有佐剂作用,可激发机体产生迟发型超敏反应。结核分枝杆菌含有多种蛋白质,与蜡质 D 结合后能使机体发生超敏反应,引起组织坏死和全身中毒症状,并在结核结节的形成中发挥一定作用。

结核分枝杆菌是胞内感染菌,机体对其免疫主要是以 T 淋巴细胞为主的细胞免疫。结核的免疫属于有菌免疫,即当结核分枝杆菌或其成分在体内存在时,机体对再次入侵的结核分枝杆菌有免疫力,而当结核分枝杆菌或其成分从体内彻底消失后,机体的抗结核免疫也随之消失。

机体在对结核分枝杆菌产生特异性细胞免疫的同时,也形成对结核分枝杆菌的迟发型超敏反应。其诱导机体产生细胞免疫和超敏反应的物质是不同的,前者主要由核糖体 RNA(rRNA)引起,后者主要由结核菌素蛋白和蜡质 D 引起,两种不同的抗原成分激活不同的 T 细胞亚群释放出不同的细胞因子,进而导致不同的反应。结核菌素试验就是利用机体感染结核分枝杆菌后抗结核免疫和迟发型超敏反应同时并存的原理,通过检测机体对结核菌素有无迟发型超敏反应,从而了解机体是否有过结核分枝杆菌感染,或对结核分枝杆菌是否具有免疫力。

三、生物学特性

结核分枝杆菌为细长、直或略弯的杆菌,细胞壁富含分枝菌酸,即一种长链、多重交叉连接的脂肪酸和脂质,这可能是其抗酸性、耐干燥和抵抗化学消毒剂作用的物质基础。而菌龄、生长培养基和紫外线均可影响分枝杆菌的抗酸性。

虽然抗酸性有助于将分枝杆菌与其他的细菌区分开来,但分枝杆菌并不是唯一具有这种特性的细菌,诺卡菌属和红球菌属细菌具有弱抗酸性,引起肺炎的一种肺炎军团菌 Legionella micdadei 在组织中也部分具有抗酸性,隐孢子虫属和等孢子球虫属的包囊也具有明显的抗酸性。

因不能很好地吸收结晶紫和沙黄,分枝杆菌不易通过革兰染色法染上颜色,但一般认为其是革兰阳性杆菌。实验室通常采用荧光染色法、姜-尼抗酸染色法进行抗酸菌的快速检测。用荧光染料金胺“O”荧光染色后,在荧光显微镜下结核分枝杆菌菌体可发出明亮的橘黄色荧光。经姜-尼抗酸染色后,其菌体为红色,而其他细菌和背景物质呈蓝色。

结核分枝杆菌复合群培养时专性需氧,一定浓度的二氧化碳可促进其生长,最适生长温度 35℃,营养要求高,普通琼脂培养基上不生长,常用含有马铃薯、鸡蛋等营养成分的罗-琴(Lowenstein-Jensen,L-J)固体培养基,或含有血清白蛋白的 Middlebrook 7H10 或 Middlebrook7H11 固体培养基。35℃、黑暗、含 5%~10%二氧化碳的空气及高湿度环境是其最适培养环境。

本菌生长缓慢,在最适培养环境条件下,一般在 L-J 固体培养基上培养 2~6 周才能出现肉眼可见的菌落。典型菌落表面粗糙、不透明,边缘不规则、乳白色或淡黄色,外观干燥、常呈颗粒状、结节状或菜花样。在液体培养基中本菌生长较为迅速,一般 1~2 周即可生长,常形成表面菌膜,培养时提供 5%~10%的二氧化碳空气环境有助于本菌生长。有毒力的菌株在液体培养基中呈束状生长,若在液体培养基中加入 Tween-80,可使其均匀分散生长,有利于进行药敏试验和动物接种。

结核分枝杆菌易发生形态、菌落、毒力及耐药性等方面的变异。卡介苗(bacille Calmette-Guerin,BCG)就是 Calmette 和 Guerin 将有毒的牛分枝杆菌在含有甘油、胆汁、马铃薯的培养基中经 13 年 230 次传代而获得的减毒活疫苗,现广泛用于预防接种。在不良环境中,特别是受药物的影响,结核分枝杆菌可以变为 L 型菌,此时其形态可以表现为颗粒状或呈丝状,抗酸性减弱或消失,菌落由粗糙型变为光滑型。临床结核性冷脓肿和痰标本中经常见到非抗酸性的革兰阳性颗粒,可能是该菌的 L 型变异。结核分枝杆菌的耐药性变异主要与其染色体基因突变有关。

结核分枝杆菌对理化因素的抵抗力较强。本菌耐干燥,黏附在尘埃上可保持传染性 8~

10 天,在干燥痰内可存活 6~8 个月。耐酸碱,在酸(3%HCl 或 6%H$_2$SO$_4$)或碱(4%NaOH)中,30 分钟不受影响,因此酸或碱可在分离培养时用于处理有杂菌污染的标本和消化标本中的黏稠物质。结核分枝杆菌耐受 1∶13000 的孔雀绿或 1∶75000 的结晶紫等染料,将这些染料加入培养基中可抑制杂菌生长。结核分枝杆菌对湿热敏感,在液体中加热至 62~63℃ 15 分钟或煮沸即被杀死。对紫外线敏感,直接日光照射数小时可被杀死,可用于结核患者衣服、书籍等的消毒。对乙醇敏感,在 70%乙醇中作用 2 分钟即可死亡。结核分枝杆菌的抵抗力与环境中有机物的存在有密切关系,如痰液可增强结核分枝杆菌的抵抗力。因大多数消毒剂可使痰中的蛋白质凝固,包在细菌周围,使细菌不易被杀死。5%苯酚在无痰时 30 分钟可杀死结核分枝杆菌,有痰时需要 24 小时;5%来苏儿无痰时 5 分钟杀死结核分枝杆菌,有痰时需要 1~2 小时。

四、微生物学检验

由于结核分枝杆菌可通过空气传播,且感染剂量很低,人吸入很少量的结核分枝杆菌即可引起感染,因此,进行结核标本的采集、转运与处理时需进行生物安全性评估及使用合适的个体防护和生物安全设备。

1.标本采集　结核分枝杆菌可在很多临床标本中出现,包括呼吸道标本、尿液、粪便、血液、脑脊液、胸腹腔积液、关节液、组织活检标本和很多组织或器官的吸出物等。

(1)呼吸道标本:自然咳出的痰、0.9%氯化钠溶液雾化吸入诱导的痰标本、经气管的吸出物、支气管肺泡灌洗液、支气管肺泡刷出物、喉部拭子和鼻咽部拭子等都可作为结核分枝杆菌实验室检查的标本,痰和支气管吸出物是其中最常见的标本。收集痰液时,应连续三天收集清晨由肺深部咳出的痰液(或通过高渗性盐水雾化吸入诱导的痰液)5~10 mL,盛放于带密实盖子的无菌、干燥、广口器皿中立即送检,如不能立即送检,标本可置冰箱中保存过夜。如果不能收集到咳出的或诱导的痰液,则可使用支气管镜采集标本,这些标本包括支气管肺泡刷出物、支气管冲洗液、支气管肺泡灌洗液或经支气管的活检标本。

(2)尿液:最好收集早晨第一次尿的中段尿 15 mL,通过无菌针头或注射器从导尿管中吸出的尿液也可作为送检标本,不推荐采用多次收集合并起来送检的尿液标本进行结核分枝杆菌检查,因这类标本收集时间长、易污染,不易检出结核分枝杆菌。

(3)粪便:粪便标本的抗酸菌检查,对可能感染鸟分枝杆菌复合群的艾滋病患者有一定的作用,但对非艾滋病患者的意义不大。操作时选取脓血便 5~10 g 置于灭菌、干燥的广口瓶内送检。

(4)其他:血液、脑脊液、胸腹腔积液和关节液等,无菌抽取后置无菌试管抗凝后送检。脓液或分泌物应直接从溃疡处采取,深部脓肿用无菌注射器抽取后置无菌试管送检。

2.直接涂片检查　标本直接涂片或集菌后涂片,一般在载玻片上厚涂片,形成大约 2 cm 长、1 cm 宽大小的涂片面积,经干燥和固定后作金胺“O”荧光染色和抗酸染色。金胺“O”染色后用荧光显微镜在高倍镜下检查,结核分枝杆菌呈现明亮的橘黄色荧光,该法灵敏度较抗酸染色高,常用于筛选,阳性者可继续在这张涂片上用抗酸染色法检查。抗酸染色常采用萋-尼(热染色法)或 Kinyoun(冷染色法)方法,染色后油镜观察,至少检查 300 个油镜视野(用显微镜依次检查完 2 cm×1 cm 的涂片范围,一般需要 100 个油镜视野,依此类推,300 个油镜视野即是对 2 cm×1 cm 的涂片范围反复检查 3 次,每次对整个涂片区域依次观察 100 个油镜视野),未发现抗酸菌方可报告阴性。为防止交叉污染,一张载玻片只能作一份标本涂片,同时染色过程中还要注意防止不同标本涂片间的交叉污染。

3.分离培养与鉴定

(1)标本前处理:由于结核分枝杆菌营养要求高、生长缓慢,培养时若标本中存在其他杂菌,杂菌一般生长较快、易消耗营养,不利于结核分枝杆菌的检出。因此对于可能含有杂菌的标本(如痰标本、消化道标本、支气管肺泡灌洗液、支气管洗液和经气管吸出液等),培养前需对其进行前处理以液化标本、杀死杂菌。尿液、尸检组织和其他任何污染的液体标本,均需在培养前进行去污染处理。而血、脑脊液、关节液等来自机体无菌部位的无杂菌污染的标本,可直接离心后取沉淀接种。

结核分枝杆菌培养标本常用的前处理试剂包括:①2%、3%或4%的氢氧化钠,既有消化作用(液化痰液)又有去污染作用(杀死杂菌);②N-乙酰-L-半胱氨酸,是一种液化试剂,有助于痰液液化,常将其与氢氧化钠结合使用;③苯扎氯铵,常与磷酸三钠结合使用,具有液化及去污染作用,TSP可快速液化痰液,但是对于污染标本需要较长的暴露时间,而苯扎氯铵可缩短暴露时间并有效地破坏污染菌,但对结核分枝杆菌只有轻微的杀菌作用;④草酸,5%的草酸可用于铜绿假单胞菌污染的痰标本的处理,其处理的标本可用于肉汤基础培养系统。

(2)分离培养:取处理过的标本适量接种于 L-J 等结核分枝杆菌培养基,在 35℃、5%~10%CO_2、高湿度黑暗的环境中进行培养,第一周每日观察,以后每周观察一次至第八周。发现有类似结核分枝杆菌菌落出现,立即涂片抗酸染色,出现阳性结果进一步做鉴定试验。该法检测周期长,不利于早期诊断。

目前临床上已有多种结核分枝杆菌的自动化快速培养系统如 BACTEC460TB、MGIT960、MB/BacT Alert 3D 等,这些培养系统具有速度快、准确性高及初步自动分析等优点,不仅可用于所有无菌性的体液标本,也可用于含杂菌标本分枝杆菌的培养。阳性培养瓶经涂片确认为抗酸菌后应做 NAP 抑制试验,结核分枝杆菌可被 NAP 抑制,而非结核分枝杆菌不被抑制,可进行区别。

(3)生物学鉴定:结核分枝杆菌的鉴定首先依据抗酸染色,在特别的固体培养基上生长的表型特征如菌落形态、生长速度、最适生长温度、光反应性(色素产生)等做出初步鉴定,再进一步做生化试验进行菌种的鉴定。

结核分枝杆菌典型生化特征表现为烟酸累积试验阳性、还原硝酸盐为亚硝酸盐、触酶阳性(加热情况下该酶可被破坏,即耐热触酶阴性),而异烟肼耐药的菌株不产生触酶,结核分枝杆菌可被 NAP 抑制,其与牛分枝杆菌的鉴别可通过 T2H 抑制试验和吡嗪酰胺酶活性试验,结核分枝杆菌不被 T2H 抑制、吡嗪酰胺酶阳性,而牛结核分枝杆菌与之相反。

(4)免疫学鉴定

1)结核菌素皮肤试验:是应用结核菌素作为抗原进行皮肤试验,来测定机体对结核分枝杆菌抗原是否产生Ⅳ型超敏反应(迟发型变态反应)的一种试验。

结核菌素是结核分枝杆菌的菌体成分,目前常用的是从结核分枝杆菌细胞壁抽提和纯化的蛋白质,简称 PPD。

试验时,定量的结核菌素抗原注射进患者前臂皮内,注射后 48 小时观察结果,红肿硬结直径在 10 mm 或以上的为阳性,提示过去感染过结核或接种过卡介苗;其他分枝杆菌感染,一般硬结直径在 10 mm 以下,但免疫缺陷患者若感染过结核,其硬结直径也在 10 mm 以下,需要注意。

该法的主要缺陷在于:①特异度较低:与卡介苗接种和非结核分枝杆菌有交叉,易造成"假阳性"结果;②灵敏度较低:免疫力低下人群的检测灵敏度大大降低;③导致局部炎症和瘢痕。

2)抗原检测:可用 ELISA 方法直接检测脑脊液中结核分枝杆菌特异性抗原,具有快速、敏感、特异度高的特点,在结核性脑膜炎的快速诊断中已得到应用。因影响因素多,此方法在其他标本中的应用受限。

3)抗结核抗体(IgG)检测:以结核杆菌的多种菌体成分(如菌体蛋白 38kDa 蛋白、16kDa 蛋白、6kDa 早期分泌靶向抗原和 10kDa 培养滤过蛋白等、结核菌素、细胞壁或细胞成分)作为抗原,以 ELISA 法检测结核病患者血清中的抗结核杆菌 IgG。可作为活动性结核分枝杆菌感染的快速诊断方法之一,肺结核患者的血清阳性率为 80%~90%。但特异性有一定局限,接种卡介菌、感染结核分枝杆菌但已痊愈、感染非结核分枝杆菌的人群会出现假阳性。

4)T-SPOT.TB 检测:结核杆菌感染者外周血单个核细胞(PBMC)中存在结核特异性 T 细胞,这些淋巴细胞在受到结核特异抗原(6kDa 早期分泌靶向抗原和 10kDa 培养滤过蛋白)刺激后分泌 γ 干扰素。通过检测外周血中受结核特异抗原刺激释放 γ 干扰素的 T 淋巴细胞,经酶联免疫显色后,用 ELISPOT 分析系统对斑点进行计数,1 个斑点代表一个细胞,可计算出抗原特异性细胞的频率。该法具有高度的灵敏度和特异度,不受机体免疫力及卡介苗接种的影响,但检测试剂盒贵,费用较高。

(5)分子生物学鉴定:目前一些分子生物学技术已经应用到分枝杆菌的临床实验室检查中。PCR 检测结核分枝杆菌 DNA,可用于培养出的结核分枝杆菌鉴定及送检标本中结核分枝杆菌的直接检查。对于后者,由于该方法无须培养即可在 1~2 天获得结果,因此对菌量少或细菌发生变异,不易分离培养成功的标本更有实用价值。该法简单方便,有利于结核病的早期和快速诊断。PCR 过程中应注意污染等问题,防止出现假阳性或假阴性结果。

(6)高效液相色谱(HPLC)分析鉴定:由于不同种的分枝杆菌细胞壁中的分枝菌酸不同,利用 HPLC 检测分枝菌酸可鉴定菌种。

五、药敏试验的药物选择

根据 CLSI 关于分枝杆菌、诺卡菌和其他需氧放线菌药物敏感性试验执行标准第 2 版(CLSI 文件 M24-2A)的推荐,结核分枝杆菌药敏试验的药物主要包括抗结核一线药物乙胺丁醇、利福平、异烟肼和吡嗪酰胺。仅在抗结核一线药物治疗无效时使用的抗结核二线药物,如氨基糖苷类的链霉素、卡那霉素和丁胺卡那,以及喹诺酮类的氧氟沙星和左氧氟沙星等,因其不良反应大而不推荐做常规药敏试验。

第二节 肝炎病毒及检验

肝炎病毒不是病毒分类学上的名称,是特指以侵害肝脏为主并引起病毒性肝炎的一组病毒。病毒性肝炎是国家法定乙类传染病,发病人数居法定传染病首位,其感染率和发病率高,具有传染性较强、传播途径复杂、流行面广泛等特点,已成为全球严重的公共卫生问题。目前公认的人类肝炎病毒有 5 种,分别是甲型肝炎病毒(hepatitis A virus,HAV)、乙型肝炎病毒（hepatitis B virus，HBV）、丙型肝炎病毒（hepatitis C virus，HCV）、丁型肝炎病毒（hepatitis D virus，HDV）和戊型肝炎病毒（hepatitis E virus，HEV）。

一、甲型肝炎病毒

甲型肝炎病毒属于小 RNA 病毒科肝 RNA 病毒属。

（一）临床意义

HAV 是甲型病毒性肝炎的病原体。其感染呈全球分布。1988 年春季上海曾发生因生食毛蚶而暴发甲型肝炎流行，患者达 31 万人，死亡 47 例。HAV 主要通过肠道传播，有隐性感染和显性感染两种，后者引起急性甲型肝炎，传染源为患者或隐性感染者。病毒通常由患者粪便排出体外，经污染食物、水源、海产品及食具等传播而引起暴发或散发流行，潜伏期平均 28 天（15~50 天），发病较急，多出现发热、肝大、疼痛等症状，一般不发展为慢性肝炎和慢性携带者，除重症肝炎外，患者大多预后良好。甲型肝炎患者潜伏末期及急性期粪便有传染性。好发年龄为 5~30 岁。

甲型肝炎临床分为急性黄疸型、急性无黄疸型、亚临床型、急性淤胆型。临床表现从急性无黄疸性肝炎到急性重型肝炎。临床表现与患者年龄、感染病毒量有关。年龄越小症状越轻，3 岁以下多为隐性感染或无黄疸性肝炎，随着年龄增长，临床症状加重，成年人多表现为急性黄疸性肝炎。甲型肝炎感染后，机体在急性期和恢复早期出现 HAV IgM 型抗体，在恢复后期出现 HAV IgG 型抗体，并维持多年，对甲肝病毒的再感染具有免疫防御能力。

（二）生物学特性

HA 为直径约 27 nm 球形颗粒，无包膜，衣壳蛋白呈 20 面体立体对称，单股正链 RNA 病毒。只有一个血清型。电镜下可见实心颗粒和空心颗粒两种。前者是由衣壳蛋白和 RNA 基因组构成的完整成熟病毒体，有感染性和抗原性。后者为缺乏病毒核酸的空心衣壳，无感染性但有抗原性。

HAV 基因组全长约 7.5kb，由 5′末端非编码区（5′ noncoding region，5′NCR）、开放读码框架（open reading frame，ORF）和 3NCR 组成，G+C mol% 仅为 38%，明显低于肠道病毒属。5′NCR 区约占全长 10%，是基因组的起始区和基因组中最保守的序列，在翻译过程中有重要作用。ORF 分为 P1、P2 和 P3 三个功能区，编码约 2200 个氨基酸的前体蛋白。P1 区编码衣壳蛋白，衣壳蛋白主要由 VP1、VP2 和 VP3 多肽组成，具有抗原性，可刺激机体产生中和抗体；而 VP4 多肽缺如或很少，一般检测不到。P2 和 P3 区编码非结构蛋白。P2 区编码 2A、2B 和 2C 蛋白。P3 区编码 3A、3B、3C 和 3D 蛋白，其中 3A 蛋白由一段 21 个疏水氨基酸残基组成，锚定细胞膜；3B 蛋白为病毒基因组连接蛋白，与病毒基因组的 5′端结合，具有启动病毒 RNA 复制的作用；3C 蛋白是蛋白酶，将前体蛋白进行剪切、加工，使之成为具有功能的结构和非结构蛋白；3D 蛋白是依赖 RNA 的 RNA 聚合酶。3′NCR 区位于编码区之后，后接-poly A 尾，与 HAV RNA 的稳定性有关。

根据 HAV 核苷酸序列差异，将其分为Ⅰ~Ⅶ基因型，其中Ⅰ型、Ⅱ型、Ⅲ型和Ⅶ型为感染人 HAV（hHAV），我国多为Ⅰ型；Ⅳ型、Ⅴ型和Ⅵ型为感染猿猴 HAV。

（三）微生物学检验

HAV 虽可在培养细胞中增生，但不引起明显的细胞病变，难以判定病毒是否增生，故实验室诊断一般不依靠分离病毒;病毒核酸检测目前尚未推荐用于常规临床检测,所以临床主要以免疫学检测为主。

1.标本采集　依据标准操作规程进行血清或血浆的采集、运送、处理和贮存,血清或血浆在4℃可保存数周。粪便标本应在发病前2周或出现症状后数天内采集,儿童粪便排病毒的时间较长。

2.检验方法

(1)显微镜检查:由于粪便标本中病毒含量较低且干扰因素多,直接电镜方法检测 HAV难以在临床上常规开展。采用免疫电镜检测患者粪便上清液,与高效价的特异性抗体相互作用,观察形成的病毒-抗体聚集物,即采用单克隆抗体使 HAV 病毒颗粒聚集,病毒-抗体聚集物通过 A 蛋白或者抗免疫球蛋白结合到铜网上。尽管电镜技术非常有用,但因其耗时、烦琐、昂贵且需要训练有素的人员,难以适用于临床大量标本检测,故作为临床诊断技术已逐渐被其他方法所取代。

(2)免疫学检测

1)抗体检测:①抗 HAV IgM 是诊断甲型病毒性肝炎的最重要和常用的特异性诊断指标。目前常用 IgM 抗体捕捉 ELISA 检测法,灵敏度与特异度均较高。其原理是用抗人 IgM重链(抗人链)包被 ELISA 微孔,样本中的人 IgM 抗体被捕捉,其中的抗 HAV IgM 与随后加入的 HAV 抗原及其酶标记的 HAV IgG 抗体(抗 HAV IgG-HRP)的结合物顺序结合,在反应孔表面形成抗人链-抗 HAV IgM-HAV Ag-抗 HAV IgG-HRP 的免疫复合物,使底物显色;②抗HAV IgG 或 HAV 总抗体,采集患者发病早期和恢复期血清,用 ELISA 或其他方法检测血清中抗 HAV IgG 或总抗体变化,有助于 HAV 感染的流行病学调查、了解个体既往感染或HAV 疫苗接种后的效果。

2)抗原检测:最早用于检测 HAV 抗原的方法为 RIA,但由于需要特殊设备及存在放射性污染等问题,已基本被 EIA 技术所取代。用 ELISA 检测时多采用双抗体夹心法检测,即用HAV 抗体包被 ELISA 微孔板,后加入待测标本,标本中 HAV 抗原与固相表面的 HAV 抗体结合,再加入酶标记的 HAV 抗体,通过底物显色判断是否存在 HAV 抗原。若用硝基纤维素膜(nitrocellulose,NC)作为非特异性抗原捕获的高效固相载体,即 NC-ELISA 法,可提高检测的灵敏度。但由于 HAV 抗原检测缺乏商品化试剂,难以常规开展。

(3)核酸检测:检测 HAV 核酸的方法包括两大类,即核酸分子杂交与反转录 PCR(RT-PCR)。核酸检测法目前尚未推荐用于疑似急性甲型肝炎的常规检验方法。

1)核酸分子杂交法:提取临床标本中的 HAV RNA,用非放射性核素(如地高辛或生物素)或放射性核素(如^{32}P)标记的 HAV 基因片段作为探针进行杂交反应,通过检测杂交信号判断标本中是否存在 HAV RNA。核酸分子杂交法比 ELISA 或者 RIA 检测 HAV 抗原的方法更为敏感。

2)RT-PCR:提取标本中 HAV RNA,将其反转录成 cDNA,用 PCR 方法对 HAV 特异性cDNA 进行扩增,PCR 扩增产物经琼脂糖凝胶电泳后进行溴化乙啶染色或经 Southern 杂交或者斑点杂交鉴定。利用包被在 PCR 反应管壁(微孔)上的 HAV 单克隆抗体吸附样本中的HAV,然后加热变性释放出病毒 RNA,再进行 RT-PCT,进一步提高检测的灵敏度,可检出样本中极微量的 HAV。PCR 引物多依据 5′NCR 中的保守序列设计合成。

3.报告及解释　抗体检测是临床最主要的检验方法,用于患者有急性肝炎的临床症状

(如疲乏、腹痛、食欲缺乏、恶心和呕吐等)和黄疸或血清氨基酸转移酶水平升高,或者患者可能曾暴露于甲肝病毒。抗 HAV IgM 是诊断甲型病毒性肝炎的最重要和常用的特异性诊断指标。抗 HAVIgG 或 HAV 总抗体在患者发病早期和恢复期,血清有 4 倍以上变化,提示甲型肝炎感染;单次测定用于流行病学调查、个体的既往感染或疫苗接种后的效果评价;抗 HAV IgG 出现于病程恢复期,较持久,甚至终生阳性,是获得免疫力的标志,一般用于流行病学调查。

做出急性或者既往感染的判断时,应考虑:①标本中检出病毒抗原和核酸,提示急性感染,但阴性结果不能排除感染;②存在 IgM 型抗体可确定急性或近期感染,但是阴性结果也不能排除感染;③总抗体或 IgG 型抗体是在所有急性感染者或既往感染者中均可检出,但难以确定初始感染时间。

二、乙型肝炎病毒

人类乙型肝炎病毒已于 1998 年被国际病毒命名委员会正式划归新的病毒科——肝DNA 病毒科,属于正嗜肝病毒属。

(一)临床意义

HBV 是乙型病毒性肝炎的病原体。HBV 感染呈世界性流行,但不同地区感染的流行程度差异很大。据世界卫生组织报道,全球约 20 亿人曾感染过 HBV,其中 3.5 亿人为慢性感染者,每年约有 100 万人死于 HBV 感染所致的肝硬化、肝衰竭和原发性肝细胞癌。我国属高流行地区,2006 年全国乙型肝炎流行病学调查表明,我国 1～59 岁一般人群 HBsAg 携带率为 7.18%,5 岁以下儿童的 HBsAg 携带率仅为 0.96%。据此推算,我国现有的慢性 HBV 感染者约 9300 万,其中慢性乙型肝炎患者约 2000 万例。血清型主要是 adw、adr、ayw 和 ayr 4 种,我国长江以北 adr 占优势,长江以南 adr 和 adw 混存,新疆、西藏和内蒙古当地民族几乎均为ayw。我国 HBV 基因型以 B 型和 C 型为主,其中北方以 C 型为主,而南方以 B 型为主,部分地区两者大致相当。HBV 传播途径主要有三类。

1.血液、血制品等传播 可经各种血制品、注射、手术、拔牙、针刺等传播。医院内污染的器械(如内镜、器械等)也可导致医院内传播。

2.接触传播 通过唾液、剃须刀和共用牙刷等均可引起 HBV 感染。性行为,尤其男性同性恋之间也可传播 HBV。但尿液、鼻液和汗液传播的可能很小。

3.母婴传播 包括母体子宫内感染、围生期感染和产后密切接触感染三种,其中主要是围生期感染,即分娩前后 15 天及分娩过程中的感染。

人感染后,病毒持续 6 个月仍未被清除者称为慢性 HBV 感染。感染时年龄是影响慢性化最主要因素。在围生期、婴幼儿期感染 HBV 者中,分别有 90% 和 50%～80% 将发展成慢性感染,而在青少年和成人期感染 HBV 者仅 5%～10% 发展成慢性感染。其感染的自然史一般可分为 3 个期,即免疫耐受期、免疫清除期和非活动或低(非)复制期,而在成人期感染者一般无免疫耐受期。

乙型肝炎临床可分为急性乙型肝炎、慢性乙型肝炎、乙型肝炎肝硬化、携带者和隐匿性慢性乙型肝炎。急性乙型肝炎临床表现与甲型肝炎相似,多呈自限性,常在半年内痊愈。慢性乙型肝炎病程超半年,仍有肝炎症状、体征及肝功能异常者。乙型肝炎肝硬化是由慢性乙型肝炎发展的结果,其病理学特征是弥散性纤维化伴有假小叶形成。乙型肝炎携带者又分为慢性 HBV 携带者和非活动性 HBsAg 携带者。隐匿性慢性乙型肝炎是指血中 HBsAg 阴性,但血和(或)肝组织中 HBV DNA 阳性,并有慢性乙型肝炎的临床表现。

(二)生物学特性

在 HBV 感染患者血液中,可见到 3 种不同形态与大小的 HBV 颗粒。①大球形颗粒:又称 Dane 颗粒,是完整的感染性病毒颗粒,呈球形,直径 42 nm,具有双层衣壳。外衣壳由脂质双层与蛋白质组成,镶嵌有乙肝表面抗原(hepatitis B surface antigen,HBsAg)和少量前 S 抗原。病毒内衣壳是直径为 27 nm 的核心结构,其表面是乙肝核心抗原(hepatitis B core antigen,HBcAg),核心内部含有 DNA、DNA 聚合酶和蛋白酶。血液中检出 Dane 颗粒标志着肝内病毒复制活跃;②小球形颗粒:是乙型肝炎患者血液中常见的颗粒,其直径 22 nm,成分为 HBsAg 和少量前 S 抗原,不含 HBV DNA 和 DNA 聚合酶,无感染性,由组装 Dane 颗粒时产生的过剩病毒衣壳装配而成;③管形颗粒:成分与小球形颗粒相同,直径 22 nm,长 100 ~ 700nm,由小球形颗粒连接而成。

HBV 基因组是不完全闭合环状双链 DNA,长链即负链,完全闭合,具有固定的长度,约 3.2kb,其 5′端有一短肽;而短链即正链,呈半环状,长度可变,其 5′端有一寡核苷酸帽状结构,可作为合成正链 DNA 的引物。长链和短链 5′端的黏性末端互补,使 HBV 基因组 DNA 形成部分环形结构。在正、负链的 5′端互补区的两侧有 11 个核苷酸(5′TTCACCTCTGC3′)构成的直接重复序列(direct repeat,DR)DR1 和 DR2,其中 DRI 在负链,DR2 在正链 o DR 区在 HBV 复制中起重要作用。HBV 含 4 个部分重叠的 ORF,即前 S/S 区、前 C/C 区、P 区和 X 区。前 S/S 区编码大、中、小 3 种包膜蛋白;前 C/C 区编码 HBeAg 及 HBcAg;P 区编码 DNA 聚合酶,具依赖 DNA 的 DNA 聚合酶、依赖 RNA 的 DNA 聚合酶、反转录酶和 RNA 酶 H 活性;X 区编码 X 蛋白,具有抗原性。

根据 HBV 全基因序列差异≥8%或 S 区基因序列差异≥4%,目前 HBV 分为 A-H 共 8 种基因型。其中 A 型常见于欧洲、北美和非洲,B 型和 C 型流行于亚洲,D 型见于全世界,E 型分布在非洲,F 型见于南美和阿拉斯加,G 型见于北美,H 型存在于中美。

(三)微生物血检验

1.标本采集　依据标准操作规程进行血清或血浆采集、运送、处理和贮存。免疫学检测可用血清或血浆。核酸检测多用血清,如采用血浆,应为枸橼酸盐或者 EDTA 抗凝,因肝素可与 DNA 结合,从而干扰 Taq DNA 聚合酶作用,导致 PCR 假阴性。标本应在采集后 6 小时内处理,24 小时内检测,否则存放于-70℃。

2.检验方法

(1)显微镜检查:由于电子显微镜检查难以临床常规开展,故检查 HBV 感染一般不用该类方法。

(2)免疫学检测:检测 HBV 标志物是临床最常用的病原学诊断方法。目前常用 ELISA 定性测定 HBV 标志物用于判断是否感染 HBV;CLIA 定量/半定量测定用于 HBV 治疗效果的评估,HBV 疫苗接种效果的评价。HBV 标志物包括三个抗原抗体系统,HBsAg 与抗 HBs、HBeAg 与抗 HBe、HBcAg 与抗 HBc,由于 HBcAg 在血液中难以测出,故临床免疫学检测不包括 HBcAg,而抗 HBc 分为抗 HBc IgM 和抗 HBc IgG,因此 HBV 标志物检测俗称乙肝两对半检测。

1）HBsAg 和抗 HBs：HBsAg 是 HBV 感染后第一个出现的血清学标志物，是诊断的重要指标之一。HBsAg 阳性见于急性肝炎、慢性肝炎或无症状携带者。急性肝炎恢复后，HBsAg一般在 1~4 个月消失，持续 6 个月以上则认为转为慢性肝炎。无症状 HBsAg 携带者是指肝功能正常的乙肝患者，虽然肝组织已有病变，但无临床症状。在急性感染恢复期可检出抗HBs，一般是在 HBsAg 从血清消失后发生抗 HBs 阳转。抗 HBs 是一种中和抗体，是乙肝康复的重要标志。抗 HBs 对同型病毒感染具有保护作用，可持续数年。抗 HBs 出现是 HBsAg疫苗免疫成功的标志。

2）HBeAg 和抗 HBe：HBeAg 是一种可溶性抗原，是 HBV 复制及传染性强的指标，在潜伏期与 HBsAg 同时或在 HBsAg 出现稍后数天就可在血液中检出口 HBeAg 持续存在时间一般不超过 10 周，如超过 10 周则提示感染转为慢性化。抗 HBe 出现于 HBeAg 阴转后，比抗HBs 晚但消失早，其阳性表示 HBV 复制水平低，传染性下降，病变趋于静止（但有前 C 区突变者例外）。

3）HBcAg 和抗 HBc：HBcAg 存在于病毒核心部分及受染的肝细胞核内，是 HBV 存在和复制活跃的直接指标。血液中量微，不易检测。HBcAg 抗原性强，在 HBV 感染早期即可刺激机体产生抗 HBc，较抗 HBs 出现早得多，早期以 IgM 为主，随后产生 IgG 型抗体。抗 HBcIgM 阳性多见于乙型肝炎急性期，但慢性乙肝患者也可持续低效价阳性，尤其是病变活动时；HBc 总抗体主要是抗 HBc IgG，只要感染过 HBV，无论病毒是否被清除，此抗体均为阳性，可持续存在数年。抗 HBc 不是保护性抗体，不能中和乙肝病毒。

（3）核酸检测：血清中存在 HBV DNA 是诊断感染最直接依据，可用定性 PCR 法、荧光定量 PCR 法和核酸杂交法检测。HBV DNA 定性和定量检测反映病毒复制情况或水平，主要用于慢性感染的诊断、血清 DNA 及其水平的监测，以及抗病毒疗效。核酸杂交技术直接检测血清中 DNA。目前最常用的方法是定性 PCR 法和实时荧光定量 PCR 法。定性 PCR 法可使 DNA 在体外成百万倍扩增，提高灵敏度，可在 HBsAg 阳性前 2~4 周检出 HBVDNA。实时荧光定量 PCR 法是指 PCR 反应体系中加入荧光基团，利用荧光信号积累实时监测整个 PCR过程，通过测定每个反应管内的荧光信号值达到设定阈值时所经历的循环数来反映未知模板的核酸量，最后通过标准曲线对未知模板核酸量进行定量分析的方法。

（4）HBV 基因型：目前 HBV 基因型主要使用 S 区基因测序或反转录酶（reverse transcriptase，RT）区基因测序的方法。常用的方法有：①基因型特异性引物 PCR 法；②限制性片段长度多态性分析法；③线性探针反向杂交法；④PCR 微量板核酸杂交酶联免疫法；⑤基因序列测定法等。

（5）HBV 耐药突变位点检测和 YMDD 突变的检测

1）HBV 耐药突变位点检测：目前主要使用 P 基因区的 RT 区基因测序的方法，用来预测核苷类药物耐药情况，如拉米夫定、阿德福韦、恩曲他滨、恩替卡韦、替诺福韦酯和替比夫定等。

2）YMDD 突变的检测：HBV 的 P 基因区存在基因变异（如 YMDD、YIDD 及 YVDD 变异等），采用溶解曲线方法进行检测，可预测拉米夫定耐药，其原理是耐药基因位占 YMDD 位于聚合酶 P 区（rtM204I 或 rtM204V），形成 YIDD 或 YVDD 变异[分别是 YMDD 中蛋氨酸（M）被异亮氨酸（I）或缬氨酸（V）所替代]。由于仅能检测 1 个突变位点，现逐渐被 HBV 耐药突变位点检测所取代。

3.报告及解释

(1)免疫学检测:HBV 免疫学标志与临床关系较为复杂,必须对几项指标综合分析,可估计感染阶段及临床疾病预后(表 15-1)。对于临床治疗监测可用 HBsAg 定量检测和 HBeAg 血清学转换。

表 15-1　HBV 抗原、抗体检测结果的临床分析

HBsAg	抗 HBs	HBeAg	抗 HBe	抗 HBc	临床意义
+	-	+	-	-	潜伏期或急性乙肝早期
+	-	+	-	+	急性或慢性乙肝,传染性强("大三阳")
+	-	-	+	+	乙肝后期或慢性乙肝,复制水平低("小三阳")
-	+	-	+	+	乙肝康复,有免疫力
-	+	-	+	-	乙肝康复,有免疫力
-	+	-	-	-	乙肝康复或接种过疫苗,有免疫力
-	-	-	-	-	未感染过 HBV,为易感者

(2)核酸检测:HBV DNA 能反映病毒复制情况或水平,可用于评价疾病活动度(活动与非活动),筛查抗病毒治疗对象,判断治疗效果,优化抗病毒治疗,启动抗病毒治疗时的监测等。但 DNA 阳性及其拷贝数与肝脏病理损害程度不相关。

(3)HBV 基因型:HBV 的基因型可能与感染慢性化及感染后病情转归有一定关系。基因型与预后的关系:C 型比 B 型更容易诱导与肝硬化和肝癌等相关疾病的发生,HBeAg 阳性率高,病毒复制较活跃,易形成持续病毒血症,免疫清除更晚。基因型与干扰素治疗的关系:不同基因型对抗病毒治疗药物的反应也存在着相当大的差异,其应答率依次为:B 型>A 型> C 型>D 型>其他型。基因型与聚乙二醇干扰素(PEG IFN)治疗的关系:不同基因型的适宜条件不同,对于 A、B 或 C 型 HBeAg 阳性慢性乙肝患者,PEG IFN 治疗适宜人群为 ALT>2 倍高限或 HBV DNA<10^9/mL,而 D 基因型患者不宜选用 PEG IFN 治疗。

(4)HBV 耐药突变位点检测和 YMDD 突变的检测:HBV 耐药突变位点检测在治疗前检测有助于判断用药是否有效;治疗中每 3~6 个月检测,有助于观察疗效,及时调整用药。注意核苷类药物耐药率随着服药时间延长而增加。各耐药突变位点检测与核苷类药物耐药的关系见表 15-2。YMDD 突变的检测常用于预测拉米夫定耐药。

表 15-2　耐药突变位点检测与核苷类药物耐药的关系

药物名称	检测位点
拉米夫定(LAM)	L80I、L80V、V173L、L180M、204V、M2041
阿德福韦酯(ADV)	A181T、A181V、N236T
恩曲他滨(ADV)	V173L、L180M、M204V、M2041
恩替卡韦(ETV)	1169T、L180M、M204V、S2021、S202G、T184G、T184A、T1841、T184L、T184F、M250V、M2501、M250L
替诺福韦酯(TDF)	A194T
替比夫定(LdT)	M2041

三、丙型肝炎病毒

丙型肝炎病毒属于黄病毒科的肝病毒属。

(一)临床意义

HCV 是丙型病毒性肝炎的病原体,也是肠道外传播非甲非乙型肝炎的主要病原体,常引起肝炎慢性化。据世界卫生组织报道,全球 1.3 亿~1.7 亿慢性 HCV 感染者,每年新发感染者达 300 万~400 万,有超过 35 万人死于 HCV 相关肝脏疾病。所致感染呈世界分布,但各地人群感染率差异明显,例如在英国仅 0.04%~0.09%,而在埃及却高达 22%。我国各地抗 HCV 阳性率有一定差异,以长江为界,北方高于南方;随年龄增长而逐渐上升;男女间无明显差异。HCV 传染源包括患者和隐性感染者,传播途径多种多样,包括:①血液传播,如注射毒品、输血或血制品、血液透析、器官移植等;②经破损的皮肤和黏膜传播;③母婴传播;④性接触传播。丙型肝炎能引起急性肝炎和慢性肝炎,其感染慢性化占 75%~85%,且慢性丙型肝炎与肝硬化和原发性肝癌关系十分密切。

(二)生物学特性

HCV 呈球形,直径 30~60nm,由包膜、衣壳和核心三部分组成,其表面突起。包膜来源于宿主细胞膜,其中镶嵌病毒包膜蛋白;衣壳主要由核心蛋白构成;核心为一单正链 RNA。HCV 在体内的存在形式有 4 种,即完整 HCV 颗粒、不完整 HCV 颗粒、与免疫球蛋白或脂蛋白结合的颗粒和由感染细胞释放含 HCV 成分的小泡。

HCV 基因组是单正链 RNA,全长约 9.6kb,仅含有单一 ORF,编码 4 种结构蛋白和 6 种非结构蛋白(NS2、NS3、NS4A、NS4B、NS5A 和 NS5B)。自 5′端开始依次为 5′NCR、C(核心蛋白)、E1(包膜蛋白)、E2(包膜蛋白)、p7(跨膜蛋白)、NS2、NS3、NS4A、NS4B、NS5A、NS5B 及 3′NCR。5′NCR 对病毒复制及病毒蛋白转译有重要调节作用,其核苷酸序列最保守,可用于基因诊断。C 区和 E 区分别编码病毒核心和包膜蛋白。核心蛋白具有强的抗原性,可刺激机体产生抗体,几乎存在于所有患者血清且持续时间较长,有助于感染的诊断。E 区为基因中变异最大的部位,不同分离株的核苷酸差异可达 30% 左右,由于包膜蛋白抗原性改变而逃避免疫细胞及免疫分子识别,这是 HCV 容易慢性化的原因。NS2~NS5B 区编码非结构蛋白及酶类,对病毒复制和生长很重要,如 NS5B 编码依赖 RNA 的 RNA 聚合酶。3′NCR 对 RNA 结构稳定性的维持及病毒蛋白翻译有重要功能。根据 HCV 核苷酸序列差异,将 HCV 分为 6 个主要的基因型,即基因型 1~6,基因 1 型呈全球分布,占所有 HCV 感染的 70% 以上。我国较常见的是 1b 和 2a 基因型,其中以 1b 型为主。

(三)微生物学检验

HCV 病毒颗粒在宿主外周血中的含量非常低,常规方法很难直接检测;到目前为止 HCV 没有常规培养的方法。目前丙型肝炎相关检验方法主要包括免疫学检测、核酸检测和 HCV 基因型检测。

1.检验程序　丙型肝炎病毒检验程序见图 15-1。

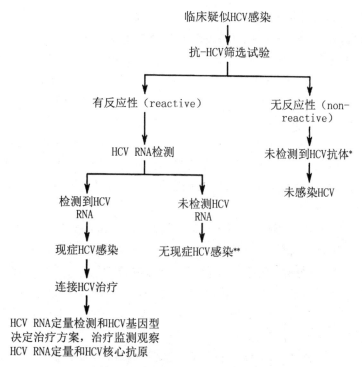

图15-1　丙型肝炎病毒检验程序

　*如果患者6个月内暴露于HCV,推荐进行检测HCV RNA或随访抗HCV;对于免疫低下患者,可考虑检测HCV RNA

　**如果需要确定抗HCV是真阳性或生物学假阳性,以及如果样本重复测定阳性,可进行另一种抗HCV的测定;如果患者6个月内暴露于HCV,或具有HCV临床表现,可进行HCV RNA随访和专科医师咨询

2.标本采集　免疫学检测标本可用血清或血浆。HCV RNA检测多采用血清,如用血浆,应为枸橼酸盐或者EDTA抗凝,避免用肝素抗凝,因其对DNA聚合酶有抑制作用。由于血液中存在高浓度的蛋白酶和RNA酶,因此标本应在采集后尽快分离血清或血浆,并于4～6小时冷藏或冻存。最好冻存在-70℃及以下,因为在-20℃时HCV RNA易发生明显降解。解冻后标本应持续保持在低温状态,避免反复冻融。

3.检验方法

(1)免疫学检测:包括抗HCV和核心抗原检测两种。目前主要是检测抗HCV。

1)抗HCV检测:主要采用ELISA法或化学发光法,用重组或合成HCV多肽(如C22、NS3～NS5等非结构蛋白)作为包被抗原。目前试剂为第三代检测试剂,以C22、C33、NS3或NS5区的蛋白为抗原,灵敏度和特异度均有所提高,但有部分ALT正常者或健康献血者存在假阳性问题。

2)HCV核心抗原检测:应用ELISA和CLIA检测血中HCV核心抗原是一种新近发展起来的检验方法,该法灵敏、准确、特异,可用于HCV感染诊断和监测。

(2)核酸检测:RNA是感染的直接证据,尤其是感染早期体内抗体产生前的诊断及疗效评价方面具有特殊价值。核酸检验方法主要有RT-PCR和bDNA,前者将靶序列反转录为

cDNA,再把 cDNA 进行扩增,用荧光探针实时定量测定,具有较好的灵敏度。后者基于 bD-NA 信号扩增系统,易于操作且适合定量,所谓 bDNA 是指人工合成的带有侧链的 DNA 片段,在每条侧链上都可以标记能被激发的标志物。HCV RNA 检测用于 HCV 血清学阳性患者、HCV 血清学阴性但无法解释肝脏疾病患者、HCV 血清学阴性且免疫低下的患者、怀疑急性 HCV 感染的患者及需要治疗的患者。RNA 定性实验用于诊断 HCV 病毒血症,RNA 定量实验用于预测抗病毒治疗的反应和抗病毒治疗的监测。

(3)基因分型:HCV 的基因分型方法较多,主要包括直接双向测序、反向杂交、限制性片段长度多态性和 FQ-PCR 等。HCV 基因分型有助于判定治疗的难易程度,制订抗病毒治疗的个体化方案,对治疗应答情况的预测和疗程的优化,同时对于流行病学研究具有重要作用。

4.报告及解释 目前尚无证据证明抗 HCV 是保护性抗体,抗 HCV 存在仅表明 HCV 的感染。HCV RNA 为丙型肝炎早期诊断最有效指标。在急性丙型肝炎过程中,HCV RNA 可以由阳性转阴性,而多数慢性 HCV 感染者,其 RNA 可持续阳性。美国疾病预防控制中心 2013 年关于丙型肝炎感染检测的更新指南,指出抗 HCV 和 HCV RNA 检测结果的解释及处理(表 15-3)。通常 HCV 基因分型和 HCV RNA 定量检测用于需要治疗的患者,HCV RNA 定量用于丙型肝炎患者治疗监测。

表 15-3 丙型肝炎感染实验检测结果解释及处理

实验结果	解释	处理
抗 HCV 阴性	没有检测到 HCV 抗体	报告抗 HCV 阴性,不需要进一步处理;如果患者 6 个月内暴露于 HCV,推荐进行检测 HCV RNA 或随访抗 HCV;对于免疫低下患者,可考虑检测 HCV RNA
抗 HCV 阳性	推测 HCV 感染	重复阳性见于现症 HCV 感染,或既往 HCV 感染已治愈,或抗 HCV 的生物学假阳性;检测 HCV RNA 确定现症感染
抗 HCV 阳性 HCV RNA 阳性	现症 HCV 感染	建议患者进行专业医师咨询和连接医疗服务并治疗
抗 HCV 阳性 HCV RNA 阴性	不是现症 HCV 感染	多数情况不需要进一步处理;如果需要确定抗 HCV 是真阳性或生物学假阳性,以及如果样本重复测定阳性,可进行另一种抗 HCV 的测定;如果患者 6 个月内暴露于 HCV,或具有 HCV 临床表现,可进行 HCV RNA 随访和专科医师咨询

四、丁型肝炎病毒

丁型肝炎病毒属于 δ 病毒属。

(一)临床意义

HDV 是与 HBV 密切相关的引起急性和慢性肝病的亚病毒病原体。其感染途径和疾病模式各地有所差异,如美国流行率低,主要通过静脉吸毒传播;希腊和意大利部分地区流行率较高,主要通过家庭密切接触传播。其传染源为患者,经输血或血制品、密切接触和母婴传播。HDV 属于缺陷病毒,必须在嗜肝 DNA 病毒辅助下才能复制,故 HDV 流行病学特点类似 HBV,HDV 与 HBV 的感染关系决定 HDV 感染的类型与病程。根据与 HBV 感染关系,可将 HDV 感染分为两种类型:同步感染和重叠感染,前者是指与 HBV 同时或先后感染,可引起典型的急性病毒性肝炎,个别病例易发展为危及生命的重症肝炎,后者是指在慢性 HBV 感染的基础上发生 HDV 感染,这种感染中 HDV 复制水平较高,极易导致慢性乙型肝炎患者症状加重和慢性化,与肝硬化的发生也密切相关。

(二)生物学特性

成熟 HDV 呈球形,直径为 35~37 nm。颗粒内部由病毒 RNA 和丁型肝炎抗原(HDAg)组成,其包膜是 HBsAg。HDAg 是 HDV 编码的唯一蛋白质,仅有一个血清型。HDV 是一单股负链 RNA 病毒,以环状或线状两种形式存在,共有 9 个 ORF,其中 ORF5 能编码特异性抗原 HDAg。基因组长 1.7kb,是已知动物病毒基因组中最小者。HDAg 刺激机体产生抗 HD,但抗 HD 是非保护性抗体,不能中和与清除病毒,若呈持续高效价存在,可作为判定慢性丁型肝炎的指标。

(三)微生物学检验

1.标本采集　参阅 HBV 部分相关内容。

2.检验方法

(1)显微镜检查:对于 HDV 显微镜检查迄今未用于临床。

(2)免疫学检测:免疫学检测主要包括抗原和抗体的检测。

1)抗原检测:直接检查血或肝活检组织中 HDV 抗原,需用去垢剂处理去除其表面 HBsAg,然后再用荧光免疫或 ELISA 法检测。HDV 抗原主要存在于受感染的肝细胞核和胞质内,在 HDV 血症时血清中也可查到。

2)抗体检测:①抗 HDV IgM 常采用捕获法 ELISA:检测原理是将抗人 IgM 重链(抗人链)包被 ELISA 微孔,加入待检血清,IgM 抗体被捕捉,其中的抗 HDV IgM 与随后加入的 HDV 抗原及其 IgG 抗体的辣根过氧化物酶(抗 HDV IgG-HRP)的结合物顺序结合,在反应孔表面形成抗人链-抗 HDV IgM-HDV Ag-抗 HDV IgG-HRP 的免疫复合物,使底物显色;②HDV总抗体常采用竞争法检测:检测原理是将 HDAg 包被微孔,加入待检血清,同时加入标记的 HD 抗体,血清中的 HD 抗体与标记的 HD 抗体竞争结合包被 HDAg,加入底物显色,颜色的深浅与血清中抗体的量成反比。

(3)核酸检测:HDV RNA 是病毒存在的直接证据。常用 RT-PCR 和核酸杂交法检测,灵敏度和特异度均较高。HDV RNA 阳性提示存在 HDV 感染及病毒复制。

3.报告及解释　血液中 HDV 抗原阳性主要见于急性 HDV 早期。在慢性 HDV 感染中,HDV 抗原可呈波动性反复阳性。在急性 HDV 感染时,抗 HDV IgM 是首先可以检出的抗体,尤其是联合感染时,抗 HDV IgM 往往是唯一可检出的标志物。在慢性 HDV 感染中,HDV 总抗体持续保持高滴度,即使 HDV 感染终止后仍可存在数年。HDV RNA 是 HDV 存在及复制的一个有用指标。

五、戊型肝炎病毒

戊型肝炎病毒属于肝炎病毒科肝炎病毒属。

（一）临床意义

HEV 是戊型病毒性肝炎的病原体，是一种严重危害人类健康的肝炎病毒。我国新疆南部在 1986—1988 年发生 HEV 大流行，近 12 万人发病，72% 为 15~44 岁的青壮年，其原因可能与 1986 年 7 月和 1987 年 6 月的两次大暴雨有关。主要通过肠道传播，易通过污染水源而导致大规模暴发流行，其传染源包括潜伏末期、急性早期患者或隐性感染者，迄今未见慢性化患者。HEV 传播具明显季节性，多发生于雨季或洪水后。HEV 主要侵犯青壮年，表现为重型肝炎的比例较高。戊型肝炎潜伏期 2~9 周，感染后主要为临床显性感染及隐性感染两类。该病为自限性疾病，发病后 6 周可自然康复。一旦病愈，获终生免疫。

（二）生物学特性

HEV 为 20 面体球形颗粒，直径 27~34 nm，无包膜，表面有锯齿状突起，形似杯状。HEV 有空心和实心两种颗粒，实心颗粒内部致密，是完整的 HEV 结构；空心颗粒内部含电荷透亮区，为缺陷的、含不完整 HEV 基因的病毒颗粒。

HEV 为单正链 RNA 病毒，基因组全长约 7200kb，基因组结构为 5′-NCR-NS-S-NCR-Poly（A）-3′，共有 3 个互相重叠 ORF。不同地区来源的基因组结构基本相似，但基因序列有一定差异，同一地区 HEV 基因序列相对保持稳定。ORFI 主要编码病毒复制所需的依赖 RNA 的 RNA 聚合酶等非结构蛋白。ORF2 的核苷酸序列最保守，其中与 ORF3 重叠的部分又是 ORF2 中最保守的部分，主要编码病毒衣壳蛋白。ORF3 与 ORF1 和 ORF2 有部分重叠，其产物与细胞结构支架及病毒特异性免疫反应有关。

（三）微生物学检验

戊型肝炎的诊断依据临床表现、流行病学资料和实验室检查。HEV 分离培养困难，因此病毒分离不适于 HEV 检查。采用 IEM 检查患者粪便中 HEV 病毒颗粒是一种特异性诊断技术，但由于技术困难和灵敏度低，临床难以常规开展。检测 HEV 抗原的其他方法尚不成熟。因此，目前常用的 HEV 感染病原学诊断主要依据检测患者血清抗 HEV 抗体和 HEV RNA。

1.标本采集　对疑似戊型肝炎的患者，尽早采集急性期血清标本。尽可能低温条件下运送和保存标本。4℃可保存数天，-20℃有利于保存 HEV 抗体活性。

2.检验方法

（1）免疫学检测：目前商品化的 HEV 抗体 ELISA 检测试剂采用的抗原是 HEV 重组蛋白或合成肽。急性期血清抗 HEV IgM 阳性或恢复期血清抗 HEV IgG 滴度比急性期血清高 4 倍以上，提示 HEV 感染。在血清学诊断方法的选择及其结果的解释时，应当考虑到各种试剂在特异度和灵敏度方面差异、对不同抗原的血清学反应模式及不同地区 HEV 临床感染率方面的差异。

（2）核酸检测：应用 RT-PCR 检测患者血清、胆汁和粪便中的 RNA，是诊断急性戊型肝炎特异性最好的方法。急性期血清中 RNA 的检出率达 70%。由于有一定技术难度，RT-PCR 尚难以在临床上常规开展。

3.报告及解释　HEV 报告及解释与 HAV 相似。

第三节　人免疫缺陷病毒

人免疫缺陷病毒(human immunodeficiency virus,HIV)是人类获得性免疫缺陷综合征(acquired immunodeficiency syndrome,AIDS,艾滋病)的病原体。人免疫缺陷病毒包括 HIV-1、HIV-2 两个型,HIV-1 是引起全球艾滋病流行的主要病原体;HIV-2 主要分离自西部非洲,毒力较弱。

一、临床意义

AIDS 是一种严重危害人类健康的传染病,主要通过性接触、输血、注射、垂直传播等途径感染 HIV 后引起。AIDS 已成为全球最重要的公共卫生问题之一。

典型的 HIV 感染自然病程包括急性 HIV 感染期、慢性感染期和艾滋病期。各阶段的持续时间不等(可为数月至数年),且都有与各期相对应的特殊临床表现和实验室发现。机体从感染 HIV 到发展为 AIDS,大约需经 10 年时间,但不同个体间可有很大差异,有的人可从无症状期迅速发展为 AIDS,有的人则需经过漫长时期缓慢发展为 AIDS。

1.急性 HIV 感染期　HIV 初次感染机体后,病毒在 CD4$^+$T 细胞和单核-巨噬细胞群中增生和扩散,机体处于 HIV 的原发感染期。此期感染者血中出现 CD4$^+$T 细胞数减少、HIV 病毒数量增多,可有发热、淋巴结肿大、咽炎、皮肤斑丘疹和黏膜溃疡等自限性症状,也可不表现任何临床症状。极少数病例可出现急性神经疾病,如脑膜炎、脑炎、多发性周围神经病变或肌病等。这段时期感染者体内尚未产生针对 HIV 的抗体,处于"窗口期",HIV 抗体检测阴性。

感染 6~8 周后,血清中开始出现 HIV 抗体。随着感染的进一步发展,体内产生的抗体逐渐增多,抗体检测转为阳性。研究发现,人体感染 HIV 后血清中出现抗体的平均时间为45 天左右。

2.慢性感染期　随后转入无症状 HIV 感染期,又称亚临床感染期。此期患者大多没有感染症状和体征,部分感染者可有颈部、腋下或腹股沟等处的浅表淋巴结肿大。感染者血清 HIV 抗体阳性,CD4$^+$T 细胞减少,CD4/CD8 比值下降(<1.0)。此期可持续数月至数年,时间长短取决于病毒的增生速度及 HIV 对 CD4$^+$T 细胞的损伤程度。据美国 CDC 推算,该期 1~14 年,平均 6 年。

3.艾滋病期　当机体免疫系统受破坏到一定程度,感染者出现持续性或间歇性的全身症状和"轻微"的机会性感染。全身症状包括持续性全身淋巴结肿大,乏力,厌食,发热,体重减轻、夜间盗汗,间歇性腹泻,血小板减少。轻微感染多发生于口腔和皮肤黏膜,常见口腔念珠菌、口腔黏膜毛状白斑、特发性口疮、牙龈炎,皮肤真菌感染、带状疱疹、单纯疱疹、毛囊炎、脂溢性皮炎、瘙痒性皮炎等。此阶段感染者血液中的病毒载量开始上升,CD4tT 细胞减少速度明显加快。之后,感染者开始发生一种或几种指征性疾病,包括淋巴瘤、卡波济肉瘤,以及卡氏肺囊虫肺炎、弓形虫病、巨细胞病毒感染、隐球菌性脑膜炎、快速进展的肺结核等机会性感染。实验室检查可见 CD4$^+$T 细胞计数下降,血液循环中病毒载量增多或 P24 抗原升高。HIV 感染者发展为 AIDS 的病程长短不一。

HIV 病毒感染以损伤宿主免疫系统为主要特征。HIV 病毒侵入机体后,能选择性侵犯

CD4$^+$T 细胞,引起以 CD4$^+$T 细胞缺损和功能障碍为主的严重免疫缺陷。此外,单核-巨噬细胞系统的细胞因表达少量 CD4$^+$受体亦可被 HIV 感染。HIV 感染机体后出现慢性感染与病毒的免疫逃逸机制有关:①HIV 直接损伤 CD4$^+$T 细胞,使机体免疫系统功能低下甚至丧失;②病毒基因整合于宿主细胞染色体中,进入一种"潜伏状态",细胞不表达或表达很少的病毒蛋白,但一定条件下,该潜伏状态可迅速转化为激活表达大量子代病毒,成为体内长期存在的病毒储存库;③病毒包膜糖蛋白一些区段具有高变性,导致不断出现新抗原,逃避免疫系统识别;④HIV 损害其他各种免疫细胞并诱导其凋亡。

二、生物学特性

HIV 病毒体呈球形,直径 100~120nm,由包膜和核心两部分组成。病毒体外层为脂蛋白包膜,其中嵌有 gp120 和 gp41 两种病毒特异的包膜糖蛋白,前者为表面刺突,后者为跨膜蛋白。核心为 20 面体对称的核衣壳,呈棒状或截头圆锥状,含病毒 RNA、反转录酶和核衣壳蛋白 P24。

HIV 基因组是由 2 条相同的单股正链 RNA 在 5′端通过氢键互相连接形成的二聚体。病毒基因组全长约 9.7kb,有 3 个结构基因 gag、pol、env 和 6 个调控基因 tat、rev、nef、vif、vpr、vpu/vpx,在基因组 5′端和 3′均有一段 LTR。

1.gag 基因 编码前体蛋白 p55,经蛋白酶裂解后形成核衣壳蛋白 p7、内膜蛋白 p17 和衣壳蛋白 p240 衣壳蛋白 p24 的特异性最强,与多数其他的反转录病毒无抗原交叉。HIV-1 与 HIV-2 的 p24 有轻度交叉反应。

2.env 基因 编码前体蛋白 p160,经蛋白酶切割后形成 gp120 和 gp41 两种包膜糖蛋白。在 gp120 高变区 V3 肽段含有病毒体与中和抗体结合的位点,也是病毒体和宿主细胞表面的 CD4 分子结合的部位 o gp41 的疏水性氨基酸末端具有介导病毒包膜与宿主胞膜融合的作用。

3.pol 基因 编码病毒复制所需的酶类,p66 为反转录酶,p32 为整合酶。p66 具有多聚酶和核酸内切酶的功能,与病毒复制密切相关。p32 与病毒 cDNA 整合于宿主细胞染色体中有关。

4.LTR 是病毒基因组两端重复的一段核苷酸序列,含起始子、增强子、TATA 序列,以及多个与病毒及细胞调节蛋白反应的区域,对病毒基因组转录的调控起关键作用。

HIV 基因表达调节机制复杂,6 个调节基因及主要功能为:①tat 基因:编码一种反式激活因子,与 LTR 上的应答元件结合后能启动及促进病毒基因的 mRNA 转录。正调节所有病毒蛋白的合成,促进病毒增生和消灭潜伏状态;②rev 基因:编码一种转录后的反式激活因子,其作用是促进大分子 mRNA 从胞核向胞质转运,增加结构蛋白的合成;③nef 基因:编码负调节蛋白,对病毒的结构蛋白和调节蛋白的表达均有下调作用;④vpu 基因:编码病毒 Vpu 蛋白,在细胞内主要定位于细胞膜。促进病毒颗粒释放;⑤vif 基因:编码 Vif 蛋白。Vif 蛋白是一个分子量为 23kDa 的病毒颗粒感染性因子,加强病毒的感染性;⑥vpr 基因:编码病毒 Vpr 蛋白,Vpr 蛋白是一种反转录激活因子,具有促进感染细胞增生和分化的作用,为病毒复制和基因表达提供适宜的环境条件。

HIV 的复制是一个特殊而复杂的过程。首先,HIV 病毒体的包膜糖蛋白刺突与细胞上的特异性受体结合;然后病毒包膜与细胞膜发生融合,核衣壳进入细胞质内并脱壳,释放 RNA 以进行反转录复制。之后,以病毒 RNA 为模板,通过反转录酶的作用产生互补的负链

DNA,构成 RNA DNA 中间体;中间体中的亲代 RNA 链由 RNA 酶 H 水解去除,再以由负链 DNA 为模板合成正链 DNA,从而组成双链 DNA(即病毒 cDNA):此时基因组的两端形成 LTR 序列,并由胞质移行到胞核中。在整合酶的作用下,病毒 cDNA 整合入细胞染色体中。这种整合的病毒双链 DNA 即为前病毒。当前病毒活化、进行自身转录时,LTR 有启动和增强病毒转录的作用。在宿主细胞 RNA 多聚酶作用下,病毒 DNA 被转录成 RNA;有些 RNA 经拼接后成为病毒 mRNA;另一些 RNA 则经加帽、加尾后成为病毒的子代 RNA;mRNA 在细胞核糖体上先转译成多蛋白,在病毒蛋白酶的作用下,多蛋白被裂解成各种结构蛋白和调节蛋白;病毒子代 RNA 与一些结构蛋白装配成核衣壳,并由宿主细胞膜获得包膜组成完整的有感染性的子代病毒,最后以出芽方式释放到细胞外。

细胞表面的 CD4$^+$分子是 HIV 的主要受体。除 CD4$^+$受体外,HIV 尚需一些辅助受体才能使病毒包膜与细胞膜产生有效的融合作用。现已发现的辅助受体有 CXCR4 和 CCR5,CX-CR4 是 HIV 的亲 T 细胞病毒株的辅助受体;CCR5 是 HIV 的亲巨噬细胞病毒株的辅助受体。一般在 HIV 感染早期,血液中以亲巨噬细胞病毒株占优势。随着疾病的发展,亲 T 细胞病毒株逐渐增多。在过渡期间可出现双亲嗜性的病毒株,最后以亲 T 细胞的病毒株为主,结果大量 CD4$^+$T 细胞受病毒感染而破坏。

HIV 是一种高度变异的病毒,从不同个体分离到的 HIV 毒株间有不同的基因遗传特性。HIV 变异在基因组内的分布是不均匀的,结构基因 env 和调节基因 nef 发生变异较常见。HIV 抗原的变异性是病毒逃避宿主免疫反应的主要机制。

HIV 在体外只能感染 CD4$^+$T 细胞和巨噬细胞。实验室常用新分离的正常人 T 细胞或患者自身分离的 T 细胞培养 HIV。HIV 可在某些 T 细胞株(如 H9,CEM)中增生,感染后细胞出现不同程度 CPE,培养液中可测到反转录酶活性,培养细胞中可检测到病毒的抗原。恒河猴及黑猩猩可作为 HFV 感染的动物模型,但其感染过程及产生的症状与人类不同。

HIV 对理化因素的抵抗力弱。56℃30 分钟可灭活,0.2%次氯酸钠、0.1%漂白粉、70%乙醇、50%乙醚、0.3%H_2O_2 或 0.5%来苏处理 5 分钟均可灭活病毒。但病毒在室温(20~22℃)可保存活力达 7 天。

三、微生物学检验

HIV 感染的实验室检查主要包括病原学检查和血清学诊断两个方面,前者包括病毒分离培养、抗原检测、病毒核酸或多聚酶活性检测等,后者主要检测特异性抗体。目前,临床检测项目有 HIV 抗体、p24 抗原、HIV 病毒载量、CD4$^+$T 淋巴细胞计数等,各项检测应依据《全国艾滋病检测技术规范》的要求进行。检查结果主要用于 AIDS 的诊断、指导抗病毒药物的治疗及筛查和确认 HIV 感染者。

(一)标本采集

HIV 患者的血液、精液、阴道分泌物、乳汁、唾液、脑脊髓液、骨髓、皮肤及中枢神经组织等标本,均可分离到病毒。HIV 原发感染 2 周内,血液中无法检测到病毒;感染 2 周后,出现病毒血症,可检测病毒抗原或病毒反转录酶活性;感染 6~8 周后直到艾滋病病毒出现前,可检测病毒抗体;艾滋病期,可检测血清中 HIV 抗原。在不同时期应选择不同的检验方法。

用于抗体和抗原检测的血清或血浆等标本,短期(1 周)内检测的可 2~8℃保存,一周以上应存放于−20℃或以下。用于核酸检测的标本,4 天内检测的可 4℃保存,3 个月以内应存放于-20℃或以下,3 个月以上应置-70℃以下。

(二)HIV 病原学检查

1.病毒分离与培养 分离患者的外周血单核细胞,与正常人单核细胞进行共培养。HIV 生长缓慢,经 7~21 天后出现不同程度的 CPE,最显著的为出现融合的多核巨细胞,此时可检测培养液中反转录酶活性或 p24 抗原来判断分离培养结果。该法检测结果可作为初期 HIV 感染/AIDS 的诊断依据。病毒分离培养是检测 HIV 感染最精确的方法,但实验条件及技术要求较高,且需在 P3 级生物安全实验室内进行,临床上难以开展,多用于科学研究。

2.HIV-p24 抗原检测 通常采用夹心 EIA 法或间接 ELISA 法检测患者血清或血浆中的 p24 抗原。p24 抗原出现于抗体产生之前,抗体出现后则转阴:在 HIV 感染后期再度上升;在无症状的 HIV 感染者中,p24 抗原阳性者发展为艾滋病的可能性高于阴性者 3 倍。p24 抗原一般在机体感染后 2~3 周即可从血清中检出,1~2 个月后进入高峰,之后下降至难以测出的水平。p24 抗原可用于 HIV 感染的早期诊断、HIV 抗体不确定或 HIV-1 抗体阳性母亲所生婴儿的鉴别诊断,也可用于细胞培养中的 HIV 检测、抗 HIV 药物疗效的检测和 HIV 感染者病情发展的动态观察。

(三)HIV 感染的血清学诊断

HIV 抗体检测可用于诊断、血液筛查以及病情监测等。临床常以 HIV 抗体检测结果作为 HIV 感染者诊断和术前筛查依据。HIV 抗体检测分为筛查试验和确认试验。筛查试验阳性,须做确证试验。筛查试验阴性,一般不需做确证试验。

1.筛查试验 根据检测原理不同分为酶联免疫吸附法、凝集法和层析法,可对血液、唾液和尿液标本进行常规或快速检测。目前临床进行血液筛查常用的方法为 ELISA。目前的第三代 ELISA 试剂采用基因重组多肽抗原包被和标记,有较高灵敏度和特异度的三代双抗原夹心试剂,可检测 HIV-1、HIV-2 和 HIV-1 型的 O 亚型,窗口期由 10 周缩短至 3~4 周。近来开发的第四代 ELISA 试剂为抗原抗体联合测定试剂,可同时检测 p24 抗原和抗 HIV-1/2抗体。与第三代试剂相比,检出时间提前了 4~9 天,还可降低血液筛查的危险度。

在尚未建立艾滋病筛查实验室或大医院急诊手术前的 HIV 检查,可由经过培训的技术人员在规定的场所用快速试剂进行筛查试验。使用的快速试剂包括明胶颗粒凝集试验、斑点 ELISA、斑点免疫胶体金快速试验、艾滋病唾液检测卡等。筛查试验包括初筛试验和复检试验。

(1)初筛试验:选用符合要求的筛查试剂对标本进行初筛检测,对呈阴性反应的标本报告"HIV 抗体阴性";结果呈阳性反应的标本,报告"HIV 抗体待复检",需进一步做复检试验。

(2)复检试验:对初筛呈阳性反应的标本,需使用原有试剂(初筛试验试剂)和另外一种不同原理的试剂,或另外两种不同原理或不同厂家的试剂进行复检试验。如两种试剂复检均呈阴性反应,报告 HIV 抗体阴性;如均呈阳性反应,或一阴一阳,须送艾滋病确证实验室做确证试验。

2.确证试验 HIV 抗体筛查呈阳性反应的标本由于存在假阳性的可能,必须作确认试验。方法有免疫印迹试验、条带免疫试验、放射免疫沉淀试验及免疫荧光试验,目前以免疫印迹试验最为常用。免疫印迹试验的大致步骤是:将提纯的 HIV 处理后,通过聚丙烯酸胺凝胶电泳使病毒蛋白质按分子量大小分开,然后在电场力作用下转移到硝酸纤维膜上待用。进行测定时,先用含动物血白蛋白的封闭液封闭膜上无蛋白部位,然后将待检血清与膜条反应;洗涤后加入酶标记的抗人 IgG;之后加入酶作用底物进行显色。若血清中含有 HIV 抗体,可与相应蛋白质结合并在相应的蛋白质部位出现色带,提示待测血清中含有抗该种蛋白的抗体,结果为阳性;膜条不出现色带,为阴性。该试验灵敏度和特异度均较高。依据确认实验结果,可得出 HIV 抗体"阳性""阴性"或"不确定"结果。

(四)分子生物学检测

可用 RT-PCR、原位杂交、实时荧光定量 PCR 及其他分子生物学技术检测标本中 HIV-RNA 或细胞中的 HIV 前病毒 DNA。病毒核酸检测主要用于婴儿 HIV 感染的早期诊断、疑难样本的辅助诊断、病程监控及预测、指导治疗方案及疗效测定等。

HIV 核酸检测包括定性检测及定量检测。临床常对血浆、体液及组织等样品进行病毒载量检测,即测定游离病毒的 RNA 含量。HIV 载量检验方法有 RT-PCR、核酸序列扩增实验(NASBA)、支链 DNA 杂交实验(bDNA),每种技术均包括核酸提取、扩增或信号放大、定量检测三个部分组成。每一种 HIV RNA 定量系统都有其最低检测限,核酸定量检测时未测出不等于样品中不含有病毒 RNA,因此 HIV 核酸定性检测阴性,只可报告本次结果阴性,但不能排除 HIV 感染;HIV 核酸检测阳性,可作为 HIV 感染的辅助指标,不能单独用于 HIV 感染的诊断。

(五)其他

1.CD4$^+$T 淋巴细胞检测　　HIV 以 CD4$^+$T 淋巴细胞为靶细胞,感染后可导致 CD4$^+$T 淋巴细胞进行性下降,使机体免疫功能受损,最终因机会性感染及肿瘤而死亡。CD4$^+$T 淋巴细胞绝对值的检测在了解机体的免疫状态以确定疾病分期、监测疾病进程、评估疾病预后、制订抗病毒治疗和机会性感染预防性治疗方案,以及评估抗病毒治疗疗效等方面具有重要作用。

用于 CD4$^+$T 淋巴细胞检测的方法有仪器自动检测法和手工操作法。仪器自动检测法包括流式细胞仪和专用的细胞计数仪,手工操作法需要显微镜或酶联免疫吸附实验设备。目前的标准方法为应用流式细胞仪检测,可得出 CD4$^+$T 淋巴细胞的绝对值及占淋巴细胞的百分比。

2.耐药性检测　　高效抗反转录病毒治疗是目前针对 HIV 最有效的治疗。由于 HIV 可产生自发性高频率的基因突变,在抗病毒药物选择性压力下 HIV 可促使耐药 HIV 株的产生,并进一步引起多种药物交叉耐药,可能成为将来遏制艾滋病流行的主要障碍。

目前常用的方法有基因型 HIV 耐药检测和表型 HIV 耐药性检测。表型 HIV 耐药性检测能直接测出感染的 HIV 毒株对药物的灵敏度,并揭示已存在的或交叉耐药情况,有利于指导 HIV-1 感染者用药,不足之处为检测时间长、价格昂贵、技术要求高。基因型 HIV 耐药性检测通过从患者标本中分离 HIV RNA,应用核酸序列分析等技术确定病毒变异位点,参考已有数据库按不同亚型进行比较,在确认变异后,与既往耐药或交叉耐药数据比较,间接估计耐药情况。本法简单、快速、费用低,缺点是无法了解对药物的耐药程度。

参考文献

[1]蔡凤,陈明琪.微生物学与免疫学[M].4版.北京:科学出版社,2021.

[2]崔巍.医学检验科诊断常规[M].北京:中国医药科技出版社,2020.

[3]洪秀华,刘文恩.临床微生物学检验[M].北京:中国医药科技出版社,2015.

[4]贾天军,李永军,徐霞.临床免疫学检验技术[M].武汉:华中科学技术大学出版社,2021.

[5]李明洁.实用临床检验[M].沈阳:沈阳出版社,2020.

[6]李玉中.临床医学检验学 高级医师进阶[M].北京:中国协和医科大学出版社,2016.

[7]李玉中,王朝晖.临床医学检验学[M].北京:中国协和医科大学出版社,2019.

[8]刘成玉,罗春丽.临床检验基础[M].北京:人民卫生出版社,2012.

[9]吕厚东,吴爱武.临床微生物学检验技术[M].武汉:华中科技大学出版社,2020.

[10]吕世静,李会强.临床免疫学检验[M].北京:中国医药科技出版社,2020.

[11]牛天林,李金凯.现代医学与临床 临床检验学[M].北京:华龄出版社,2015.

[12]续薇,王传新,等.医学检验与质量管理[M].北京:人民军医出版社,2015.

[13]邵世和,卢春.临床微生物检验学[M].北京:科学出版社,2020.

[14]王前,王建中.临床检验医学[M].北京:人民卫生出版社,2015.

[15]王炜,毛远丽,胡冬梅.临床检验技术与应用 生化检验技术与应用[M].北京:科学出版社,2021.

[16]王志刚.分子生物学检验技术[M].2版.北京:人民卫生出版社,2021.

[17]向延根.临床检验手册[M].长沙:湖南科学技术出版社,2020.

[18]杨拓.临床检验[M].北京:中国中医药出版社,2013.

[19]伊正君,杨清玲.临床分子生物学检验技术[M].武汉:华中科技大学出版社,2020.

[20]张申,胥振国,高江原.分子生物学检验[M].武汉:华中科技大学电子音像出版社,2017.

[21]郑文芝,袁忠海.临床输血医学检验技术[M].武汉:华中科技大学出版社,2020.